常见病医学影像学诊断指南

祝蕾 朱坤福◎主编

U0950275

吉林大学出版社
·长春·

图书在版编目（CIP）数据

常见病医学影像学诊断指南 / 祝蕾，朱坤福主编 . 长春：吉林大学出版社，2024. 10. --ISBN 978-7-5768-3908-1

Ⅰ. R445-62

中国国家版本馆 CIP 数据核字第 2024Y9M693 号

书　　名：**常见病医学影像学诊断指南**
　　　　　CHANGJIANBING YIXUE YINGXIANGXUE ZHENDUAN ZHINAN

作　　者：祝　蕾　朱坤福
策划编辑：许海生
责任编辑：赵黎黎
责任校对：陈　曦
装帧设计：刘行光
出版发行：吉林大学出版社
社　　址：长春市人民大街 4059 号
邮政编码：130021
发行电话：0431-89580036/58
网　　址：http：//www. jlup. com. cn
电子邮箱：jldxcbs@ sina. com
印　　刷：三河市三佳印刷装订有限公司
开　　本：787mm×1092mm　　1/16
印　　张：20
字　　数：280 千字
版　　次：2024 年 10 月第 1 版
印　　次：2024 年 10 月第 1 次
书　　号：ISBN 978-7-5768-3908-1
定　　价：69. 00 元

《常见病医学影像学诊断指南》
编委会

主　编：祝　蕾　朱坤福

副主编：朱晓肸　刘庆立　孙宏志

　　　　朱志腾　葛洪亮

前　言

在医学的广阔领域中，有一门学科以其独特的视角和方式，为临床诊断与治疗开辟了新的道路，它就是医学影像学。

医学影像学，顾名思义，是利用各种成像技术获取人体内部结构信息的一门学科。它不仅提供了直观的影像资料，让医生能够“看到”病灶，更通过这些影像资料的分析与解读，为临床诊断和治疗决策提供重要的依据。从某种意义上说，医学影像学为医学诊断开启了“第四维”视角，使医生能够“眼见为实”，准确评估病情，从而制定更为精准的治疗方案。

医学影像学的发展历程，可以说是一部科技与医学深度融合的历史。从最早的X线成像技术，到后来的超声、CT、MRI、核医学成像等，每一次技术的革新都为医学影像学带来了质的飞跃，使其从一个“神秘的黑盒子”，逐渐发展成为一门“精准的视觉语言”。这些影像技术不仅提高了诊断的准确性和效率，更促进了医学研究的深入，为疾病的早期发现、精准治疗提供了可能。

现在，医学影像学正走向与多个学科的深度融合。与人工智能、大数据、云计算等前沿技术的结合，让医学影像学的诊断能力迈上新台阶。智能影像分析、远程影像会诊等新兴模式，正逐渐改变着医疗服务的格局。同时，医学影像学也在促进多学科合作中发挥着桥梁作用，推动临床医学、基础医学、生物医学工程等领域的交叉融合，为疾病的综合治疗提供了更多可能。

然而，医学影像学的快速发展也对临床医生的专业能力提出了更高要求。面对复杂的影像数据，如何准确识别病灶特征，如何区分正常与异常，如何从众多影像学表现中抽丝剥茧、得出精准诊断，成为现代医学影像学专业人员必须面对的挑战。

有鉴于此，我们编撰了《常见病医学影像学诊断指南》，旨在为医疗工作者提供一套系统、全面且专业度极高的参考指南，以促进临床影像诊断的精准度与效率，进而提升患者的整体治疗效果。

本书内容丰富，结构清晰，不仅覆盖了各系统常见疾病的影像学表现，还融入了最新科研成果和临床实践，力求与国际医学影像学的最新进展保持同步。每种疾病均辅以高质量的影像图片，通过“图解诊断”的方式，帮助读者直观理解影像学特征，提升诊断准确性。此外，本书还特别注重临床思维的培养，通过病例分析和讨论，引导读者在面对复杂病例时，能够形成系统、全面的诊断思路，为临床决策提供有力支持。我们深信，《常见病医学影像学诊断指南》不仅是一本工具书，更是临床医生的良师益友。无论是在繁忙的急诊室，还是在安静的影像科，本书都将陪伴您左右，为您的临床工作提供坚实的知识支撑。我们期待，通过本书的阅读与实践，能够提升您的影像诊断能力，为患者提供更加精准、有效的医疗服务。

医学之路，道阻且长，但有志同道合者同行，定能行远。我们衷心感谢所有为本书编撰付出努力的专家、学者，以及每一位阅读本书、在医学影像学领域探索前行的同行者。让我们携手并进，共同为推动医学影像学的发展，提升疾病诊治水平，贡献我们的力量。

目　录

第一章　X 线检查技术学

第一节　X 线物理学基础

一、X 线的产生

X 线是在 1895 年被德国著名物理学家 W. K. 伦琴意外发现的。1896 年，他揭示了这种射线的特性，并首次用它拍摄了手的照片，为临床放射学奠定了基础。由于当时对这种射线知之甚少，因此用数学上的未知数“X”为其命名。同时为了纪念伦琴的贡献，也将其称为伦琴射线。

X 线机器产生 X 线的关键部分是球管，它是一个两极真空管：阴极由钨线制成，称为灯丝；阳极则由铜制成，并在朝向阴极的一面嵌有金属钨，称为钨靶。

X 线的产生首先需要阴极通电，这个电压通常在 6 V～12 V 之间，被称为灯丝电压。通电后，阴极灯丝会发亮，释放出自由电子，在灯丝的附近回荡。灯丝的电压越高，释放出来的自由电子就越多。接下来，在阴阳两极间施加高电压，这个电压被称为管电压，单位是千伏（kV），最高可达 150 kV。这种高电压在球管两极间形成电场。当阴极带负电，阳极带正电时，负电的自由电子受到电场的影响，从阴极向阳极高速移动，撞击在靶面上。此时电子携带的约 99. 8%能量转化为热能，使阳极发热；约 0. 2%转化为 X 线，透过球管玻璃壁放射出来。灯丝释放的自由电子的数量决定了球管内从阴极向阳极移动的电子流数量，即管电流，单位是毫安（mA）。自由电子越多，管电流越大。由于自由电子的数量由灯丝的电压决定，所以管电流的大小也由灯丝的电压所决定。

每个球管的管电流都有一定的容量限制。小型 X 线机器球管容量通常在

15~50 mA 之间，而大型机器容量可以达到 200 mA、500 mA 甚至 2000 mA。

为了产生 X 线，必须在两极间施加管电压。X 线产生的时间以秒（s）为单位。机器的仪表上可以显示出来管电压、管电流、时间这三种数值。在实际使用时，要根据需求对这些数值进行调节。

X 线机器所需的电源由外部交流电源提供。电源首先通过一个自耦变压器，变压器输入端有许多抽头，可以根据电源电压的变化进行调整，以确保自耦变压器的输出电压不受电源电压波动的影响。这个调节器装置被称为电源调节器或电源补偿器。

自耦变压器在 X 线机器中扮演着至关重要的角色，它拥有多组电压输出，以确保机器的正常运行。首先，灯丝变压器是专门为灯丝供电的降压变压器。通过调整初级线路中的可变电压，可以精确调节灯丝的电压。这个调节装置被称为灯丝调节器，由于它直接影响管电流（毫安），因此也被称为毫安调节器。

除了灯丝变压器外，自耦变压器还负责提供高压电。这是一个升压变压器，其次级线路直接连接到球管的两极，确保球管得到所需的高压电供应。在高压变压器初级线路与自耦变压器的连接处，有千伏粗调节器和千伏细调节器两个调节器。这两个调节器根据需要调整自耦变压器各接点的输出电压，从而精确控制输出的电压值。当高压变压器初级电路中的电器工作时，衔铁片被吸上，高压初级电路接通，这就产生了 X 线。

在 X 线机器上，有两个重要的仪表：千伏表和毫安表，它们分别用于显示管电压和管电流的数值，为操作者提供实时、准确的监测数据。同时设有限时器，用于控制产生 X 线曝光的时间，以秒为单位。

二、X 线的特性

在自然界中存在着各种电磁波，其中包括我们熟悉的无线电波、红外线、可见光线、紫外线、X 线、γ 射线和宇宙射线等。每一种电磁波都有其独特的波长范围。例如，X 线的波长大约在 0.125~0.5 Å 之间（1 Å $=10^{-8}$ cm）。

X 线是一种特殊的电磁波，我们无法用肉眼直接观察到。它以直线的方式传播，并且其强度与距离的平方成反比，当 X 线撞击到物质时，会产生二次射线。X线的特性如下：

（一）穿透性

X线具有强大的穿透力，可以轻松穿透人体组织。这种穿透力主要取决于人体组织器官的密度。当X线照射到人体时，一部分射线被吸收，另一部分射线则会透过人体的组织器官。对于骨骼这种密度较高的组织器官，它们能够吸收大量的射线，导致穿透过去的射线较少；反之，像肺这些密度较低的器官，吸收的射线较少，就会有较多射线穿透过去。

人体组织器官的密度各不相同，而这些密度差异在健康与患病状态下还可能会发生显著的变化。正是由于这种密度的差异，X线能够轻易地揭示出这些变化，为医生提供宝贵的诊断依据。

除了组织器官的密度外，它们的厚度也对X线的穿透力产生影响。较厚的组织器官会吸收较多的射线，导致穿透过去的射线较少；反之，较薄的组织器官吸收的射线较少，穿透过去的射线较多。

此外，穿透力还受到X线的波长影响。波长越短，则穿透力越强；相反，波长越长，则穿透力越弱。X线成像的基础就是X线的穿透性。

（二）感光作用

感光作用，通常被称为摄影效应，它涉及到一个复杂而精妙的化学过程。胶片——这个过程中的核心组件，是由醋酸纤维或其他类型的有机纤维制成的安全片基，其两面精心涂布了一层含有溴化银和碘化银的特殊乳胶。当X线照射到胶片上时，引发了乳胶中银盐的化学变化。这些受影响的银盐容易被显影剂还原，从而析出金属银，使得胶片上呈现出黑色影像。相反，那些未受光线影响的银盐则不会被显影液所还原，但它们可以被定影剂溶解，从而使得胶片保持透明。因此，感光作用成为了X线摄影的基础。

（三）荧光作用

某些化学物质，如氰化铂钡、硫化锌镉、钨酸钙等，具有一种独特的性质：当它们受到X线的照射时，会发出肉眼可见的荧光。这种荧光特性被巧妙地应用在医学诊断中。通过将这类化学物质涂在硬纸板上，我们就制造出了荧光纸。

为了更好地观察荧光效果，人们使用铅玻璃和胶木板将荧光纸夹紧并固定在一个金属框架上。注意：铅玻璃要放置在靠检查者的一侧，这样就形成了一块荧光屏。

当X线通过病人身体照射到荧光屏上时，我们就可以观察到不同亮度的地方。荧光屏上亮度较高的地方表示该处组织器官密度较小，有更多的X线可以穿透，荧光作用较强，因此在荧光屏上产生了强烈的荧光效果。相反，亮度较低的地方表示组织器官密度较高，X线穿透较少，荧光作用较弱。由于人体的组织器官密度各不相同，所以当X线照射在荧光屏上时，会产生明暗不均的荧光，形成了我们所见的影像。这个检查方法就是我们平常说的透视。X线的荧光作用是进行透视检查的基础，它能够帮助医生准确地观察和分析人体内部的结构和状况。

在摄影技术中，胶片被精心放置在一个神秘的暗盒内。这个暗盒与众不同的地方在于其双面都紧密地贴着涂有特殊荧光物质的硬纸板。这些硬纸板我们称之为增感屏，它们不仅增加了胶片的感光度，还通过发出荧光使影像更加鲜明。暗盒是专门为装载胶片而设计的，具有前后两个增感屏，旨在提供全方位的照明增强效果。但是，在使用暗盒时，有一个重要的注意事项：必须确保增感屏与胶片之间没有缝隙。因为一旦它们贴合不紧，所拍摄出的影像将失去清晰度，给后期处理带来困难。这种荧光技术是现代摄影中不可或缺的一部分，它极大地提高了照片的视觉效果和信息传递能力。

（四）电离作用

当物质受到X线的照射时，会产生一种特殊的现象：电离。X线与物质相互作用，使得原子中的电子被击出，形成正离子和电子。然而，在固体中这些离子很快就会重新结合，而在气体中电离后的离子可以被正负电极吸引，形成电离电流。通过测量这些电流的大小，我们可以间接地了解X线的量，这是测量X线量的基本原理。

值得注意的是，X线不仅在物质中产生电离现象，当它照射人体时，也会使人体产生生物学效应，这种效应会导致人体内的细胞代谢发生障碍，甚至破坏、死亡。对于人体内的细胞而言，分化程度较低的幼稚细胞对 X 线照射的敏感性较高，容易遭到破坏；而分化程度较高的成熟细胞则相对较为耐受，不容易被破坏。

基于这一原理，X 线治疗成为了一种有效的恶性肿瘤治疗方法。通过利用 X 线破坏那些分化程度较低的幼稚肿瘤细胞，同时尽量保护正常的成熟细胞，医生能够有效地治疗恶性肿瘤，提高患者的生存率和生活质量。

人体在少量的 X 线照射下，尽管可能会造成一些损伤，但通常这些损伤是可逆的，随着时间的推移，会逐渐恢复。然而，对于那些长时间接触 X 线的工作人员而言，持续的低剂量 X 线照射可能会对身体造成累积性的损害，这种损害通常是慢性的，并且难以察觉。为了保护放射线工作人员的身体健康，必须采取一系列的防护措施。首先，应使用适当的防护设备，以减少 X 线对身体的直接照射。此外，定期的健康检查也是必要的，以便及时发现和评估潜在的健康问题。

除了物理防护措施外，还应该采取一些其他的预防措施。例如，尽量减少不必要的 X 线照射，优化 X 线检查的参数设置，以及确保工作场所的安全标准得到遵守等。此外，工作人员还应该接受有关辐射防护的培训，以增强对辐射危害的认识和预防意识。

总的来说，为了确保放射线工作人员的身体健康，必须重视并采取有效的防护措施。这不仅包括使用防护设备，还应该采取一系列的综合措施，以最大程度地减少 X 线对人体的潜在危害。

三、X 线成像的基础原理与图像特点

（一）X 线成像的基本原理

X 线之所以能够在荧光屏或胶片上形成影像，主要基于两个关键因素：X 线的特性和人体组织密度的差异。

首先，X 线具有穿透性、荧光作用和感光作用。这些特性使得 X 线能够穿透人体并作用于荧光屏或胶片上。其次，人体组织结构的密度和厚度存在差异。这意味着当 X 线穿过人体各种不同组织时，它们被吸收的程度会有所不同，因

此到达荧光屏或胶片上的X线量会有所差异，导致在荧光屏或胶片上形成黑白对比不同的影像。为了形成X线影像，需要满足三个基本条件：首先，X线必须具有一定的穿透力，可以穿透被照射的组织结构。其次，被穿透的组织结构必须存在密度和厚度的差异，这样才能在穿透过程中产生吸收差异，导致剩余X线量的不同。最后，这些有差别的剩余X线还需要经过显像过程，如胶片、荧光屏或电视屏显示，才能最终获得具有黑白对比、层次差异的X线影像。

人体是一个复杂的结构，由许多不同的组织组成，每个组织都由各种不同的元素构成。这些元素的量和种类决定了组织的密度，即单位体积内的物质质量。人体组织结构的密度大致可以分为三种类型：高密度、中等密度和低密度。高密度的组织包括骨组织和钙化灶等，这些组织单位体积内的元素量总和较大，因此密度较高。中等密度的有软骨、肌肉、神经、实质器官、结缔组织，以及体内液体等，这些组织的密度适中，元素量总和相对均衡。而低密度的组织则包括脂肪组织和含有气体的呼吸道、胃肠道、鼻窦和乳突等，这些组织的元素量总和较少，导致密度较低。

当强度均匀的X线穿透人体时，这些密度不同的组织会以不同的方式吸收X线。高密度组织吸收的X线较多，因此在胶片上或荧光屏上表现为较暗的区域；而低密度组织吸收的X线较少，表现为较亮的区域；中等密度组织的表现则介于两者之间。这种由于密度不同而造成的X线吸收差异，最终形成了具有黑白或明暗对比的X线影像，帮助医生更好地了解和分析人体的结构和健康状况。

在人体结构中，各个部位的密度都有所不同。以胸部为例，肋骨的密度较高，对X线吸收较多，因此在胶片上呈现为白影；而肺部含有气体，其密度相对较低，X线吸收较少，照片上呈现为黑影。

病理变化可以导致人体组织密度的改变。以肺结核病变为例，它可以在原本密度较低的肺组织内产生中等密度的纤维性改变和高密度的钙化灶。这些变化在X线胸片上表现为白影，与周围的肺组织形成鲜明的对比。因此，不同组织密度的病理变化可产生相应的病理X线影像。

人体组织结构和器官的形态和厚度也各不相同，这导致 X 线的吸收和穿透程度存在差异。厚的部分吸收 X 线较多，透过的 X 线较少，因此显得较暗；而薄的部分则相反，显得较亮。这种明暗变化和界线的差异为医生提供了关于组织和器官形态的重要信息。因此，X 线投影的表现形式多样，这是由于人体组织结构和器官形态的差异所导致的。这些差异在胶片和荧光屏上呈现出黑白对比和明暗差别，以及由黑到白和由明到暗的影像。这些影像的界线可能是比较分明的，也可能是逐渐变化和移行的，这都与它们厚度间的差异有关。

可见，密度和厚度差异是产生 X 线影像对比的基础，是 X 线成像的基本条件。在人体组织结构中，密度和厚度的差异使得不同组织在 X 线影像上呈现出不同的黑白对比和明暗差别。肋骨的密度较高，但厚度较小，而心脏大血管的密度较低，但厚度较大。因此，在 X 线影像中，心脏大血管的影像比肋骨影像更白。同样地，胸腔大量积液的密度为中等，但由于厚度较大，其影像也比肋骨影像更白。值得注意的是，人体组织结构的密度与胶片上的影像密度是两个不同的概念。人体组织结构的密度指的是人体组织中单位体积内物质的质量，而 X 线片上的影像密度指的则是 X 线片上所示影像的黑白。物质密度与其本身的比重成正比，物质的密度高、相对密度大、吸收的 X 线量多，影像在照片上呈白影；反之物质的密度低、相对密度小、吸收的 X 线量少，影像在照片上呈黑影。所以，照片上的白影与黑影可以反映出物质密度的高低。在医学术语中，通常用密度的高与低表达影像的白与黑。例如，高密度通常表示白影，中等密度表示灰影，而低密度则表示黑影。当人体组织密度发生改变时，这种变化会在 X 线影像上体现出来。

（二）X 线图像特点

X 线图像是 X 线束穿透人体部位后的投影总和，它反映了该路径上不同密度和厚度组织结构的综合影像。在正位 X 线投影中，影像包括了前部、中部和后部的组织结构。在胸部的正位摄片中，由于心脏的重叠，可能会导致脊椎显示不清。这是因为心脏的密度较高，可能会掩盖脊椎的部分影像。另外，由于几何学的关系，X 线图像通常会被放大。这意味着人体结构在照片上会显得比实际尺寸要大。这一特性在判断长度或尺寸时需要特别注意。

此外，X线投照方向上的因素，可能会导致被照体发生歪曲或失真，可能会影响对结构的准确识别。在解读X线图像时，医生需要特别注意这些因素，以确保准确诊断。

第二节 影响X线的相关因素

一张优质的X线照片，必须具备高清晰度和鲜明对比度。清晰度决定了照片能否清晰地展示细节，如骨小梁等细微结构，而对比度则关乎照片的黑白层次和细节区分度。为了拍摄出这样优良的照片，必须精心选择适当的投照条件，合理运用遮线筒、遮光器、滤线器等各种辅助设备。

X线能使胶片感光，而这一过程受到多个因素的影响，包括管电压、管电流、曝光时间及靶片距离，这些因素称为投照条件。它们的选取直接关系到照片的质量和诊断价值，在为身体的不同部位拍摄X线照片时，必须根据部位的特点选择适当的投照条件，确保照片质量符合诊断的需求。

一、X线的质和量

（一）X线的质

管电压在X线照相中起到了关键的作用，它直接影响X线的质量和穿透力。当电压增加时，产生的X线波长会变短，这意味着其穿透力和穿透深度增强，更适合投照如头颅、腹部等较厚的部位；相反，当电压较低时，X线的穿透力会减弱，适用于投照较薄的部位，如手、足等。对于一些容易移动的目标，如儿童、肺功能较差、无法良好屏气的患者，为了提高照片的清晰度并减少曝光时间，通常需要适当增加管电压值。这样做能够确保在短时间内获得高质量的X线照片，从而为准确的诊断提供有力支持。

（二）X线的量

管电流和曝光时间是决定X线量的两大关键因素，其中，管电流和曝光时间的乘积代表X线的总量，这一乘积值越大，意味着产生的X线量越多。在实际应用中，我们通常使用“毫安秒”（mA·s）这一单位来表示这一乘积，从而方便地量化和管理X线的产生和使用。

二、球管靶面的焦点

当电子束撞击球管靶面时，所产生X线的区域被称为焦点，X线管的焦点可以分为实际焦点和有效焦点两种类型。实际焦点指的是阴极发射的高速电子流真正撞击靶面的区域；有效焦点是实际焦点在各个方向上的投影，其形状和大小决定了X线的实际强度分布。有效焦点靠阳极侧小，X线强度较弱；靠阴极侧大，X线较强。通常所说焦点是指有效焦点，其大小范围在0.8 mm×0.8 mm至2.0 mm×2.0 mm之间，其中小焦点为0.3 mm×0.3 mm。由于有效焦点呈现为一个面，因此在投照时可能会产生一定的半影，导致影像略显模糊。焦点越小，半影的影响就越小，影像的清晰度就越高，因此，照片的清晰度与球管焦点的面积有密切关系。尽管焦点小可以提高照片影像的清晰度，但同时也带来了一个问题：由于电子束击中靶面区域的面积变小，所产生的热量会更加集中，这可能导致靶面局部过热甚至熔化损坏，故不能承受较大的容量。因此，在实际工作中，应在X线机允许的容量范围内尽量使用小焦点进行投照，以提高胶片影像的清晰度，同时也要注意防止X线管的过热和损坏。

与固定阳极X线球管相比，旋转阳极X线球管具有一些显著的优势。首先，旋转阳极的设计使得焦点面积进一步缩小，从而提高了照片的清晰度，这使得医生能够获取更为详细和清晰的影像，为准确的诊断提供了有力支持。其次，由于电子束是在高速旋转的阳极靶面上打击，所产生的热量得以分散，这意味着球管能够承受更大的热容量，从而提高了其功效和寿命。这不仅减少了维护和更换的频率，还降低了因过热导致设备损坏的风险。

三、阳极效应

由于X线球管的靶面有一定的倾角，导致有效焦点相对于实际焦点要小得多，这种设计使得产生的影像具有更小的半影，从而提高图像的清晰度。然而，这种倾斜设计也带来了一个副作用，即 X 线在照射野的分布可能不均匀。具体来说，与靶面垂直射出并靠近阴极一端的 X 线量分布较为密集，因此其有效焦点面积较大；相反，靠近阳极端射出的 X 线相对稀少，但其有效焦点面积却较小，这种现象就是所谓的“阳极效应”。

在投照过程中，必须考虑到阳极效应的影响，如果球管长轴与病人长轴垂直，胶片左右两侧感光程度会有所差异，靠阴极一侧的感光较强，导致 X 线片两侧的黑白程度不一致，从而影响诊断的准确性。为了避免这种情况，在投照时必须确保球管长轴和病人长轴平行。这样可以使胶片的感光程度趋于一致，从而提高诊断的准确性。当投照部位厚薄不均匀时，较厚的一端应放在球管的阴极端，比如在照腰椎侧位片时，由于骨盆较厚，应在阴极端；同样地，在照腹部平片时，上腹部较厚且头侧在阴极端，这样可以让胶片的对比趋于一致。

四、感光效应

感光效应是影响 X 线对胶片感光强度的关键因素。以下是感光效应与几个主要因素之间的关系：

（一）感光效应与 X 线量的关系

感光效应与 X 线量成正比。这意味着，在其他条件不变的情况下，增加 X 线量的值会导致感光效应增强，从而使胶片感光更加充分，提高影像的对比度。

（二）感光效应与管电压的关系

感光效应与管电压的平方成正比。在实际工作中，每增加 10 kV，其感光效应约增加 1 倍。比如在投照某一部位时，如果使用 70 kV 和 40 mA · s 的参数组合，即能获得适当的影像效果；现在考虑将管电压从 70 kV 增加至 80 kV，由于感光效应与管电压的平方成正比，感光效应会相应增强。在这种情况下，毫安秒可以减少一半左右，即降至 20 mA · s，仍然能获得清晰的影像效果。这种关系在实际工作中非常有用，它允许医生根据特定的投照需求和条件，通过调整管电压来优化曝光参数，以获得最佳的影像质量和效果。同时，这种关系还有助于降低辐射剂量和对患者的潜在风险。

（三）感光效应与靶片距的关系

感光效应与靶片距的平方成反比，这意味着，随着靶片距离的增加，感光效应会相应降低。这种关系有助于在实际工作中根据需要调整靶片距离，以获得最佳的影像效果。

在实际应用中，选择合适的靶片距离对于获得高质量的X线影像至关重要。靶片距不宜过短，因为过短的靶片距可能导致半影区扩大，影像边缘模糊，并且实物投影也可能扩大而失真；靶片距也不宜过长，距离增大可以显著减低感光效应，影响影像的质量。投照的靶片距离通常在80 cm到100 cm之间。对于胸部拍片，通常使用150 cm的靶片距离；而在心脏投照时宜用180~200 cm。这些距离的选择是基于对感光效应和影像质量的综合考虑。通过合理的设置，医生能够获取更为准确和可靠的诊断依据。

五、投照条件的制定

为了获得满意的照片效果，必须根据具体情况选择适当的投照条件。由于各种胶片的感光度和X线机的性能等因素各不相同，因此需要根据实际情况来进行设定。

其中，管电压是决定穿透力的因素，需要根据被检者的体厚来选择。通常，投照管电压的计算公式如下：

$$管电压（kV）= 体厚（cm）\times 2 + 基数$$

在标准的电源和显影条件下，当照片显影5 min时，如果其对比度较为良好的，那么这个情况下基数一般为25左右。

管电压是影响X线穿透力的因素，当管电压增加时，X线的穿透力也会增强，这使得在身体厚度和密度变化较大的范围内，仍然能够保持良好的照片质量。例如，在骨盆投照时，髂骨翼和髋部之间的密度差异很大，如果使用高电压投照，髂骨翼和髋部可以在同一张胶片上清晰显示；而低电压投照，只能显示出髂骨翼，较厚的髋部显示效果不佳。利用高电压摄影技术可以显著减少因病人在曝光时移动或脏器运动造成的影像模糊。例如，在腹部投照中，常规条件是70 kV和120 mA·s，而用高电压摄影，投照条件可以调整为120 kV和

8 mA·s。此外，对于胃肠道、胆道及肺部等部位，采用高电压摄影不仅可以缩短曝光时间，还有助于了解病变的内部结构情况。所以，高电压摄影已经被广泛应用于某些病变的诊断。医生可以根据具体情况选择适当的投照条件，以获得最佳的影像效果并降低潜在的风险。

提高电压摄影会使对比度降低，降低密度差较小的组织分辨力，例如，在乳房投照时，如果使用高电压，会降低腺管和周围脂肪组织间的对比度。所以，在投照乳房和其他软组织时，应选择适当的电压，不宜过高，通常使用 20～45 kV为宜。

在选定适当的电压基础上，还须选择适宜的 X 线量，以确保胶片能达到一定的感光效应。通常在易动的部位如胸部，应选用大电流和短时间进行投照，但在较厚部位，如腰椎侧位或比较固定不易移动的部位，采用低电流和长时间则较为合适。

为了方便工作，我们可以根据每台 X 线机的性能，制定一张投照条件表，内容包括投照部位、体厚、投照位置、管电压、管电流、距离、曝光时间及是否使用滤线器等信息：制定投照条件时应以新配制的显影剂、温度在 18～20 ℃、显影 5 min 为标准时间，即以冲洗出来的胶片对比度和清晰度良好为标准。想要让投照有满意的效果，还需要不断地在实践中检验和修改。

六、照片辅助设备

当 X 线从球管发出并射到人体后，部分射线可能会偏离其原始路径，这种现象被称为散射线或二次射线。散射线也可以与胶片发生反应，导致影像的清晰度降低，尤其是在使用高电压摄影时，散射现象更为显著，所以，我们必须采取措施来尽量减少散射的影响。

当照射野面积增大时，散射的射线量也会随之增加。为了限制照射野面积，我们可以在球管窗口上添加遮光器或使用不同规格的遮线筒。通过调节遮光器或选择合适的遮线筒，可以有效限制散射射线的产生，从而降低其对胶片的影响。

在投照较厚的部位时，散射线也会增多。为了减少散射的影响，我们可以在胶片与投照部位之间放置一个滤线器。滤线器能够吸收散射的射线，进一步增强影像的清晰度。

（一）遮光器及遮线筒

1. 遮光器

将遮光器安置在球管窗口，通过手动或遥控调节其窗口大小，从而能够达到精确控制照射野面积的目的。

2. 遮线筒

遮线筒是一种特殊设计的装置，通常由铅皮包裹形成圆形固定光栏，它的主要作用是限制X线的照射范围，只允许一束X线从中心通过，从而有效地缩小了照射野面积。通过选择不同规格的遮线筒，我们可以精确地控制X线的照射范围，以满足不同的投照需求。这种精确的控制有助于减少散射的影响，提高影像的清晰度，从而为医生提供更为准确的诊断依据。

（二）滤线器

滤线器是由铅制的栅栏和透X线的材料交替排列而成。这些铅栅的设计独特，它们以球管靶面为中心，呈放射状的倾斜排列，直至胶片。这种排列确保了原发X线能够平行地通过铅栅的间隙，从而优化了影像的质量。每块滤线器都有特定的靶片距离要求，如80 cm、90 cm、100 cm、120 cm或150 cm等。在进行照片投照时，必须按照规定的距离进行，以确保获得最佳的影像效果。因为散射线的方向与原发射线不一致，它们无法通过铅条间隙，并会被铅条有效地吸收。

滤线器主要有两种类型：固定滤线器和活动滤线器。其中，活动滤线器具有在曝光过程中移动的特性，以确保照片上不会显示出铅条的影子。在曝光开始前，滤线器会按照铅条的垂直方向进行水平移动，并在曝光结束后才停止。活动滤线器的曝光时间不宜少于0.5 s，同时，滤线器的移动时间应比曝光时间长1~2 s。

滤线器滤掉散射线的能力与其设计密切相关。我们通常用铅条间裂隙的宽度和铅条的厚度比率来表示，常用的比例有1∶8或1∶10等。这个比率相差越大，表示滤线器的滤线能力越强，能够更有效地减少散射的影响，提高影像的清晰度。

固定滤线器被放置在病人与胶片之间，在曝光过程中保持静止，由于其铅条和裂隙设计得特别精细，所以在照片上几乎看不到铅条的影子。在投照时，固定滤线器有标志的一面必须朝向球管，另一面朝向胶片。在使用过程中，这二个面不能颠倒放错。此外，投照部位必须位于滤线器中心线上，如果投照部位偏离中心线，大量的原发射线会被遮蔽吸收，导致照片效果不理想。

在使用滤线器进行 X 线投照时，由于部分原发射线被铅条遮蔽和吸收，因此需要适当地增加投照条件，通常要增加 5~10 kV 和 1 倍 X 线量。

七、照片质量判断

衡量 X 线照片的质量好坏的依据，主要有对比度和清晰度两个方面。

（一）清晰度

清晰度也叫细节，是指 X 线照片上所显示的投照物的影像结构的细致程度。一个高清晰度的 X 线照片可以清楚地显示出投照物的影像细致结构，就连边缘也可以清楚分辨。影响清晰度的因素主要有以下 6 个方面：

（1）有效焦点的大小：焦点的大小直接影响投照物的边缘清晰度。较小的焦点能够产生更小的半影，从而使投照物的边缘更加清晰。相反，较大的焦点会导致半影增大，使投照物的边缘变得模糊。

（2）靶片距离：靶片距离的远近也会影响清晰度。适当地增加靶片距离可以减少投照物的放大率，从而使半影缩小，提高清晰度。相反，如果距离过近，投照物的放大率会增加，导致半影增大，边缘变得模糊。

（3）投照部位与胶片的距离：较近的距离会减少放大因素，使半影缩小，从而提高清晰度。相反，如果距离过远，投照物的放大率会增加，导致半影增大，边缘变得模糊。

（4）人体的移动：当人体在 X 线照片曝光过程中移动时，会导致照片的细节表现变差。所以，在照片拍摄过程中，需要尽量保持患者的投照部位稳定不动。然而即使在患者身体固定的情况下，其内脏器官仍在活动，如心脏搏动和胃肠蠕动等。为了提高照片的细节表现，可以采用大电流的曝光条件，并尽量缩短曝光时间。

(5) 增感屏尽量夹紧胶片，以避免照片细节的损失。这是因为如果增感屏与胶片之间的间隙过大，X线会通过这个区域并到达胶片，导致照片上相应区域变得模糊，细节表现也会降低。

(6) 增感屏和胶片药膜的颗粒大小对照片的细节和感光速度有显著影响。一般来说，颗粒粗大的增感屏和胶片药膜具有较快的感光速度，但细节表现相对较差。相反，颗粒细小的增感屏和胶片药膜感光速度较慢，但细节表现较好。

(二) 对比度

对比度是指照片上显示的部位和周围结构密度的差异。良好的对比度表现为黑白分明、界线清楚、图像层次感强，影响照片对比度的因素主要有以下3点：

(1) 管电压：管电压过高会降低对比度，因为高电压摄影时，软射线被吸收，而硬射线则穿透，密度增大，照片对比度下降。

(2) X线量：X线量过高或过低也会降低对比度。这是因为X线量决定了单位时间内通过电离室的光子数量，从而影响照片的密度和对比度。

(3) 二次射线：减少二次射线可以提高对比度。这是因为二次射线可能来自散射或其他来源，它们的存在会降低照片的对比度和清晰度。通过减少二次射线的影响，可以提高照片的对比度。

第三节 投照原则的掌握和实际投照条件的运用

一、投照前的准备

在进行X线投照前，做好充分的准备工作是确保照片质量的关键，以满足诊断上的要求。一般来说，对于头部、胸部、四肢等部位的检查，不需要做什么特别的准备；但是当需要在腹部、骨盆和尿路等部位进行投照时，就必须采取一些特殊的措施。首先要将肠道内气体和粪便排出，如果肠道内有积气和粪便，它们会在X线照片上产生阴影。这些阴影可能会与病变混淆，从而影响医生的诊断。因此，在投照前，病人需要进行肠道清洁或使用药物来帮助排出肠道内的气体和粪便。

（一）清除肠道气体和粪便的常用方法

（1）内服法：在投照前一天晚上，口服硫酸镁15 g或石蜡油15～20 mL或使用双醋酚酊或酚酞2～4片，还可以用少量番泻叶开水冲服。这些药物可以帮助清除肠道内的气体和粪便，为X线投照做好准备。

（2）灌肠法：在投照前进行一次灌肠，灌入后让患者变换体位，如左侧卧、右侧卧、仰卧位及俯卧位等，排便后即可进行X线投照。通过灌肠可以清除肠道内的残留物，提高X线照片的清晰度。

（3）过氧化氢稀溶液灌肠法：首先进行一次灌肠，等患者将粪便排出后，再用与体温相近的温水每1 000 mL水中加入体积分数30%～40%过氧化氢溶液4～10 mL灌肠。在灌肠过程中，让患者变换体位，使灌肠溶液可以均匀地散布在肠内，当病人感觉腹部有微痛时，即可排出并立即进行X线投照。通过使用过氧化氢稀溶液灌肠法可以进一步清除肠道内的气体和粪便，提高X线照片的质量。

（二）训练患者

在投照胸部和腹部曝光时，为了确保照片质量，必须保证患者在曝光过程中屏住呼吸。假如患者不会屏气，那就需要反复训练，直到他能很好地配合为止。此外，还可以请旁人协助，在患者闭嘴后捏住他的鼻孔，暂停其呼吸。这样可以在曝光时减少器官或组织的移动，从而获得更清晰的照片。

二、常用术语和位置

（1）矢状面：将颅骨分成左右相等的平面。

（2）冠状面：与矢状面垂直的平面。

（3）水平面：经过眼眶下缘和外耳孔上缘的平面。这个平面通常用于确定头部或面部的水平位置，以确保照片的准确性和一致性。

（4）近端：近心脏的一端。在心血管系统的 X 线投照中，近端指的是靠近心脏的部位，如近心大血管等。

（5）远端：离心脏的一端。在心血管系统的 X 线投照中，远端指的是远离心脏的部位，如四肢远端血管等。

（6）内侧：近矢状面的一侧。内侧通常指的是靠近人体中线的部位，如胸部内侧等。

（7）外侧：离矢状面的一侧。外侧通常指的是远离人体中线的部位，如肩关节的外侧等。

（8）前后位：X 线方向从患者前面射入，穿过患者后从后方射出。胶片朝向患者背部，X 线从前方向后射入。这种位置常用于拍摄胸部、腹部和盆腔等部位的 X 线照片。

（9）后前位：X 线方向从病人后面射入，穿过患者后从前方射出。胶片朝向患者面部，X 线从后方向前射入。这种位置常用于尿路结石、骨骼等部位的 X 线照片。

（10）右前斜位：又称第一斜位，患者的脸朝向胶片，X 线从患者左后方射入，至右前方射出。这种位置常用于投照食道和心脏等部位。

（11）左前斜位：又称第二斜位，患者的脸朝向胶片，X 线从患者右后方射入，至左前方射出。这种位置常用于投照心脏和胸膜等部位。

（12）右后斜位：该位置相当于左前斜位，不同点为患者脸朝向球管，X 线从患者左前方射入至右后方射出。这种位置常用于投照腰椎斜位等部位。

（13）左后斜位：该位置相当于右前斜位，不同点为患者脸朝向球管，X 线从患者右前方射入，至左后方射出。这种位置常用于投照腰椎斜位等部位。

（14）右侧位：患者右侧靠片，X 线方向从患者左侧射入，至右侧射出。这种位置常用于投照胸部或头颅部等部位。

（15）左侧位：患者左侧靠片，X 线方向从患者右侧射入，至左侧射出。这种位置常用于投照胸部或头颅部等部位。

（16）轴位：X 线方向与身体长轴近乎平行，如髌骨轴位投照。这种位置常用于观察关节或骨骼的轴向结构。

（17）前弓位：又叫后仰位，患者脸朝向球管，胸部向前凸，背上部靠片，X线从前面射入，至背部射出。或者病人脸朝向胶片，后仰，X线自背部射入，至前面射出。这种位置常用于胸部的锁骨下或肺尖病变的投照。

（18）切线位：X线方向从病变的边缘呈切线通过，主要用于观察病变与周围组织的相对关系。

（19）仰卧位：患者脸向上平躺，背部紧贴台面，通常用于脊柱或骨盆等部位的投照。

（20）俯卧位：患者脸朝向台面，背部向上平卧，常用于头颅或颈椎等部位的投照。

（21）侧卧位：患者身体的一侧躺在检查台上，与台面呈90°角，常用于腰椎或髋关节等部位的投照。

（22）侧卧后前位：患者以身体一侧卧于台上，X线呈水平方向从患者的背面射入，至前面射出。这种位置常用于检查少量胸腔积液。

（23）顶颌位：患者俯卧，下颌靠胶片，X线从头顶部射入，至下颌部射出。这种位置常用于颅底及蝶窦部位的投照。

（24）颌顶位：患者仰卧，使头顶部靠胶片，X线从下颌骨射入，至颅顶射出。这种位置常用于颅底部的投照。

（25）枕额位：患者俯卧，前额及鼻尖靠胶片，X线从枕部射入，至前额射出。这种位置常用于头颅部的投照。

（26）额枕位：患者头部枕骨靠胶片，X线从额骨射入，至枕骨射出。这种位置常用于枕骨部位的投照。

三、投照原则

（1）根据投照部位和患者情况，调节合适的管电压（kV）和X线量（mA·s），以获得最佳的影像质量和辐射剂量。

（2）保持靶片距离的稳定，尽量使距离接近一倍，以获得更好的影像质量。同时，注意胶片感光度与距离的关系，适当调整距离以获得更好的影像效果。

（3）在投照过程中，确保所照部位紧贴暗盒，以减少放大和模糊，提高影像质量。

（4）使用固定装置如砂袋、压迫袋或固定器等，固定所摄部位避免移动。对于胃肠蠕动、胸部或幼儿投照，应采用大电流短时间曝光，以避免因移动导致的影像模糊。

（5）选择适当的小焦点投照可以提高影像清晰度，但要根据 X 线球管的特性规定使用，避免超过负荷，以保护球管。

（6）使用适当的遮线筒投照或调节好遮光器的窗口，从而减少二次射线，增加影像清晰度，并有利于 X 线防护。

（7）对于较厚的部位，使用滤线器投照可以减少二次射线对胶片的影响，提高胶片的清晰度和对比度。

（8）在投照过程中，确保 X 线球管中心线对准投照部位的中心、滤线器中心和胶片中心，并与胶片垂直。

（9）根据标准体位安置患者，使患者舒适并能与操作者密切配合，确保投照过程的顺利进行。

（10）按照标准暗室技术进行显、定影冲片程序，以确保影像的质量和保存效果。

四、投照条件

（1）投照部位所需管电压：根据投照部位厚度（cm）×2+25−30 kV 计算所需管电压，对于较厚的部位如腹部、腰椎侧位及头颅正位等，须酌情增加若干管电压。同时，需要注意管电压过高可能导致全片呈灰黑色，降低胶片对比度；管电压过低则可能导致全片暗淡，影像边缘模糊。因此，必须选择合适的管电压进行投照

（2）增感屏对投照条件的影响：使用增感屏时，投照条件应增加 4~5 kV 及 4 倍 X 线量。使用普通屏比用稀土屏时，其投照条件应增加 4~5 kV 及 1 倍 X 线量。这是因为增感屏能够提高影像的感光度，从而需要更高的管电压和 X 线量来获得更好的影像质量。

（3）滤线器对投照条件的影响：使用滤线器时，投照条件应增加 5 kV 及 1 倍 X 线量。这是因为滤线器可以减少二次射线的影响，提高影像的清晰度和对比度。

（4）石膏固定对投照条件的影响：如果投照部位有石膏固定，投照条件应增加 5~10 kV 及 1 倍 X 线量，湿石膏又比干石膏的投照条件要增加 5~10 kV 及 1 倍 X 线量。这是因为石膏固定可能影响 X 线的穿透力和感光度，需要调整管电压和 X 线量来获得更好的影像质量。

（5）遮线筒对投照条件的影响：在使用遮线筒时，应增加 5 kV 左右。这是因为遮线筒可以减少二次射线的影响，提高影像的清晰度。

（6）小型 X 线诊断机的投照条件：它可以固定管电流为一定数值，只改变管电压或曝光时间来决定投照条件。这使得投照过程更加灵活和方便。

（7）与 X 线量在胶片感光的关系大致如下：

增加 10 kV＝2 倍 X 线量　　增加 20 kV＝4 倍 X 线量

管电压与 X 线量在胶片感光的关系，增加 10 kV 相当于增加 2 倍 X 线量，增加 20 kV 相当于增加 4 倍 X 线量。这种关系有助于操作者根据需要调整管电压和 X 线量，以获得更好的影像效果。

五、投照的步骤和顺序

（1）了解机器性能：在投照前了解机器的性能、操作程序及使用方法是非常重要的，为了确保机器的正常运行和延长使用寿命，应该清楚了解机器的最高使用限度，特别是最高管电压、管电流和最长曝光时间之间的相互关系。

（2）了解会诊单要求：在接到会诊单后，了解患者的投照部位和位置、检查目的以及核对患者的基本信息（如姓名、性别和过去是否照过片等）。

（3）照片尺寸的选择：在选择胶片尺寸时，应基于检查部位的实际大小做出决定，对于四肢投照，除了要充分覆盖患部之外，还应至少包括患部邻近的一个关节。

（4）照片标记的放置：在放置照片标记时，应确保 X 线铅字号码、日期、左右标记准确无误，并避免与被摄物体影像重叠，对于使用自动数码器或卡片的情况，应确保标记准确、清晰，以免影响读片效果和诊断准确性。这一步骤有助于提供准确、可辨识的影像信息，方便医生进行诊断。

（5）滤线设备的选择：对于肢体厚度超过 12 cm 的部位，如脊柱、腹部、骨盆和头颅等，需要使用滤线器，并可以与遮线筒配合使用。而对于乳突、副鼻窦、视神经孔等部位，应选择较小的圆筒形或圆锥形遮线筒，或尽可能缩小遮光器，以确保影像的清晰度和诊断准确性。这些细节的选择对于获得高质量的影像至关重要。

（6）衣着的处理：在投照前，患者需要脱去衣服（仅留下棉质内衣，并确保避开纽扣等高密度物品），并去除所有能影响 X 线穿透的物质，如发夹、金属饰品、膏药或其他敷料等。这些物品可能会干扰影像的生成，导致影像不清晰或误诊。因此，去除这些物质是确保影像质量和诊断准确性的重要步骤。

（7）肢体厚度的测量：用体厚尺测量投照部位的厚度就可以算出所需用的管电压数值。

（8）曝光条件的决定：曝光条件涉及到多个因素，包括电源电压调节、大小焦点、管电压、管电流、时间（秒）和靶片距离等。这些条件的适当选择对于获得高质量的影像至关重要。在摆位置之前，应先调节好曝光条件，以尽量缩短患者固定姿势的时间。这一步骤有助于提高检查的效率和患者的舒适度。

（9）呼吸动作的训练：在投照部位与呼吸运动有关的检查中，如胸部和腹部的投照，训练患者进行正确的呼吸动作是必要的。在摆好位置之前，应指导患者进行呼气和屏气等动作的训练，直至患者能够熟练配合。这样能够确保影像的清晰度和诊断准确性。

（10）摆位置：应根据投照部位和检查目的，将检查部位放置在暗盒中心，并尽量以最舒适的位置进行投照，以减轻患者的痛苦。这一步骤有助于提高患者的舒适度和检查的准确性。

（11）X 线中心线测定：在投照过程中，X 线中心线应通过被照部位的中心，并垂直射入暗盒的中心，对于斜线角度投照的情况，应特别注意确保中心线的位置准确。这一步骤对于获取高质量的影像至关重要，因为它决定了影像的清晰度和诊断准确性。

（12）根据要求确定靶片的距离。

（13）滤线器的准备：如果需要使用滤线器投照，应确保将滤线器放置在正确的位置。滤线器可以改善影像质量，减少散射，从而提高诊断的准确性。

（14）曝光：在各项准备工作完成后，就可以开始进行曝光。此时，应核对控制台上的曝光条件，确保它们符合要求。正确的曝光条件对于获取高质量的影像至关重要。

（15）投照后的处理：在投照完成后，应等待胶片洗好，确认照片质量满意，再通知患者等待医生出具的诊断报告。这一步骤确保了患者能够获得准确、及时的诊断结果。

第四节　造影检查

造影是一种 X 线特殊检查方法，主要应用于那些缺乏天然对比的人体部位或器官，如消化道、泌尿道、心脏房室及血管等。通过人工引入高密度的物质或低密度的气体，可以产生鲜明的对比，从而更好地了解其形态和功能变化，为疾病的诊断提供重要依据。这些被引入的物质被称为造影剂或对比剂。

一、造影剂

随着造影剂的不断改进和发展，X 线检查的应用范围得到了极大的扩展，造影剂的出现使得很多疾病能够通过造影检查得到确诊，为医学诊断和治疗提供了重要的帮助。

（一）造影剂要求

理想的造影剂应满足下列要求：

（1）高密度或低密度，以产生明显的对比度，使医生能够清晰地观察到人体部位或器官的形态和功能变化。

（2）无毒性或毒性很低，以确保不会对患者造成伤害，减少不良反应的风险。

（3）易排泄，确保造影剂在体内不会长时间存留，从而避免对身体的潜在危害。

（4）口服无臭无味，方便患者使用，提高患者的接受度。

（5）化学性质稳定，能够长时间保存而不变质，确保造影剂的质量可靠。

（二）造影剂引入人体的方式

（1）直接引入：包括以下几种方式：①口服法，适用于食管及胃肠钡餐检查。病人只须口服含有造影剂的药物或食物，然后通过X线观察消化道黏膜的变化，以诊断疾病；②灌注法，如钡灌肠、支气管造影、逆行胰胆管造影、瘘道造影及子宫输卵管造影等。在这些检查中，造影剂通过特定的管道或导管被引入相应的器官或组织中，以产生对比效果；③穿刺注入法，适用于心血管造影、关节囊造影和椎管造影等。通过直接穿刺或导管引导，将造影剂注入器官或组织内部，以便更准确地观察病变部位。

（2）间接引入：造影剂先被引入某一特定组织或器官内，然后经过吸收和排泄，聚集于需要造影的部位，使之显影。包括吸收性与排泄性两类方法：①吸收性法，如淋巴管造影，造影剂被引入后，经过一定的时间吸收，聚集于需要观察的淋巴管内，通过X线观察淋巴管的形态和功能变化；②排泄性法，如静脉胆道造影、静脉肾盂造影和口服胆囊造影等。这些检查中，造影剂首先通过特定的途径引入体内，然后经过一定的排泄过程，聚集于相应的器官内，如肝、肾或胆囊等，使其显影。

（三）造影剂种类

造影剂的种类繁多，根据其对X线吸收程度不同可分为阳性造影剂和阴性造影剂两大类。阳性造影剂有钡制剂和碘制剂两类，而阴性造影剂则包括空气、氧气和二氧化碳等。在碘制剂中又分无机碘、有机碘和油脂类。

1. 阳性造影剂

（1）钡制剂：钡制剂是用于X线造影检查的主要物质，主要特指硫酸钡及其派生制剂。这种造影剂为白色粉末，无臭或略带石灰味，不溶于水或一般有机溶剂，理化性质非常稳定。钡元素的相对原子质量较高，因此显影效果强烈，是消化道检查的理想选择。由于其无毒性、不影响消化功能且不被吸收，钡制剂在消化道造影检查中得到了广泛应用。

（2）碘制剂：

①无机碘：主要代表为碘化钠，这种碘剂经肾脏排泄，为无色或白色晶状粉末，无臭，味微苦，易溶于水。虽然无机碘在某些方面具有应用价值，但由于其毒性及刺激性较大，不能用于静脉内注射，也不适用于脑与脊髓造影。它主要用于膀胱、逆行肾盂、尿道及瘘管造影等。

②有机碘：有机碘造影剂根据其在体内的排泄途径不同可以分为肾脏排泄型和肝脏排泄型。

A. 肾脏排泄型：这类造影剂主要通过肾脏进行排泄，根据其化学结构，可分为离子和非离子型两种。

a. 离子型：这类造影剂在溶液中形成微小的离子，从而起到造影效果。根据具体成分，离子型造影剂又包含以下两种：

碘吡啦啥：这是一种白色无臭的有机碘化物，易溶于水，其毒性和刺激性相对较低。但在实际应用中，由于该造影剂粘稠度较高，快速注射后可能导致暂时性低血压、头晕、恶心等不良反应，因此逐渐被泛影葡胺等造影剂所取代。

苯甲酸的衍生物：这类造影剂的代表物质是泛影葡胺，其毒性和刺激性都很小，因此使用相对安全。常用的浓度有 60% 和 76% 等，在做动、静脉血管造影时，每次用量可多达 100 mL。需要注意的是，此类药物粘度较大，加热能够降低粘度，便于进行快速注射。

b. 非离子型：这类造影剂的毒性较小，对碘过敏的患者或需要大剂量使用造影剂的患者较为安全。非离子型造影剂主要通过泌尿系统排泄，除苯甲酸的衍生物用药范围外，还可以用于脊髓、脑室造影等。

B. 肝脏排泄型：这类造影剂主要通过肝脏排泄，根据其使用方式，可分为口服造影剂和静脉注射造影剂两种。

a. 口服造影剂：常用的有碘番酸。口服后，碘番酸在小肠内被吸收，一部分经肾脏排泄，大部分则通过门脉系统进入肝脏，并随胆汁分泌至胆囊。由于胆囊不断吸收水分，使胆汁浓缩，造影剂的浓度随之升高，从而达到胆囊造影的目的。

b. 静脉注射造影剂：主要成分为碘番酸的钠盐及葡胺盐。这类造影剂的特点是含碘量高，经肝脏分泌至胆道的浓度较高，不需要胆囊的浓缩作用，即可使胆囊和胆道显影。

（3）油脂类造影剂：

①碘化油：无色或微黄色的黏稠油状液体，不溶于水。当碘化油变为棕色时，表示有游离碘析出，不能继续使用。其在体内吸收及排泄速度很慢，因此使用后应尽量排出体外。

②碘苯酯：白色或微黄色、无臭的黏稠液体，略溶于水，易溶于酒精，临床主要用于脊髓腔造影或脑室造影。

③乙碘油：其密度及黏稠度较碘化油小，主要用于子宫输卵管造影及窦道造影等。

2. 阴性造影剂

（1）空气：空气作为阴性造影剂的优点在于获取方便，经过适当过滤后即可使用。由于空气的弥散和吸收速度较慢，可以反复检查使用，然而其缺点是进入血管后存在形成气栓的风险。

（2）氧气：氧气的优点是弥散度和溶解度比空气更大，吸收速度也更快，因此形成栓塞的可能性更小。但需要注意的是，氧气需要在具备氧气生成设备的场所才能使用。

（3）二氧化碳及一氧化二氮：这两种气体作为阴性造影剂的优点在于弥散度和溶解度大，吸收速度快，并且不会形成气栓。然而，它们的缺点在于不易制备，并且吸收速度过快。

在气体造影剂中，空气是最常用的一种，如果有条件的话，使用氧气作为造影剂是更好的选择。气体造影剂主要用于颅脑系、腹膜后间隙、关节腔及膀胱造影和胃、结肠钡气双重造影等。

二、碘过敏试验

在进行碘化物造影之前，为了确保患者的安全，通常需要进行过敏试验，以下是五种常用的碘化物过敏试验方法：

（1）口服试验：患者在检查前需要口服10%的碘化钠（钾）液，每日服用3次，每次10滴，如果在服用1～2次出现流涎、流涕、眼肿、头痛、皮疹、恶心、呕吐或呼吸困难等症状，即为阳性反应。

（2）眼结膜试验：在进行眼结膜试验前，先检查患者两眼是否充血，若眼部无充血，将碘造影剂滴入一侧眼内1～2滴，让患者闭眼5～10 min后，之后对照观察两眼，根据结膜及巩膜充血情况来判断过敏反应的程度：轻度充血为Ⅰ度反应；中度充血同时有流泪现象为Ⅱ度反应；结膜及巩膜显著充血、血管扩大及曲张为Ⅲ度反应。

（3）口含试验：将2～3滴碘制剂滴入舌下，让患者保持5～10 min。在此期间，观察患者是否出现舌肿胀变厚、嘴唇麻木、舌下充血、肿胀流涎等现象，如果出现这些症状，即为阳性反应，表明患者对碘化物过敏。

（4）皮内试验：将0.1 mL有机碘制剂注入前臂皮内，观察反应，10～15 min后，如果形成直径1.5 cm的红斑及红斑周围有伪足者，即为阳性反应；如果局部发生水泡、变黑或坏死，则为强阳性反应。但需要注意的是，即使该试验阴性，在造影中仍有可能出现过敏症状。

（5）静脉注射试验：将30%碘制剂1 mL静脉注射，15 min后，如果产生恶心、呕吐、胸闷、咳嗽、喷嚏、气急、荨麻疹甚至休克等症状，即为阳性反应。

在上述过敏试验方法中，以眼结膜试验最为简便，而静脉试验最为敏感和可靠，因此也最为常用。需要指出的是，即使小剂量试验阴性者，也不能完全保证在大剂量使用时不会产生过敏反应。所以，在造影时仍须密切观察，一旦出现过敏症状应及时处理。

三、造影剂的不良反应和预防措施

（一）造影剂的不良反应

1. 造影剂不良反应发生的机制

造影剂的不良反应与以下因素有关：

（1）造影剂的毒性作用及用量：造影剂的毒性作用主要有静脉毒性、神经毒性和渗透毒性三种。高渗透压造影剂会使血浆渗透压升高，导致红细胞、血管内皮细胞脱水，并释放出组胺，这会损害肺、心、肾等重要器官和血脑屏障，并引发肺动脉高压、心肌抑制、蛋白尿、肾功能衰竭，以及惊厥、抽搐等等一系列临床症状。如造影剂分子的亲水性弱、亲脂性强，则化学毒性较强；反之则较弱。造影剂在允许用量内使用不会产生不良反应，但一旦过量使用，则可能会导致不良反应发生，且常为重度不良反应。

（2）抗原抗体反应：造影剂的高渗毒性和组胺会破坏血管内皮细胞，并激活血浆中凝血因子、激肽系统、补体系统，以及纤维溶解系统，从而进一步引发抗原抗体反应。这种反应是因为造影剂的某些成分与身体内的某些物质发生反应，产生引起过敏的物质，这些物质在体内积累并引发一系列的过敏症状。

（3）特异质反应：部分人群对造影剂的不良反应发生率明显高于普通人群，这种反应与个体差异、机体的全身状态和反应性有关。在患有某些疾病的人群中，造影剂的不良反应更加容易发生，这些人群被称为“高危人群”。对于这些高危人群，在进行造影检查时应特别注意，采取必要的预防措施，以降低不良反应的发生风险。

（4）精神因素：大量临床实践表明，造影剂不良反应对于精神过度焦虑的患者发生概率会明显上升。

当下，国内外仍在大量使用泛影葡胺、异泛影酸盐的钠盐等离子型水溶性碘造影剂，这些造影剂的不良反应发生率约为5%，主要为轻度不良反应，表现为潮热、恶心、呕吐、寒战或轻度荨麻疹等症状；中度不良反应可导致血压下降、呼吸困难等症状；较为严重者，则会出现惊厥、休克甚至死亡。

2. 高危因素：造影剂不良反应在高危人群中发生的概率比普通人群高出约5~10倍，其高危因素主要有以下几个方面：

（1）有造影剂过敏史者：这类人群对某种造影剂或其中的成分存在过敏反应，应特别注意避免使用已知过敏的造影剂。

（2）过敏体质者：这类人群可能患有湿疹、荨麻疹、神经性皮炎、哮喘等疾病，或有食物或花粉过敏史。这类人群对造影剂的反应性较高，应采取预防措施。

（3）严重的心血管疾病患者：这类人群可能患有心功能不全、冠状动脉硬化，近期内发生心肌梗死、心律不齐或严重的高血压等疾病。造影剂可能会对这些患者的健康造成影响，因此应谨慎使用。

（4）严重的肝肾功能不全者：这类人群的肝肾功能受损，对造影剂的代谢和排泄能力下降，容易发生不良反应。

（5）严重的糖尿病患者：糖尿病患者的代谢紊乱，对造影剂的耐受性较差，容易发生不良反应。

（6）严重的肺部疾病患者：这类人群可能患有呼吸功能不全、肺栓塞等疾病，可能导致肺部的功能受损，对造影剂的耐受性降低。

（7）严重的外伤：如脑部损伤等，这类患者可能处于应激状态，身体状况较为脆弱。

（8）多发性骨髓瘤、镰状细胞贫血和嗜铬细胞瘤患者：这些疾病可能影响身体的正常代谢和生理功能，增加对造影剂的敏感性。

（9）体质虚弱或长期接受抗癌药物或激素治疗者：这类患者的身体状况可能较为脆弱，且药物可能对身体产生不良作用，增加对造影剂的不良反应风险。

（10）处于脱水状态的65岁以上老年或婴幼儿患者：老年人和婴幼儿的生理功能较弱，对造影剂的耐受性较低，应特别注意。

（11）过度焦虑者：精神因素已被证明可以增加造影剂不良反应的风险。过度焦虑可能导致身体应激反应增强，对造影剂的不良反应敏感度提高。

（二）预防造影剂不良反应的措施

（1）注意高危人群：在造影前应详细询问患者的过往病史，对具有高危因素的患者应特别注意，并采取相应的预防措施，尽量避免不良反应的发生。

（2）预防性用药：在造影前使用一定剂量的皮质激素或抗组胺药物，可以有效地预防不良反应的发生。

（3）使用非离子型造影剂：非离子型造影剂不良反应的发生率较低，约为离子型造影剂的五分之一，因此对于高危人群来说，应尽量选择非离子型造影剂。

（4）避免过量、过快注射造影剂：动物实验和临床资料表明，过量或过快注射造影剂可能会增加不良反应发生的概率。因此，应控制注射剂量和速度，避免过量、过快注射。

（5）做好应急准备：在造影前，应当密切观察并做好各项应急准备，包括抢救药物和器械，确保能够及时处理各种紧急情况。在造影过程中应密切观察患者的反应，及早发现不良反应，并及时采取相应处理措施。对于穿刺注入法，一旦出现不良反应，应立即停止注射，保存静脉通路，密切关注不良反应的发展，随时通过静脉注入抢救药物。

第五节　透视检查

透视在医疗诊断中具有重要地位，是 X 线检查的基本方法，也是影像医生必须掌握的基本功。特别是在广大农村和基层医疗单位，由于资源有限，透视已经成为一种最重要的诊断手段。

透视具有许多优点，主要是简便易行、费用低廉，不管机器设备的容量多大都可以进行。此外，透视可以观察某些器官的运动和功能。医生可以根据需求任意转动病人的体位和方向，从多个不同的角度观察病变，以此获得更全面的信息。

一、检查前的准备

尽管近年来随着技术的发展，普通暗室透视正逐步被电视透视所取代，但多数单位仍然主要采用暗室透视，因此在进行透视检查前需要做好以下准备工作。

（1）X 线机的调节：校准电源电压，确保 X 线机的电源电压稳定，根据患者的体型和检查部位选择合适的管电压和电流。一般管电压选择 50、70 kV，电流为 2~4 mA。对于较胖或较瘦的患者，可能需要调整管电压值来获得适当的穿透力和图像效果。

（2）对患者的要求：向患者解释检查过程，让他们了解透视的目的和方法，有助于消除他们的紧张和恐惧感，告知患者去除较厚的衣物、饰物、膏药及敷料等，以免影响检查效果。

（3）充分了解临床资料、诊断及检查目的。对于曾经做过影像检查的患者，医生应事先复核影像资料，以便更好地了解患者的病情和检查需求，针对性地解决患者的问题。

（4）充分做好暗适应，避免遗漏病变和减少曝光时间。在暗室中进行适应后，患者的眼睛会更好地适应暗环境，从而更清晰地观察病变。

（5）严守操作规程，注意 X 线防护。在透视过程中，医生应注意保护自己和患者的安全，采取适当的防护措施，减少 X 线对身体的潜在伤害。例如，使用防护衣、手套等。

透视尽管简便易行且费用低廉，但也有其自身的缺点和局限性，主要是荧光屏亮度较低，使得观察密度与厚度较大的部位，如头颅、腹部、脊柱、骨盆等变得较为困难；一些细微的病变在透视下不易发现和观察，如粟粒性病变等。尽管影像增强电视系统的应用大大提升了病变的显示率、清晰度和对比度，但是对检查部位却仍没有客观的记录，这不利于进一步研究、讨论和复查对比，也无法作为术前检查的可靠依据。

二、胸部透视

胸部是进行透视检查最理想的部位，因为它具有良好的天然对比。大多数胸部疾病都可以通过透视进行检查和初步诊断，方法如下：

胸部透视通常采取立位，对于无法站立的患者，则可采取坐位或仰卧位。在某些特定情况下，例如观察心脏和大血管的形态时，也可能需要采用仰卧位。

透视时，患者需要正面朝向医生，确保前胸紧贴荧光屏，两手应背置于后腰部，两肘微微向前，双肩则须进行适度的前旋。在转动体位时，医生会指导患者两臂上举或两肘抱头。在暗室环境中进行透视时，检查者须佩戴铅手套。医生须用双手扶住患者的髂部，根据需要左右转动，以提供多角度观察。若采用隔室透视，患者需要根据指示，左右缓慢转动。

在给幼儿透视时，由于他们往往不容易配合，可以采取一些技巧来确保检查顺利进行。首先，可以在荧光屏后放置一个踏凳，让患儿的家长一只脚踩在上面，然后让患儿坐在家长的腿上，此时医生可以握住患儿两臂，令其胸部贴近荧光屏，这样便可完成透视。不过，患儿常常由于害怕而哭闹，这使得他们难以保持稳定的呼吸，给医生观察病变带来困难。在这种情况下，医生要有耐心，集中注意力等待。对于肺部检查，患儿在长时间的呼气后，必定会产生一瞬间的抽吸气，在这个时候，患儿的肺部会突然变得明亮，对比度良好，医生应当迅速捕捉这一时机，及时发现病变，作出诊断。

此外，胸部透视要求在短时间内完成，因此对于检查者来说，必须掌握熟练的透视技术，具备严肃认真的态度和高度集中的注意力，认真对待每一个细节，确保检查的准确性和可靠性。

透视的顺序通常包括以下步骤：

（1）首先透视含气量多的两下肺，包括双侧心膈角、肋膈角及心后区，因为这些部位的含气量较多，对比度较好，容易发现异常。观察这些区域也有助于了解膈肌的活动情况，这是评估肺部功能的重要指标。

（2）两肺中部：两肺中部是支气管和血管集中的区域，因此需要特别注意。通过观察两侧肺门大小、形态、密度和搏动情况，可以初步判断是否存在异常。

（3）两肺上部：对于两肺上部的检查，有时需要患者采取前弓位，以更好地观察肺尖部。这是因为某些病变可能被锁骨或肋骨遮挡，所以需要特定的体位来更好地观察。此外，检查肺尖部可以帮助医生排除是否存在肺结核、肿瘤或其他肺部疾病。

（4）透视纵隔：观察其位置、形态有无改变，正常的纵隔位置应该是居中的，形态应当规则。如果发现位置或形态有改变，这可能意味着存在某种异常，如胸腔积液、肿瘤或其他结构异常。在正常的呼吸过程中，纵隔会有轻微的摆动。观察患者在呼、吸气时有无纵隔摆动。如果摆动过于明显或不规律，可能提示存在某种问题。观察心脏大血管的大小、形态及搏动有无异常。如果心脏增大、血管形态异常或搏动不规律，这可能是心脏或血管疾病的征兆。

检查者也可根据情况，对上述顺序进行反向操作，但重要的是要养成按照一定步骤和顺序进行全面观察的习惯，以确保不遗漏任何可能的异常。切忌在某一部位发现可疑后，忽视了对其余部位的全面观察，如此容易遗漏某些可能起鉴别作用的重要改变，最终导致误诊或漏诊。

（5）在完成以上的步骤后，为了更准确地定位、了解病变的确切位置、大小、形态、密度、边缘、数目和与周围组织的关系，还需要多方向转动体位进行重点观察。

胸部透视是通过X线观察胸部结构和器官的影像学检查方法。由于胸部包含多个组织器官，如胸廓、肺脏、胸膜、纵隔、横膈、心脏及大血管等，它们相互重叠形成复合影像。所以要求检查者必须具备深厚的解剖和病理知识，熟悉这些组织器官的正常解剖影像和基本病变的影像特征，才能准确判断影像中呈现的正常与异常情况，对各部位的观察要点及征象鉴别必须心中有数，并对其病理改变准确定位、初步定性。

（一）胸廓

胸廓包围在胸部其他组织器官的四周，由胸壁软组织和骨骼组成，因此胸廓及其病变或胸廓外异物（如饰物、膏药等）会在转动体位时出现较为明显的位置转动。

在胸部透视时，一些软组织如胸锁乳突肌、胸大肌、乳头及女性乳房可能会与肺部重叠，形成影像。胸锁乳突肌往往会导致肺尖部内侧稍暗的影像。胸大肌和女性乳房基本都是左右对称、密度均匀、上缘模糊、下缘清楚整齐，容易辨别。但有时也会出现下缘不清楚、两侧不对称者，需要与肺内病变进行区别。此时应当转动体位，或在透视的同时用手推动，进行鉴别。乳头的鉴别方法也是如此。

肋骨是胸廓的重要组成部分，在呼吸过程中起着关键作用。肋骨的动度变化可以反映胸膜和肺部的病变。当吸气时，前段肋骨会上抬；在呼气时，上抬的前肋会下落。这是正常的肋骨运动模式。如果一侧胸膜增厚或肺不张，患侧肋骨的动度会减弱，局部肋间隙也会变得狭窄。这种变化可以通过胸部透视观察到，有助于医生对胸膜和肺部疾病的诊断。此外，还需要注意肋软骨钙化、肋骨的先天性畸形等病变等，这些病变可能会随呼吸和相应肋骨一起移动，需要注意与肺内病变进行区别。当疑似有肋骨骨折时，需要仔细观察压痛点附近的肋骨，通过适当缩小隔光器，对准压痛点附近肋骨逐根仔细观察，尤其要注意观察肋骨的上缘是否光滑。假如在透视下未见骨折，但患者有外伤性胸腔积液、气胸、液气胸或局部皮下气肿等症状，则还须进一步摄片观察，以明确诊断。

（二）胸　膜

胸膜是覆盖在肺和胸壁之间的两层薄膜，它们之间存在着一个潜在的腔隙，叫做胸膜腔。脏层胸膜紧贴在肺脏表面，并伸入肺叶的裂隙中。由于胸膜非常薄，因此在正常状态下，它在透视下是不可见的。当胸膜发生病理性改变时，如胸腔积液、胸膜增厚或胸膜钙化等，这些变化会在透视下显影。

当胸腔内有少量积液时，可以在 X 线片上看到病变侧的肋膈角变得模糊或“变钝”，这是因为少量的液体使肋膈角区域变得不清晰。这种模糊可以随着呼吸时膈肌的升降而上下移动，此时让患者向患侧弯曲，由于液体集中，该侧肋膈角会变得更加模糊或“变钝”。在深呼吸时，模糊的肋膈角运动受限，甚至膈肌变得平坦，升降功能受限，这可能是局部胸膜增厚或粘连的迹象。当胸腔积液少于 300 mL 时，正面透视下的肋膈角仍能保持锐利，这意味着从正面看并没有明显的异常。此时须转动患者，观察后肋膈角才能发现少量积液。当液体增多并完全覆盖膈面时，就形成了中等量的胸腔积液，此时有较为典型的影像表现。但如果液体上缘模糊不清时，就需要与下叶大叶性肺炎进行区分。只需要将患者转动至侧位观察，由于液体使前后肋膈角都变得封闭，液面上缘在靠近前后胸壁的地方密度高于中央部，形成一个面向下内凹的弧形影子。改变体位或让患者仰卧并进行透视时，液体流向上胸部，导致整个患侧肺野变暗。而下叶大叶性肺炎的实变部位靠后，呈三角形，前缘清晰并以斜裂为界，前肋膈角仍清晰，改变体位时，病变的部位和形态将不会有变化。

大量胸腔积液在X线片上除了造成一侧肺野均匀密度增高外，还会导致纵隔明显地向健侧移位，而患侧的肋间隙宽度会增加。

胸壁的任何部位及纵隔胸膜腔都可能会发生包裹性积液。在切线位观察时，它呈现出一个边缘清晰的菱形或“D”字形密影，紧贴于胸壁或纵隔。但当从正面观察时，它与肺内渗出性病灶在表现上相似，因此容易被错当成肺炎。因此，当在透视下发现密度均匀，边缘模糊的病灶时，医生需要转动患者，以进行进一步的观察。如果包裹性积液发生于纵隔，需要和纵隔肿瘤进行区分，纵隔肿瘤在侧位透视时仍呈肿块状，而包裹性积液的边缘则模糊不清。当部分患者在仰卧位进行透视时，可以观察到纵隔形状恢复正常，而积液会流向肺尖部，导致该处出现边缘清晰、密度增高的影，以广基底紧贴在肺尖部的胸顶壁。

在正面透视下，叶间包裹性积液与肺内的渗出性病灶或球形病灶相似，但当转动患者至侧位时，病灶则呈现出边缘光滑，两端较尖，并与叶间胸膜相连的菱形密影，恰好位于叶间裂的部位。

当积液出现在肺下部时，由于液体沉积在肺底与膈肌之间，这会导致患侧肺底及脏层胸膜受到压迫上抬。在透视下，这种情况看起来就像是膈肌升高，而且深呼吸时也能观察到其上下活动。不过，其穹顶的最高点位置更偏向外侧。当患者采取仰卧位进行观察时，大多数患者的肺底积液会向胸腔展开，使患侧肺野的密度普遍性增高，此时，真正的膈面位置才会显现出来。

当胸膜出现广泛的增厚时，患侧肺野透亮度较健侧降低。由于投影位置的影响，增厚的胸膜紧贴胸壁形成了一条带状的暗影。在严重的情况下，局部的肋间隙可能会变得狭窄，甚至导致脊柱向患侧弯曲。

而局限性胸膜增厚仅在特定角度的X线片上显示为紧贴胸壁的局部带状暗影。

胸膜增厚往往伴有钙化，形成点状及条状高密度影，在这些高密度影中，中等密度的增厚胸膜影将它们聚集在一起。当转换到特定的投影位置时，这些钙化呈现出条弧状的形状，紧紧贴附在胸壁上，和肺内散在的不规则点块状钙化有显著的差异。

胸膜增厚会对周围组织结构产生牵拉作用，形成如同幕布般提起，这种现象称为粘连。在横膈部位这种表现尤为明显，但需要与梯状膈肌进行区分。梯状膈肌是由于膈肌在胸壁的附着点随着肋骨上提，膈肌圆顶下降时产生的，其尖端向外与肋骨前端相连，呈现出阶梯状的形态，这种情况多见于严重的弥漫性阻塞性肺气肿。

当有疑似气胸时，应该仔细查找萎缩肺的边缘，在呼气时此边缘更容易被观察到，其外方的胸腔内气体显得异常明亮，缺乏肺部的纹理结构，肺内由于含气量减少而显得相对暗淡。

在大量气胸的情况下，肺组织会严重萎陷，甚至达到肺门的部位，形成明显的肿块状密影。这个密影在透视下会随着呼吸而颤动，重要的是要避免将其误认为是肺门肿瘤，因为它们的形成机制和形态特征是不同的。

当气胸与胸膜粘连相伴时，肺萎陷往往会受到限制，这些粘连带就像一张网，将肺部与胸壁紧紧地捆绑在一起。如果胸膜粘连广泛，气体会被困在未粘连的区域，形成所谓的“局限性气胸”。

另外，当气胸伴有积液时，会在空气和液体之间形成一个明显的液平面。这个液平面就像一面镜子，穿过患侧的胸部。此时摇动患者，可以观察到这个液平面的波动，若液平面不能完全穿过胸部，那么很可能是“包裹性液气胸”。

对于那些局限于前胸或后胸的液气胸，需要与肺内的液气囊肿进行区分。转动患者的体位时，液气胸会紧紧地贴着胸壁移动，而肺内的液气囊肿则相对固定。

（三）膈　肌

膈肌是位于胸腹腔之间的一薄层腱膜肌，通过腱束固定在胸廓的四周最下方。从形态上看，膈肌呈穹顶状凸起，其最高点位于靠近胸腔内部的前方。在正常透视下，我们只能观察到膈肌的胸腔面，与胸壁之间形成肋膈角。肋膈角分为左、右两侧，前方位置较高，称为前肋膈角；而后方位置较低，称为后肋膈角。由于与腹腔脏器之间无密度差别，因此腹腔面不能显示，一旦显示则可确定腹腔内存在着游离气体。成人的膈肌位置通常在第 9~10 后肋水平，绝大多数人的左膈较右膈低 1~2 cm；相比之下，幼儿的膈肌位置较高，大约在第 7~8 后肋水平。

膈肌与心脏之间形成的夹角称为心膈角，由于右侧有下腔静脉经过，左侧有心包脂肪垫存在，因此心膈角可能会变得比较钝，这是正常的生理现象。

胸腹腔内以及膈肌本身的病变，都可能会引起膈肌形状、位置及运动功能的改变，这些变化包括膈肌升高、膈肌降低和膈肌局限性隆起，以及膈肌运动减弱、消失或矛盾运动等症状。

通常，双侧膈肌的改变主要是由于胸腔或腹腔压力增高所引起，例如弥漫性肺气肿、妊娠、肥胖、大量腹水、巨大腹腔肿瘤及腹腔实质性脏器肿大等情况都可能导致双侧膈肌的改变。引起单侧膈肌改变的病变的原因主要是同侧的胸膜增厚、粘连、膈下感染、膈下脏器感染、肺底部病变、膈肌肿瘤、肝脏肿瘤、肝脏外伤、脾破裂、膈肌麻痹、胃肠胀气和膈疝等。

在透视中一旦发现膈肌改变，应注意观察邻近组织器官的变化，并结合患者的临床表现进行鉴别诊断。有时为了更准确地诊断，可能还需要进行气腹造影、钡餐造影等进一步的检查。

膈肌的矛盾运动是膈肌麻痹的常见表现。当膈肌麻痹发生时，患者在深吸气时，正常的膈肌应该下降，但患侧的膈肌却异常上升；而在呼气时，患侧膈肌下降，而正常的膈肌应该上升。然而，由于膈肌粘连等原因，这种矛盾运动可能并不容易被观察到。为了更准确地诊断膈肌麻痹，此时应使用鼻吸试验，要求患者紧闭嘴巴，仅用鼻进行快速吸气，不强调吸气的深度，在吸气瞬间，特别关注患者双侧膈肌的运动方向。

（四）纵　隔

X 线透视下观察纵隔的形状和位置变化，对于诊断胸部疾病具有重要意义。一旦纵隔的形状发生改变，可能意味着纵隔内存在占位性病变或心脏大血管的病变，这些病变可能包括肿瘤、囊肿或其他类型的生长物。应结合患者的病史，观察是否有肺血改变以及心脏房室的增大，通过转动患者的体位进一步观察占位性病变的位置和特征，观察病变是否随体位变化而移动、是否有搏动等。此外，在仰卧位下观察病变的形态和位置是否有变化，并利用吞咽动作来观察病变是否上下移动，这些方法有助于对病变进行更准确的定位和定性。

当纵隔的位置发生改变时，提示一侧胸部可能有病变，例如，纵隔向一侧偏移或抬高可能意味着该侧胸腔内存在占位性病变或积液等。结合对整个胸部的观察，医生可以更容易地判断出具体的病变位置和性质。

当发现纵隔随呼吸可左右移动时，这称为纵隔摆动，这种摆动可能提示一侧支气管存在活瓣性阻塞。活瓣性阻塞是指支气管在吸气和呼气时不能完全打开，导致气体流通受限。这种阻塞可能是由支气管异物、黏稠分泌物或癌肿引起的。

对于金属性异物，通过 X 线检查可以直接显示其部位、形状和大小。非金属性支气管异物如食物或塑料等，可通过观察支气管阻塞所引起的间接征象来推断其位置。这些间接征象可能包括肺不张、肺部炎症等。

异物进入支气管后可能会产生两种不同的阻塞情况。

（1）呼气性活瓣阻塞：由于异物位置较固定，吸气时支气管腔略扩张，空气会进入肺内，此时纵隔居中。在呼气时，支气管腔因异物的存在而变窄，导致空气排出困难，从而引发肺气肿，使患侧的胸腔压力上升；同时，健侧肺内的空气呼出，使得胸腔压力变小，这种压力差会导致纵隔向压力较小的健侧偏移。

（2）吸气性活瓣阻塞：异物的位置可能随着每次呼吸而移动。在吸气时，由于异物随气流移至支气管的更深处，导致该区域的支气管腔变窄或完全阻塞。这使得空气无法进入肺部，与此同时正常地吸入大量空气，导致胸腔压力上升。纵隔因此向压力较低的患侧偏移。在呼气时，双侧气体均可呼出，两侧胸腔压力恢复平衡，纵隔回归居中位。

由此可见，通过在透视下观察纵隔的摆动，可以深入了解支气管异物的性质和位置，从而为诊断和治疗提供重要依据。关键在于观察纵隔在吸气和呼气时的位置变化，以及肺野的透亮度变化。如果吸气时即见纵隔向肺野相对变暗侧移动，而另一侧肺野透亮度增加，表明异物存在于纵隔移向的相对变暗侧支气管内。如果吸气时纵隔居中，两侧肺野透亮度一致，而在呼气时纵隔开始移向肺野变暗侧，这表明异物位于与纵隔移动方向相反的一侧支气管内。

（五）肺

通过透视观察肺野的透亮度变化，可以辅助判断肺部是否存在异常。正常情况下，两侧肺野的透亮度应该一致，吸气时明亮，呼气时变暗。当两侧肺野透亮度不一致时，可能存在异常情况，应当结合患者的病史对胸部进行全面观察后，判定其形成的原因。对于一侧胸壁软组织切除术后肺野透亮度不一致的情况，如乳癌根治术后，属于正常现象。

检查者应当熟悉肺部的正常影像表现，了解正常的肺门和肺纹理结构，在明亮的肺野背景中，不应该出现其他异常影像。一旦发现异常影像，需要采用各种体位和转动来明确其确切部位。如果确属肺内病变，则需要进一步观察其影像特征，了解周围组织结构有无出现变化，从而确定其基本性质，结合临床资料进行综合分析，做出准确的诊断。需要注意，切勿将因相互重叠造成的一些意料不到的假像误认为病变。

三、腹部 X 线透视

在腹部 X 线透视时，由于组织器官多而复杂，且密度相近，没有明显的天然对比，所以一般不将腹部透视作为常规检查。但在某些情况下，如诊断急腹症或观察节育环的位置和形状等，腹部 X 射线透视仍然是必要的。

在 X 线透视前，患者不需要做任何准备。通常采用站立位，对于病情严重者，可采用半卧位，必要时采用卧位。

在进行 X 线腹透时，应注意以下几个方面。

（1）急腹症 X 线透视必须包括胸部和腹部两个部位，二者缺一不可。因为某些下胸部的疾病可能会引起类似急腹症的症状，而一些急腹症也可能继发如肺底炎症、盘状肺不张、膈肌位置和活动度的改变等胸部的改变。

（2）急腹症 X 线透视还必须注意是否有膈下游离气体。膈下游离气体是诊断消化道穿孔的重要依据，一般的诊断标准是右膈下是否发现气体。右膈的位置较高，气体较容易在此处聚集，其下方是均匀致密的肝脏影，与透亮的气体形成良好的对比。而左膈下的胃泡和结肠脾曲内气体和游离气体有时会难以区分。当右膈无气体而左膈下又疑似存在气腹时，可让病人采取左侧卧位进行水平透视，在这个体位下，如果存在腹腔游离气体，就可以看到一条状透亮带出现在上方的右腹壁与肝脏之间。这是由于肝脏的遮挡使得游离气体在透视下呈现为一条状透亮带。在透视下有时会不易发现少量膈下游离气体，这时需要借助 X 线片进行辅助检查。

（3）在急腹症 X 线透视检查中，观察有无肠梗阻征象是非常关键的步骤。假如出现肠管扩张、大量积气和积液等症状，应通过观察肠管的扩张程度和位置分布，辨认积气扩张的肠曲是小肠还是结肠。还需要通过扪诊和转动体位来观察肠曲内液平面是否有反复升降的变化，如果液平面有反复升降的变化，可能提示肠道运动功能受损或肠道受到压迫，这有助于判断梗阻的性质和部位。

（4）在急腹症的透视检查中，右膈下方有无气液平面是一个重要的观察点。通过转动病人的体位，多方面观察气液平面的位置和形态，通过确定其位于肝内还是肝周，可以初步判断是否存在肝脓肿或肝周脓肿。

（5）婴幼儿肠套叠是一种常见的急腹症，通常表现为腹痛、呕吐、血便和腹部肿块等症状。在透视下，医生不但可以明确诊断，还可以进行复位治疗。空气灌肠复位是常用的治疗方法之一。插入空气灌肠复位器并阻塞肛门，然后连接血压计，在 60 mmHg（7.98 kPA）的压力下注入气体，观察气体逆行至套叠处时，逐步提升空气的压力至 120 mmHg（15.96 kPA），可以观察到套叠所形成的软组织肿块影逐渐向回盲部退缩，直至突然消失。此时中腹部小肠内出现大量气体时，这意味着已复位。为了消除套叠通道，应在回盲部用手反复按摩数分钟。

如果没有空气复位器，也可以采用钡剂灌肠法进行复位。将稀钡灌至套叠部位后，施加压力，促使套叠的肠管复位。

（6）在透视检查中，对金属节育器的形状、安放位置可作出正确判断，然而，对于非金属节育器来说，由于其密度较低，在 X 线片上显影不清晰，观察较为困难。因此，在透视下未见节育器时，为了确认节育器的存在和位置，需要进行进一步的检查，如摄片或超声检查等。

四、四肢透视

四肢透视主要用于对外伤性骨折或脱位进行复位，以及软组织内金属异物的寻找和定位。在四肢软组织内存在金属异物时，由于有良好的对比，所以易于寻找，但必须通过正位和侧位观察，才能更准确地判断骨骼或金属异物的位置。同时还要尽量测量异物与皮肤最近的距离，当观察到异物与皮肤距离最接近的位置，可用手指按压皮肤表面，可见异物随之移动，此时可在皮肤上做好标记，以便后续的外科手术摘除。

第二章　超声影像技术学

第一节　超声检查基础知识

一、超声波诊断发展简史

超声检查技术是结合了声学、机械学、电子学和医学等学科，利用超声波来检查人体内部结构的一种影像学技术，其发展大致经历了四个主要阶段。

（一）探索示波法

从20世纪40年代开始，科学家们对超声示波法进行探索，他们发现超声波在显示软组织的影像方面明显优于X线。1946年后，科学家们将雷达技术与声学检查原理相结合，发明出了A型超声诊断仪。随后，调幅诊断仪的应用技术由透射式进入到反射式的A型超声诊断技术，一直沿用到20世纪60年代中期。然而，这种影像还属于一维波形，难以绘出人体器官的完整图像。

（二）研究超声显像法

在20世纪50年代以后，超声检查技术得到了进一步的发展和创新。这一时期的研究重点在于超声切面成像和B型超声，超声显像由波形曲线演化成平面图像，使得医生能够更直观地观察人体内部结构，提高了诊断的准确性和可靠性。随着技术的不断进步，超声成像也从一维成像发展到了二维成像，并提出了复合扫描原理。同时，P型、BP型，以及应用于心脏的M型和B型心脏切面成像等技术也相继诞生。到了60年代初，慢速成像逐步被快速成像技术所取代。随后，又相继诞生了多普勒检查技术等。

（三）开拓前进时期

从1970年开始，B型超声技术取得了显著的进步，从原来的静态成像升级为实时显像，还由双稳态发展为灰阶显像，相控阵等多种类型扫描取代了线阵扫描，灰阶度不断提高。在这一时期，科学家们相继研制成功了具有数字扫描转换和处理的多功能显像系统。一些新的功能和技术也逐渐成熟，冻结、聚焦和计算器处理图像计量化等技术逐步得到完善，几种类型多普勒成像技术的问世，大大拓展了影像技术显示领域，图像的分辨力和准确性越发完善；立体超声技术的出现，使得超声检查由二维向三维立体显像技术迈进。

（四）飞速发展时期

超声诊断仪在20世纪80年代之后经历了快速的技术革新和发展，从精密化到自动化，从综合化到多功能化，每一次的技术突破都在不断提高超声诊断的准确性和效率。随着电子学高科技的飞速发展，三维立体技术的诞生和彩色超声图、彩色多普勒的引入，超声诊断技术也在不断进步。

二、超声的物理特性

（一）超声基本物理概念

1. 定　义

超声波是一种声波，属于机械波，其频率高于20 000 Hz（赫兹），这超出了人类听觉的范围。用于医学诊断的超声波频率范围在2.5~10 MHz（兆赫兹）之间，用于血管的导管式探头频率则可以达到80 MHz。

2. 波长（λ）

波长指的是在振动周期内波峰（或波谷）间的距离，以毫米（mm）为单位，诊断中常用的波长范围在0.15~0.6 mm之间。

3. 频率（f）

频率指的是声源在单位时间内振动的次数，它的单位是赫兹（Hz），每秒内振动1次为1 Hz，超声波的频率以百万赫兹为基数，称兆赫兹（MHz），也就是每秒内振动100万次为1 MHz。

4. 声速（c或v）

声速也称为声波速度，指的是单位时间内超声波传播的距离，单位是米/

秒（m/s）。

波长、频率和声速三者的关系可用公式描述：$c=f\cdot\lambda$

波长与频率成反比，也就是说频率越高，波长越短。声波在介质中传播的速度取决于介质的密度、弹性等特性。在固体介质中，声波的传播速度与物质的密度和弹性模量有关。其中，高密度的固体物质对声波的传播有更好的导波性能，因此声波在固体物质中的传播速度通常比在低密度物质中更快。

（二）超声波传播的特性和有关物理参数

1. 方向性和声场

超声波主要沿纵向传播，频率较高，其声束呈圆柱形，向特定的方向传播，声束的宽度与换能器的晶片大小相近。

声场指的是超声波传播的空间范围，主要分为近场和远场两种。近场声束呈狭窄和平行的特点，近场长度由声源半径 r 和波长 λ 决定，可用 $L=r/\lambda$（r 为声源半径）表示。这种近场长度在特定的医学诊断中非常有用，因为它允许医生精确地探测和定位特定部位的器官组织。远场声束开始扩散的区域被称为远场，远场的扩散角程度由声源半径和波长决定，扩散角程度 $\sin\theta=1.22\lambda/2r$。提高超声波的频率或增大声源孔可以延长近场长度并缩小扩散角，后者会导致声束宽度增加，从而降低侧向的分辨力。为了解决这一问题，现代超声仪通常采用声束聚焦装置，这种装置能够有效地减小扩散角，从而在保持侧向分辨力的同时扩大声场范围。这种技术进步使得超声波在临床诊断中的应用更加精确和有效。

2. 反射、透射、折射、绕射和散射现象

（1）反射、透射：当超声波进入介质时，由于不同介质之间的声阻抗存在差异，超声波的传播方向会在界面上发生改变，这被称为反射。另一部分声波会继续深入深层介质中，又产生新的反射，这个过程被称为透射。透射逐层深入，随着深度的增加，声波的能量会逐渐耗尽。通过这种方式，不同层次的界面会产生反射回声，从而形成综合的影像信息。这些反射回声可以显示介质内部的结构和形态，对于医学诊断和无损检测等领域具有重要意义。

(2) 折射：当超声波从一种介质传播到另一种介质时，由于两种介质的声速不同，超声波的传播方向发生改变，当第二介质的声速大于第一介质时，就会出现折射现象。在这种情况下，折射角大于入射角，如果入射角超过临界角，就会发生全反射现象。

(3) 绕射：在超声波传播过程中，当遇到直径小于声波波长 1/2 的障碍物时，声波可以绕过障碍物继续传播。

(4) 散射：当介质内微粒状小界面直径明显小于波长时，声束的一小部分能量会被激发出来，使小界面产生振动。这种振动呈点声源向空间辐射，为超声灰阶图成像的基础。

3. 声阻抗（阻抗）

超声波在传播过程中遇到不同密度的弹性介质时，介质会对入射的声波产生抗阻。这个抗阻由介质的密度和声波速度共同决定，被称为声阻抗，用公式表示为 $Z=\rho \cdot c$。当超声波通过均匀密度的介质时，它会呈直线传播，然而，当超声波遇到声阻抗不同的介质时，就会产生反射、折射、散射等物理现象。反射的强度取决于介质密度的差异程度，密度差别越大，反射的量就越大。

4. 穿透力

超声波具有穿透组织的能力，其穿透力的大小和超声波的频率密切相关，频率越高，波长越短，越容易被组织吸收，因此穿透力相对较差；反之，频率低，波长越长，穿透力越强。例如，3.5 MHz 的探头，穿透深度约 18 cm，适用于腹部检查。对于身材肥胖的患者，则使用频率更低的探头；对于浅表部位的检查，通常使用更高频率的探头。

5. 衰　减

在传播过程中的超声波能量消耗被称为衰减。衰减的原因包括声波不断被反射、散射、介质吸收（热传导），以及远场扩散损耗等。通常用衰减系数表示衰减的程度，单位是分贝（dB）。在通过液体时，超声波的能量衰减最少，在软组织中的衰减程度中等，在肺和骨骼中的衰减程度最大。因此，在生理条件下，后两种组织不适宜进行超声检查。衰减的程度与超声波频率高低、传播距离，以及介质界面不平整程度成正比，按组织衰减顺序排列：恶性肿瘤最高，其次是良性肿瘤，正常组织的衰减程度较低，衰减程度最低的是液体。测量超声波在组织中吸收和衰减的单位是半值层（半能距），即超声波在介质传播中，能量消耗至只剩一半时的穿透距离。正常骨和肺组织半能距极小，是超声波传播的障碍。

6. 反射率和入射角

反射、散射和衰减是超声成像的三大基石，声波的反射通过反射率这一计算公式来描述，而反射率的大小则取决于两种介质界面声阻抗差。声阻抗差异越大，反射率就越高。此外，反射的发生还与入射角密切相关，当声波以特定的入射角与组织界面垂直时，反射最佳，所传递的信息最为丰富。因此，在进行超声波检查时，要求探头与组织面保持垂直，以确保扫查的准确性和信息的完整性。

7. 超声波分辨力

（1）纵向（距离）分辨力：这是指超声波在纵向轴上分辨纵深两个点之间的最小距离。它受到发射脉冲频率的影响，只有当两点之间的距离大于脉冲宽度 1/2 时，才能清晰地分辨出两个回声。一般来说，使用 3.5 MHz 探头，其深度分辨力约为 1 mm。

（2）横向（宽度）分辨力：这是指在与声束轴线垂直的平面上，声束能够分辨的相邻两点之间的最小距离。它受到声束的直径宽度、探头曲面聚焦和探头距离等因素的影响。

（3）侧向（厚度）分辨力：这是指在与声束轴线相垂直，并与横向分辨力位于同一平面上的声束短轴方向的分辨力。它同样受到声束宽度、聚焦、探头距离等因素的影响。厚度分辩力直接影响组织的切面图像，切面越薄，图像越清晰，因此厚度分辨力至关重要。

8. 声压、声强

声压是描述在超声波传播过程中，在与超声波传播方向相垂直的平面上，单位面积所承受的压力。声压的大小由介质密度、声速和质点振动速度三者共同确定，三者相乘即得声压。声强则是指单位时间内通过垂直的单位面积上所传递的超声能量，声强与声压的平方成正比，同时与介质密度和声速成反比，是用于衡量超声强弱的物理量。对于脉冲式超声，可以分为四种声强，其中空间峰值平均声强在生物效应中具有特别关键的意义。超声波检查所发射的能量，对人体是安全的。然而，近年来的研究表明，空间峰值时间平均声强超过 100 mW/cm^2时，可能会对中枢神经系统、视觉系统、生殖系以及早期胚芽（小于 3 个月）产生不良反应。所以，不宜连续在身体组织上固定一点扫查，为了确保安全，超声切面应进行往返滑动，同时定点持续观察时间不宜超过 1 min。

9. 多普勒效应

当介质内活动的小界面与超声接收器之间发生相对运动时，接收器收到的声波频率会发生改变，这种物理现象称为多普勒效应。两者相向运动时，声波的频率会升高；而当两者相背运动时，声波的频率则会降低。在医学领域，多普勒效应被广泛用于各种超声诊断技术中，医生利用多普勒效应来获取有关人体内活动器官和组织的运动状态，如医生使用多普勒超声设备来检测心脏和血管中的血流速度和方向，以了解心血管系统的健康状况。此外，多普勒效应在监测胎心活动方面也具有重要价值，可以帮助医生评估胎儿的健康状况。

三、超声诊断仪成像原理

（一）压电效应

锆钛酸铅和钛酸铅等晶体在超声波技术中扮演着核心角色，这些晶体具有特殊的压电效应，能够将机械能与电能相互转换。当这些晶体受到外界压力或牵拉时，会发生形态改变，并在晶体两侧产生电荷和电位差。这一过程是由机械能转化为电能，并将声脉冲转换成电脉冲，这被称为正压电效应。反之，如果在晶体的两端施加一个脉冲交变电场，晶体就会发生与电场频率同步的膨胀收缩，从而产生机械能。当这种机械能达到一定能量时，频率超过 20 000 Hz 就会产生超声波，也就是电脉冲转变成声脉冲，故称逆压电效应。

（二）探头

超声探头，作为超声诊断仪的核心组成部分，发挥着声电转换的作用，它集合了压电晶体、吸声背块、背衬阻尼层、面层材料、阻尼匹配层和导线电缆等组件。其中，压电晶体是核心的转换元件，负责将电能与声能进行相互转换，实现电声能量的高效转换。这种转换使得探头既能作为超声波发射器，也可作为接收器。

（三）超声诊断仪成像原理和类型

超声探头作为超声诊断仪的核心部件，利用压电效应原理将电能转换为超声波，并通过与人体组织的相互作用产生回波。这些回波被正压电装置接收并转换为电信号，进而形成声像图。按超声脉冲反射法、差频多普勒法和透射法的特征图像，超声诊断仪可分成不同类型，包括A型、B型、M型、D型、C型三维超声和多普勒诊断仪，还有F型、T型超声CT、超声全息和超声介入等。常见的有五个类型。

（1）A型超声诊断仪：一种振幅调制型超声诊断仪，由幅度（amplitude）的第一个字母而得名，由主控电路、反射电路、时基电路、示波管和探头等部分组成。其基本特征是通过回声振幅的高低和波数的疏密来调制信号，纵坐标表示回声信号的强弱，横坐标表示回声时间距离。A型超声诊断仪可以用来扫查脏器病理组织性质和运动规律，以及测量组织界面的距离。由于其只能以一维线性示波表示，不能形成直观的图像，目前已基本遭到摒弃，仅在脑中线距离和病理移位的检测等少数领域使用。

（2）B型超声诊断仪：在A型超声诊断仪的基础上加以改进，采用了辉度调制显示技术，在示波屏上可以展示强弱不同的相应电信号图，通过使探头发射声束扫查与显示器垂直方向的时基扫描同步，形成二维切面声像图，使得图像更加直观逼真。B超诊断仪经历了几个不同阶段的发展，从静止双稳态型演变为动态实时型，功能也从单一、低灰阶发展到当下的上百灰阶层次及各种功能健全的精密仪器，无论是清晰度还是分辨力都有了显著的提升。根据仪器性能的不同，可分为：①机械扇扫超声仪，包括单晶片摆动型和多晶片旋转型，这种类型的探头容易发生故障；②线阵型，具有电子扫描扫查幅度大的特点，主要用于腹部脏器检测；③相控阵超声仪，采用扇形电子扫描方式，主要用于心血管的检测，性能稳定；④综合功能超声诊断仪，兼具M型和多普勒功能，可以动态显示脏器活动和动静脉血流状态。

（3）M型超声心动图仪：是一种专门用于显示心脏器官运动的超声诊断仪器，它实际上是B型超声诊断仪的一种变体，采用高重复频率的千赫级多谐振荡器主控电路来产生同步触发脉冲控制电路。在示波器上，横轴代表时间，纵轴代表器官的运动幅度，两点之的间距设定为10 mm，曲线向上表示界面向前运动，向下则表示界面向后运动，通过这种方式，M型超声心动图仪能够将运动的心壁、瓣膜和血管壁状况记录下来。目前，这种仪器经常和B超组合应用，这就是双功超声仪。

（4）D型超声仪：主要用于探测血流流向、流速和性质，它使用单条声束，根据脉冲固定频率连续式发射超声波至活动界面，产生差频回声（频移回声），然后将频移回声与发射频率进行比较，显示出两者之间的差异量值和正负值，这通常被称为连续多普勒和脉冲多普勒血流探测仪。连续多普勒（CW）和脉冲多普勒（PW）在应用上各有其特点：连续多普勒（CW）的探头同时具备发送和接受压电晶片，可以连续发射和接收超声信号，这些信号以频谱形式显示血流，能够实时地反映任何部位的高速血流；但是它的缺点是无法显示信号来源的确切位置。相比这下，脉冲多普勒（PW）的探头发射脉冲或短波群，每秒内定量重复发射，这使得它可以测定特定部位的血流，由于发放的脉冲重复频率较低，对高速血流的测定受到限制。此外，多普勒频谱因折射而产生相反方向频移，导致频率失真，这表现为基线上的正向频谱顶端被切割，并向下移动到零线以下，形成负向频移的方向，即发生所谓的频率混叠现象。

（5）CDFI：即彩色多普勒血流图，采用自相关技术来处理腔室或管道中多个血流速度混合信号，这种技术可以将血流束的长宽、轮廓和流向以全差频的方式呈现出来。此外，彩超还利用伪彩技术进一步增强血流信号的可视化效果。在CDFI中，血流方向、速度和性质都可以通过特定的颜色和亮度来表示。具体来说：①血流方向：朝向探头的血流显示为红色，而背向探头的血流显示为蓝色；②血流速度：血流速度越快，显示的颜色亮度越高。当血流速度增加时，颜色会从红色逐渐变为黄色，再变为黄白色，而当血流速度减慢时，颜色会变为暗色；③血流性质：当血流朝向探头时，如果血流紊乱，颜色会从红色逐渐变成青色（掺杂着绿色），所以当出现湍流时，血流会呈现多种色彩的镶嵌效果。CDFI 也可能会出现频率混叠的现象，导致红蓝色反转的表现。

第二节　超声检查基本方法

为了获得清晰的超声图像作为诊断依据，除了使用高质量的仪器设备外，正确的检查方法也十分重要，不当的方法可能导致应显示部位无法显示或显示不清，从而影响诊断效率。

一、检查前的准备工作

在进行超声检查前，根据检查部位的不同需要进行一些准备工作。

（一）上腹部检查

对于某些特定的上腹部检查，如胆囊、胆道、胰和胃的检查，患者需要空腹 8 h 以上，这样可以使胆系充盈胆汁，并减少胃肠内容物对检查的干扰。通常在前 1 d 晚餐后禁食、禁水，次日上午空腹进行检查。对于腹胀或便秘的患者，可以在睡前服用缓泻剂，并在晨起排便或洗肠（结肠内容物多者）后进行超声检查。

如果使用了以上的方法，胰腺的显示效果仍然不够理想，则可以让患者饮水 500～800 mL，使胃充盈作为“透声窗”，从而更好地显示胃后方的胰腺。

X 线胃肠造影剂是超声的强反射和吸收剂，可能会对超声检查的结果造成影响，因此，应先进行超声检查，或者在造影 3 d 后再进行超声检查。

（二）下腹部检查

为了确保子宫、附件、前列腺、膀胱和阑尾等部位的检查准确性和清晰度，需要进行一些特定的准备工作。首先患者需要充盈膀胱，以便推开肠管并形成“透声窗”，避免肠内容物的干扰，提高超声图像的清晰度。为了进一步减少干扰，患者在检查前应该将大便排空，这样可以使盆腔后壁的肿块更清楚地显示出来，有助于医生对病变进行准确的诊断。对于盆腔后壁的肿块，可以在直肠内放置水囊，然后进行超声检查，这样可以更清楚地显示子宫和病灶边界轮廓及内容回声。

二、探头的种类和选择

根据主机功能不同，超声诊断仪所配备的探头也会有所差异，先进的超声诊断仪通常会配备多种扫描方式相结合的不同功能的探头，并通过探头转换器根据需要转换，无须拔插或更换探头。

（一）探头的种类

（1）机械扇形扫描探头：这种探头由马达和传动机构驱动，带动超声探头转动或摆动，形成扇形扫描图像。

（2）电子线阵探头：这种探头由多个晶片组成一个线阵，通过电子开关控制每个晶片的发射和接收，形成直接扫描图像。

（3）凸阵扫描探头：这种探头介于线阵扫描和相控阵扫描之间，采用多阵元接头，它的阵元排列成凸弧形。

（4）电子相控阵探头：基于雷达相控阵的原理，通过电子控制各工作阵元的激励先后顺序和延迟时间来改变声束方向，实现扇形扫描，特点是使面积较小的换能器可以得到非常广阔的视野，提高了超声成像的灵活性和覆盖范围。

（5）环阵扇形扫描探头：结合了机械扇形扫描器和电子相控阵扫描的特点，由一系列同心的圆环晶体组成，可使声束宽度变窄，提高全程的横向分辨力。融合了机械扇形扫描器声场的特性和电子相控阵扫描动态聚焦的两大优点，因此环阵扇形扫描回声图像要优于以上两种扫描器。

（6）超高密度探头：随着技术的不断发展，探头的阵元数量不断增加，从64阵元发展到如今的128阵元、196阵元等超高密度探头。这种高性能的超声影像探头能够提供更高的分辨力和更准确的诊断结果。

（7）高匹配声阻抗探头：通过优化声能的传输效率，获得高灵敏度和低噪声的声能，提高近场图像质量和深部灵敏度。这种探头在需要高灵敏度和低噪声的超声检查中具有显著优势。

（8）动态频率探头：即由一个探头取代多个不同频率的探头，可以根据不同的检查需求和部位自动调整频率，实现更灵活的超声成像。这种探头能够适应不同的检查需求，提供更加准确的诊断信息。

（9）体腔内探头：体表探头常常会受到探查深度、含气器官、骨组织等因素的干扰，对某些部位或深部组织检查不清，而体腔内探头能够弥补这一缺陷。这类探头需要有较高的分辨力，具备多种扫描方式或多扫描平面，多频率的二维图像，脉冲和连续波多普勒，彩色多普勒血流图等功能，直至三维，此外，体腔内探头还配备有准确的穿刺引导附件，包括食管探头，血管探头，直肠内探头，膀胱探头，阴道探头，子宫腔内探头等。

（二）探头选择

了解探头的频率和聚焦范围，并恰当地予以应用，是获得高质量声像图的基本条件。一般选用频率为3.0～3.5 MHz探头，肥胖者用2～2.5 MHz，瘦者和儿童用5.0 MHz，浅表器官用5～7.5 MHz探头。根据观察病变的不同深度，调节近、中、远等不同深度的聚焦。

三、基本检查方法

在检查特定脏器时，为了确保全面显示脏器的细节和特征，需要采用多种方法。有时，对于一个脏器的检查，需要运用多个体位，多个切面，不同的部位及角度，以及扫查技术来获取一系列二维图像。通过这种方式，在操作者的脑海中形成关于该脏器的立体概念，从而为诊断提供更为准确和全面的信息。这种多角度的检查方式有助于避免伪像的干扰，确保诊断结果的可靠性。

（一）检查体位

①仰卧位：这是最常用的检查体位，适用于头、颈、腹、胸各部位的探测；②侧卧位：一般作为辅助仰卧位的探测；③俯卧位：适用于肾检查；④坐位或

半坐位：适用于胃或胸腔积液检查；⑤站立位：可以帮助评估器官在活动状态下的功能和位置变化。

（二）检查方式

检查前皮肤涂以导声耦合剂，一是确保探头与皮肤之间能够形成良好的声学接触，从而减少空气间隙引起的超声衰减，二是耦合剂作为声阻抗的过渡层，能够减少反射和折射，提高超声信号的传递效率。在实际应用中，根据不同的检查需求和部位，可以采用直接法或间接法进行检查。

（1）直接法：探头直接与体表接触。适用于大多数部位的超声检查。因为探头与皮肤之间的接触紧密，减少了空气间隙的影响。这种方法能够获得较为清晰的超声图像。

（2）间接法：在某些情况下，为了保护某些浅表器官或避免探头直接压迫敏感部位，可以采用间接法进行检查。这种方法是在探头与体表之间放置一个水囊作为导体，通过水囊传递超声波进行间接检查，这种方法适用于眼和甲状腺等浅表器官的检查，使超声近场干扰区在水囊中，因此不会影响器官图像的质量。

（三）扫查方法

（1）定点扫查法：这种方法适用于在某一特定部位和特定探头方位下显示某一结构。例如，在右腋前线第七肋间采用斜断面搜查，可以清晰地显示门静脉、肝总管、胆总管等结构。通过这种固定位置的扫查，医生可以更加集中地观察特定结构，有助于发现异常病变。

（2）滑行法：在腹部等无骨骼覆盖的部位，探头可以在皮肤上轻轻滑行，同时观察超声图像中相关结构的连续性变化。这种方法有助于医生动态观察脏器或组织的形态和运动状态，进而评估其功能和健康状况。通过连续滑行扫查，医生可以获得连续的超声图像，更好地了解结构的动态变化。

（3）顺序系列切面法：在检查某一脏器或结构时，医生会选择不同的切面，如纵切、横切和斜切，依次从上到下，从左到右进行扫查，直至脏器的边缘消失。这种方法可以连续显示脏器的多个切面，从而全面了解脏器的形态和功能，通过这种有序的扫查方式，医生可以避免遗漏任何重要信息，提高诊断的准确性和可靠性。

（4）扇形扫查法：在完成某一脏器的定位后，探头保持固定在体表，通过侧向摆动进行扇形扫查。这种扫查方式可以形成立体的图像概念，帮助医生更好地分析诊断。扇形扫查法的优点在于能够快速覆盖较大的扫描区域，同时保持图像的连续性和稳定性，有助于医生全面了解脏器的形态和功能。

（5）十字交叉法：以病灶为中心，进行纵、横切面的超声检查，这样得到的两幅图像在声像图中心会显示出病变区。这种方法的关键在于确定探头交叉点的位置，即病变的中心部位。十字交叉法常用于病灶的定位和定性诊断，有助于医生更加准确地判断病变的性质和范围。

（6）追踪检查法：沿病灶或异常结构的纵切或横切方向进行追踪检查，以确定与之相连的结构。这种检查方法有助于判断疾病的来源和进展情况，对于疾病的诊断和治疗具有重要的指导意义。通过追踪检查，医生可以更加深入地了解病变的性质和范围，为制订治疗方案提供重要的依据。

（7）加压法：在肠道气体影响导致某些结构显示不清的情况下，可以采用探头逐渐加压的方法。这可以驱散肠道内的少量气体，从而更好地显示深部结构，有助于克服肠道气体的干扰，提高超声图像的清晰度，使医生能够更加准确地观察和诊断相关结构。

（四）超声图像方位

超声图像的呈现方式是上面观，也就是说，图像的上半部分代表壁面，下半部分代表脏面。在超声检查中，主要采用以下两种切面方式来观察脏器。

（1）纵切面（矢状切面）：探头沿着身体长轴进行上下扫查。在荧光屏上，左侧代表上方（头侧），而右侧则代表下方（足侧）。这种切面下的左右距离代表脏器的纵径（长径），而上下距离则代表脏器的前后径（厚径）。但是，在观察心脏长轴切面时，通常习惯上将右侧视为心底，而左侧代表心尖部。

（2）横切面（水平切面）：这种切面是沿着身体长轴进行的做水平横断扫查。相在荧光屏上，左方代表右侧，右方代表左侧。这种切面下的左右距离代表脏器的横径，而上下距离则分别代表脏器的前侧和后侧。这种切面也用于观察心脏的短轴切面。

（五）超声图像记录

超声图像的记录，对诊断、教学和科研都提供了极大的帮助，为分析、讨论、会诊、随访复查和回顾性复习等提供了便利。记录的图像必须清晰，具有代表性和特征性，并能明确显示病变部位与周围脏器的关系等。

近年来，随着技术的发展，超声诊断图像记录也采用了多种新技术，其中既包括照相、印像和录像等模拟式超声图像记录，还包括半导体存储器、数字磁带、磁盘和光盘等数字式超声图像记录。

第三章 CT 影像技术学

第一节 总 论

一、概 述

（一）CT 简史

在 1961 年，有学者提出了一种利用光电倍增管（PM 管）作为探测器的晶体，并利用直接反射法重建图像，成功地分辨出了模型中的钉子。1963 年，美国物理学教授阿兰·麦克莱德·科马克进行了一项实验，他使用一个铝圆筒，周围环绕着环状木材，然后对其进行扫描以获得吸收系数的剖面图像。在扫描后，他采用傅里叶变换计算法，准确地获得了铝和木材的实际吸收系数。他是首位将图像重建数学方法应用于实际材料分析的研究者，为推动 CT 技术的进一步研究奠定了基础。

1971 年，英国工程师高弗雷·豪斯费尔德首次成功设计出第一台头颅 CT，并于同年成功运用于第 1 例患者的检查。次年，在英国放射学年会上，EMI 扫描机正式面市；同年，在芝加哥的北美放射学会年会上，科学家向全世界宣布了这一重大研究成果。

1974 年，美国工程师成功设计出第一台全身 CT 扫描机，这一创新使得 CT 不仅可用于颅脑和眼眶，还能应用于胸部、腹部、脊柱、四肢以及软组织等各部位的疾病诊断。

自 1895 年伦琴发现 X 线以来，CT 机的出现被视为放射诊断学又一次划时代的飞跃。近年来，随着计算机技术的高速发展，CT 装置及扫描技术也在不断更新和改进，这一领域的突破性进展催生了 CT 血管造影、CT 电影和超高速 CT，以及高分辨率 CT 和螺旋 CT 等。与此同时，CT 软件技术的进步也为 CT 的应用提供了强有力的支持，通过先进的软件算法，CT 不仅能够进行形态学静态观察，还能够进行动态观察，从而更加全面地揭示病变的性质和进程。这一进步不仅极大地丰富了 CT 的应用范围，还为疾病的早期发现和精确诊断提供了有力保障，使检查技术及诊断水平获得持续提升。

（二）CT 检查的优点及局限性

1. CT 临床应用的优点

（1）CT 图像是一种真实反映断面解剖结构的图像。随着计算机技术的迅猛发展，CT 机也不断得到改进。如今我们已经能够获得三维的断面图像，这些图像消除了组织器官和病变之间的重叠，使我们能够清晰地观察到受检面组织器官和病灶的解剖细节，并准确地评估病变或组织器官的形态、大小和部位，以及与周围组织的解剖关系等。这为医生提供了更为准确、立体的诊断依据，有助于提高疾病诊断的准确性和治疗效果。

（2）CT 的密度分辨力极高，有助于观察到许多普通 X 线检查所难以或无法显示的结构和病变，如头部 CT 检查可以清晰地显示出脑组织的灰白质和脑室系统等细节。此外，CT 还可以直接观察到脑瘤、血肿和梗死灶等病变，为早期发现提供了有力支持。

（3）CT 检查操作简便且安全可靠。随着 CT 技术的发展，CT 检查的操作变得越来越简单，人机交互界面也更加友好，通过采用菜单触摸式和鼠标式对话窗口发出指令，受检者无须进行复杂的体位的变动即可完成各部位的检查。此外，高速阵列处理机的运用，使得图像重建、数据处理、保存、检索和显示能够快速完成。最重要的是，CT 是一种无创伤性的检查方法，患者在受检过程中所受到的辐射剂量在安全允许范围内，能够确保患者的安全。

2. CT 临床应用的局限性

（1）尽管 CT 技术在许多方面具备显著的优势，但并非全身各系统、各部位的所有疾病都适用 CT 检查。例如，对于早期胃肠道疾病和心脏疾患（第五代 CT 机除外）、骨关节系统疾病等，通常不会首选采用 CT 检查。这是因为这些部位的疾病特征在 CT 图像上可能难以清晰显示，或者有其他更适合的检查手段。

（2）CT 在诊断血管疾病方面大多可以提供较为准确的定性诊断，但就当前的技术而言，还无法完全显示引起病变的具体血管及其周围的结构。这意味着，对于某些复杂的血管疾病，可能需要结合其他影像学检查或采用更先进的技术来获取更全面的诊断信息。

（3）CT 诊断主要依赖于密度分辨力，对于等密度病灶，如早期脑梗塞、前列腺肿瘤、子宫肿瘤以及胆囊内低密度结石等，诊断起来可能会比较困难。这是因为这些病灶在 CT 图像上与周围组织的密度相似，难以区分和识别。为了提高对这些等密度病灶的诊断准确性，可能需要采用其他技术或结合多种影像学检查方法进行综合评估。

（4）对于较小病灶，如直径小于 1.5 cm 的桥小脑角区肿瘤，以及肝内小于 1 cm 的肿瘤，CT 检查有时容易漏诊。这是因为这些病灶相对较小，与周围组织的密度差异可能不明显，导致在 CT 图像上难以清晰辨认。为了提高对这些较小病灶的诊断准确性，可能需要采用其他影像学检查方法或结合临床病史、病理学检查结果等进行综合评估。

（5）CT 及其附属设备价格较为昂贵，导致检查费用、设备的维护和维修费用较高，这可能会对一些经济条件有限的医疗机构和个人造成一定的负担。因此，在临床实践中，医生需要根据患者的具体情况和需求权衡利弊，合理选择是否进行 CT 检查，以避免不必要的资源浪费和潜在的健康风险。

综上所述，尽管 CT 检查在临床各学科中得到了广泛应用，并具有显著的优势，但无论在广度（适应证）和深度（定位和定性诊断）方面仍存在着一定的局限性。因此，在疾病检查中，医生应结合临床、病理和相关实验室检查结果，以及各种影像学检查方法，进行全面分析，以提高 CT 诊断的准确性。

二、CT 的基本工作原理

X 线管发出的 X 线首先经过准直器的调整，确保其精准、集中和缩小，然后射入人体。穿透人体的 X 线经过探测器前方的准直器的处理，再次进行准直和集中，然后射入探测器。当 X 线穿过人体时，它的强度会因所遇到的组织、器官和病变的不同而发生变化，有的部分会吸收较多的 X 线，有的部分则较少。这种吸收衰减的现象为我们提供了关于人体内部结构和病变的重要线索。探测器是 CT 技术的核心部分，它可以捕捉到穿过人体的 X 线信号，并将其转化为可被计算机识别的电信号。在这个过程中，闪烁晶体、光导管和光电倍增管都起到了至关重要的作用。它们共同协作，将不可见的 X 线光子转化为可见光，然后进一步转化为可以被放大的电信号。这个电信号随后被模拟/数字转换器转化为数字信号，这是计算机处理和重建图像的基础。经过一系列复杂的计算和处理，计算机最终重建出一幅横轴面断层图像。这幅图像是由各个像素的吸收系数排列而成的，它没有任何影像的重叠，因此能够清晰地展示出人体的细微结构。

三、CT 的影像显示技术

（一）CT 成像及影响因素

1. CT 值

CT 值指的是 CT 图像中各组织和 X 线衰减系数相当的对应值，国际上统一用 Hounsfield Unit 作为单位，简称 HU。用公式可表示为：CT 值$_{物质}$ = （$\mu_{物质}-\mu_{水}$） × 1 000/$\mu_{水}$，其中 $\mu_{物质}$代表被测物质的衰减系数，$\mu_{水}$代表水的衰减系数。

正常人体组织的 CT 值（HU）

组织	平均 CT 值	组织	平均 CT 值
脑	25~45	肌肉	35~50
灰质	35~60	淋巴结	45±10
白质	25~38	脂肪	-80~-120
基底节	30~45	前列腺	30~75
脑室	0~12	骨	150~1000
肺	-500~-900	椎间盘	50~110
甲状腺	100±10	子宫	40~80
肝	40~70	精囊	30~75
脾	50~70	水	0
胰腺	40~60	空气	-1000
肾	40~60	静脉血液	55±5
主动脉	35~50	凝固血液	80±10

2. 像素与体素

CT 图像作为医学影像学中的重要工具，实质上是通过 X 线衰减系数来反映人体某一部位有一定厚度的体层图像。这个图像由若干个按矩阵排列的小基本单元构成，每个单元代表了某一位置的物质密度，也就是 CT 值，用于综合描述该单元内的物质特性。这些构成 CT 图像的、有一定厚度的小单元称为体素，而按矩阵排列构成平面图像的单元则称为像素。体素是一个三维的概念，它不仅描述了某一位置的物质密度，还考虑了深度和厚度的信息。而像素则是二维的概念，它仅代表成像平面上按矩阵排列的单元。像素实际是体素在成像时的表现形式，它的尺寸决定了图像的细节分辨力。像素越小，意味着可以分辨图像的细节越小，即分辨力越高。

3. 矩　阵

矩阵是一个数学概念，它表示一个横成行、纵成列的数字阵列。在 CT 图像中，矩阵的概念是为了适应计算机和图像显示技术。实际上，矩阵代表了一幅重建的图像，其中每个像素的值代表了单位容积内的衰减系数。矩阵越大，意味着像素点越多，图像的质量也就越高。

4. 窗宽、窗位

窗宽、窗位是 CT 图像中两个重要的参数，它们决定了图像的显示效果和观察范围。窗宽是指用于显示图像的 CT 值范围，在这个范围内组织按其密度高低从白到黑依次分为 16 个等级灰阶。这意味着，通过调整窗宽，医生可以观察到不同密度的组织结构，从而更好地了解病变的范围和性质。

窗位是指窗宽的上、下限 CT 值的平均数。简言之，窗位决定了图像的亮度和对比度。窗位低会使图像偏白色，而窗位高则会使图像偏黑。为了更好地观察特定组织或器官的细节，窗位通常会选择在所观察部位的平均 CT 值附近。

5. 空间分辨力与密度分辨力

空间分辨力，也叫高对比分辨力，是指 CT 对物体空间大小和几何尺寸的鉴别能力，我们通常用每厘米内的线对数（lp/cm）来表示空间分辨力，也可以用可辨别最小物体的直径（mm）来表示。

空间分辨力与被测物体间的密度差异有关，密度差越小，空间分辨力也越低。影响空间分辨力的主要因素包括探测器的几何尺寸、探测器之间的间隙以及总的原始数据量。

除了空间分辨力，密度分辨力（低对比分辨力）也是CT设备的一个重要性能指标。它指的是CT设备对于密度差别的分辨能力，即分辨组织间最小密度差异的能力，用百分比表示。噪声和信噪比是影响密度分辨力的主要因素，两者之间存在相互制约的关系，空间分辨力与像素大小关系紧密，通常为像素宽度的1.5倍，像素越小，数目越多，空间分辨力就越高。但在X线总能量不变的情况下，单位容积所获得的光子数会按比例减少，这会导致密度分辨力下降。因此，在设计和选择CT设备时，需要综合考虑空间分辨力和密度分辨力的要求，以确保能够提供高质量的图像供医学诊断使用。

6. 伪　影

伪影是指在医学影像（如X线、CT等）中出现的虚假图像，这些图像并不反映人体真实的解剖或病理结构。伪影会出现在图像的不同区域，导致图像质量下降，从而影响医生对病情的诊断。

伪影产生的原因多种多样，较为常见的有以下几种。

（1）X线源引起的伪影：例如，X线设备老化或不稳定可能导致图像中出现固定或移动的斑点状伪影。

（2）CT装置本身故障：CT装置中的任何一个部件出现问题，都可能影响数据的采集，从而导致伪影。例如，数据采集系统、扫描床、X线发生器等部件的问题。

（3）信息收集方面的伪影：这通常与数据采集有关。例如，运动伪影，当被检查者在扫描过程中移动时，可能会导致图像模糊或出现伪影。

（4）图像重建方面的伪影：图像重建算法的不完善或错误设置可能导致某些结构在图像中显示不正确。

（5）扫描条件方面的伪影：例如，扫描参数（如电压、电流和曝光时间等）设置不正确可能导致数据采集出现问题，进而产生伪影。

7. 部分容积效应

部分容积效应是 CT 图像中一个常见的现象，它是指在高密度或低密度组织中，体积较小的病灶在 CT 图像上显示的 CT 值受到周围组织的影响，导致其测量值与实际 CT 值不符。这是因为 CT 图像上的像素代表的是相应单位体积内的平均 CT 值，而不是该单位内各种组织本身的 CT 值。具体来说，当病灶的体积小于扫描层厚时，所测得的 CT 值不能准确反映该病灶的真实 CT 值。例如，在高密度的组织中，如果存在一个小的低密度病灶，其 CT 值可能会偏高；相反，在低密度的组织中，如果存在一个较小的高密度病灶，其 CT 值可能会偏低，这就是部分容积效应。

8. 灰　阶

在 CT 扫描完成后，重建后的矩阵中的每一个像素都有一个与之对应的 CT 值，代表了该像素所代表的组织或物质的密度。为了将这个数字形式的 CT 值转换为我们可以直观看到的图像，需要进行数字/模拟转换（D/A 转换）。在这个过程中，每一个 CT 值都会被转换成相应的亮度信号。这些亮度信号的等级差别称为灰阶，用来描述图像中不同亮度级别的范围。灰阶的级数可以根据不同的需求进行调整，但一般来说，灰阶有 16 级。这意味着，在标准的显示条件下，图像中的亮度可以从最暗（黑色）到最亮（白色）分为 16 个不同的级别。

9. 双窗技术

双窗技术允许在同一张 CT 图像上同时显示密度差异很大的组织或结构。这种技术在胸部 CT 检查中特别常用，因为胸部含有多种不同密度的组织，如肺、骨骼、脂肪和软组织等。

（二）影像显示技术

影像显示技术又称窗口技术，是 CT 影像显示的核心技术之一，它通过调整窗宽和窗位来控制图像的对比度和亮度，从而更好地显示病变部位。窗宽和窗位的选择对于图像质量的改善和病变的检出具有重要意义。

现在大多数的 CT 机能够显示 CT 值的范围为 -1 000 ~ +4 000 HU，一般来说，CT 机总共有 256 种灰度变化，但人的肉眼可以从图像上分辨出来的灰度级只有16个左右，对于CT值差别不大的组织、病变部位则不容易显示清楚。所以，在影像显示技术中，能够正确使用窗宽、窗位是十分重要的。

1. 线性窗的概念与应用

线性窗是指在灰度级内每级灰度与窗宽内的CT值呈线性关系，在这种关系下，保持窗宽不变、窗位增大，原全白的有较大CT值的组织将进入灰度显示区，而原灰度显示区内具有较小CT值的组织将置于全黑影中，导致整个图像逐渐变暗。

如果窗位不变、窗宽增加时，则CT值的显示范围变大，当窗位保持不变时，窗宽的增加会导致CT值的显示范围增大。这种增加会导致每级的CT值数增加，相邻的CT值之间的差异增大。这使得CT值相近的组织可以更不易区分，对比度降低。

在使用线性窗时，为了获得最佳的图像显示效果，需要将窗位调节到感兴趣区的组织CT值上。这通常是通过观察窗位和窗宽的组合来实现的。首先，需要将窗位调整到目标组织的CT值上。然后，根据需要观察的范围来设定相应的窗宽。

2. 非线性窗的概念与应用

当断层图像内同时存在CT值相差很大的组织时，例如气体、软组织或致密骨等，应用单窗技术可能难以清晰显示所有组织，因为单窗技术对于大范围的CT值差异可能无法提供足够的对比度。在这种情况下，非线性窗技术是一个更好的选择。

在设定非线性窗时，需要先确定第二窗灰度级的起始位置，第二窗位对应于第二窗灰度级中心，而第一窗仍然对应于满灰度级的中心位置，如果把第一窗和第二窗都设置成满灰度级表示，这就是所谓的双窗技术。

对于CT值差异大的组织在同一图像中的显示，非线性窗或双窗技术是有效的。但在应用双窗技术时，同样的灰度可能并不对应相同的CT值。这意味着，尽管两个组织可能在同一灰度级上显示，但它们的实际CT值可能不同。这种差异使得医生能够更好地理解图像，并根据CT值来区分不同的组织。

（三）CT 图像质量控制

作为一种数字影像技术，CT 成像质量受到图像质量参数、扫描技术参数、机器的安装调试与校准、窗口技术及暗室管理等诸多因素的影响，各参数间关系密切且相互制约，必须详细了解各参数及其对图像质量的影响，正确运用、调控并做好质量控制，才能获得优质的图像。

1. 质量参数

（1）空间分辨力：其与探测器孔径的宽度、相互间距离、像素的大小、被检物吸收系数的差别、装置的噪声、图像重建中采用的卷积滤波函数的形式等因素有关。空间分辨力的高低直接影响到图像的细节表现能力，为了更准确地评估空间分辨力，常用的表示方法是能分辨最小圆孔的直径（mm）或可分辨每厘米的线对数（lp/cm）。由于探测器的孔径大小受到技术限制，无法做到和 X 线胶片颗粒一样细小，因此 CT 的空间分辨力通常低于传统的 X 线成像技术。

（2）密度分辨力：其与被检物的大小、X 线剂量、噪声水平以及探测器的性能等因素有关，密度分辨力常用%来表示。如果想提高密度分辨力，则需要增加 X 线的剂量，从而增加探测器接受的光子数量，提高信噪比，相对降低噪声对图像的影响。

空间分辨力和密度分辨力之间存在密切的关系，并且相互制约。空间分辨力与像素大小有关，约为像素宽度的 1.5 倍。如果矩阵增大而像素尺寸减小，则空间分辨力会提高，图像会更加清晰。然而，在 X 线剂量不变的情况下，单位体积所获得的光子量会按比例减少，导致噪声增加，进而影响密度分辨力。

（3）噪声：分为光子噪声和组织噪声。

光子噪声（扫描噪声）：由于 X 线穿透人体组织到达探测器的光子量有限，导致分布在每个像素点上的光子不均匀，进而造成均质的物质在各像素点上的 CT 值不同。为了减少光子噪声，需要增加 X 线剂量。具体来说，要让噪声减少一半，则需要增加 4 倍的 X 线剂量。

组织噪声：由于各组织的平均 CT 值存在差异所引起的，也就是说，同一组织的 CT 值可能在一定范围内变化，或者不同的组织可能具有相同的 CT 值。为了减少组织噪声，需要减少扫描层面的厚度，并提高 CT 值测量精度。

（4）伪影：伪影是影响 CT 图像质量的常见问题，常见的类型有运动性伪影、金属伪影、骨骼伪影、界面伪影和环形伪影等。伪影的出现会严重影响图像质量。为了减少伪影对图像质量影响，可以采取以下措施：

①确保 CT 设备安装后的调试、校准和定期维护保养工作，确保设备处于良好的工作状态，这样可以减少由于设备本身问题引起的各种伪影；②CT 机应配备专用电路和稳压装置，并确保机房的温度和湿度等环境条件符合规定要求，以保持设备的稳定性和图像质量；③由于患者躁动、呼吸配合不佳等原因导致的移动性伪影，应做好对患者的解释和训练等工作，必要时可以采取镇静、制动或者缩短扫描时间等措施，以减少患者移动对图像质量的影响。

（5）容积效应：减少部分容积效应影响的方法主要包括以下几点：首先，确保摆位标准是关键，准确的标准摆位可以减少图像失真和伪影的产生。这对于较小病灶，是一种有效的解决方法。其次，通过减小扫描层面的厚度，可以减少容积效应的影响，提高图像的分辨力和准确性。

2. 扫描技术参数

（1）X 线剂量：X 线剂量的大小直接关系到 CT 图像的质量。在选择 X 线剂量参数的时候，应遵循尽可能减少患者接受的 X 线剂量的原则，并确保图像质量。如果剂量太低，会导致图像噪声增加，从而影响图像的质量。对于较厚的部位或较精细的器官，如腰骶部、后颅凹、内耳等，需要相应提高 X 线剂量或延长扫描时间，以提高空间和密度分辨力。这是因为这些部位对 X 线的吸收系数可能存在较大的差异，需要更多的光子量来获得准确的 CT 值和清晰的图像。

（2）扫描层厚：扫描层厚的选择应根据检查部位及病灶的大小来决定。对于需要高分辨力的精细器官、较小病灶、颅底、椎间盘等部位，应采用较薄的扫描层厚，这可以减少部分容积效应的影响，并且能够更好地展示这些部位的细节和结构，提高图像的分辨力和准确性。对于较大的病变，可以采用较大的扫描层厚，同时适当加大层间距。这样可以减少扫描时间和辐射剂量，同时获得较为满意的图像质量。为了观察病变的细节或准确测量 CT 值，还可以在发现病变的部位增加几层薄层扫描，这种策略可以提供更多关于病变的信息，有助于医生进行准确的诊断。

（3）观察野：观察野是影响 CT 图像质量的关键因素，它包括扫描时根据部位大小选用的扫描野（SFOV）及显示野（DFOV）。在一般情况下，扫描野和显示野的大小相近，这样可以确保图像的一致性和清晰度。但有时为了更好地突出检查部位的细致度，可以选择显示野大于扫描野。当显示野范围保持不变时，增加矩阵的大小会减小像素值，从而提高图像的清晰度。然而，这也意味着图像重建的时间会增加。为了在保证影像质量的同时减少图像重建时间，可以在矩阵大小不变的情况下减小显示野，这同样获得较小的像素值，提高影像的空间分辨力。

（4）过滤函数：数字软件过滤器是用于调整图像对比度和空间分辨力的重要工具。在选择过滤函数时，应根据欲观察的不同组织的对比度和诊断需求进行选择。数学演算方法有三种：标准数学演算是使图像的对比度和空间分辨力保持均衡的方法，它适用于大多数组织类型的显示，能够提供较好的组织对比度和空间分辨率；软组织数学演算更强调密度的对比分辨，适用于软组织的显示，能够提供较好的组织对比度和空间分辨力；骨细节数学演算更强调空间的对比分辨，特别适用于骨细节的研究。它可以提高骨结构的空间分辨力，使其在图像中更加清晰，有助于医生对骨结构细节的观察和诊断。

3. 其　他

除了上文提到的内容外，图像质量控制与保证还和其他多个因素密切相关，包括图像放大技术、校准、窗口技术、胶片的冲洗等。

（1）图像放大技术：在某些情况下，为了更好地观察细节或进行测量，可能需要将图像进行放大。常见的图像放大技术包括几何放大、变域图像放大、宏观图像放大和内插图像放大技术，合理应用这些放大技术可以明显改善图像效果，提高图像的分辨力。

（2）校准：校准是确保 CT 设备准确性和稳定性的重要步骤，包括测量校准、扫描校准和扫描剖面校准三种方法。校准工作应该在“工厂校准”后进行，或在发现硬件错误或更换有关部件导致图像质量下降时进行。校准可以确保设备的各项参数和性能指标符合标准，从而获得高质量的 CT 图像。

（3）窗口技术：窗口技术是图像后处理中的关键环节。通过调整窗宽和窗位，可以控制图像的对比度和亮度，以更好地显示不同组织的结构和病变。操作人员应熟悉各部位的解剖结构，根据诊断要求调整窗宽和窗位，以最大程度地显示正常解剖和病变细节。不同型号的 CT 机和不同病人可能需要不同的窗宽和窗位设置。

（4）胶片的冲洗：是将 CT 扫描图像从监视器屏幕转移到胶片上的过程。为了获得高质量的 CT 图像，需要确保摄影机、洗片机的性能良好，同时选择优质的胶片。此外，加强冲洗过程的管理也是提高 CT 片上图像质量的重要环节。合理的冲洗程序、时间和温度等参数设置可以确保胶片冲洗质量，提高图像的清晰度和色彩准确性。

四、CT 的发展

（一）各代 CT 扫描机

1. 第一代 CT 扫描机

这种设备专为头部而设计，主要由一个 X 线管和 2~3 个晶体探测器组成。这种机器采用了一种特殊的准直器，将 X 线束准直成铅笔芯粗细的线束，因此也被称为笔形束扫描装置。X 线管和探测器被集成在一起，环绕人体的中心进行同步直线平移扫描运动。当转过 1°角时，X 线管和相对的探测器会进行反向的直线扫描运动，然后再转 1°，直到完成 180°的旋转。这种旋转方式可以获得 180 个平行投影值，最终完成数据采集工作。由于该设备的扫描方式较为特殊，所以扫描时间较长，完成一个断面的扫描大约需要 3~5 min。

2. 第二代 CT 扫描机

这种 CT 机在第一代的基础上进行了一些改进，主要体现在 X 线束和探测器的设计上。首先，它将单一的笔形 X 线束改成了扇形线束，使得 X 线的覆盖范围更广。这种设计使得机器能够更快地完成扫描，因为它不再需要多次移动来覆盖相同的区域。其次，它由一个 X 线管和 3~30 个晶体探测器组成，探测器的数量增加使得机器能够获取更多的图像信息，从而提高图像的分辨力和质量。再次，X 线束的形状和探测器的排列都是扇形的，每次平移扫描后的旋转角度也相应地增加。这种设计进一步缩短了扫描时间，使得在旋转 180 °时，扫描时间可以缩短到 20~90 s。这比之前的扫描时间有了显著的提升，使得该机器初步具备了全身扫描的条件。

3. 第三代 CT 扫描机

这种 CT 机在设计和性能方面都有了进一步的改进，具备了更宽的扇形扫描角（30 °~45 °），因此也被称为广角扇形束扫描机。这种设计使得扫描范围更广，可以覆盖整个扫描体截面，从而提高了扫描的效率和速度。此外，探测器的数量增加到了 300~800 个，这使得机器能够获取更多的图像信息，进一步提高图像的分辨力和质量。由于探测器的增加，采样过程不再需要进行直线平移运动，只需要 X 线管和探测器系统共同围绕物体进行连续旋转扫描运动。这种运动方式使得单层扫描时间大大缩短，只需要 2~9 s。在构造方面，该机型设计简单，易于维护和使用。同时，由于探测器的增加和扫描方式的改进，伪影得到了最大程度的减少，提高了图像的清晰度和可读性。

4. 第四代 CT 扫描机

这种 CT 机在探测器的数量上有了进一步的增加，拥有 600~1 500 个探测器，它们均匀地分布在 360°圆周上。在扫描过程中，X 线管做围绕人体进行一周的旋转运动，而探测器则保持固定不动。这种设计使得扫描速度得到了显著的提升，最快可达 1~5 秒。这种机型属于第三代机的变形，尽管这种机型拥有更多的探测器，但在扫描过程中无法得到充分利用，相对于第三代机并没有明显优势，所以只有少数的厂家在生产这种第四代机。

5. 第五代 CT 扫描机

这种 CT 机主要为超高速 CT，又称电子束 CT，它采用了一种大型特制中子束 X 线管，该 X 线管使用中子束作为其发射源。与传统的 CT 机不同，这种 X 线管使用电子束沿轴向加速，并利用电磁线圈将电子聚集。它还配备了一组分别由 864 个和 432 个固定探测器阵列组成的系统，以及一个负责采样、整理和数据显示的计算机系统。其工作原理是：电子束沿 X 线管轴向加速，然后使用电磁线圈将电子聚集并沿着靶面环扫 210°，这种设计使得 X 线束能够快速地覆盖扫描区域，从而实现快速扫描。由于使用了四个靶环，一次可以扫描 8 层，大大提高了扫描速度，每层最快可达约 30 ms，这意味着每秒可以扫描 24 层，使得它在发现冠脉钙化等细微病变方面具有独特的优势。然而，由于这种机器的价格较为昂贵，目前尚未得到广泛的普及。尽管如此，它的高性能和独特的扫描方式为未来的医学影像技术提供了新的可能性。

（二）螺旋 CT

CT 扫描仪的出现标志着影像学的一场革命，但是当时的 CT 机只能进行间断扫描，这意味着在扫描过程中需要多次移动和定位，导致扫描时间较长，图像的质量也不高。滑环技术的出现使单向连续扫描得以实现。滑环技术是一种创新的设计，它允许 X 线管和探测器在连续旋转的同时进行平移运动，大大提高了扫描速度和图像质量，同时也降低了伪影和失真的可能性。随后，螺旋 CT 又在此基础上应运而生。它采用连续旋转和平移运动的组合方式，使得扫描速度更快，采集的是三维容积数据，而不是传统的二维平面数据，提供了更多的图像信息和更准确的诊断依据。此外，强大的图像后处理功能也开创了 CT 领域的新纪元，并代表着未来 CT 的发展方向。

1. 螺旋 CT 的基本结构

螺旋 CT 的基本结构主要包括扫描部分、数据采集系统和图像后处理系统等。

（1）扫描部位：主要包括滑环结构和 X 线球管。

①滑环结构技术：出现于 20 世纪 80 年代末，它类似于电机中的电极和转子的关系，分为固定部和旋转部。固定部包括滑环、供电及信号回馈系统，而旋转部则包括电刷和 X 线球管。通过这种设计，滑环结构能够确保机架内的 X 线球管进行连续旋转运动，从而提高了扫描速度和图像质量。根据输入电压的大小，滑环 CT 可以分为高压滑环 CT 和低压滑环 CT。高压滑环 CT 的发生器位于机架处，直接接受高压输入，而低压滑环 CT 的发生器则位于机架内，低压输入

后需要增压为高压。

②X 线球管：早期的常规 CT 使用固定阳极的 X 线球管，这种球管如今已被淘汰；随后出现了旋转阳极 X 线球管，分为脉冲式和连续曝光式两种，脉冲式 X 线球管在曝光和采样之有间隔，而连续曝光式 X 线球管则是曝光和采样同时进行。在螺旋 CT 中，为了实现连续无间断地扫描，采用了连续曝光式的 X 线球管。这种 X 线球管需要在短时间内进行大量曝光，因此对其热容量和散热性能的要求很高。为了满足这些要求，高档的螺旋 CT 通常使用由石墨或金属陶瓷制成的 X 线球管。X 线球管的散热方式有很多种，例如油冷、水冷、油气冷或三重冷等。

（2）数据采集系统：数据采集系统是 CT 机的重要组成部分，主要由探测器组成。探测器负责在扫描过程中实时接收 X 线穿透人体后的信号，并将其转换为可处理的数字信号。这些数字信号随后被传输到图像后处理系统进行处理和重建，以生成高质量的 CT 图像。探测器分为气体探测器和固体探测器两种。气体探测器由充有高压惰性气体的电离室组成。CT 图像的分辨力的大小与探测器光子吸收率的多少成正比。通常情况下，高性能的固体探测器的光子吸收率可以达到 99.5%以上，而气体探测器的光子吸收率仅为 50%。因此，目前的高档 CT 多数采用固体探测器，以此提高图像分辨力和准确性。

（3）图像后处理系统：负责对数据采集系统传输过来的数字信号进行各种分析和处理，以重建出高质量的 CT 图像。该系统主要由图像显示部分和工作站组成。图像显示部分有多种形式，包括阴极射线管、多幅照相机（现已逐步被淘汰）、明室激光打印系统，以及图像资料系统等。这些显示设备将处理后的图像呈现给医生和患者，帮助他们更好地理解病情。图像资料系统除了起到存储 CT 图像资料的作用以外，还可以将这些资料刻录成光盘永久保存，并且可以接入电脑网络，从而实现资料共享或远程会诊的目的。这使得不同地区的医生和患者都可以方便地获取和分享 CT 图像资料，有助于提高诊断和治疗水平。

2. 螺旋 CT 基本原理及主要技术参数

螺旋 CT 在医学影像诊断中具有重要意义，它通过采用滑环结构，显著提高了扫描和采样的速度，比常规 CT 快了 4~6 倍以上。在螺旋扫描过程中，检查床载着患者以一定的速度进行匀速运动，而球管连续围绕患者进行扫描，从而获得患者的三维容积数据。这些数据经过计算机进行重建，形成图像，并可以在工作站上进行各种图像后处理。与常规的间断扫描方式相比，螺旋 CT 不仅大大缩短了扫描时间，提高了工作效率，而且由于其实时显像的能力，实现了 CT 透视，为 CT 介入奠定了基础，使其成为许多医疗领域的重要工具。

螺旋 CT 扫描是一种高效、高分辨力的医学影像诊断技术，广泛应用于许多医疗领域，其主要技术参数包括螺距比值、层厚和图像重建的数学计算方式。

螺距比值（Pitch）是螺旋 CT 扫描中一个关键的参数。螺距比值 = 螺距/层厚，螺距指的是当 X 线球管旋转 360°时，扫描床移动的距离与层厚的比值。螺距比值与螺距成正比，与层厚成反比。螺距比值越大，扫描速度越快，但图像质量可能会降低。因此，在选择螺距比值时，需要根据实际需求进行权衡，以达到最佳的扫描效果。

层厚也是螺旋 CT 扫描中一个重要的参数。它取决于 X 线束的宽度，由操作者预先选定。层厚越大，图像的分辨力越低，反之亦然。因此，在选择层厚时，需要根据诊断需求进行权衡，以获得最佳的图像质量和分辨力。

图像重建的数学计算方式也是螺旋 CT 扫描中一个重要的参数。常用的内插方法包括 360°线性内插、180°线性内插等。这些方法可以通过数学运算将螺旋扫描获得的容积数据修正为标准断面的图像。不同的内插方法具有不同的特点，可以根据实际情况进行选择。

3. 工作站及其临床运用

随着影像事业的进步和计算机技术的不断发展，在 20 世纪 90 年代初出现了以图像综合分析、处理为主的独立诊断工作站。这些工作站不仅具备了独立诊断台的功能，更重要的是它们可以作为图像处理的终端与其他影像设备进行联网，甚至可以作为初级终端与其他工作站相互联网。可以说，工作站为现代影像学的发展提供了巨大的应用空间。

（三）CT 软件技术的发展

随着 CT 技术的不断发展和性能的完善，特别是螺旋 CT 的出现，CT 扫描可以连续不间断地进行，并在此过程中获取大量的原始数据信息，这为软件技术开发提供了可能性。如今，已经有许多新开发的软件大量应用于临床 CT 检查，并取得了突破性的进展。毫无疑问，随着 CT 软件的大量开发和应用，将极大促进 CT 未来的发展。以下是其中几项软件新技术：

1. CT 血管成像

在经外周静脉注入造影剂后，当造影剂在靶血管内浓度达到峰值后进行立体扫描，通过工作站对图像进行精确处理，以三维方式重建区域血管的形态结构，为医生提供更直观、立体的诊断信息。

2. CT 灌注技术

利用螺旋 CT 在注射造影剂后进行脑部“CT 灌注成像”可以将脑灌注图像以伪彩色的方式显示，类似于发射性计算机断层成像（ECT）。这种技术主要用于脑卒中的早期诊断，为医生提供更为准确和全面的诊断信息。

3. CT 仿真内镜

螺旋 CT 的原始图像被传输到计算机工作站后，经过特殊处理，能够以一种特殊的方式展示器官的内部表面。这种技术能够清晰地显示气管、支气管及胃肠道等腔内的结构，为医生提供更为细致和准确的诊断信息。

第二节　CT 增强检查

CT 增强扫描是一种通过静脉（少数情况下也可以通过动脉或其他途径）注入造影剂后进行 CT 扫描的检查方法。由于造影剂在病变和正常组织中的扩散时间和浓度存在差异，导致它们吸收 X 线剂量的不同，从而形成密度上的不同。通过 CT 增强扫描，医生能够观察密度的变化，从而进一步了解病变的性质和特征。在增强扫描中，病灶的强化程度受到多种因素的影响，包括造影剂的用量、注入方式、扫描时间、血供情况、血脑屏障及其受损程度。一般来说，血供丰富或血脑屏障严重受损的病灶通常会有明显的强化，而血供不足或血脑屏障未受损的病灶则强化不明显或无强化。

一、常用造影剂

CT 增强扫描中常用的造影剂是水溶性碘造影剂，这些造影剂可以分为以下几种类型：离子型单体，如泛影葡胺等；非离子型单体，如阿米派克、欧乃派克、优维显和碘比乐等；离子型双聚体，如伊索显等。

水溶性碘造影剂的基本分子结构为三碘苯环，这是其核心的化学结构。在离子型造影剂中，苯环上的 1 位侧链为羧基碱金属或葡甲胺盐。这种分子结构的特点是具有良好的水溶性，但同时也带来了较高的静脉毒性和神经毒性，以及较高的黏稠度。造影剂在水中会离解为带正电荷的阳离子和带负电荷的阴离子，导致溶液中的粒子数目增多。与此同时，碘原子与粒子数之比降低，约为 1.5。此外，造影剂的渗透压高出正常体液 5~7 倍。

非离子型造影剂在分子结构上与离子型造影剂有所不同。它去除了原三碘苯环上的羧基，增加了更多亲水性能更好的羟基，这些羟基均匀分布于分子的周围，这种改变有助于减少静脉毒性和神经毒性，降低了造影剂的粘稠度。由于去除了阳离子，非离子型造影剂在水溶液中的粒子数目大量减少，导致碘原子和粒子数的比值增高，同时，由于羟基的加入，造影剂的渗透压也显著降低。在非离子型造影剂中，双聚体渗透压最低，其溶液中碘原子与粒子数的比值为 6，接近正常体液的渗透压。非离子型造影剂具有更高的安全系数和更小的毒副作用，这使得非离子型造影剂在医疗影像诊断中具有更广泛的应用前景。

二、CT 增强扫描的方法

（一）静滴法

全身各部位的 CT 增强检查通常需要使用影剂来提高图像的对比度。过去往往以 1 mL/s 速度快速滴注 60%造影剂 160~180 mL，并在注入造影剂开始扫描。这种方法由于扫描时，组织内的造影剂处于平衡期，病灶与正常组织以及血管内外密度差异不大，导致增强效果不佳。所以，目前在国内外已较经少采用。

（二）团注法

团注法是一种将造影剂快速注入静脉并进行 CT 扫描的方法。通常注射速度为 2~3 mL/s，总量为 100~150 mL，并在 40~50 s 内注射完毕。团注法分为团注非动态扫描和团注动态扫描，团注非动态扫描是先进行扫描，然后再进行图像重建，逐层进行，这种方法多用于头颅的增强扫描；而团注动态扫描则在连续快速扫描后再进行图像重建，常用于腹部增强扫描，以观察病变组织时间密度曲线的变化。假如增强扫描的目的是鉴别肝癌和血管瘤，那么还应进行同层动态增强扫描。同层动态增强扫描可以更好地观察病变组织的时间密度曲线变化，有助于鉴别肝癌和血管瘤。

（三）CT 血管造影

CT 血管造影是一种结合了 CT 与血管造影两种技术的增强检查，主要用于腹部，目的是发现肝脏的小病灶，这也是发现肝内微小病灶的最敏感的方法。CT 血管造影分为两种：动脉造影（CTA）和经动脉门静脉造影（CTAP）。虽然两种检查方法的方法有所区别，但检测效果大致相同。据文献报道，CT 血管造影可以检测到直径 1 mm 以上的病灶，检出率为 100%，而对直径小于 1 mm 的病灶，检出率也能达到 70%。

第四章　MRI 影像技术学

第一节　MRI 基本知识

一、基本成像原理

磁共振成像（MRI）是一种利用原子核在磁场内产生的信号进行成像的技术。这种技术被学者称之为核磁共振成像，因为它主要涉及到原子核，特别是氢原子核。“磁”这个字在这里有两层含义：磁共振成像需要一个巨大的磁体，即一个恒定且强大的磁场；在静磁场中，还需要叠加一个小的射频场来进行核激励，并诱发核磁共振。此外，还需要叠加梯度磁场来进行空间标记以及控制成像。

当原子核的质子中子为奇数时，原子核才具有核磁矩，而氢质子在人体内含量最多，磁共振能力也最强，所以它是目前人体磁共振成像研究的重点对象。

MR 成像过程涉及人体受检部位内的原子核（氢质子）在强大外磁场内的一系列复杂变化。如下：

（一）氢质子群体的平时状态

在平时状态（无外加磁场作用）下，氢质子处于杂乱无序的运动和排列状态。它们的磁矩方向各不相同，相互抵消，因此宏观磁矩 $m=0$。

（二）氢质子在外加磁场中状态

当人体进入强大均匀的磁场中，即处于外加静磁场（B_0）中时，体内所有自旋状态混乱的氢质子，其磁矩会逐渐调整方向，并沿着外磁场磁力线的方向排列，在这一过程中，较多的质子磁矩会指向与外磁场相同的方向（低能级），而较少的氢原子磁矩则会指向外磁场相反的方向（高能级），最终，这些氢质子会达到一个动态平衡的状态，使得人体组织形成一个微弱的磁场；这个磁场的 m 不等于零且很小，从而使人体组织处于一种轻度磁化的状态。

（三）施加射频（RF）脉冲后氢质子状态

当射频（RF）线圈在与外磁场（B_0）垂直方向施加射频脉冲时，受检部位的氢质子会吸收能量并向某一方向偏转，进而诱发氢质子产生磁共振，这就是磁共振的激励过程。

施加的射频脉冲必须与共振频率相匹配，才能使氢质子产生磁共振现象。这个共振频率恰好等于氢质子从低能级状态跃迁到高能级状态所需的能级差。通过这个射频能量，氢质子被激发并跃迁到高能级状态，从而进入磁共振准备状态。

（四）射频脉冲中断后的氢质子状态

在射频脉冲停止（中断）后，氢质子的激励过程就结束了，受激励的氢质子核会把它吸收的能量释放出来，并重新回到静磁场（B_0）原先排列的平衡位置上，这个过程被称为核磁弛豫。核磁弛豫分为纵向弛豫和横向弛豫两种类型。

1. 纵向弛豫

纵向弛豫，也叫 T_1 弛豫。它指的是在射频（RF）脉冲停止后，跃迁到高能级的氢质子向环境（晶格）释放能量，恢复到最初的平衡状态的过程，因此，它也被称为自旋-晶格弛豫。

纵向弛豫时间用 T_1 弛豫时间来描述，T_1 驰豫时间反映了氢质子向晶格释放能量的速度快慢。T_1 弛豫时间被定义为恢复到原来纵向磁化矢量 63% 所需的时间。这个参数对于磁共振成像非常重要，因为它决定了图像中组织的对比度和信号强度。在临床应用中，不同的组织具有不同的 T_1 弛豫时间，因此可以通过调整成像参数来优化图像质量，从而更好地进行疾病的诊断和治疗。

2. 横向弛豫

横向弛豫也叫 T_2 弛豫，它指的是射频（RF）脉冲停止后，原本受到 RF 激励的磁共振同步运动的质子失去相位的一致性，旋转方向从原来的同步变成了异步，导致核磁矩被相互抵消，横向磁化矢量也从大变小，最终消失（失相位），因此，它也被称为自旋-自旋弛豫，这个过程没有能量交换。

T_2弛豫时间描述的是横向磁化在均匀磁场中能够维持的时间。具体来说，它是指横向磁化矢量衰减到原来的37%所需的时间。

由于氢质子在人体组织中所处的环境不同，导致各组织器官的T_1值和T_2值不同。这就是磁共振成像用来诊断疾病的基础。因为MR可利用T_1、T_2值不同来鉴别不同组织器官的疾病。当然，T_1和T_2不仅受氢质子所处的内环境影响，还受到外加磁场的强度和顺磁性物质（对比剂）的影响。

（五）释放出的电磁波转化为MR信号

当射频（RF）脉冲停止后，被激励的氢质子会释放它们之前吸收的能量，这些质子在回返过程中转动的净磁化矢量会产生一个电磁波，这个电磁波可以被接收线圈检测到，这个电磁波就是我们所说的磁共振（MR）信号。这个信号是呈指数衰减的，因为随着时间的推移，越来越多的质子返回到它们的平衡位置，产生的电磁波强度也会随之逐渐减弱。

（六）在梯度磁场（梯度线圈发出）辅助下MR信号形成MR图像。

由梯度线圈产生的梯度磁场在MR成像中起到了关键作用，它决定了图像的空间定位，即提供MR成像的位置信息。MR成像必须满足以下三个条件：

（1）靶元素质子的磁矩：靶元素中的质子或中子数必须是奇数，这是因为只有具有磁矩的原子核（如氢原子核）才能与外加磁场相互作用，从而在射频脉冲的作用下产生共振。

（2）强大的静磁场：磁共振成像需要一个强大的静磁场，其强度范围通常在200~20 000高斯（Gs）或0.02~2.00特斯拉（T）。这个磁场可以使原子核（特别是氢原子核）发生偏转并排列成特定的方向。

（3）外加RF脉冲及梯度场：除了静磁场外，还需要施加射频脉冲以激励原子核。这些脉冲使原子核吸收能量并产生旋转，当射频脉冲停止后，原子核释放能量并回到原来的排列方向。同时，梯度场用于在空间中定位原子核，以便能够准确地确定其在成像区域中的位置。

当 MRI 具备以上的三个条件后，形成 MR 图像的过程如下：人体进入磁场——静磁场——发射 RF 脉冲，质子吸收能量——停止发射 RF 脉冲，质子释放能量——产生 MR 信号——计算机系统处理——显示图像。

二、基本成像设备

磁共振成像设备利用强大的磁场和射频脉冲来检测人体内的氢质子，并生成高质量的图像，在临床诊断和治疗中具有广泛的应用价值。磁共振成像设备主要包括主磁体、射频系统、梯度磁场系统和计算机图像重建系统四个部分。

（一）主磁场

主磁场即磁体是磁共振成像设备的核心部分。它产生一个强大的静磁场，使人体内的氢原子核发生偏转并排列成特定的方向。磁场的强度用特斯拉（符号为“T”）表示。强度范围在 0.02~2 T 之间。磁场的均匀度是主磁场性能的重要指标，它的好坏直接关系到图像的质量。

磁共振成像（MRI）设备中的磁体是其核心组件，对于生成高质量的图像至关重要。根据磁场强度的不同，磁体可以分为以下几种类型：

（1）永久型磁体：它的优点在于节能，但由于其热稳定性较差，通常磁场强度较低且均匀度不佳。因此，它在某些应用中可能不是最佳选择。

（2）常导型磁体：这种磁体在电源通过时产生磁场。虽然其对电源要求高且耗电量大。但由于其制造成本较低、安装方便，因此在某些应用中仍被广泛采用。

（3）混合型磁体：混合磁体结合了永久磁体和常导磁体的特点，具有较高的实用价值。它通常由电磁和永磁两部分组成，因此在性能上可以取长补短。

（4）超导磁体：这是目前应用最广泛的磁体类型，其磁场强度通常在 0.5 T 以上。它的优点在于它能够提供高强度的磁场，使得图像质量更为清晰。然而，这种磁体的制造成本较高，且需要专业的维护。

此外，还有一些公司推出了开放性磁体，这种磁体不仅可以用于磁共振成像，还支持介入性研究和应用，为医学研究和治疗提供了更多的可能性。

根据磁场强度的不同，磁体还可分为超低磁场（0.02~0.09 T）、低磁场

（0.01~0.3 T）、中磁场（0.3~1.0 T）和高磁场（1.0~2.0 T）等类型。不同的磁场强度会影响图像的分辨率和信噪比，因此在选择时需要根据具体的应用需求进行权衡。

（二）射频系统

射频系统是磁共振成像中的核心部分，包括射频（RF）发射机和射频（RF）接收机两个关键组件，射频发射机负责生成并发送射频脉冲，这些脉冲是激发氢质子的关键能量来源，从而产生磁共振信号。射频接收机则负责接收这些磁共振信号，并将其放大以便进一步处理。射频系统的性能直接影响到图像的生成质量和稳定性，因此是产生高质量磁共振图像的关键。

（三）梯度磁场系统

梯度磁场系统是磁共振成像中用于定位和空间编码的核心组件。它通过产生线形梯度场，使得磁共振信号可以根据其所在的位置具有不同的频率和相位信息。这使得我们可以对不同的组织或结构进行精确的空间定位。梯度磁场系统主要包括三维梯度线圈，它们可以独立地控制 x、y、z 三个方向的磁场强度，从而实现精确的层面选择和空间定位。此外，目前常见的梯度磁场设计还包括层面选择梯度、频率编码梯度和相位编码梯度等三种类型，它们分别用于确定成像的层面、在层面内进行空间编码，以及进一步细化空间定位。这些梯度磁场的设计使得磁共振成像能够实现高分辨力和精确的空间定位，从而为医学诊断和治疗提供重要的影像信息。

（四）计算机图像重建系统

这一系统包括计算机存储器、阵列机、控制系统、模数转换器、数模转换器及显示器等，通过该系统可以重建并显示磁共振（MR）图像。

三、临床常用脉冲序列、参数及血流成像

（一）常用脉冲序列

脉冲序列是指射频脉冲的组合方式，它决定了磁共振成像的特性和质量。目前临床常用的脉冲序列包括自旋回波序列、梯度回波序列、反转恢复序列及

快速自旋回波序列等。

1. 自旋回波序列

自旋回波序列是目前磁共振成像中最基础也最常用的脉冲序列。其过程如下：首先，一个 90°射频脉冲被发射，用于使氢质子发生旋转并产生初始磁化矢量。在几十毫秒的间隔后，再发射一个 180°射频脉冲，再间隔 10～100 ms 后，系统测量回波信号的强度。这个从 90°脉冲到接收回波信号之间的时间被称为回波时间（TE），是 90°脉冲到 180°脉冲间期的 2 倍。而两个脉冲之间经过的时间被称为重复时间（TR）。因此，自旋回波序列的特点在于其具有良好的空间分辨力和组织对比度。

2. 反转恢复序列

反转恢复序列是一种特殊的双脉冲序列，它使用一个 180°脉冲，首先反转纵向磁化矢量的方向，在几百毫秒后加上一个 90°脉冲。180°～90°脉冲之间的间隔时间叫作反转时间。反转恢复序列的信号强度与反转时间密切相关，因为它决定了纵向磁化恢复到原始状态的速度，得到的是反转时间加权像。这种序列主要用于观察组织的 T_1 对比度，常用于脑部成像和液体-对比剂成像等。

3. 梯度回波序列

梯度回波序列是相对于自旋回波序列的一种快速成像技术，它利用了磁场梯度来快速切换，从而在很短的时间内产生回波信号。这种序列的最大优点是大大缩短了扫描时间，同时保持了较好的空间分辨力和信噪比。梯度回波序列主要用于显示流动性和动态变化的组织，如血管和心脏。它也是当下 MR 快速扫描中较为成熟的一种成像技术。

4. 快速自旋回波序列

快速自旋回波序列结合了常规自旋回波的高对比度和梯度回波的快速扫描特点。通过一系列连续的 180°脉冲，它能够在一次扫描中获取多幅图像，从而大大缩短了总扫描时间。这种序列在临床中广泛应用于头部、脊柱和体部成像，因为它提供了高分辨力和高对比度的图像。

（二）主要参数

常用 MR 参数可以分为组织特征参数和扫描时间参数两大类。

组织特征参数：是指人体各组织固有的，操作者无法人为修改的参数。

扫描时间参数：是指操作者可以根据需要进行修改的参数。

（三）血流成像

以下是关于质子密度和流空效应的详细介绍：

（1）质子密度：是指给定组织区域中发生磁共振的游离氢质子数量。通常情况下，图像的信号强度与质子密度成正比。这意味着组织中游离氢质子的数量越多，所获得的信号强度越高，从而在图像中呈现的更亮。因此，通过测量信号强度，可以间接反映组织的质子密度，有助于区分不同组织类型的结构和成分。

（2）流空效应：是指在磁共振检查中，快速流动的液体中的氢质子在受到射频脉冲激励后释放磁共振信号时，由于流动速度快于成像区域，导致部分氢质子在释放信号后流出了成像区域。而后续流入成像区域的氢质子由于未受到射频脉冲的激励，因此无法产生磁共振信号。这种现象在磁共振图像上表现为黑色，即流动液体区域在图像中呈现低信号或无信号。流空效应使得磁共振成像能够清晰地显示心腔和血管等富含液体的结构，而无须使用对比剂。同时，脑脊液等其他快速流动的液体也表现出流空效应。

第二节　MR 成像质量控制

一、磁共振图像的质量控制参数

磁共振图像显示具体解剖结构和病理情况的能力受到成像过程中所选用的成像参数制约，通过改变成像参数可以对图像质量的各个方面进行控制，在选择成像参数时，必须全面考虑各种因素，特别是图像数据的采集时间。

（一）信号噪声比

信号噪声比（SNR），简称信噪比，是指信号强度和噪声强度的比值。其中，信号是指某一感兴趣区内像素的平均值，而噪声是指同一感兴趣区内像素的标准差。一般来说，感兴趣区的范围较小，通常为 100 个像素，这样可以避免其他因素如影像均匀度的干扰。信噪比越大，意味着组织产生的信号成分越多，图像的清晰度就越高，反之，信噪比越低，图像就会变得越加模糊。

影响信噪比的因素很多，包括磁场强度，像素大小，重复时间（TR），回波时间（TE），反转时间（TI）以及切层层厚，视场（FOV）大小，矩阵、信号平均次数等。为了提高信噪比，可以通过增加信号强度或降低噪声强度来实现。

（二）空间分辨力

空间分辨力是指一个影像系统对解剖细微结构的显示能力，也是磁共振图像质量控制的重要参数。它反映了每个像素所代表的体素大小，可以通过观察野面积除以像素值来计算。一台磁共振成像（MRI）设备的空间分辨力的高低与磁场强度、磁场的均匀性以及扫描的层厚等因素密切相关。

（三）对比度及对比噪声比

高灵敏度是磁共振成像（MRI）的突出特点之一，它描述的是两个相邻区域信号强度的相对差异。

在磁共振成像中，组织对比度主要依赖于其固有的特征参数，包括 T_1、T_2 时间、质子密度、流空效应、扫描时间参数和脉冲序列等。此外，磁场强度也会影响对比度。

由于图像对比度与信号噪声比密切相关，噪声也会对图像质量产生影响，因此，可以使用对比噪声比来定量描述这一关系。

二、伪 影

伪影是磁共振成像过程中由于多种因素产生的影像，这些影像并非人体本身的结构，却会在图像中显示出来，从而影响图像质量并对诊断造成干扰。与 CT 相比，磁共振成像（MRI）中的伪影更为常见，根据伪影产生的原因，可以将其分为设备伪影、运动伪影和异物伪影三大类。

（一）设备伪影

设备伪影指的是机器设备本身的因素所产生的伪影，包括磁场不均匀、射频线圈的失真等。

1. 化学位移伪影

化学位移伪影指的是原子核所处的分子环境不同，导致质子共振频率出现差异而形成的图像失真。这种伪影在高场强 MRI 机器上比低场强 MRI 机器更为显著，常发生在脂质含量差异较大的两种组织的界面。例如，在肾脏和膀胱的界面上，由于肾与肾周围质子的共振频率不同，在频率编码方向上，肾脏和膀胱的一侧表现为高信号带，而另一侧表现为低信号带。通过改变编码方向可以识别化学位移伪影。

2. 截断伪影

当 MR 信号发生跃迁并进行傅里叶变换时，在某些组织界面，如颅骨与脑表面，脂肪与肌肉等，由于信号差异较大，可能会导致信号振荡，在频率（读出）编码方向上，这些界面可能会出现环形黑白条纹的伪影。为了解决这个问题，可以尝试增加矩阵采集点，以提高图像的分辨力和稳定性，从而减少伪影的产生。

3. 卷褶伪影

卷褶伪影是由于被检部位超出了扫描野（FOV）的范围，导致扫描野外的图像重叠到了扫描野内的图像上。这通常发生在相位编码方向上。为了解决卷褶伪影的问题，可以增加扫描野（FOV），确保被检部位完全处于扫描野内，从而避免图像重叠和伪影的产生。

（二）运动伪影

运动伪影是由于人体在成像过程中产生的运动而引起的。这些运动可能是因为人体生理运动、自主性运动及患者躁动不安而产生的。

1. 生理性运动伪影

生理性运动伪影是由于人体生理周期性运动的自然频率与 MR 成像中的相位频率之间存在一致性，当这种一致性没有被适当控制时，会导致信号叠加并产生空间错位。在进行傅里叶变换时，这些叠加的信号会导致数据发生畸变，从而在相位编码方向上形成间断的条状或半弧形伪影。这种伪影的特点是与运动方向无关，但其影像的模糊程度却受到多种因素的影响，运动频率、幅度、重复时间和激励次数等。由于 MR 成像过程中需要较长时间来采集信号，这使得人体的一些生理运动，如心脏大血管搏动、呼吸运动、血流，以及脑脊液流动等，都可能成为导致伪影的因素。这些生理运动在扫描过程中产生的微小位移会导致信号失真，从而影响图像质量。

针对心脏和大血管的搏动，可以采用心电门控技术来同步扫描生理运动。通过捕捉心脏电信号的变化，心电门控技术能够精确地控制扫描的时间点，确保在心脏收缩和舒张的静止期进行数据采集，从而减少心脏搏动对图像的影响。对于呼吸运动伪影的控制，可以采用呼吸门控技术。这种技术通过监测患者的呼吸频率和相位，在呼吸运动的特定阶段触发扫描，以减少呼吸运动产生的伪影。此外，还可以通过调整矩阵和信号采集参数来减少呼吸运动的影响。

2. 自主性运动伪影

在磁共振成像（MR）检查中，由于各种原因，如患者头部躁动、眼球运动、咀嚼运动、吞咽运动等，都可能导致类似运动伪影的出现。这些伪影会在图像上产生模糊、扭曲或变形，从而影响诊断的准确性。为了解决这些问题，可以采取一系列措施来减少或消除运动伪影。首先，优化扫描参数是一个关键步骤。通过适当调整扫描的参数，如矩阵大小、层厚、间距等，可以改善图像质量，减少伪影的产生。同时，尽量缩短检查时间也是一个有效的方法，因为长时间的扫描会增加患者运动的概率，导致更多的伪影出现。此外，采用快速成像技术也是克服运动伪影的有效手段。快速成像技术可以加快数据采集的速度，减少信号采集次数，从而降低运动对图像的影响。通过减少信号采集次数和改变矩阵大小，可以在一定程度上减少运动伪影的出现。

（三）金属异物伪影

当金属异物特别是铁磁性物质，被不小心带入磁场中，这会导致在金属异物周围产生低信号盲区或图像出现空间错位，进而导致图像严重失真和变形。这种现象不仅影响了图像的准确性和可靠性，还可能对医生的诊断造成困扰和误导。

第三节　MRI 扫描适应证及禁忌证

一、MRI 扫描适应证

由于 MRI（磁共振成像）具有高对比度软组织分辨力，多参数三维成像，无骨伪影，以及能够反映人体组织分子生物学特征等特点，目前已在临床上广泛应用。

（一）神经系统疾病

在神经系统疾病的应用方面，MRI 的优势特别明显。中枢神经系统位置固定，运动伪影少，且无骨伪影的影响，使得 MRI 在多方位、多参数成像方面具有优越性。除了颅骨病变及钙化病变的显示不及 CT 外，对于绝大多数脑和脊髓的各种病变，MRI 的诊断效果均优于 CT。

（二）颅颈移行区疾病

在颅颈移行区疾病的诊断中，MRI 因其无骨伪影和多方位成像的特点，展现出独特的优势。这个区域由于位置复杂，涉及多个重要的脑部结构和血管，因此准确的诊断至关重要。MRI 能够清晰地显示该区域的解剖结构，帮助医生更好地理解病变的性质和范围。

（三）颈部疾病

对于颈部疾病，MRI 因其高软组织分辨力和血管流空效应，能够清晰地显示咽、喉、甲状腺、颈部淋巴结及肌肉等结构，这使得 MRI 在颈部疾病的诊断中具有很高的价值，尤其对于那些需要精确了解病变范围和程度的疾病，如颈部淋巴结肿大、甲状腺结节等。

（四）肺与纵隔

在肺与纵隔疾病的诊断中，MRI 利用纵隔内血管流空效应和纵隔内脂肪高信号的特点，能够清晰地观察纵隔肿瘤及其与血管之间的关系，以及肿大淋巴结。然而，由于 MRI 在肺部疾病诊断中的空间分辨力和呼吸伪影问题，其应用主要限于肿瘤性病变的诊断。对于肺部其他疾病，如肺炎、肺结核等，CT 可能更适合作为首选检查手段。

（五）心脏、大血管疾病

在心脏、大血管疾病的诊断中，MRI 因其能够清晰显示心脏、大血管的内腔，为无创伤性的检查提供了可能。医生可以观察心脏和大血管的形态学和动力学特征，对心肌、心包病变、大血管疾患以及某些先天性心脏病等进行准确的诊断。这对于早期发现和预防心血管疾病具有重要意义。

（六）肝胆系统疾病

在肝胆系统疾病的诊断中，MRI 因其对肝囊肿、肝血管瘤、肝癌及肝转移癌的准确诊断和鉴别诊断能力，具有重要的价值。然而，对于脂肪肝的诊断，MRI 可能不如 CT 敏感。因此，在肝胆系统疾病的诊断中，医生需要根据具体情况选择合适的检查方法。

MRI 在胆道疾病的诊断中确实有独特的优势。首先，MRI 对胆管内病变的显示优于 CT，能够更清晰地显示胆管内的结构和异常。这使得 MRI 在诊断胆管炎、胆管结石或胆管肿瘤等病变时非常有价值。

（七）胰腺疾病

在胰腺疾病的诊断中，由于受到胃肠伪影和胰周脂肪化学位移伪影的干扰，MRI 在显示胰腺结构和病变方面相较于 CT 略逊一筹。此外，MRI 对胰腺钙化的显示也不如 CT 敏感。因此，在胰腺疾病的诊断中，MRI 通常作为 CT 检查的补充手段。

（八）肾脏及泌尿系疾病

虽然肾周脂肪和肾积水会导致与脂肪交界面上的化学位移伪影，但 MRI 对肾脏疾病的诊断仍具有重要价值。此外，MRI 对输尿管和膀胱病变的显示也有重要意义。MRU（磁共振尿路成像）可以直接显示泌尿系造影图像，对于输尿管狭窄和梗阻的诊断有一定的价值，但 MRI 在显示结石方面不如 CT 敏感。

（九）盆腔疾病

对于盆腔疾病的诊断，尤其是女性盆腔疾病，MRI 由于其多方位成像和无伪影干扰的优点，相较于 CT 具有显著的优势。MRI 是一种最佳的影像学诊断方法，能够为盆腔疾病的诊断提供重要的信息。

（十）关节肌肉组织

由于 MRI 具有较好的软组织分辨力和对关节骨及韧带的良好显示能力，使其在关节肌肉病变的诊断中明显优于 CT，这使得关节肌肉病变的 MRI 检查日益普及。

（十一）骨髓病变

对于骨髓病变，由于 MRI 上骨髓表现为高信号，因此如肿瘤、感染及代谢疾病等侵及骨髓的病变，MRI 都能更好地显示。这使得 MRI 成为骨髓病变诊断的重要工具之一。

二、MRI 扫描禁忌证

然而，尽管 MRI 具有许多优点，但仍有一些禁忌证需要注意。

（1）带有心脏起搏器或除颤器等金属植入物的患者。

（2）颅脑术后颅脑动脉夹存留者。

（3）心脏术后，并带有人工心脏瓣膜者。

（4）疑有眼球内金属异物或内耳植入金属假体者。

（5）体内有各种金属植入物，如金属假肢、金属关节等。

（6）体内有胰岛素泵、神经刺激器等电子设备的患者。

（7）需要使用生命支持系统的危重患者。

（8）妊娠 3 个月内的早期妊娠者。

在进行 MRI 检查前，医生需要仔细评估患者的病情和禁忌证，确保患者安全地进行检查。同时，患者也需要向医生说明自己的身体状况和金属植入物等情况，以便医生做出正确的诊断和治疗方案。

第五章　中枢神经系统疾病的影像诊断

中枢神经系统，作为神经系统的核心部分，位于人体的中轴线上，由脑组织、脊髓和它们之间的连接成分组成，并由骨骼进行保护。利用 CT 和 MRI 等现代影像学手段，我们能够观察颅脑、脊髓等解剖结构和功能，进而确定是否存在神经系统病变，以及病变的具体位置、大小、数目、范围和性质，这些影像学技术在神经系统疾病诊断中发挥着重要的作用。

第一节　影像学检查技术

一、X 线检查

X 线检查能够清晰地显示颅骨和脊柱的骨质改变，其操作简便、成本低廉，因此在外伤检查中占据重要地位。X 线平片包括头颅正侧位、头颅汤氏位、颏顶位（颅底位）、脊柱正侧位等多种检查方式。此外，数字减影血管造影（DSA）能够揭示颅脑大血管及其分支的狭窄或阻塞、颅内动脉瘤、动静脉畸形等血管性病变，为脑肿瘤的形态、范围和供血情况，以及颅内病变提供重要信息。与 CT 血管造影（CTA）及磁共振血管造影（MRA）相比，DSA 虽然有创但对脑血管疾病的诊断更为明确。旋转 DSA 及三维成像后处理技术能提高易遗漏的细小动脉瘤的检出率，能更全面地了解病变的大小、位置、形态特点。

二、CT 检查

CT 检查在神经系统疾病诊断中广泛应用，常用的检查技术有横断面的普通扫描和增强扫描。当普通扫描发现组织密度异常、有占位表现等情况时，可进一步行增强扫描，作为鞍区、小脑桥角和颅后凹的病变筛查，其他检查已证实的病灶、颅内病变的随诊复查等也可进一步行增强扫描。对于脑血管性疾病，可结合 CTA 血管造影提供有价值的诊断信息，但不能完全替代 DSA。需要注意的是，CT 在显示颅底及颅后窝方面效果不如 MRI。

三、MRI 检查

MRI 检查具有安全无辐射的特点，对脑组织如脑灰质、脑白质等具有极佳分辨力。它能对被检部位进行轴状位、冠状位、矢状位等多方位成像，相较于 CT 可以提供的信息更多。MRI 在检查方法上同样包括普通扫描和静脉内注入对比剂的增强扫描。MRA 的血管流空效应无须注入对比剂即可获得脑血管影像，对脑血管的主干及主要分支的疾病具有重要的筛选作用；MRI 脊髓成像能够显示椎管与神经根鞘内的脑脊液形态，揭示椎管病变的范围、硬膜囊受压的程度和脊髓改变；脑扩散成像对缺血性脑梗死的早期诊断具有重要意义。此外，脑波谱成像的生化代谢分析技术可用于提供组织的化学成分的数据信息，已经在神经系统疾病的诊断方面得到广泛应用。

第二节　正常影像学表现

一、X 线

（1）颅骨。头颅的正常 X 线表现因个体发育、年龄和性别而异。在儿童时期，颅骨通常较薄，而成年人则较厚，由内、外板和板障三层组成。其中内、外板为致密骨，呈现高密度线状影；板障则为骨松质，其密度相对较低。(图 5-1)

（2）颅缝与囟门。颅缝在 X 线平片上表现为锯齿状线样透明影，这在儿童期尤为明显。囟门则呈现为边缘清晰的不规则多角形透明区。随着年龄的增长，颅缝逐渐变窄并封合，而在后囟和人字缝之间，有时可见到多余的骨块，这被称为缝间骨，属于正常的发育变异。

（3）颅壁压迹。脑回压迹是脑回压迫颅骨内板形成的局限变薄区，X 线表现为圆形或卵圆形低密度区，这种显著程度和年龄及颅内压力大小有关。血管压迹则包括脑膜中动脉压迹、板障静脉压迹和蛛网膜颗粒压迹，其中蛛网膜颗粒压迹呈边缘清楚且规则的低密度区，通常位于额顶骨中线两旁约 2 cm 范围内，且呈对称性分布，直径通常不超过 1 cm。

（4）蝶鞍。位于颅底中央，前为鞍结节，后为鞍背，以侧位显示清楚，正常前后径为 7~16 mm，平均为 11. 5 mm；深为 7~14 mm，平均为 9. 5 mm。其内为脑垂体。

（5）岩骨及内耳道。二者可在头颅后前位片上从眶内观察，岩骨表现为不均匀高密度影；内耳道投影于眼眶中下区，呈管状低密度区，两侧基本对称，大小相差通常不超过 0. 5 mm，宽径平均为 5. 5 mm，最大为 10 mm。

（6）颅内生理性钙化斑。松果体钙斑在侧位图像上位于居岩骨后上方，正位图像上则位于中线位置，在成年人中，显影率高达 40%。通过观察松果体钙斑的移位方向，我们可以大致判断占位性病变的位置。大脑镰钙化斑在正位图像上位于中线，呈三角形或带状，其显影率接近 10%。鞍区床突间韧带钙化及侧脑室脉络丛钙斑显影率较低。

（7）脑血管造影。正常脑动脉走行自然，由近及远逐渐变细，管径光滑，分布匀称，各支动脉的位置相对恒定，并与脑叶有一定对应关系。（图 5-2）

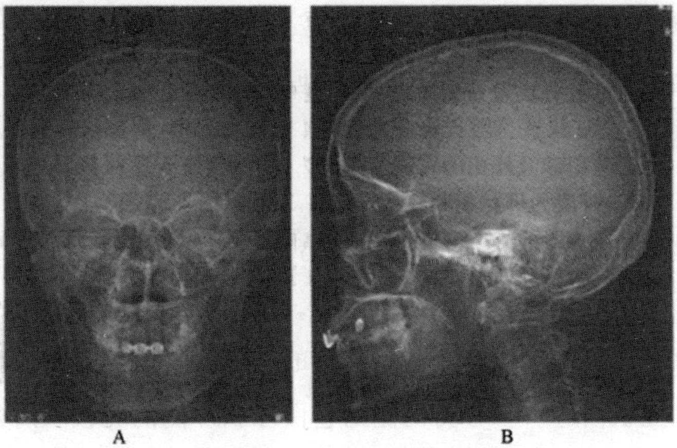

图 5-1 头颅正侧位 X 线平片

A. 头颅正位；B. 头颅侧位

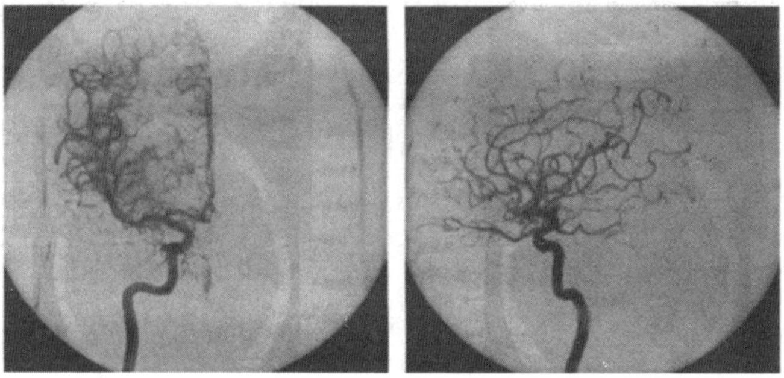

A　　　　B

图 5-2　颈内动脉造影 DSA 正侧位

A. 颈内动脉 DSA 正位；B. 颈内动脉 DSA 侧位

二、CT

（1）颅骨。颅骨呈现高密度影像，在颅底层面可以清晰地观察到低密度的颈静脉孔、卵圆孔和破裂孔等结构。此外，鼻窦和乳突气房内气体也呈现低密度。

（2）脑脊液腔隙。包括脑室、脑池系统和蛛网膜下腔间隙。这些腔隙内含有的脑脊液在影像中呈现低密度。脑室系统包括双侧侧脑室、第三脑室、第四脑室，其中双侧侧脑室对称，并可以进一步细分为体部、前角（额角）、下角（颞角）、后角（枕角）和三角部。脑池主要包括鞍上池、桥池和小脑桥角池、枕大池、脚间池与环池、四叠体池、外侧裂池和大脑纵裂池等。其中，位于蝶鞍上方的星状低密度区的是鞍上池，多表现为六角星形，其前界为额叶直回，侧为颞叶海马、大脑脚等结构，当后界为脑桥时，则多表现为五角星形。

（3）脑实质。脑实质的 CT 影像可以清晰地区分皮质和髓质，其中皮质的密度略高于髓质。基底节是大脑半球的核心，作为深部灰质核团，包括尾状核和豆状核等。尾状核的头部位于侧脑室前角的外侧，其体部沿着丘脑的外侧面向后下方延伸。豆状核进一步分为内侧的苍白球和外侧的壳核。内囊则是一条位于尾状核、丘脑与豆状核之间的白质带，它可以分为前肢、后肢和膝部三个部分。外囊则是位于屏状核和豆状核之间的白质区域。（图 5-3）

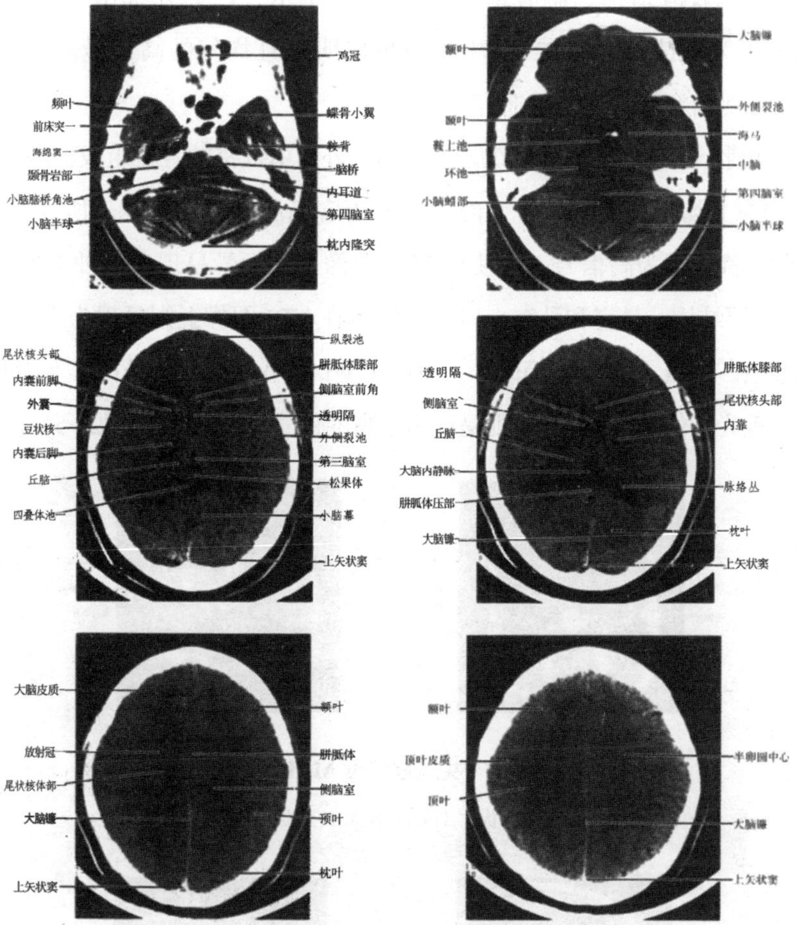

图 5-3　头颅 CT 横断位扫描解剖示意图

（4）增强扫描观察。在进行增强扫描时，正常的脑实质仅呈现轻度强化效果，而血管结构则会明显强化，特别是硬脑膜，如小脑幕和大脑镰的强化效果尤为显著。此外，垂体、松果体和侧脑室的脉络膜丛等结构也可以见到明显的强化表现。

三、MRI

（1）脑组织。在 MRI 图像上，灰质和白质的对比十分清晰，由于白质的结构与灰质不同，其 T_1 和 T_2 值相对较短。因此在 T_1WI 图像上，白质的信号比灰质高；而在 T_2WI 图像上，白质的信号则低于灰质。

（2）含脑脊液结构。脑脊液的主要成分是水，因此在 MRI 图像上，它在 T_1WI 上表现为低信号，而在 T_2WI 则呈现出明亮且均匀的高信号。当使用水抑制序列时，则脑脊液会呈现为低信号。

（3）颅骨、含气空腔及软组织。颅骨内、外板由致密的骨板组成，因此在 T_1WI 和 T_2WI 图像上均呈现为低信号，而板障由于含脂肪和造血组织，所以在 T_1WI 和 T_2WI 图像上都表现为高信号，这使得 MRI 图像上的颅骨呈现出一种类似“夹心饼干”状的三层结构。鼻窦和乳突小房内的气体在 MRI 图像上则呈现为无信号。头皮和肌肉组织在 T_1WI 上呈现为等信号，而在 T_2WI 则呈现为低信号；皮下脂肪组织在 T_1WI 上呈现为高信号，在 T_2WI 则呈现为稍高的信号。（图 5-4，图 5-5）

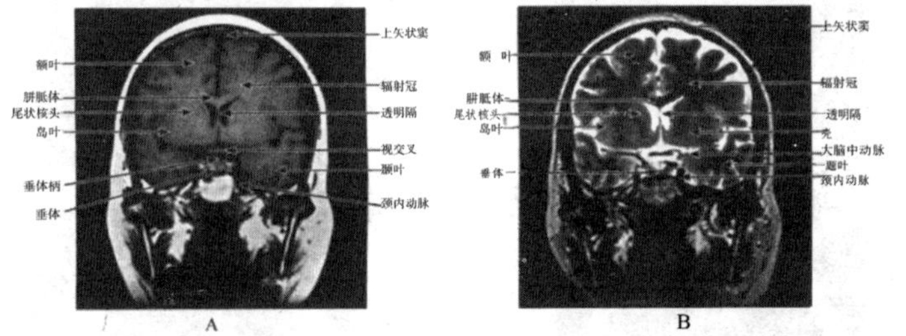

图 5-4　头颅冠状位 MRI 图像

A. MRI 冠状位 T_1WI；B. MRI 冠状位 T_2WI

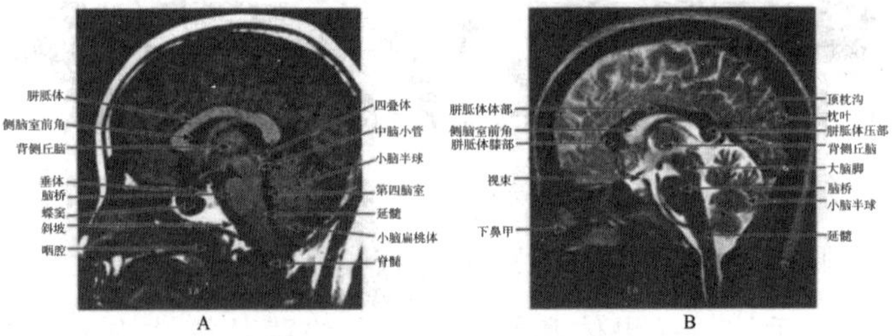

图 5-5　头颅 MRI 矢状位图像

A. MRI 矢状位 T_1WI；B. MRI 矢状位 T_2WI

（4）脑血管。MRA 因血管流空效应能显示脑血管结构，流速较快的血管表现为低信号，流速较慢则呈高信号。

（5）脑神经。高场 MRI 可以清楚地显示部分脑神经走行，以 T_1WI 显示最清楚，呈等信号。

第三节　基本病变影像学表现

一、颅骨病变

颅骨病变是一种以颅骨密度改变为主的病理过程，包括颅骨增生、吸收和破坏等多种形式，这些变化通常与颅内肿瘤性病变或骨代谢性病变紧密相关，成为头颅平片和 CT 扫描中识别颅内肿瘤的关键定位标志。

局限性颅骨改变具体表现为颅骨的局部增生或破坏，这通常与脑表面或邻近颅骨的肿瘤有关，如脑膜瘤等。而弥漫性颅骨破坏则常见于颅骨转移瘤、淋巴瘤，以及网状内皮细胞增生症等。蝶鞍改变表现为蝶鞍呈气球状增大、蝶鞍扁平、开口增大、双鞍底等，通常与邻近蝶鞍的肿瘤有关。另一方面，颅骨增厚是肢端肥大症、Paget 病等疾病的重要表现。这些变化与病变的部位、大小和性质有关，常见的症状包括头痛和头晕。

在 X 线平片上，这些病变表现为局限性或弥漫性的颅骨密度减低或增高，边缘可能清晰或模糊。蝶鞍形态的改变和颅骨增厚也是重要的征象。

CT 扫描则能更精确地定量测量颅骨骨密度的改变，清晰地显示出密度或形态改变区的形态、范围、与周围组织的毗邻关系和继发性改变，如脑积水等。(图 5-6)

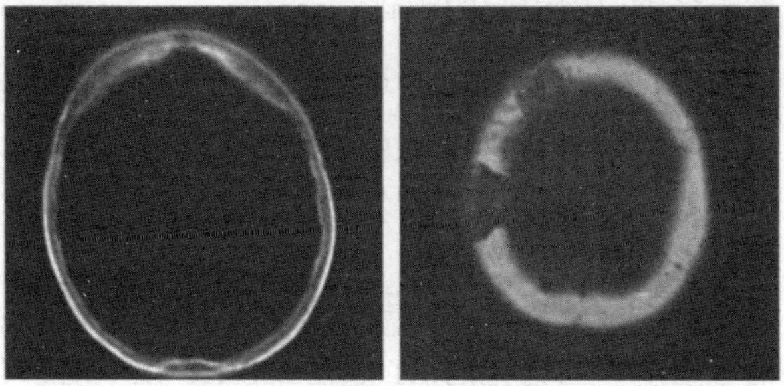

A　　　　B

图 5-6　颅骨病变 CT 骨窗

A. 额部颅骨增厚，密度增高；B. 右顶部颅骨骨质破坏，密度减低

MRI 在于显示软组织异常的形态、范围和与周围的毗邻关系，可增强并清晰显示病变的大小、形态和与周围组织的关系，特别是与脑膜的关系。(图 5-7)

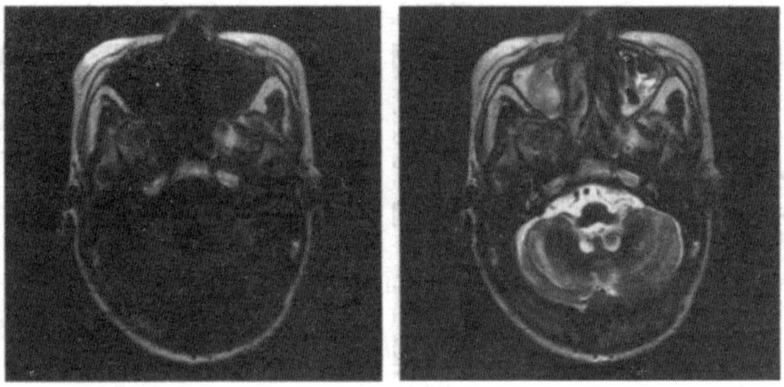

A　　　　　　　　　　　　B

图 5-7　颅骨病变 MRI

A. T_1WI；B. T_2WI；左枕部黑色低信号的颅骨内板缺如，局部见 T_1WI 等偏低、T_2WI 略高信号的软组织填充

二、颅内钙化

颅内钙化为分为生理性钙化和病理性钙化两大类别，生理性钙化包括松果体钙化、脉络膜丛钙化、大脑镰钙化、苍白球钙化，以及小脑齿状核钙化等。这些钙化通常出现在颅内的特定部位，呈现为结节样或条带状的高密度影。通过 X 线平片和 CT 检查，我们可以观察到这些钙化是否受到压迫并发生移位。例如，松果体钙斑的移位方向可以为我们提供关于肿瘤位置的线索。(图 5-8)

病理性钙化则更为复杂，它可以分为肿瘤性、血管源性、感染性、先天性与遗化性、代谢性等多种原因引起的钙化。

对于这些病理性钙化，我们可以通过观察钙斑的位置和形态来大致判断病变的位置和性质。例如，蝶鞍区的弧形钙化通常与颅咽管瘤有关，脑膜瘤的钙化通常呈团块状，而幕上条带状钙化则多见于少突胶质细胞瘤。

在进行影像学检查时，钙化在 CT 上的表现通常为高密度影，而在 MRI 上则可能呈现不同的信号强度。当钙化的 CT 值在 200 HU 以下时，T_1WI 可能呈现较高的信号，而 T_2WI 则呈现等信号。然而，对于高密度的钙化，T_1WI 和 T_2WI 都会呈现低信号影，但总的来说，MRI 对于钙化的敏感度不如 CT。(图 5-9)

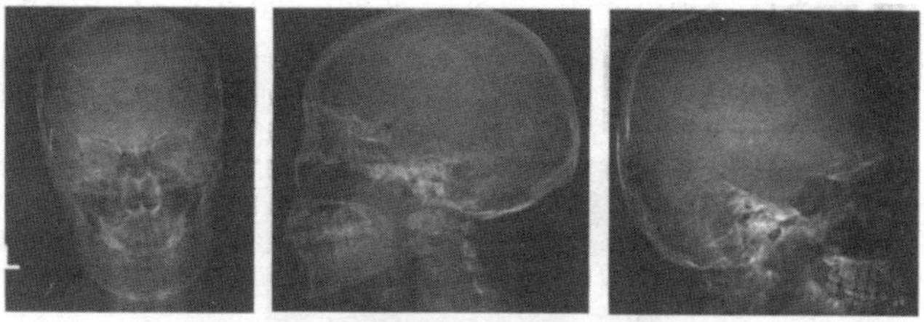

A　B　C

图 5-8　颅骨 X 线平片显示颅内钙化

A，B. 左颞部见散在点状及条状高密影，为钙化；C. 松果体区钙化

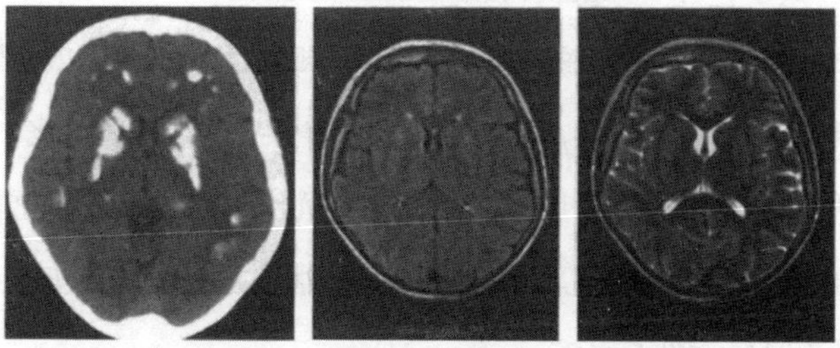

A　B　C

图 5-9　颅内钙化 CT 与 MRI 表现

A. CT 见脑实质内多发高密度钙化影；B、C. 同一病例 T_1WI 双侧基底节区呈高信号，T_2WI 呈等信号

三、脑水肿

脑水肿是脑组织对一些有毒因素的非特异性反应，这种反应往往由多种因素触发，多见于以下情形：肿瘤引起的血脑屏障破坏和血管通透性增加，这种病理过程在大脑的白质部分尤为常见，通常以肿瘤为中心，沿白质区域扩散；脑水肿涉及神经细胞和神经间质的肿胀，这通常是由于钠泵功能障碍导致的细胞内液渗透压升高，使得细胞外液相对低渗，从而引发细胞肿胀；梗阻性脑积水也可能导致间质水肿，这是因为脑室扩张和室管膜扩张改变了脑室表面结构的通透性，使得部分脑脊液逸出脑室并挤压附近的脑白质。

脑水肿发生后，由于脑容积的增大，颅内压会相应升高，这可能导致一系列的症状，包括头痛、恶心、呕吐，以及视物不清等。

在影像学检查中，脑水肿在 CT 上通常表现为低密度区域，这种低密度区域的形态可能因导致脑水肿的病因不同而有所差异。（图 5-10）因此，医生在分析 CT 图像时，需要综合考虑患者的病史、症状、体征，以及可能的病因，从而做出准确的诊断和治疗决策。

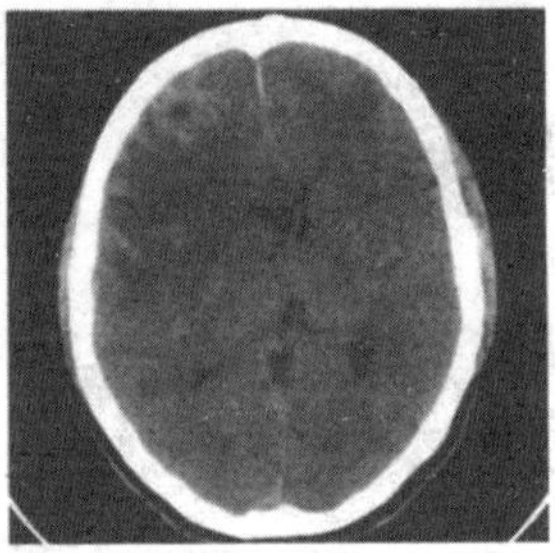

图 5-10　CT 见右侧额颞部，左额部不规则低密度区，边界清晰

脑水肿呈 T_1WI 低信号，T_2WI 高信号，增强后水肿无强化。脑水肿的范围与肿瘤部位及恶性程度有关，脑内肿瘤水肿范围大，如胶质瘤；脑外肿瘤水肿范围小，如神经鞘瘤；肿瘤恶性程度高，水肿范围大，如转移瘤、恶性星形细胞瘤。（图 5-11，图 5-12）

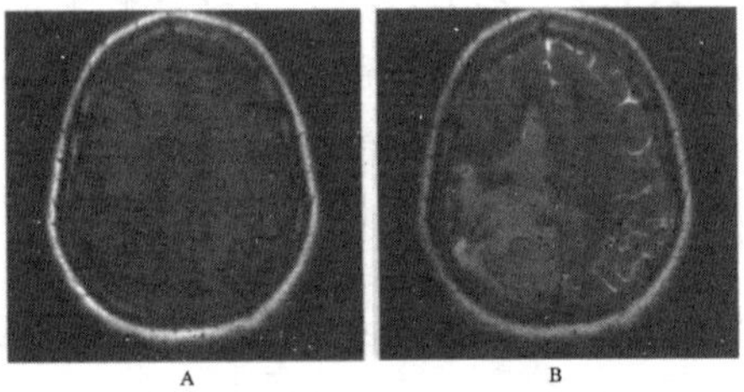

图 5-11　脑水肿

右顶叶类圆形软组织肿块影，周围见片状 T_1WI 低信号（A）、T_2WI 高信号（B）的水肿带

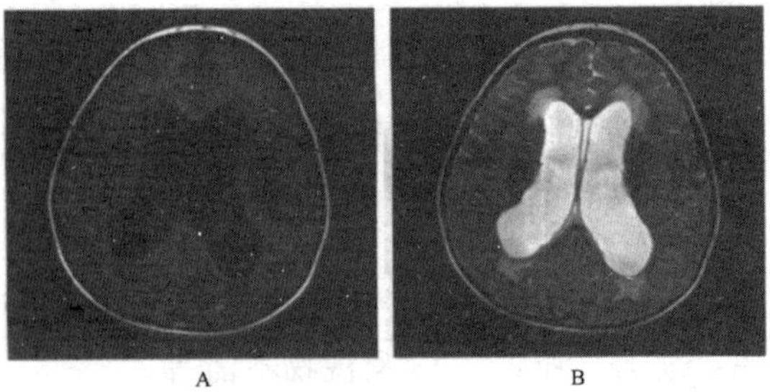

图 5-12　脑室积水，脑水肿

双侧侧脑室增宽，双侧侧脑室前后角旁脑白质区见小斑片状 T_1WI 略低（A）、T_2WI 高水肿信号（B）

四、脑积水

脑积水（hydrocephalus）是由于脑脊液的产生和吸收失衡，或是脑脊液循环通路受阻，从而导致脑室系统异常扩大的一种病理状态。在影像学上，脑积水主要分为交通性脑积水和梗阻性脑积水两种类型。交通性脑积水发生时，尽管脑室与蛛网膜下腔之间的通道保持通畅，但由于脑脊液产生过多，吸收障碍或静脉窦阻塞仍会导致脑积水。而梗阻性脑积水则是因为脑室系统或第四脑室出口处受阻，使得脑脊液无法顺畅流至蛛网膜下腔或脑池，进而导致阻塞部位以上的脑室系统扩大积水。

患者可能出现一些如头痛、恶心和呕吐等明显的颅内压增高症状，也会出现精神萎靡和头胀的感觉。

X 线平片可显示颅内压力增高引起脑回压迹加深和颅缝增宽。(图 5-13)

CT 和 MRI 在脑积水诊断方面确实是非常重要的影像学工具。这两种技术能够提供详细的脑部解剖结构信息，帮助医生准确判断是否存在脑积水，以及脑积水的类型。交通性脑积水的影像特点主要表现为脑室系统普遍增大，这是因为脑脊液在脑室内流通受阻，导致整个脑室系统压力升高，进而引起脑室扩大。在此过程中，脑沟可能会变得模糊或消失，脑池也会相应扩大。而梗阻性脑积水的影像特点则更为具体，它会显示出阻塞近侧脑室扩大，而远侧的脑室则可能保持正常大小或缩小，这取决于阻塞发生的具体位置。如果室间孔发生阻塞，那么侧脑室会因为脑脊液无法流通而扩大；如果是导水管阻塞，那么第三脑室和侧脑室都会受到影响而扩大；而如果是四脑室正中和侧孔阻塞，则所有的脑室都会发生扩大。在 MRI 图像上，脑室周围常常可以看到 T_1WI 低信号、T_2WI 高信号影，这是因为脑室内压力升高导致室管膜细胞间连接受损，从而出现小裂隙，水分子通过这些裂隙，产生了这种特定的信号表现。这种信号特征是脑积水的一个重要标志，有助于医生进行准确的诊断。(图 5-14)

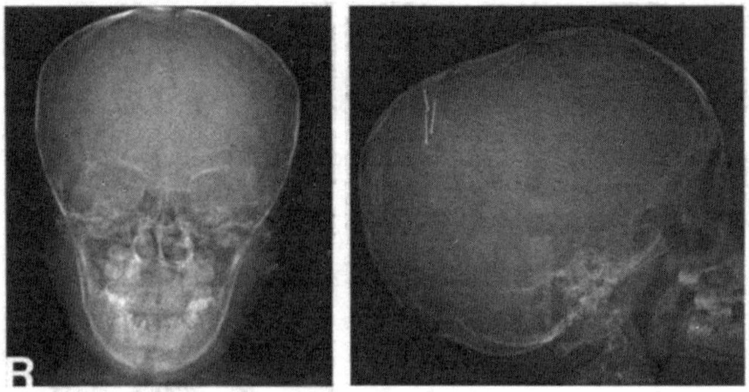

A　　　　　　B

图 5-13　脑积水，颅内压升高

A. 儿童头颅正位，颅缝增宽；B. 头颅侧位片：脑回压迹加深，呈“指压征”

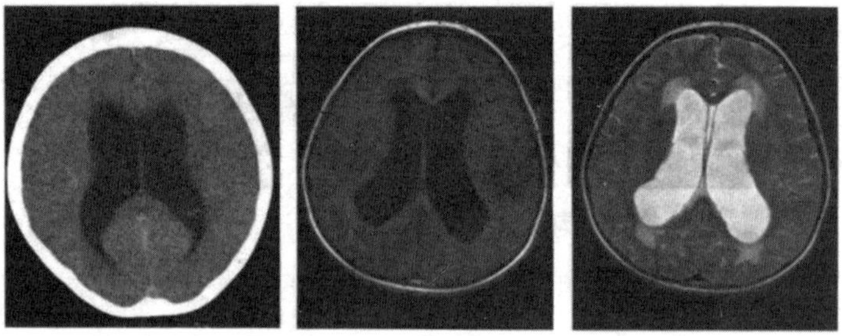

A　　　　　　B　　　　　　C

图 5-14　脑积水

A. CT 扫描示双侧侧脑室增宽，其内为低密度脑脊液，侧脑室后角向枕叶延伸；B. T_1WI；C. T_2WI 双侧侧脑室扩大，T_1WI 为低信号，T_2WI 为高信号

五、脑萎缩

脑萎缩是一种由多种原因所引起的脑组织减少，继而导致的脑室和蛛网膜下腔扩大的病理现象。

按萎缩的范围、部位和病因，脑萎缩可以分为多种类型。广泛性脑萎缩和局限性脑萎缩是根据萎缩范围来分类的；脑皮质萎缩、脑白质萎缩、基底节萎缩、脑干萎缩及小脑萎缩则是根据萎缩部位来划分的。此外，按病因分，脑萎缩可分为创伤性萎缩、缺血性萎缩、出血性萎缩、炎症后萎缩及缺氧后萎缩等。

大脑萎缩的表现多种多样，常见的症状包括头晕头痛、表情呆滞、记忆力减退、智力障碍、活动减少和寡言少动。小脑萎缩则主要表现为头晕、步态蹒跚、构音障碍、吞咽困难、眼球震颤、持物不准、指鼻不能等小脑性共济失调症状，同时还可能伴有直立性低血压、晕厥、心悸、排汗障碍、排便困难、性功能减退或障碍等。

在影像学检查中，脑萎缩表现为脑沟、脑池增宽和脑室扩大，当脑沟宽度超过 5 mm 时，可以认为存在脑沟扩大。不同类型的脑萎缩在影像学上有不同的表现。例如，脑皮质萎缩表现为脑表面脑沟及脑池扩大，蛛网膜下腔增宽，而脑室大小正常。(图 5–15) 而脑白质萎缩则表现为脑室扩大，脑沟、脑池大小正常；若萎缩不对称则两侧脑室不对称性扩大，中线结构移向脑室较大的一侧。全脑萎缩表现为脑室、脑沟及脑池均扩大。局部脑萎缩则表现为局部脑室扩大或局部脑沟、脑池扩大。脑干萎缩在影像学上表现为脑干体积变小，脑干周围池包括中脑周围环池、四叠体池、桥前池等增宽。小脑萎缩则表现为小脑体积变小，蚓部及半球脑沟增多扩大，四脑室、小脑、小脑脑桥角池扩大。一侧大脑半球萎缩表现为萎缩侧半球体积变小，脑室扩大，脑沟增宽，中线结构移向患侧。(图 5–16)

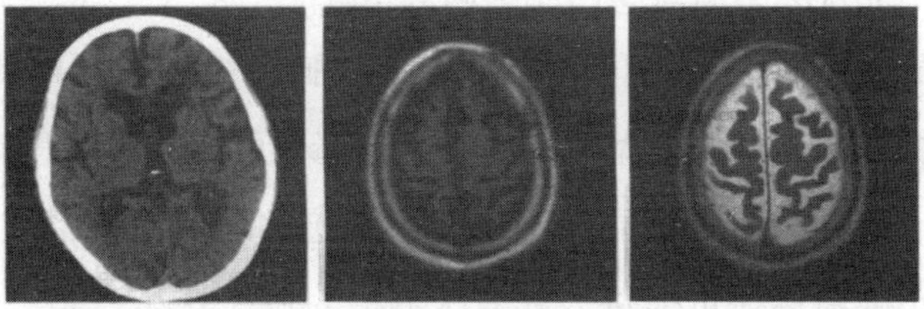

图 5–15　脑萎缩

A. 大脑萎缩，脑室形态扩张，脑沟脑池增宽；B. T_1WI；C. T_2WI 脑萎缩，脑沟加深，周围脑脊液包绕

脑萎缩的诊断需要结合临床表现和影像学检查，治疗则需要根据具体病因和症状进行个体化的治疗方案制订。由于脑萎缩是一种慢性进展性疾病，早期发现、早期治疗对于延缓病情进展、提高患者生活质量具有重要意义。

六、占位效应

占位效应是颅腔内由于肿瘤、出血等病变导致的一种特定现象。由于颅腔

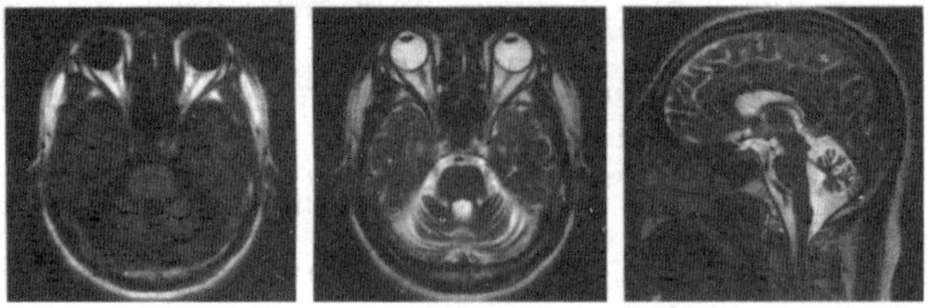

图 5-16　小脑萎缩

A. T_1WI；B. T_2WI；C. 矢状位 T_1WI 小脑萎缩，脑沟加深，周围脑脊液包绕

的容积是固定的，颅腔内出现病变，如肿瘤或出血时，这些病变会占据一定的空间，从而导致周围正常的脑组织受到压迫。这种由病变本身及其周围水肿等因素引起的对周围组织的压迫作用，称为占位效应。

颅内肿瘤是引起占位效应的常见原因之一。肿瘤的生长会导致颅内压增高，进而引发一系列症状，如头痛、呕吐和精神状态变化等。在恶性脑肿瘤患者中，约 25%的初发症状表现为精神状态的变化，如昏沉、倦怠、精神迟钝、性格改变、行为异常以及思维活动能力的障碍。此外，颅内压的增高还可能导致幼儿头围增大。在约 25%的脑瘤病例中，可以观察到视盘水肿，但需要注意的是，未见视盘水肿不能排除脑瘤或颅内压增高。

随着肿瘤的继续扩大，占位效应可能导致脑组织进入颅内的固定空隙处，从而引发脑疝综合征。例如，大脑半球的内侧部分可能会被推移到大脑镰之下，形成扣带回疝。海马沟回则可能经过小脑幕切迹的移位至天幕裂孔下方，形成天幕裂孔疝。小脑扁桃体可能进入枕骨大孔，对脑干产生压迫，形成枕骨大孔疝。海马沟回疝可能导致早期出现的动眼神经瘫痪（同侧瞳孔扩大，对光反射消失伴眼外肌瘫痪）。小脑扁桃体压迫脑干，会导致突然的呼吸与心搏停止。

CT 和 MRI 等影像学检查在诊断颅内肿瘤及评估占位效应方面具有重要意义。这些检查可以准确发现脑肿瘤的大小、部位和形态，对于诊断脑疝综合征等严重并发症也具有重要意义。例如，MRI 冠状面扫描可以清晰显示海马沟回疝和扣带回疝，MRI 矢状面扫描则可以清晰显示小脑扁桃体疝。

脑肿瘤伴发的占位效应表现为中线结构的移位、脑室与脑池的移位与变形、脑室和脑池的扩大、脑沟和脑体积的变化等。

正常中线结构如大脑镰、松果体钙化、第三脑室及透明中隔、第四脑室等，在一侧占位性病变时可能向对侧移位。

占位性病变还可能引起脑室及脑池的移位与变形，甚至闭塞。例如，额颞叶病变可能使第三脑室及侧脑室向对侧移位、变形。鞍区肿瘤可能向上使鞍上池变形、填塞。松果体区肿瘤使四叠体池变形、扭曲、闭塞。小脑肿瘤使第四脑室移位，同侧小脑脑桥角池变窄。（图 5-17，图 5-18，图 5-19）这些变化不仅有助于诊断颅内病变，还有助于评估病变的严重程度及制订相应的治疗方案。

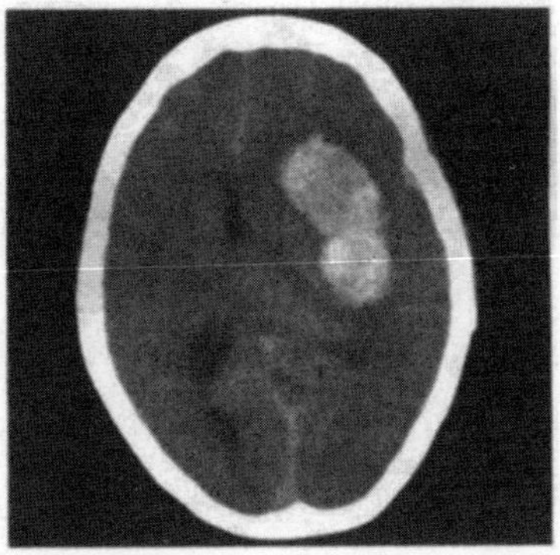

图 5-17 左基底节区高密度脑血肿，占位效应明显，左侧脑室受压变扁、消失，中线结构向右偏移

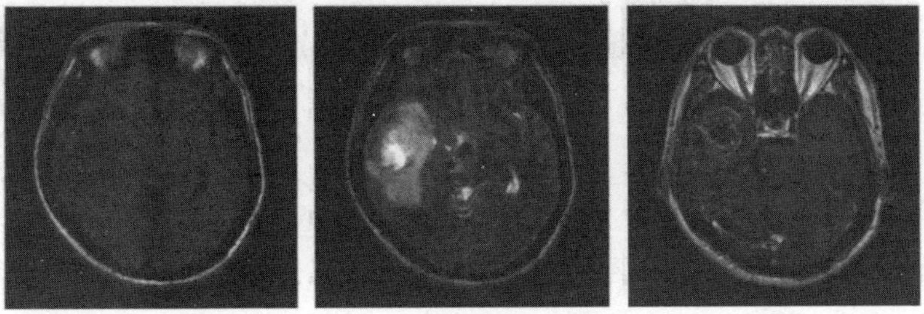

A　　B　　C

图 5-18 右颞部肿瘤合并水肿

压迫右侧侧脑室，中线结构左移 A. T_1WI；B. T_2WI；C. T_2WI 增强

某些占位性病变尚可引起脑室或脑池的扩大，例如，侧脑室内的肿瘤可以引起两侧侧脑室的扩大，尤其是患侧更为明显；颅后窝的病变如果阻塞了第四脑室，会导致幕上脑室的对称性扩大，进而引发脑积水；小脑桥角区的病变则

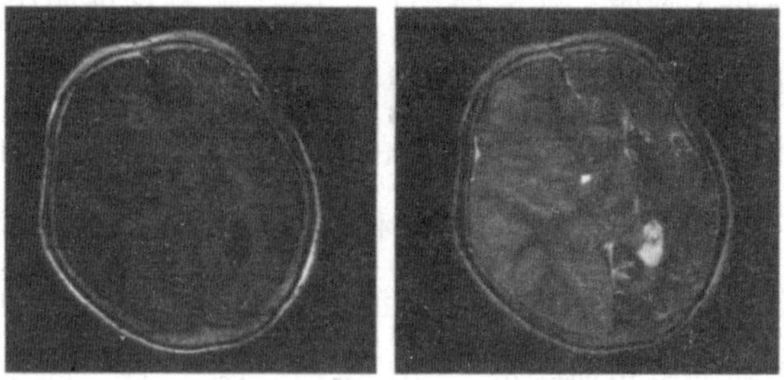

A　　　　　　B

图 5-19　右侧大脑半球超急性期大面积脑梗死，伴大脑镰下疝

A. T_1WI；B. T_2WI

可能使小脑桥角池扩大。

脑内占位性病变常会推压周围的脑组织，导致邻近的脑沟狭窄或闭塞。当病变较小，其他占位征象尚未显现时，脑沟的这种变化可能是唯一的占位征象。这种变化在 MRI 上可以被观察到，为医生提供了关于病变位置和范围的重要线索。

脑干占位性病变在 MRI 上常表现为脑干体积膨大，这是由于病变占据了正常的脑干组织空间。这种膨大可能导致相邻的脑池受压、变窄或闭塞。此外，由于脑干的移位，第四脑室也可能出现后移的现象。这些特征在 T_1WI 和 T_2WI 上均可观察到，但 T_2WI 可能更为敏感，能够更早地检测到这些变化。

第四节　颅脑疾病

一、颅脑损伤

颅脑损伤是由外力作用于头颅引起的严重伤害，可能导致头部软组织损伤、颅骨骨折和脑损伤，其中脑损伤的后果较为严重。这种损伤在交通事故、工伤或火器伤等情况中较为常见。影像学检查在明确颅骨骨折和脑损伤方面，发挥了决定性的作用，但应注意危重患者检查的时机和检查过程中的安全性。

颅脑损伤的主要病理改变始于致伤外力作用于头部所导致的颅骨、脑膜、脑血管和脑组织的机械形变。损伤类型则取决于机械形变发生的部位和严重程度。神经组织损伤的主要病理改变为脑挫伤、脑挫裂伤和轴索损伤；脑血管损伤的主要病理改变为脑内血肿、蛛网膜下腔出血、硬膜下血肿和硬膜外血肿、脑梗死。根据硬脑膜是否完整，颅脑损伤可分为闭合性和开放性两种。

患者根据意识障碍的程度，临床上可分为三级。轻度颅脑损伤（Ⅰ级）表现为昏迷时间在 30 min 以内，且颅脑 CT 多次扫描均无异常发现。中度颅脑损伤（Ⅱ级）则是昏迷时间超过 30 min 但小于 1 h，颅脑螺旋 CT 检查提示有出血或水肿区。重度颅脑损伤（Ⅲ级）则表现为昏迷时间超过 1 h 或持续昏迷，伴生命体征紊乱，颅脑螺旋 CT 可显示有出血、水肿或脑干损伤。这一类患者死亡率较高，特别是当脑干受损时，死亡率可达 50%或以上。

（一）颅骨骨折

颅骨骨折是颅脑损伤中较为常见的一种类型，大约占颅脑损伤的 15%～20%。这种骨折可以发生于颅骨的任何部位，其中顶骨是最常见的骨折部位，其次是额骨。根据骨折的形态分为线状骨折、凹陷骨折、粉碎骨折和穿入骨折。

【病理与临床】

颅骨骨折常常伴随其他类型的颅脑损伤，如脑损伤、脑神经损伤和血管损伤，这些损伤可以单独存在，也可以复合存在。临床症状的严重程度取决于损伤的类型和程度，通常分为轻、中、重三型。轻型颅骨骨折通常不会导致死亡，中型颅骨骨折的死亡率约为 1%～2%，而重型颅骨骨折的死亡率可高达 50%。

【影像学表现】

1. X 线平片

线状骨折在颅盖骨上最为常见，表现为宽 1～2 mm 的线样低密度影，可能涉及一根或多根骨头。骨折则是颅骨全层或仅内板向颅内凹陷，正面观察时可见环形骨密度减低，而在骨质重叠部位则表现为密度增高。婴幼儿的颅骨弹性较好，因此可能呈现为锥状乒乓球凹陷，这种类型的骨折多被称为青枝骨折，通常难以发现明显的骨折线。切线位则可以更清楚地显示骨折凹陷的深度。粉碎性骨折在颅盖骨和颅前窝底都较为常见，表现为骨碎片的分离、陷入或重叠。穿入骨折则多是由锐器伤或爆炸伤引起，导致颅壁骨质缺损，骨质碎片和异物进入颅内，造成广泛的颅内组织损伤。（图 5-20）

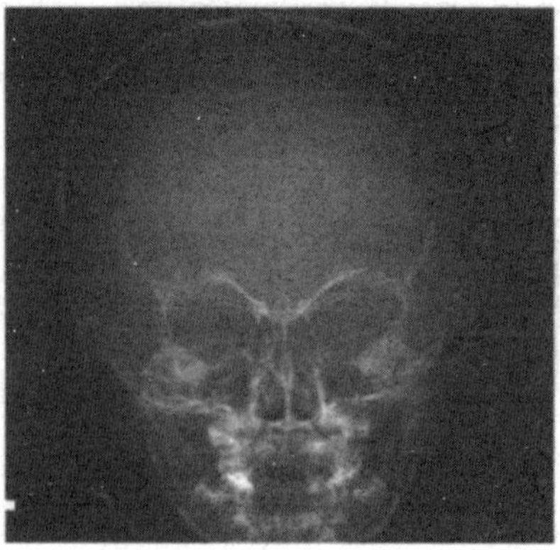

图 5-20 左侧额骨骨折，左侧额骨纵行线状透亮区

2. CT

在 CT 扫描中，不同类型的颅骨骨折呈现出不同的特征性表现。对于线状骨折，CT 的横断面图像能够清晰显示骨的连续性中断，这是骨折的直接证据。同时，线状骨折常伴随帽状腱膜下血肿、骨膜下血肿和头皮软组织肿胀，这些在 CT 图像上也可以得到体现，表现为相应区域的密度增高或软组织肿胀。

凹陷骨折在 CT 上表现为颅骨内板向颅内移位的明显征象，周围可能伴有脑组织挫裂伤，表现为脑组织的密度异常和形态改变。CT 能够清晰显示凹陷骨折的程度以及周围脑组织的受损情况，为临床诊断和治疗提供重要信息。

粉碎性骨折在 CT 上表现为颅骨碎片的分散和重叠，可以清晰地看到碎骨片的窗围和形态。同时，粉碎性骨折通常伴有严重的脑挫裂伤，CT 图像上可以观察到脑组织的广泛损伤和出血。

穿入骨折在 CT 上表现为颅壁骨质的缺损和骨质碎片进入颅内。根据硬脑膜是否完整，穿入骨折可分为闭合性和开放性两种类型。闭合性颅骨骨折时，硬脑膜保持完整，而开放性颅骨骨折则伴有硬脑膜的裂伤。在开放性颅骨骨折中，CT 图像上可见伤口局部或颅内的各种异物，如金属、玻璃等。这些异物的存在不仅增加了治疗的难度，也增加了患者感染的风险。(图 5-21)。

3. MRI

MRI 扫描在颅脑损伤中的诊断价值主要在于其能够清晰显示脑组织的各种

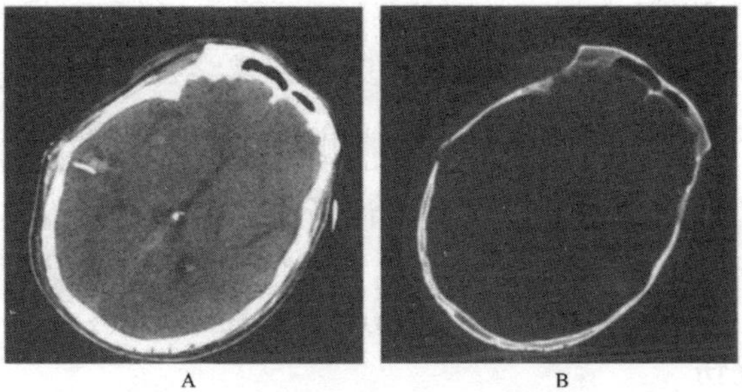

图 5-21　右颞骨粉碎性骨折，右颞叶挫裂伤

A. 软组织窗；B. 骨窗

损伤类型，包括脑挫伤、脑挫裂伤、脑内血肿、硬膜下血肿、硬膜外血肿以及脑疝等。这些损伤类型在 MRI 图像上表现为不同的密度异常和形态改变，从而帮助医生准确评估损伤的严重程度和范围。(图 5-22)

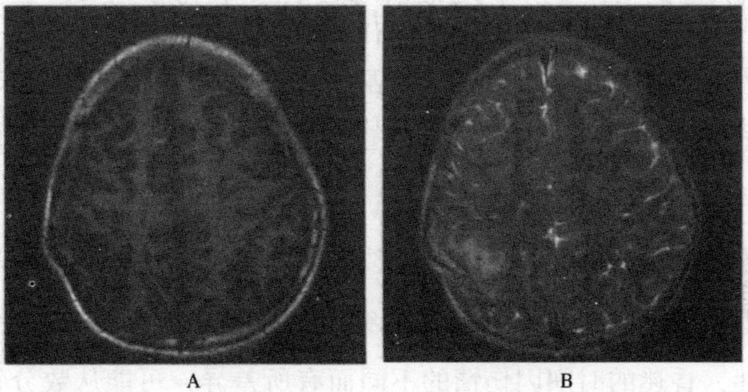

图 5-22　右侧顶枕骨凹陷性骨折，右侧额顶叶脑挫伤

右侧顶枕骨凹陷，右侧额顶叶片样 T_1WI 低信号（A）和 T_2WI 高信号影（B）

【诊断要点】

颅骨骨质连线状中断，分为线状骨折、凹陷骨折、粉碎性骨折和穿入骨折。每种骨折都有其独特的影像表现，如线状骨折表现为细长的骨折线，凹陷骨折则显示为颅骨局部向内凹陷。CT 可以清晰地显示骨折的形态、范围，以及是否有颅内异物和颅内出血，这些信息对于评估病情和制订治疗方案至关重要。MRI 则可以显示脑挫裂伤的范围和脑疝的形成，为临床医生的诊断和治疗提供重要依据。

【鉴别诊断】

颅骨骨折的诊断通常基于明确的病史和影像学检查。在大多数情况下，颅骨骨折的诊断并不困难。然而，在某些情况下，如颅骨缝合处或缝间骨的存在，可能会与骨折线相混淆。因此，在进行诊断时，需要仔细鉴别这些结构，以确保诊断的准确性。

（二）脑挫裂伤

脑挫裂伤是颅脑损伤中常见的一种病理类型，它包括脑挫伤和脑裂伤，因为从脑损伤的病理看，挫伤和裂伤常是同时存在的，因此统称为脑挫裂伤。脑表面的挫裂伤多发生在脑组织的表面，特别是在暴力打击和对冲的部位，尤以额、颞前端和底部居多，这是由于脑组织在颅腔内的滑动及碰撞所引起的。

【病理与临床】

从病理角度看，脑挫裂伤的严重程度可以有很大的差异。轻度的脑挫裂伤可能只表现为脑表面的瘀血和水肿，软膜下有点片状的出血灶，蛛网膜或软脑膜有裂口，脑脊液呈现血性改变。而严重的脑挫裂伤则可能导致脑皮质及其下的脑白质挫碎、破裂，局部出血、水肿，甚至形成血肿。受损的皮质血管可能发生栓塞，导致脑组织糜烂、坏死，挫裂区周围出现点片状的出血灶和软化灶。在临床表现上，意识障碍是脑挫裂伤最突出的症状之一。患者在受伤后通常会立即陷入昏迷，昏迷的时间因伤情的不同而有所差异，可能从数分钟到数小时、数日、数月，甚至迁延性昏迷不等。长期昏迷的患者往往存在广泛的脑皮质损害或脑干损伤。一般来说，伤后昏迷时间超过 30 min，可以作为判定脑挫裂伤的参考时限。

【影像学表现】

1. CT

在影像学检查方面，CT 扫描对于脑挫裂伤的诊断具有重要价值。CT 可以显示局部脑水肿，表现为低密度区域，其范围可以从数厘米到整个大脑或小脑半球、白质和灰质都可能受累。这些低密度区域通常呈不规则形，边界不清楚。小的出血灶在 CT 上表现为低密度区域内的散在点状高密度影。由于水肿和小灶出血，可能会导致病侧脑室受压并向对侧移位。此外，CT 还能清晰地显示多发性脑挫裂伤，以及并发的脑内、外血肿。当并发外伤性蛛网膜下腔出血时，出血通常位于纵裂池，表现为纵行带状的高密度影。(图 5-23)。

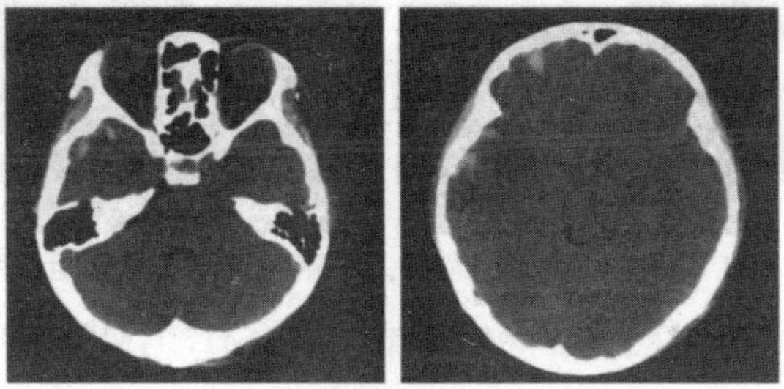

A　　　　B

图 5-23　右额叶和颞叶脑挫裂伤

右侧额叶和颞叶大片样低密度影，伴有脑凸面多发的斑片样高密度影

2. MRI

脑挫裂伤的影像学表现因其病理过程中的脑水肿、出血和液化程度的不同而有所变化，这种变化在 MRI 的 T_1WI 和 T_2WI 上表现得尤为明显，常常呈现为混杂信号。在非出血性脑损伤的早期阶段，由于病灶中含水量的增加，会出现脑水肿，这种脑水肿在 MRI 上表现为 T_1WI 上的低信号和 T_2WI 上的高信号。然而，非出血性脑挫裂伤的预后变化较大，有些可能不会留下任何痕迹，而有些则可能会残留小的脑软化灶。这些软化灶在 MRI 上通常表现为 T_1WI 上的低信号和 T_2WI 上的高信号。此外，随着脑组织的修复和重塑，局部脑室可能会出现扩大，脑沟也会增宽。对于出血性脑挫裂伤，其影像学表现则更为复杂。由于水肿和出血比例不同，病变区 T_1WI 和 T_2WI 常呈现为混杂信号，在 T_1WI 上出血量以低信号影为主，T_2WI 以高信号影为主。(图 5-24)

【诊断要点】

在诊断过程中，需要关注外伤病史，CT 检查可以发现存在脑内斑片样、不规则形的混杂密度影，而 MRI 则能显示异常混杂信号。

【鉴别诊断】

需要与脑炎和脑梗死等疾病进行鉴别，结合外伤病史和特征性的病变部位，

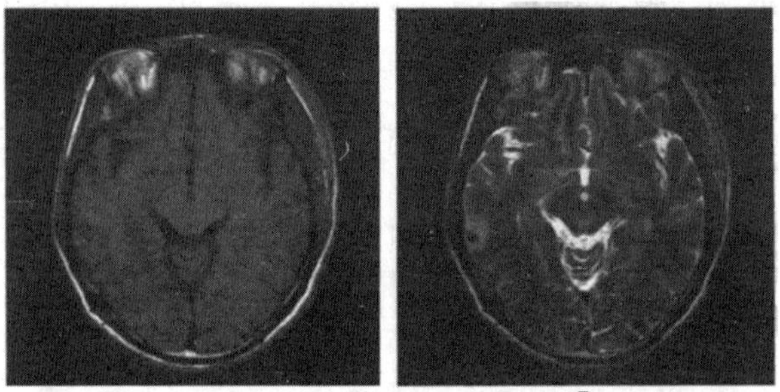

图 5-24　右侧颞叶脑挫裂伤，左侧额颞区头皮软组织肿胀

右侧颞叶片样异常信号影，T_1WI 为较低和较高信号（A），T_2WI 呈高和低信号影（B）

鉴别难度不大。通常，脑炎较少伴有脑出血，CT 上呈现均匀低密度，T_1WI 显示均匀的低信号影，T_2WI 则呈现均匀的高信号影。

（三）硬膜下血肿

硬膜下血肿是一种与颅脑外伤密切相关的颅内血肿，占比较大。这种血肿发生在硬脑膜与蛛网膜之间，根据症状出现的时间，可分为急性硬膜下血肿、亚急性硬膜下血肿和慢性硬膜下血肿。部分患者可能没有明确的外伤史，但由于剧烈咳嗽或凝血功能障碍等原因也可能引发该病症。

【病理与临床】

多数硬膜下血肿来源于脑皮质挫裂伤灶中的静脉和动脉受损伤出血，这些血肿常常发生在外伤着力部位，以及对冲部位的颅骨骨折导致的脑表面的动脉或静脉破裂处。此外，血肿也可能来源于脑表面的桥静脉撕裂。

急性及亚急性硬膜下血肿较为常见，且经常合并严重脑挫裂伤，可能导致严重的意识障碍、昏迷加深或清醒后昏迷、单侧瞳孔散大和其他脑压迫症状。在并发脑疝时，甚至可能出现生命功能衰竭的征象。

在影像学表现上，CT 是诊断硬膜下血肿的首选方法。急性硬膜下血肿在 CT 上表现为颅骨内板下方的新月形高密度影，其密度与血红蛋白含量直接相关。亚急性硬膜下血肿在 CT 上可能呈现新月形或过渡形，密度随时间逐渐减低。而慢性硬膜下血肿的形态和密度则随时间而异，后期可能呈现低密度影直至吸收消失。

【影像学表现】

1. CT

CT是诊断硬膜下血肿的首选方式，当观察到颅骨内板下方出现新月形高密度影，我们可以初步判断为急性硬膜下血肿。这种血肿的密度与血红蛋白含量有着直接的关系。不过，也有一些特殊情况，比如患者患有贫血或蛛网膜破裂，脑脊液可能进入血肿，导致呈现等密度或低密度。急性硬膜下血肿的范围通常较广，可能超越颅缝线，甚至覆盖整个大脑半球。此外，这种血肿常常伴有脑挫裂伤，有明显的占位效应。值得注意的是，额底和颞底部的硬膜下血肿由于邻近颅底颅骨，可能会受到线束硬化伪影和部分容积效应影响，在横断面CT扫描上难以显示，此时采用冠状面扫描会有助于确诊。对于病情严重或不配合的患者，通过矢状面或冠状面图像重建也能帮助确诊。

随着时间的推移，亚急性硬膜下血肿在CT的表现会有所变化，它可能呈现新月形或过渡形（血肿的内缘部分凹陷，部分变平或凸出），血肿密度可能是高密度或等密度。由于血红蛋白的溶解和吸收，血肿密度会逐步降低，在伤后的1~2周，血肿可能变为等密度，而伤后1个月则可能变为低密度。

等密度的血肿在CT上仅表现为占位效应，如病侧灰、白质界面内移、脑沟消失、侧脑室变形和中线结构向健侧移位。通过增强扫描，脑表面的小血管增强，使得等密度血肿的衬托更为清楚。慢性硬膜下血肿的形态和密度会随时间而变化。通常，当病变发展到后期（2个月以上），血肿会呈现过渡形或新月形的低密度影，直至吸收、消失。（图5-25）

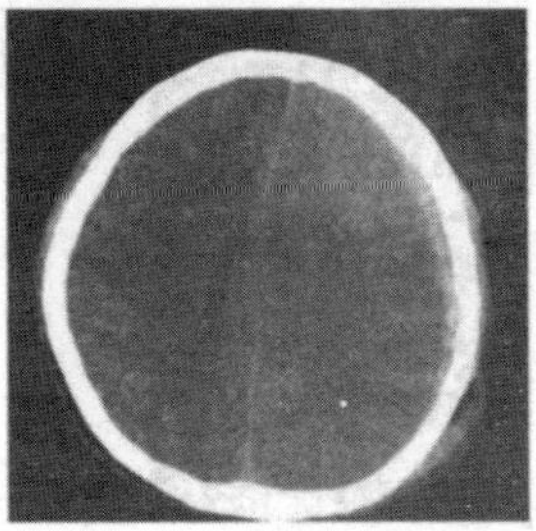

图5-25 左额顶硬膜下血肿

左侧大脑半球广泛肿胀，左额顶硬膜下血肿，并蛛网膜下腔出血

2. MRI

MRI 在硬膜下血肿的诊断中也具有重要作用，硬膜下血肿的信号改变与脑内血肿大体相同。在急性期，血肿内的红细胞内含有去氧血红蛋白，这使得 T_2WI 上呈现低信号，而在 T_1WI 上，血肿的信号与脑实质信号强度类似。到了亚急性期，在 T_1WI 和 T_2WI 都会显示为高信号影。对于早期慢性硬膜下血肿，其信号强度和亚急性期类似。随着时间的推移，高铁血红蛋白会继续氧化变性，变成血红素。这使得在 T_1WI 上，信号强度低于亚急性期，但由于蛋白含量仍然较高，因此其信号强度仍高于脑脊液，在 T_2WI 上，血肿呈现为高信号。(图 5-26)

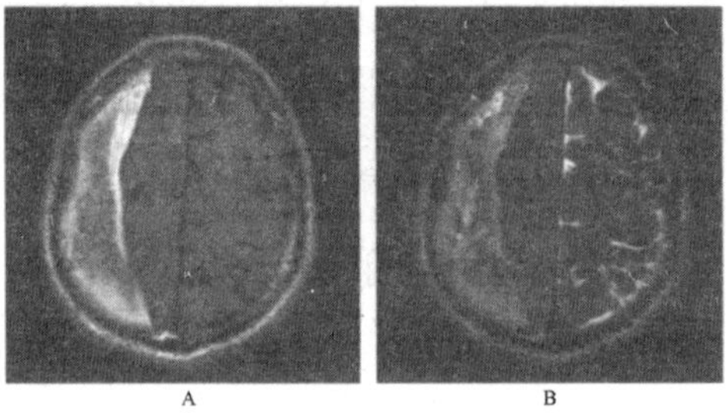

图 5-26　右额颞顶硬膜下血肿

右侧脑凸面带状 T_1WI 较低和较高信号影（A），T_2WI 呈混杂信号（B）。中线向左侧移位

【诊断要点】

CT 表现为颅骨内板下方新月形高密度影，这种影像可能超越颅缝线。而 MRI 则显示为 T_1WI 等信号，T_2WI 低信号。

【鉴别诊断】

在诊断过程中，需要注意将慢性硬膜下血肿与硬膜下积液进行鉴别，慢性硬膜下血肿在 CT 上常表现为带状低密度影。为了准确诊断，我们需要与旧片对照观察病变的密度改变。此外，MRI 检查也有助于鉴别。在 MRI 上，慢性硬膜下血肿在 T_1WI 上可能呈现较高或高信号影。

（四）硬膜外血肿

硬膜外血肿是一种在硬脑膜与颅骨内板之间积聚的血肿，其中 90% 的病例与颅骨的线状骨折有关。这种血肿常常发生在大脑的幕上半球凸面区域，通常是由于骨沟中的硬脑膜动脉或静脉窦被撕裂，或者骨折导致的板障出血。硬膜外血肿大约占外伤性颅内血肿的30%，是一种相对常见的颅内损伤。

【病理与临床】

硬膜外血肿主要以急性形式出现，有时也可能伴随其他类型血肿。这种血肿常常发生在受伤的部位或其附近，并且常常伴有骨折。其中，由于骨折导致的脑膜中动脉损伤引起的硬膜外血肿最为常见，占到了总数的3/4。其他可能导致血肿的原因还包括静脉窦、板障静脉和导静脉损伤。根据骨折线穿过脑膜血管和静脉窦的部位，我们可以推测出血肿的大致位置。硬膜外血肿最常见于颞顶区，其次是额顶区矢状窦旁，可以是单侧或双侧。在血肿形成的初期，它们主要由新鲜的血液和血块组成。然而，随着时间的推移，这些血块会逐渐液化并被吸收，周围会形成一层薄薄的肉芽组织。大约1个月后，这些肉芽组织会形成一个包含液化血液和柔软凝块的包膜。

患者在遭受硬膜外血肿后，常常会出现昏迷的症状，然后会有一个中间清醒期，随后再次陷入昏迷。这个中间清醒期是由于受伤昏迷意识障碍好转，甚至完全清醒，但由于硬膜外血肿的形成，脑受压再次引起昏迷。在硬膜外血肿的早期，患者可能不会出现明显的神经系统症状，只有当血肿压迫到脑功能区时，才会出现相应的症状。然而，如果血肿持续增大，可能会引起脑疝，这时就会出现患侧瞳孔散大、对侧肢体瘫痪等典型症状。一旦出现这些症状，就需要立即进行手术减压，以挽救患者的生命。随着血肿体积的增大，患者可能会出现头痛、呕吐加剧等症状。如果颅内压持续增高，可能会引起脑疝，造成严重后果。

在影像学检查方面，CT能够准确地反映出硬膜外血肿的病理变化。在CT图像上，硬膜外血肿表现为颅骨内板下的双凸形高密度影，边界锐利，CT值通常在40~100 HU之间。（图5-27）血肿的形状有时也可能呈半月形。血肿的范围一般不跨越颅缝，但如果骨折跨越了骨缝，硬膜外血肿也可能跨越骨缝。由于血肿的占位效应，中线结构可能会发生移位，侧脑室也可能受到压迫和变形。有些患者在受伤时可能没有明显的症状，但随后可能会出现慢性硬膜外血肿。这种血肿的密度通常与脑实质相近，因此在CT平扫时可能难以发现。然而，通过增强扫描，我们可以看到血肿内缘的包膜增强，这有助于我们进行鉴别诊断。

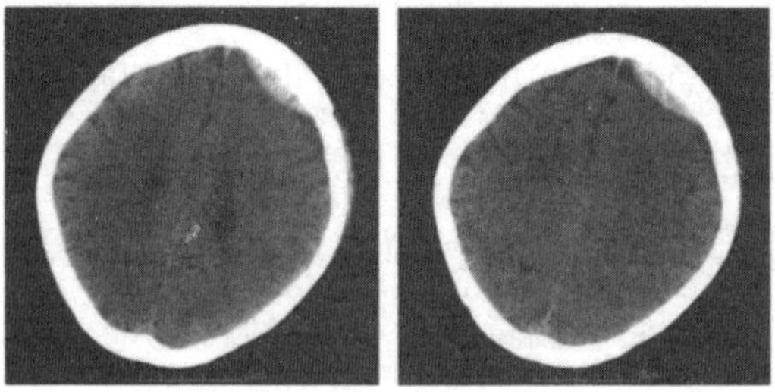

图 5-27　左额硬膜外血肿

左侧额区双凸形高密度影，CT 值为 54~66 HU

MRI 也可以用于诊断硬膜外血肿，其表现与 CT 相似。在 MRI 图像上，硬膜外血肿呈现为梭形的高信号影，边界锐利。血肿的信号强度变化与脑内血肿的演变过程基本相同。(图 5-28)

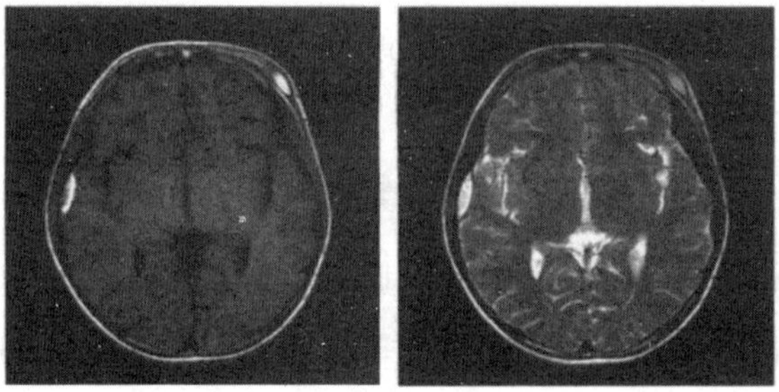

图 5-28　右侧颞区硬膜外血肿

右侧颞区双凸形异常信号影，T_1WI（A）和 T_2WI（B）为较均匀的高信号影

在诊断硬膜外血肿时，需要关注外伤后 CT 显示的颅骨内板下双凸形高密度影，边界锐利，且不跨越颅缝等特点。同时，还需要注意与硬膜外积脓等其他疾病进行鉴别诊断。结合患者的病史和既往的 CT 或 MRI 资料，可以更好地进行诊断和鉴别诊断。此外，硬膜外血肿常常伴有骨折，这也是需要关注的一个重要特征。

二、脑血管疾病

脑血管疾病是一种由于各种原因导致脑血管发生病变，进而引发脑部疾病的病症总称。这种病症在全球范围内都非常常见，其严重性不容忽视。因为脑

血管疾病具有很高的病死率和致残率，与心血管疾病和恶性肿瘤并列为主要的高致死率疾病。脑血管疾病主要分为缺血性和出血性两大类，其中脑梗死、脑出血、脑动脉瘤和脑血管畸形等都是其重要的表现形式。

（一）脑梗死

脑梗死作为缺血性脑血管疾病的主要类型，其发病率在脑血管疾病中占据首位。

【病理与临床】

脑梗死是由于脑部血液供应受到阻碍，导致脑部组织因缺血、缺氧而发生的坏死或软化。动脉粥样硬化、脑栓塞、血管炎和低血压等都是导致脑梗死的主要原因。在病理上分为缺血性、出血性和腔隙性脑梗死。

脑梗死往往起病突然，主要的临床症状包括头晕、头痛，部分患者有呕吐及精神症状，绝大多数患者会出现各种不同程度的脑部损害，如偏瘫、失语、偏身感觉障碍及偏盲等。

根据发病后时间的长短，脑梗死可以分为超急性脑梗死：6 h 之内；急性脑梗死：6~72 h；亚急性脑梗死：3~10 h；早期慢性脑梗死：11 d 至 1 个月；晚期慢性脑梗死：1 个月以上。

【影像学表现】

1. X 线

头颅平片对脑梗死的诊断价值较小，只有少数情况下能看到颈内动脉虹吸段的钙化，这通常表现为鞍区两侧的双轨样迂曲高密度影。而在椎-基底动脉供血不全的情况下，可能会伴有颈椎病的 X 线平片改变。

2. CT

对于缺血性脑梗死的诊断，平扫在发病后 24 h 内往往难以清晰显示病灶，或只能看到模糊的低密度区。不过，在血管闭塞后 6 h 内，部分病例可能会显示出致密动脉征，这是由于栓塞或血栓形成而导致的大脑中动脉、颈内动脉、椎动脉等动脉段的一段密度增高，CT 值通常在 77~89 HU 之间。

随着血管闭塞后时间的推移，梗死灶在 CT 上的表现会逐渐明显。通常，梗死灶会呈现为低密度区，其位置和范围与闭塞血管供血区一致。这种低密度区可能会呈现为向外的三角形或扇形，密度可能不均匀，边界也可能不清晰，并可能伴有占位效应。梗死灶的大小和形态与闭塞的血管有密切关系。例如，大脑中动脉主干闭塞时，病灶通常呈现为三角形低密度区，尖端指向第三脑室，基底朝向大脑半球凸面。而大脑中动脉闭塞在豆纹动脉的远端时，病灶则多为矩形低密度区，呈现“基底核回避现象”。大脑前动脉闭塞时，病灶表现为大脑镰旁的长条状低密度影。大脑后动脉闭塞时，可见顶叶后部及枕叶圆形低密度区，位于大脑镰旁的后部。

随着时间的推移，病变的密度会进一步降低并趋于均匀，边界也会变得较为清晰。发病 1 周左右，皮质侧支循环开始建立，部分病例的皮质可能变为等密度，而低密度区仅限于髓质，形态不规则。到了发病 2~3 周时，可能会出现“模糊效应”，病灶变为等密度而不可见。这是由于脑水肿消失而吞噬细胞浸润，使组织密度增加所致。发病 1~2 个月后，病灶达到脑脊液密度，形成边界清楚的低密度囊腔。

出血性脑梗死是缺血性脑梗死的一种并发症，通常发生在缺血性脑梗死一周后。这种病症在 CT 上表现为在缺血性脑梗死病灶内出现不规则斑点状、片状高密度出血灶，占位表现明显。

另外，腔隙性脑梗死是由深部髓质小动脉闭塞引起的。这种梗死在 CT 上表现为基底节、丘脑、脑干或小脑的卵圆形低密度灶，病灶大小通常在 10~15mm 之间，边界清晰。

3. MRI

相比之下，MRI 对缺血性脑梗死的敏感性及特异性极高。通常，在临床症状出现后 1 h 内，MRI 就能观察到局部脑回肿胀、脑沟变窄，并随后出现异常 T_1WI 低信号、T_2WI 高信号。MR 扩散加权成像（DWI）和灌注成像（PWI）能更早地检出脑梗死。（图 5-29）在急性期，MRI 还能显示梗死区 N-乙酰门冬氨酸（NAA）峰有不同程度的下降，而在梗死区可见不同程度的倒立乳酸（Lac）峰。此外，MRI 还能发现其他影像学检查无法检出的 1~2 mm 的腔隙性脑梗死，对基底节、丘脑、脑干和小脑的腔隙性脑梗死灶十分敏感，病灶一般呈 T_1WI 等信号、T_2WI 高信号或 T_1WI 低信号、T_2WI 高信号。同时，MRA 检查还能显示脑动脉较大分支的闭塞情况。(图 5-30)

4. DSA。在脑血管发生狭窄或闭塞的情况下，DSA 能清晰地展现出远端血管循环时间的延长，造影剂流动减缓，脑动脉的异常弯曲和延长，动脉粗细的不均匀，以及管壁的不光滑。对于脑动脉阻塞的具体位置、程度和侧支循环的情况，DSA 都能提供详尽的信息。当血管完全闭塞时，DSA 还能明确地显示出远端血管的不显影状态。DSA 不仅精确揭示了动脉管腔的狭窄、闭塞和侧支循环的状况，还深入了解了动脉狭窄的具体位置和程度，同时揭示了颅内外脑血流的代偿情况。

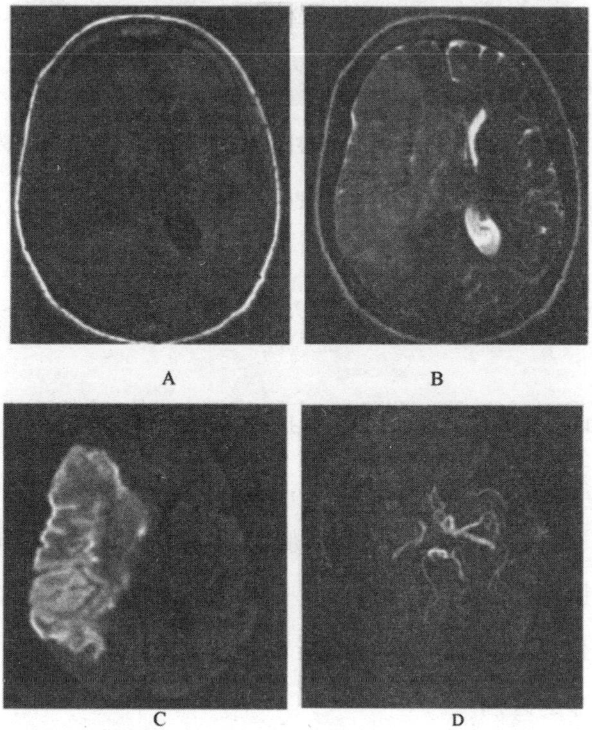

A　B　C　D

图 5-29　脑梗死

在右侧额、颞、顶叶以及右基底节区，T_1WI 显示出稍低的信号，而 T_2WI 则呈现出稍高的信号影。DWI 的弥散成像清晰地揭示出明显的高信号区，边界清晰。右侧的脑室因此受到了压迫，向左偏移，导致中线结构也向左移位。MRA 的检查结果显示，右侧大脑中动脉的血流信号中断。

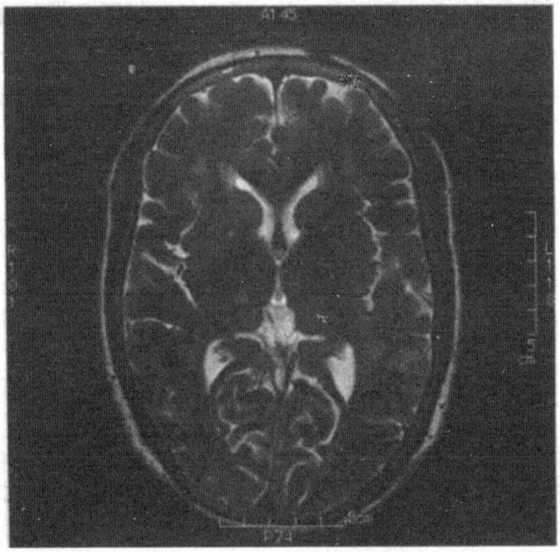

图 5-30　腔隙性脑梗死

双侧基底节区及半卵圆中心多发斑点状 T_2WI 高信号

【诊断要点】

结合这些影像表现和临床病史，可以明确地诊断出这是一个脑梗死病例。

【鉴别诊断】

在诊断过程中，还需要注意与一些非典型表现的疾病进行鉴别。例如，星形细胞瘤和转移瘤等脑肿瘤占位性病变，其表现可能会与脑梗死相似，但通常比脑梗死更为显著。高级别的星形细胞瘤多呈现不规则强化，而脑梗死有时与低级别的星形细胞瘤鉴别起来可能会有些困难。这时，需要结合临床病史，进行动态观察，以便做出准确的鉴别。脑转移瘤则常常呈现均匀或环状的强化，这与脑梗死有明显的区别。

（二）脑出血

脑出血主要影响高血压和动脉硬化患者。

【病理与临床】

脑出血往往继发于高血压、脑动脉瘤、血管畸形和脑肿瘤，以及炎症等多种疾病。尤其在中老年人群中，高血压和脑动脉硬化是脑出血的主要风险因素。脑出血在临床表现上常常起病突然，迅速出现偏瘫、失语和不同程度的意识障碍。这一常见的医学状况，主要影响高血压和动脉硬化患者。血肿的演变过程可以分为急性期、吸收期和囊变期。它的发生是由于脑内血管出现病变、坏死或破裂，常常与高血压、脑动脉瘤、血管畸形、脑肿瘤和炎症等疾病有关。尤其是中老年人群，他们常常因为高血压和脑动脉硬化而面临这一风险。在急性期，血肿呈现出边界清晰的类圆形、肾形或不规则形的高密度影，周围环绕着宽窄不一的低密度水肿带，局部脑室受到压迫而移位。出血的部位常常出现在基底节区、丘脑区、脑桥和小脑，且有可能破入脑室。当血肿破入脑室或蛛网膜下腔时，相应部位会出现高密度区。

【影像学表现】

1. X 线

X 线检查往往难以直接显示出脑出血的情况，但对于脑动脉硬化患者，X 线平片可能会发现颈内动脉虹吸段鞍区的弧形或平行双弧形动脉壁钙化。

2. CT

在脑出血急性期，血肿通常呈现为边界清晰的类圆形、肾形或不规则形的高密度影，CT 值约为 60～80 HU。随着时间的推移，血肿的边缘会变得模糊，周围的水肿带会逐渐增宽，而血肿本身则会向心性缩小，CT 值也会相应降低。高密度血肿周围通常伴随着宽窄不一的低密度水肿带，这可能会导致局部脑室受到压迫并发生移位。一般来说，1 个月左右后，血肿会形成等或低密度灶；2 个月后进入囊变期，较大血肿吸收后常遗留大小不等的囊腔占位。当血肿破入脑室或蛛网膜下腔时，相应的部位会表现为高密度区。随着时间的推移，血肿会进入吸收期，此时高密度血肿的边缘会变得模糊，周围的低密度水肿带会逐渐增宽，而高密度血肿灶增强扫描时，血肿会呈现出完全性或不完全性的环形强化，CT 值也会逐渐降低。较大血肿吸收后常遗留大小不等的囊腔，占位效应消失，伴有不同程度的脑萎缩。增强扫描，呈完全性或不完全的环形强化，壁厚均匀。(图 5-31)

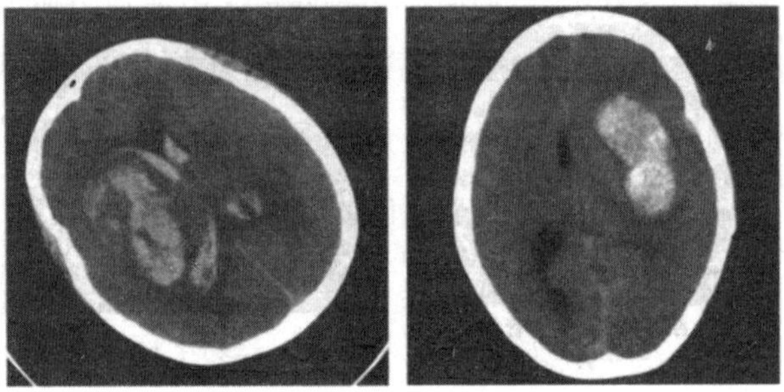

A　　　　B

图 5-31　脑出血

A. 右侧基底节区脑出血并破入脑室，蛛网膜下腔积血；B. 左侧基底节区脑出血

3. MRI

MRI 对于脑出血的检测也具有重要作用。在超急性期（0~2 h），病灶在 T_1WI 上呈现低信号，在 T_2WI 上呈现高信号，与脑梗死、水肿不易鉴别。较大的血肿吸收后，往往会留下大小不等的囊腔，此时占位效应会消失，但可能会伴有不同程度的脑萎缩。增强扫描时，血肿可能会呈现完全性或不完全性的环形强化，且壁厚均匀。进入急性期（2 h 至 3 d）后，病灶在 T_1WI 上呈现等信号，在 T_2WI 上呈现低信号。到了亚急性期（3 d 至 3 周），病灶在 T_1WI 上呈现高信号，在 T_2WI 上呈现高信号。进入慢性期（>3 周）后，血肿逐渐吸收变小，灶周水肿消失，最后呈现为 T_1WI 低信号、T_2WI 高信号，裂隙灶及灶周仍见含铁血黄素环。(图 5-32，图 5-33)。

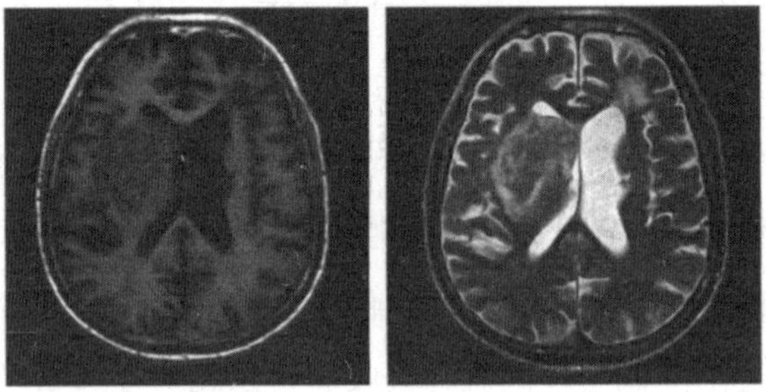

A　　　　B

图 5-32　右侧基底节脑出血

右侧基底节见团片状 T_1WI 等信号（A）、T_2WI 混杂信号（B）

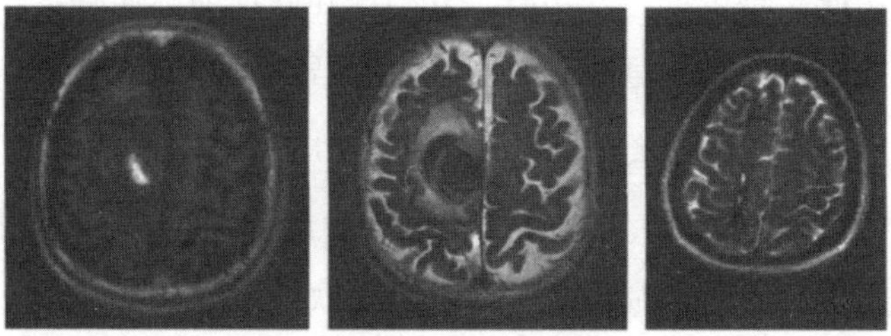

图 5-33　脑出血

A. T_1WI；B. T_2WI 亚急性，右侧顶叶见团状 T_1WI 高低混杂信号；C. T_2WI 慢性期高信号影，T_2WI 低高混杂信号，边界清楚，病灶周围较明显水肿。周围部分为环绕极低信号影。

4. DSA

DSA 在急性脑出血中主要用于寻找血管破裂口并进行局部栓塞止血。然而，由于血管破裂口可能因血肿压迫或颅内压力增高而闭塞，DSA 在诊断脑出血本身方面的价值有限。在基底节区血肿的情况下，DSA 可能仅显示血肿邻近血管的受压推移，如豆纹动脉向内或向外移位。

【诊断与鉴别诊断】

根据患者的临床症状以及典型的 CT 和 MRI 表现，脑内出血的诊断通常不难。然而，在脑出血的囊变期，CT 难以与脑梗死后遗症进行鉴别，因为二者在 CT 上可能表现为相似的低密度灶。相比之下，MRI 通过其多参数成像的能力，能够更准确地区分脑出血和脑梗死后遗症，因为脑出血在 MRI 上会显示特定的信号模式。

（三）颅内动脉瘤

颅内动脉瘤是指发生于颅内动脉的局灶性异常扩大，发病率约为 0.9%。任何年龄都可能发生，但 20 岁以下和 70 岁以上较少发病，男女发病比例约为 4：6。约 51%的蛛网膜下腔出血是由于动脉瘤破裂所致。

【病理与临床】

根据动脉瘤的发病率排序，大脑前动脉和前交通动脉、后交通动脉、大脑中动脉是最常见的发病部位。值得注意的是，有 20%的病例出现多发性动脉瘤，且这种情况在女性中更为常见。动脉瘤的成因多种多样，包括先天性、生长形成性、动脉硬化性、感染性、外伤后、分割性和假性动脉瘤等。

在动脉瘤破裂出血前，通常没有明显的特异性症状。然而，有些病例可能会因为动脉瘤影响邻近的神经或脑结构而表现出癫痫、头痛和三叉神经痛等症状。此外，还可能出现突眼、幻视和颅内杂音等体征。一旦动脉瘤破裂出血，就会出现蛛网膜下腔出血或脑内血肿等严重症状。

【影像学表现】

根据动脉瘤的形态可以分为五种类型。第一种是粟粒性动脉瘤，这种动脉瘤小而多发，直径通常小于 0.5 cm。第二种是囊状动脉瘤，它的大小通常在绿豆至黄豆之间，但也可能达到数厘米。第三种是假性动脉瘤，它通常是由于颅底骨折导致动脉壁受伤，进而引发局部出血和小血肿，最终形成与动脉腔相通的支囊。第四种是梭形动脉瘤，这种动脉瘤的管腔呈梭形扩大、增粗，并且凹凸不平，有时整条动脉都会呈现出念珠状。第五种是壁间动脉瘤，它会使动脉外观显得粗大，并且有时也会呈现念珠状。

1. X 线

如果动脉瘤壁发生钙化，X 线平片检查会发现弧形不完整环形钙化。颈动脉管段动脉瘤可能导致颈动脉管扩大或岩骨破坏。海绵窦段大动脉瘤会压迫蝶鞍和前床突，导致鞍旁型蝶鞍改变，而眼动脉瘤则可能导致视神经孔扩大。

2. CT

颅内动脉瘤的 CT 平扫显示率相对较低，这主要是由于动脉瘤的部位、大小和动脉瘤腔的存在与否，以及是否发生破裂出血等因素，均会对显示效果产生影响。(图 5-34)

具体来说，对于未破裂的动脉瘤，我们可以将其分为三型。

Ⅰ型：无血栓动脉瘤。这类动脉瘤在 CT 平扫中呈现出边缘清晰的圆形稍高密度影，当进行增强扫描时，会出现明显的均匀强化。有时候，动脉壁也会表现出强化，其特点是在均匀强化的密度边缘存在一个稍弱的强化环。

Ⅱ型：部分血栓动脉瘤。当动脉瘤内部有部分血栓形成时，其 CT 表现会因血栓的形态和瘤腔的通畅情况而有所不同。在平扫中，这类动脉瘤可能表现为圆形等密度灶或环形钙化灶内有一个中心性或偏心性的稍高密度影。在进行增强扫描后，动脉瘤腔（即稍高密度影部分）会明显强化，而原有的等密度区（即血栓部分）的强化则不明显。如果血栓是偏心性的，那么强化部分就会呈现出新月形或半圆形的形态。此外，当部分血栓位于血管腔的周边时，增强扫描会显示动脉瘤中心的瘤腔及动脉壁强化，形成中心高密度和外围高密度环，中间则是一个等密度带，这种情况被称为“靶形征”。

Ⅲ型：完全血栓动脉瘤。在平扫中，这类动脉瘤的病灶中心可能呈现为等密度或稍低密度，其内部可见点状钙化，而边缘则为高密度或钙化环影。当进行增强扫描时，病灶边缘的高密度环会出现强化，但中心的强化则不明显。

值得注意的是，当动脉瘤发生破裂出血后，CT 通常无法直接显示动脉瘤体本身，但可以显示由此产生的各种并发症。这些并发症主要包括颅内出血、脑梗死、脑积水、脑水肿，以及脑疝等。其中，动脉瘤破裂所致的颅内出血具体包括脑内血肿、蛛网膜下腔出血和脑室内积血。通过 CT 扫描，医生可以根据出血的位置和范围来估计动脉瘤的大致位置。

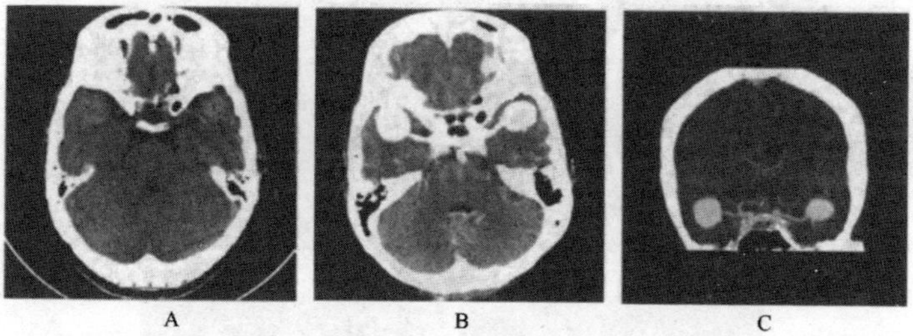

图 5-34　动脉瘤

A. 双侧大脑中动脉中间段局部密度增高；B. 增强扫描见明显囊状强化；C. 冠状位重建显示动脉瘤更明显

3. MRI

与 CT 相比，MRI 在显示动脉瘤的大小、瘤周脑组织情况，以及动脉瘤内血栓情况方面具有更高的准确性。MRI 的显示效果与动脉瘤内的血流特征、血栓的组织成分、钙化和含铁血黄素沉着等因素密切相关。MRI 技术，包括 MRA，能够显示出较大或巨大的动脉瘤。对于无血栓形成的动脉瘤，由于瘤内血流速度快，会形成“流空效应”，在 T_1WI 和 T_2WI 上表现为低信号或无信号病灶。而对于血栓形成的动脉瘤，医生可以通过观察不同位置和强度的信号来确定血栓的范围、动脉瘤腔的大小，以及是否并发出血等情况。在 MRI 图像上，动脉瘤腔由于“流空效应”会呈现出 T_1WI、T_2WI 低信号或无信号区，而血栓则可能表现为高信号、低信号、等信号或混杂信号。通过对比“流空”信号和钙化信号的位置及强度，医生可以准确地区分这两者。MRA 能够显示出与母体动脉相连的囊腔状物，其大小与动脉造影结果相近。（图 5-35A、B、C）

4. DSA

DSA（数字减影血管造影）则是一种能够直接显示动脉瘤大小、数目、形状和位置，以及与脑血管关系的检查方法。在 DSA 图像上，动脉瘤体内因充盈对比剂而呈现为致密影，可能表现为囊状或浆果状，有蒂与动脉相连；也可能表现为局限性膨大；或为不规则形或双囊状。这些详细的形态信息对于医生制订治疗方案和评估预后具有重要意义。（图 5-35D、E）

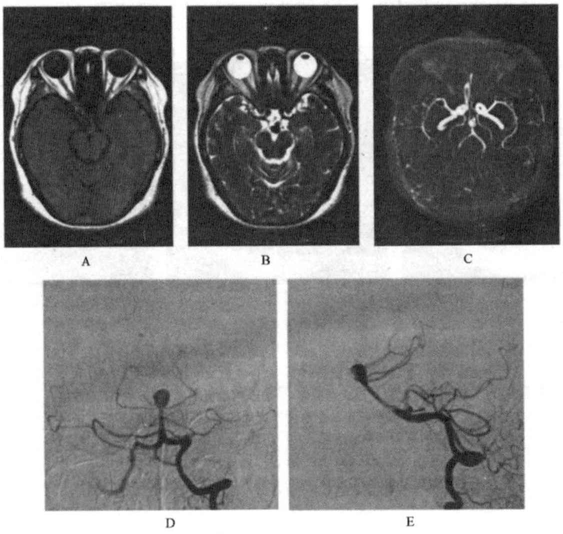

图 5-35　基底动脉瘤

A. 鞍上池后部小囊状 T_1WI 等信号影；B. T_2WI 低信号影；C. MRA 基底动脉末端局限性膨隆；D. DSA 正位见基底动脉顶端囊状突出血管团，边缘较光滑；E. DSA 侧位见基底动脉顶端囊状突出血管团，边缘较光滑

【诊断要点】

根据病变的位置、CT 和 MRI 的特征性表现，或者 CTA、MRA 和 DSA 的征象可明确诊断。

【鉴别诊断】

在诊断鞍区附近的动脉瘤时，需要将其与鞍区的其他肿瘤，如垂体瘤、脑膜瘤或颅咽管瘤，进行鉴别。这些肿瘤在影像学上可能表现出与动脉瘤相似的特征，因此，结合临床表现和影像学征象进行综合分析至关重要。

首先，CT 和 MRI 是常用的影像学检查手段。在 CT 上，动脉瘤可能表现为边缘清楚的圆形稍高密度影，增强后有明显均匀强化。对于 MRI，动脉瘤在 T_1WI 上可能呈现等信号影，而在 T_2WI 上呈现低信号影。这些征象有助于与垂体瘤、脑膜瘤和颅咽管瘤进行鉴别。

然而，DSA 是诊断颅内动脉瘤最可靠且不可缺少的检查方法。DSA 能够直接显示动脉瘤的大小、数目、形状、位置及与脑血管的关系。在 DSA 上，动脉瘤体内因充盈对比剂而呈致密影，表现为囊状或浆果状，有蒂与动脉相连。这种直接的血管造影技术对于动脉瘤的诊断具有很高的准确性。

需要注意的是，DSA 对于完全血栓化的动脉瘤可能无法显示。在这种情况下，CT 和 MRI 就显得尤为重要。CT 和 MRI 不仅可以显示动脉瘤的钙化、血栓和瘤壁强化等特征，还可以结合临床表现和其他影像学征象进行综合分析，从而做出准确的诊断。

（四）动静脉畸形

动静脉畸形是一种罕见的脑血管疾病，可以发生在任何年龄段，但约 72%的患者在 40 岁之前就会出现症状。这种病症多数情况下是单发的，即只有一个病灶。

【病理与临床】

动静脉畸形在脑血管畸形中占据超过 90%的比例，它可以出现在大脑的任何部位，但最常见的是位于大脑中动脉分布区的脑皮质。大约 90%的动静脉畸形位于小脑幕上，但也有可能发生在侧脑室、软脑膜、硬脑膜、脑干和小脑等部位。动静脉畸形的大小和形态各异，有的只有数毫米大小，而有的则可以累及整个脑叶、一侧或双侧大脑半球。动静脉畸形由供血动脉、畸形血管团和引流静脉组成，这些血管之间缺乏正常的毛细血管结构，使得动脉与静脉直接相连。有些动静脉畸形还可能包含动脉瘤和静脉瘤。动静脉畸形的临床表现多样，其中最常见的是出血，可能导致头痛、癫痫等症状。此外，患者还可能出现颅内压增高的症状，如恶心、呕吐等。颅内血管杂音、突眼、精神症状和脑神经症状等也可能是动静脉畸形的表现。

【影像学表现】

1. X 线

X 线检查可以发现畸形血管团内的钙化灶，表现为斑点状、线状、环状、双弧形或不规则的形状。部分病例还可能见到颅骨血管沟扩大或棘孔、破裂孔扩大等现象。

2. CT

CT 平扫则表现为边界不清的局灶性高、低密度或低、等混杂密度灶，病灶形态不规则，其中可见等或高密度线状、点状血管影及高密度钙化灶和低密度软化灶。

3. MRI

MRI 技术能够深入揭示病灶及其周边脑组织的详细情况，甚至能够展示畸形血管内部的血流动态。在 MRI 图像中，大部分动静脉畸形的异常血管团在 T_1WI 和 T_2WI 上呈现出低信号或无信号的特征。动静脉畸形的引流静脉由于血流较为缓慢，在 T_1WI 上表现为低信号，而在 T_2WI 图像上则可能呈现高信号。供血动脉在 MRI 上则常显示为低信号或无信号区域。值得注意的是，病灶区内常能观察到陈旧性或新鲜的局灶性出血信号，其信号变化与其他病因引起的出血相似。此外，动静脉畸形病灶周围的脑组织可能出现萎缩，并伴随 T_2WI 高信号的胶质增生灶。通过静脉注射对比剂，MRI 能更清晰地描绘出畸形血管的形态。（图 5-36）

4. DSA

DSA 技术被誉为诊断动静脉畸形最准确、最可靠的方法。在 DSA 的典型表

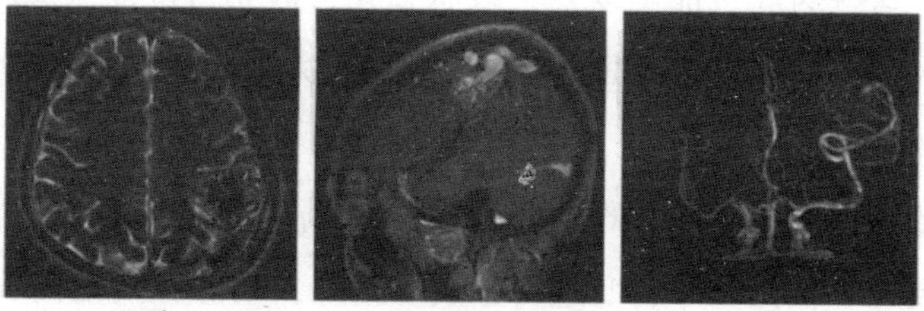

图 5-36　左顶叶动静脉畸形

A. T_2WI 图像显示左顶叶存在混杂信号病灶，信号分布不均，可见流空信号的畸形血管团影。

病灶边界清晰，形态不规则，粗大引流静脉清晰可见。病灶周围未见明显水肿带。

B. 增强扫描后，左侧顶叶的不规则迂曲团状、蜂窝状结构得到了明显的强化。

C. MRA 图像则揭示了粗大引流静脉引流至上矢状窦的情况，左侧顶部大量异常血管集聚成团，

供血动脉为左侧大脑中动脉

现中，可以看到一支或多支扩张迂曲的粗大供血动脉导入粗细不等、相互缠绕的迂曲血管团。整个病变通常在动脉期全部显影，病变范围较大是其显著特点。然而，值得注意的是，并非所有的血管畸形。都能通过反复的 MR 检查和血管造影被发现，这类血管畸形被称为隐匿性血管畸形。(图 5-37)

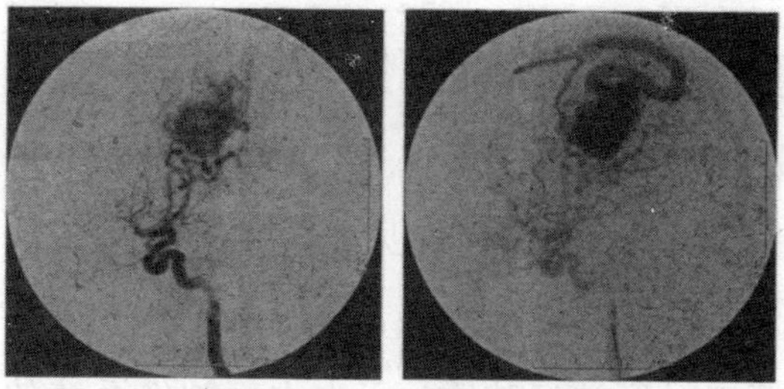

图 5-37　动静脉畸形

DSA 显示顶叶异常血管团，主要由左侧大脑前、中后动脉参与供血，动脉早期即可见其有粗大的静脉引流至上矢状窦；A. 正位；B. 侧位

【诊断要点】

在诊断过程中，对于 40 岁的患者，如果突发蛛网膜下腔出血，且出血前有癫痫史或轻偏瘫、头痛和失语史，而无明显颅内压增高的情况，应高度怀疑动静脉畸形的可能性。CT 扫描可能观察到脑浅表部位具有钙化和软化的不规则形

混杂密度灶，这些病灶可能呈现点、线状强化，但无占位征象。DSA 检查则可能显示为粗大供血动脉导入迂曲血管团，并见粗大引流静脉，无占位效应。

【鉴别诊断】

对于位置深在、强化均一的小病灶，CT 诊断可能面临困难。这些病灶须与脑肿瘤、脑梗死、软化灶等病变进行鉴别。此外，动静脉畸形的 MRI 特征性表现为线团状或蜂窝状血管流空影。当有血肿形成时，应与肿瘤进行鉴别，以确保准确诊断。

三、颅内肿瘤

颅内肿瘤，这一中枢神经系统常见疾病，可以发生在任何年龄段，其发病率在全身各部位肿瘤中约占 1.45%~2.0%。这种肿瘤可以是颅内各种组织的原发性肿瘤，如颅骨、脑实质、脑神经、脑膜、血管、垂体和残留的胚胎组织等，也可以是其他部位转移到颅内的继发性肿瘤。对于成年人和儿童来说，颅内各种肿瘤的发生率有所不同，其临床症状也因肿瘤类型和部位的不同而有所差异。因此，为了准确判断肿瘤的位置、范围、大小、性质和数目，CT、MRI 等影像学检查具有重要的临床价值。

（一）星形细胞瘤

星形细胞瘤是常见的神经上皮性肿瘤，约占颅内肿瘤的 13%~26%，占神经上皮源性肿瘤的 40%。任何年龄均可发生，多见于青壮年，男女发病比例约为2∶1。

【病理与临床】

星形细胞瘤起源于星形神经胶质，可在中枢神经系统的任何部位发生，其中 3/4 发生于幕上，依次为额叶、颞叶、顶叶和枕叶，并可累及两个以上脑叶；还可见于丘脑、视神经和第三脑室旁。成年人多见于幕上，而儿童则幕下多见。

星形细胞瘤的肿瘤细胞分化和间变程度不同，根据传统的柯氏分类法，可将其分为Ⅰ~Ⅳ级。其中，Ⅰ级为毛细胞型和室管膜下巨细胞星形细胞瘤，分化良好，属于良性；Ⅱ级为弥漫性星形细胞瘤，包括纤维型、原浆型、肥胖细胞型星形细胞瘤，偏良性；Ⅲ级为间变性星形细胞瘤；Ⅳ级为胶质母细胞瘤或多形性胶质母细胞瘤，分化不良，恶性度高。从生长部位和方式来看，Ⅰ级星形细胞瘤多较表浅，侵犯大脑皮质和皮质下脑白质，大脑深部较少累及；少数位于灰质向白质浸润；无包膜，色灰白，生长缓慢。Ⅱ级星形细胞瘤形态与Ⅰ级相似，质软，边界不清，可向周围组织浸润，生长较快。Ⅰ、Ⅱ级肿瘤易囊变，肿瘤血管较成熟。Ⅲ级或Ⅳ级病灶位置多较深，浸润性生长，易逾过中线白质联合向对侧漫延，无包膜，与脑实质分界不清，以实质性为主，常大片坏死、出血，肿瘤血管丰富且分化不良，瘤周广泛水肿。

星形细胞瘤的临床表现以局灶性或全身性癫痫发作为特征。当肿瘤广泛侵犯额叶时，患者可能表现出明显的精神障碍。肿瘤位于小脑半球的患者则多表现为单侧肢体共济失调，上肢较下肢明显，出现持物不稳等症状。

【影像学表现】

1. X 线

在 X 线头颅平片的检查下，星形细胞瘤往往显得正常或是出现颅内压增高的迹象。虽然钙化的情况并不常见，但一旦出现，就能为定位肿瘤提供有价值的线索。脑血管造影的结果则可能揭示出血管受到压迫而发生移位，而肿瘤染色和病理血管则相对较少见。(图 5-38)

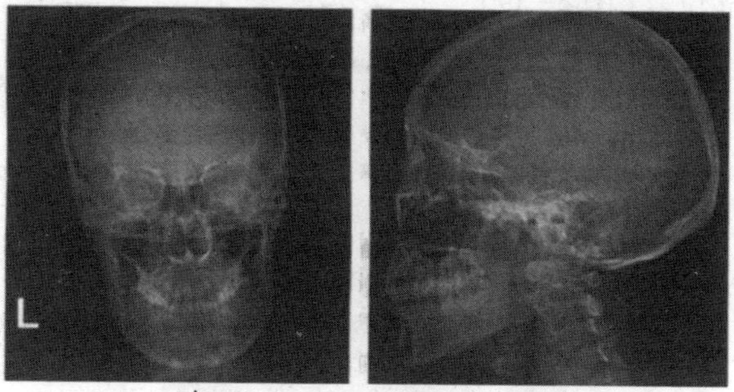

A　　B

图 5-38　颅内钙化

左额、颞部散在点状钙化灶 A. 正位；B. 侧位

2. CT

Ⅰ、Ⅱ级星形细胞瘤在 CT 平扫中，通常表现为脑内均匀或不均匀的低密度影，CT 值在 3~15 HU 之间。这些肿瘤的边界通常比较清晰，可能会出现囊变。在注射对比剂后，Ⅰ级星形细胞瘤多数不会强化，而少数肿瘤的囊壁和囊内间

隔可能会有轻微的强化。Ⅱ级肿瘤则会在壁结节和实性部分出现强化，有时呈现出环状强化的特征，而囊性部分则不会强化。这些肿瘤通常占位效应轻微，而瘤周水肿也不太明显。

对于幕上Ⅲ、Ⅳ级星形细胞瘤，肿瘤部的细胞密度和多形性都会增加，可能会出现囊变、坏死、出血和肿瘤血管增多等病理改变。在CT平扫中，这些肿瘤通常呈现出低、等或混杂密度影，密度不均匀，边界不规则。瘤内的囊变、坏死、出血分别呈现出低或高密度，而钙化则相对较少见。注射对比剂后，多数肿瘤会呈现出不规则或环形强化，密度增高，形态各异，占位效应显著。多形性胶质母细胞瘤则更容易出血，并常常跨越中线结构向对侧侵犯，形成“蝶翼状”的生长方式，同时瘤周水肿也非常严重。

小脑星形细胞瘤多位于小脑半球，呈囊性或实性。与幕上星形细胞瘤相比，囊变率高，水肿轻，边界较幕上肿瘤相对清楚。平扫，囊性肿瘤为均匀的较低密度，囊液CT值比脑脊液高，囊壁可有少许钙化；实性肿瘤以低密度为主。注射对比剂增强后，囊性肿瘤囊壁可不规则强化，或瘤结节强化，瘤结节靠近颅骨或较小时不易显示；实性肿瘤强化，内常囊变、坏死。邻近组织如第四脑室、脑干等可受压、移位。(图5-39)

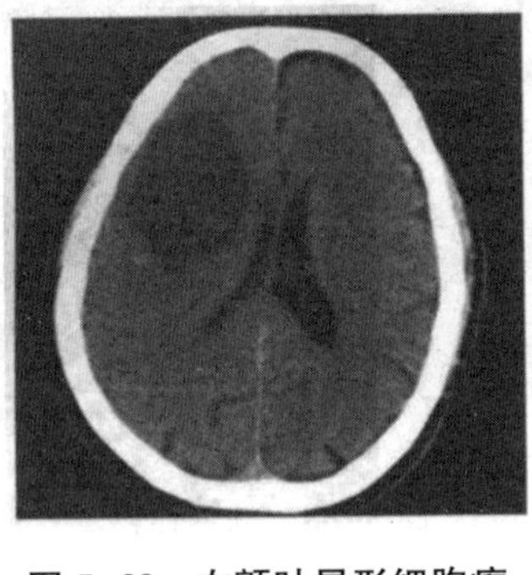

图5-39 右额叶星形细胞瘤

右额卵圆形囊实性低密度病灶，瘤周轻度水肿

不同恶性程度的肿瘤有时在影像表现上互有重叠，有时难以确定其分级。

3. MRI

幕上星形细胞瘤在MRI的T_1WI上多呈现低信号，而在T_2WI上则呈现明显的高信号，多数较为均匀，但恶性程度高的肿瘤信号则可能不均匀。注射 Gd-DTPA 增强剂后，Ⅰ级肿瘤多数不会出现异常对比增强，而周围水肿和占位效应也较为轻微。Ⅱ级肿瘤的信号可能会不均匀强化，而Ⅲ、Ⅳ级肿瘤的强化则更为明显。随着恶性程度的增高，血脑屏障受损及破坏，肿瘤的强化也会更加明显，呈现出多种形态，如结节状、斑块状、条片状和花环状强化等。此外，肿瘤内还可能出现囊变、坏死和出血等病理改变，导致信号不均匀，而这些区域则不会强化。虽然 MRI 对钙化的敏感性不如 CT，但在 T_1WI 和 T_2WI 上，钙化区域仍然会呈现低信号。瘤周水肿在 MRI 上也表现得非常明显，呈现出 T_1WI 低信号、T_2WI 高信号的特征，而这些区域则不会强化。（图 5-40，图 5-41）

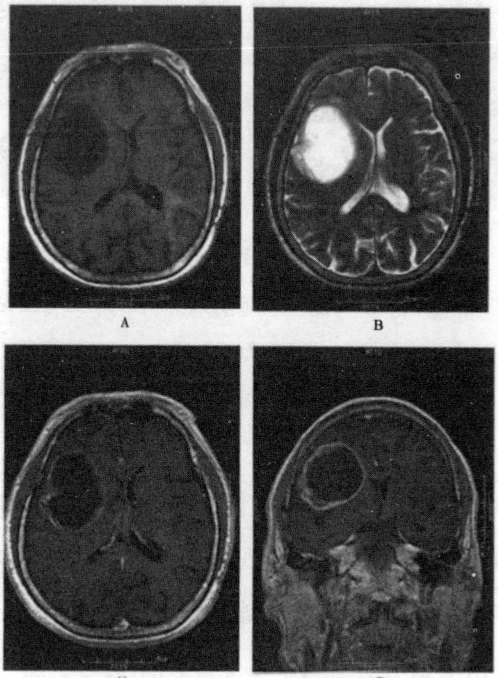

图 5-40　右额叶星形细胞瘤

一位 71 岁的男性患者，近期半个月内出现了记忆力下降和行走不稳的症状。经过检查，发现他的右额部位存在一个卵圆形囊实性病灶。在 MRI 扫描中，这个病灶在 T_1WI 上呈现出稍低信号，而在 T_2WI 上则表现为等或高信号。在增强扫描中，病灶呈现环形强化，而内部的囊性区域则无强化。此外，瘤周还存在轻度的水肿

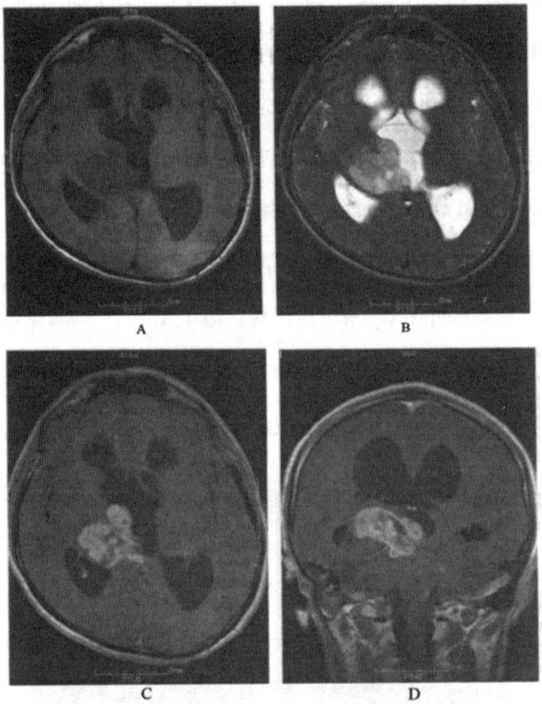

图 5-41　右侧丘脑大脑脚星形细胞瘤

另一位30岁的男性患者，左侧肢体渐进性乏力已持续1个多月。检查发现右侧丘脑和右侧大脑脚存在肿物。在MRI扫描中，这个肿物在T_1WI上呈现为不均匀的中、稍低信号，而在T_2WI上则呈现为不均匀的高信号。此外，肿物还表现出明显的团块状强化。由于肿物的压迫，第三脑室变形并导致幕上脑积水。

对于位于小脑半球或小脑蚓部的囊性星形细胞瘤，MRI同样能提供有价值的诊断信息。在T_1WI上，这些肿瘤呈现低信号，而在T_2WI上则呈现明显的高信号，多数较为均匀。注射Gd-DTPA增强剂后，囊性部分不会强化。而实性肿瘤则在T_1WI上呈现稍低信号，在T_2WI上呈现高信号，并可能出现均匀或不均匀的强化。MRI能很好地区分肿瘤的囊性或实性部分，而且与CT相比，MRI不受颅底骨质伪影的影响，并能进行多方位成像，更能清晰地显示肿瘤与邻近组织如第四脑室、脑干的关系。

高分辨磁共振技术能区分高、低恶性肿瘤，具有较高的敏感性和特异性。通过高分辨磁共振采集，我们可以观察到胆碱（Cho）水平的改变，这与细胞膜转换率和细胞的稠密度相关，反映了细胞的增殖程度。肿瘤的恶性程度越高，Cho水平就越高，Cho/NAA、Cho/Cr比值也会升高。因此，高分辨磁共振技术能为星形细胞瘤的诊断和恶性程度评估提供重要的参考信息。

【诊断要点】

星形细胞瘤的诊断要点在于其影像学特征和临床表现。成年人中，星形细胞瘤可能导致癫痫或颅内高压症。幕上的Ⅰ、Ⅱ级星形细胞瘤在CT上通常表现为脑实质内的低密度病灶，水肿和占位效应较轻，强化较少。而Ⅲ、Ⅳ级星形细胞瘤则可能呈现为低密度、等密度或混杂密度影，边界不清，瘤内可能存在囊变、坏死、出血等改变，强化不规则，占位效应明显。在MRI上，星形细胞瘤通常呈现为T_1WI上的低信号和T_2WI上的高信号，不同级别的肿瘤强化程度与CT相似。

【鉴别诊断】

为了准确诊断星形细胞瘤，需要与其他肿瘤进行鉴别。Ⅰ、Ⅱ级星形细胞瘤需要与脑梗死和蛛网膜囊肿等疾病相鉴别。脑梗死通常具有突然发病史，病灶呈一定血管供应区分布，脑沟回状强化。而蛛网膜囊肿则位于脑实质之外，使邻近脑皮质向内移位，T_2WI上囊肿信号改变与脑脊液一致，均匀、无强化。Ⅲ、Ⅳ级星形细胞瘤则需要与单发转移瘤、少突胶质细胞瘤和脑脓肿等疾病相鉴别。单发较大的转移瘤多无特征，须结合病史进行鉴别。少突胶质细胞瘤的特征是条带状钙化，而脑脓肿则常呈较规则的环形强化，壁厚度相对均匀一致。

在诊断过程中，对于小脑星形细胞瘤，需要特别注意与血管网状细胞瘤和髓母细胞瘤等疾病的鉴别。血管网状细胞瘤好发于小脑半球，其壁结节小而强化，囊壁不强化，这一特点有助于与星形细胞瘤进行鉴别。而髓母细胞瘤多发生于儿童，位于后颅凹中线区，其呈现为实质性肿块并伴有较明显且均一的强化，这也有助于与星形细胞瘤进行鉴别。

（二）脑膜瘤

脑膜瘤是颅内肿瘤中的常见类型，其发病率占据了颅内肿瘤的显著比例，约为15%~20%。它更常见于成年人，且女性患者略多于男性，比例约为3∶2。

【病理与临床】

脑膜瘤，多数情况下为良性，恶性情况较少，主要源自脑膜和脑膜间隙的衍生物。大部分脑膜瘤来源于蛛网膜细胞，这意味着它们可以在含有蛛网膜成分的任何部位发生。同时，也可能来源于硬膜成纤维细胞和软脑膜细胞。这些肿瘤可以在颅内的任何位置出现，但更倾向于在大脑凸面生长，尤其是与大脑镰相邻的区域。约有一半的脑膜瘤位于矢状窦旁，且主要集中在矢状窦的前三分之二部分。此外，嗅沟、蝶骨嵴、鞍旁、视神经、岩骨嵴、小脑幕、后颅凹和脑室内也是其常见的发生地。脑膜瘤多为单发，但偶尔也会出现多发的情况。

脑膜瘤通常呈现为球形生长，其质地坚韧或硬实，可能伴有钙化或骨化现象。这些肿瘤与脑组织的界限清晰，有时可呈分叶状，与硬脑膜紧密相连。它们常常压迫邻近的脑组织，侵犯硬脑膜和邻近的硬膜窦，甚至侵犯颅骨。这种侵犯可能导致骨质增生、破坏或变薄，有时甚至穿破颅板，侵蚀至帽状腱膜下的头皮，使局部向外膨隆。在某些情况下，脑膜瘤可能紧邻脑动脉，并将其包绕，在罕见的情况下，它们还可能侵犯血管壁。除了恶性转化的情况外，脑膜瘤很少侵及脑组织。这些肿瘤的血液供应丰富，其供血动脉多来自脑膜中动脉或颈内动脉的脑膜支。

由于脑膜瘤的生长速度较慢，病程较长，它们经常压迫周围的神经组织，引发相应的临床症状和体征。这些临床表现与肿瘤的位置密切相关，其中头痛和癫痫发作是脑膜瘤的常见初期表现。根据肿瘤生长部位的不同，患者可能出现视野、视力、听觉或嗅觉障碍，以及肢体运动障碍等症状。虽然颅内压增高的症状通常不明显，但有时即使肿瘤体积较大，患者的临床症状也可能并不严重。

【影像学表现】

1. X线

脑膜瘤与颅骨的关系密切，常引起邻近颅骨的改变。头颅X线平片的定位征出现率可达到30%至60%，表现为局限性的骨质改变，如内板增厚、骨板弥漫性增生、外板骨质增生呈针状放射等。此外，还可能观察到局部骨板变薄和破坏的情况，发生率约为10%。同时，肿瘤钙化和颅板的血管压迹增多也是重要的诊断依据。颅内压增高征和松果体钙斑移位对肿瘤的定位诊断也具有一定的参考价值。

脑血管造影则显示脑膜瘤具有丰富的血供，约半数的脑膜瘤可在造影中显示肿瘤染色。这些脑膜瘤周围的脑血管常呈包绕状移位，脑膜血管形成粗细均匀、排列整齐的小动脉网，管腔纤细并呈包绕状。肿瘤可以同时接受来自颈外、颈内动脉或椎动脉系统的双重供血。由于肿瘤的循环速度比脑血流慢，因此在造影中可能出现迟发染色的现象。

2. CT

脑膜瘤通常呈现为孤立的等密度、略高或较高密度的占位病变。少数情况下可能为低密度或混杂密度，但多数情况下密度均匀，边缘清晰。约10%~20%的肿瘤内可见高密度钙化灶，而出血、坏死和囊变的情况则较为少见。在增强扫描后，肿瘤多呈现均匀一致的强化，密度明显升高，边缘锐利。少数较大的病灶内可见中央坏死的低密度影，大约15%的脑膜瘤伴有非典型的囊变、坏死或出血。（图5-42）

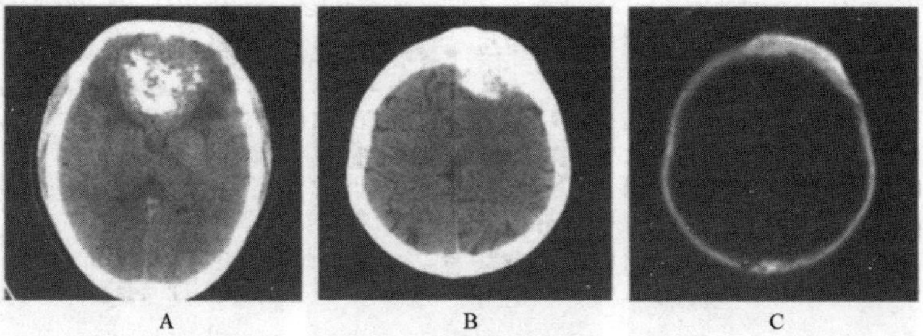

图5-42　脑膜瘤（一）

A. 在前颅窝的中线位置，存在一个类圆形的占位性病变。通过平扫观察，这个病变呈现出高中密度的混杂影像，周围伴有低密度水肿影，并且在增强扫描时表现出明显的强化。矢状面的影像显示，这个病变的基底广泛，与颅窝的前底部紧密相连。B. 左额可见一肿物，CT平扫为高等不均匀密度影。C. 骨窗示左额局部膨隆，邻近颅骨明显增厚，边缘欠整。

瘤周水肿呈低密度影，这一特征有助于判断肿瘤的生长速度。富于血管的脑膜瘤周围水肿较广泛，偶可合并大片水肿；而部分肿瘤周围可能很轻或没有瘤周水肿。

此外，肿瘤邻近组织如矢状窦、颅骨、小脑幕等可能受到压迫、变形、移位。肿瘤通常以宽基底邻近颅骨或硬脑膜，邻近的颅骨可能出现增厚、压迫性吸收变薄或破坏等改变。非典型的脑膜瘤表现包括囊性脑膜瘤和骨化型脑膜瘤等。囊性脑膜瘤表现为低密度肿块影，瘤内有多种形态的不均匀密度、瘤内出血、完全钙化、不均匀强化或环形强化、壁结节等特征，有时酷似脑内肿瘤。而骨化型脑膜瘤如蝶骨嵴脑膜瘤则呈成骨性生长、蝶骨骨质增生，瘤周有低密度区等特征。另外，脑室内脑膜瘤也是一种较为罕见的脑膜瘤类型。

3. MRI

在 MRI 影像上，脑膜瘤在 T_1WI 上多呈现等信号，少数为稍低信号，而在 T_2WI 上则呈现高、等或低信号。肿瘤内部常常呈现出颗粒状、斑点状或轮辐状的改变，这与瘤内的血管、囊变、钙化、肿瘤内砂粒体及纤维化有关。注射 Gd-DTPA 进行增强扫描后，肿块多明显均匀强化，信号明显升高，持续时间可达 1 h。邻近的脑膜也会增厚、强化，形成脑膜尾征。脑膜瘤周围的水肿在 T_1WI 上呈现低信号，而在 T_2WI 上则呈现高信号。当脑膜瘤侵犯颅骨时，原本颅骨的低信号内板、外板和高信号的板障三层结构会消失，局部结构变得不规则，信号也会发生不同程度的改变。（图 5-43，图 5-44）

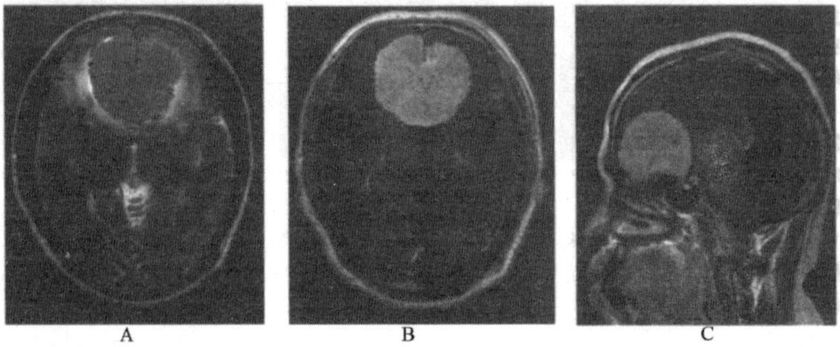

图 5-43　脑膜瘤（二）

在右额区域，存在一个类圆形的肿块影。在 T_1WI 上（A），这个肿块稍低信号，而在 T_2WI（B）上则呈现中等稍高信号。在增强扫描中（C），这个肿块表现出均匀强化。矢状面的影像显示，局部的脑膜增厚并强化，形成了脑膜尾征

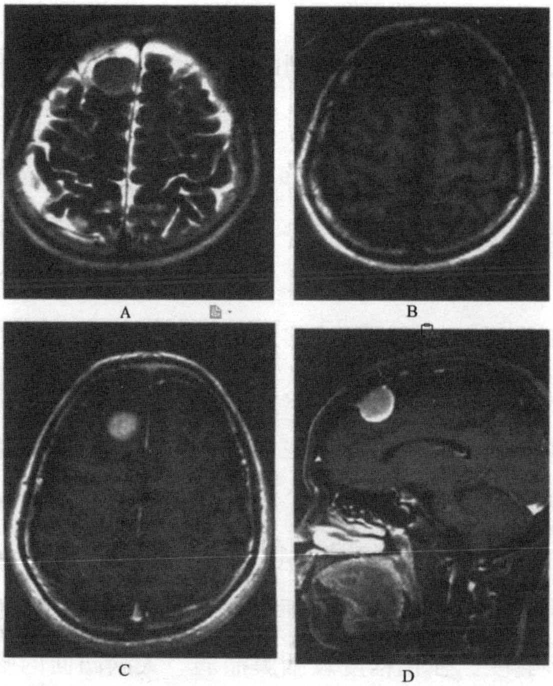

图 5-44　脑膜瘤（三）

一位 56 岁的男性患者，出现嗅觉消失 2 年，视物模糊进行性加重半年的症状。经 MRI 检查发现，颅前窝底部存在一个类圆形的病变。在 T_1WI 上（A），这个病变呈现中等信号，内部有斑点状改变，而在 T_2WI（B）上则呈现稍高信号。在增强扫描中（C、D），这个病变表现出均匀强化，边界清晰。周围的水肿区域在增强扫描中并未强化

除了常规的 MRI 扫描外，DWI、PWI 和^{1}HMRS 等先进的成像技术也有助于脑膜瘤的诊断。在 DWI 上，脑膜瘤通常呈现为高信号。PWI 则显示脑膜瘤的灌注很高。由于脑膜瘤是非神经源性肿瘤，瘤内不含正常的神经元，因此在^{1}HMRS 中，通常无法观察到 N-乙酰天门冬氨酸（NAA）峰，而肌酸（Cr）峰明显降低，谷氨酰胺和谷氨酸（Glx）水平增高。

【诊断要点】

在 CT 扫描中，脑膜瘤通常表现为颅内等、略高或较高密度的占位性病变，密度较为均匀，增强扫描时呈现均匀一致的强化，边界清晰。在 MRI 上，脑膜瘤在 T_1WI 上呈现等或稍低信号，在 T_2WI 上呈现高、等或低信号，增强扫描时呈现均匀一致的强化，同时可观察到脑膜尾征和肿瘤邻近的颅骨改变。

【鉴别诊断】

脑膜瘤的生长部位不同，需要鉴别的肿瘤类型也有所不同。当肿瘤生长在颅后窝时，需要与听神经瘤相鉴别。听神经瘤多见于桥脑小脑角区，与岩骨关系密切，常有内听道的骨质破坏，并多以内听道口为中心向桥脑小脑角生长，同侧桥脑小脑角池增宽或为肿瘤所堵塞；同时，患侧听神经常增粗、强化，无脑膜尾征；临床上多出现听力下降、耳鸣或耳聋。当肿瘤生长在颅中窝时，需要与三叉神经瘤相鉴别。三叉神经瘤多见于青壮年，位于颅中窝或颅后窝，可以同时累及中、颅后窝，肿瘤多呈哑铃状骑跨于中、颅后窝之间；临床多表现为三叉神经痛、面部麻木等。当肿瘤生长在鞍旁时，需要与动脉瘤、垂体腺瘤相鉴别。较大的动脉瘤周围多无水肿，瘤壁可有环形钙化，在 CT 动态增强时，动脉瘤的时间-密度曲线与血管相同；MRI 中可见“流空现象”或动脉瘤腔内血栓形成，MRA 成像有助于两者鉴别。垂体腺瘤一般无钙化，垂体正常的形态和信号消失，大者多囊变，强化程度较脑膜瘤弱。大脑凸面的脑膜瘤须与靠近凸面的胶质瘤、转移瘤和淋巴瘤相鉴别。胶质瘤、转移瘤在 CT 上的密度多不均匀，增强后强化程度低于脑膜瘤，且不均匀，不直接与硬膜相连，转移瘤多破坏性地侵犯颅骨。淋巴瘤边缘不规则，无颅骨骨质改变。

（三）垂体腺瘤

垂体腺瘤是在鞍区常见的良性肿瘤，其发病率占颅内肿瘤的十分之一，人群中的发生率约每十万分之一。这种肿瘤的好发于青壮年，男女发病率相当。特别值得一提的是，泌乳素细胞腺瘤在女性中更为常见。

【病理与临床】

垂体腺瘤起源于垂体前叶，是一种脑外肿瘤，具有明确的边界，大型腺瘤部分甚至可能以垂体的硬膜为包膜，向上生长突破鞍膈侵及鞍上池，向鞍旁生长则可能压迫海绵窦。根据肿瘤的大小，我们可以将其分为垂体微腺瘤和垂体大腺瘤。而从功能角度，又可分为有功能性腺瘤和无功能性腺瘤。目前，一种更为细致的分类方法是将形态（组织化学和电镜）与功能（临床）相结合，分为泌乳素细胞腺瘤、生长激素细胞腺瘤等多种类型。尽管恶性垂体腺瘤也存在，但相对罕见。在临床上，垂体腺瘤可能导致一系列的症状，头痛是常见的表现；而垂体大腺瘤压迫邻近组织时，可能出现视力下降、视野缺损等症状。由于腺瘤分泌的激素不同，患者的症状也会有所差异。例如，女性泌乳素细胞腺瘤可能导致闭经和溢乳，而男性则可能出现阳痿和性功能减退等症状。对于垂体腺瘤的影像学表现，X 线检查虽然对微腺瘤的诊断价值有限，但对于垂体大腺瘤的诊断具有重要意义。CT 扫描则是一种更为精确的诊断方法，特别是对于垂体微腺瘤。通过高分辨力的 CT 增强扫描，我们可以更清晰地观察到肿瘤的形态和位置，为后续的治疗提供重要的依据。生长激素（HGH）细胞腺瘤可能导致肢端肥大症或巨人症，这是因为腺瘤导致生长激素分泌过多，刺激骨骼过度生长。促肾上腺皮质激素（ACTH）细胞腺瘤则可能导致皮质醇增多症，也称为 Cushing 综合征，这是由于腺瘤分泌过多的促肾上腺皮质激素，进而刺激肾上腺皮质产生过多的皮质。

在临床表现上，如果一个成年女性出现闭经、溢乳的症状，且影像学检查发现垂体内存在小病灶，同时血生化检查显示泌乳素水平升高，那么应高度怀疑垂体微腺瘤的可能性。垂体微腺瘤是一种较为常见的垂体肿瘤，其大小通常较小，但足以影响垂体的正常功能，导致激素分泌异常。

【影像学表现】

1. X 线

对于垂体微腺瘤，蝶鞍的形态可能保持正常。然而，当涉及到垂体大腺瘤的诊断时，颅骨 X 线平片所显示的蝶鞍改变则显得尤为重要。这些改变可能包括蝶鞍的扩大、鞍底的下移和变薄，以及前后床突和鞍背骨质的吸收、变薄或破坏。另外，有些情况下，鞍底骨质可能会增厚。(图 5-45)

脑血管造影在定位诊断上的帮助相对有限，除非肿瘤较大并向鞍外延伸，这时我们可以看到邻近血管的移位。此外，这种方法还可以帮助我们与较大的动脉瘤进行鉴别。

2. CT

对于垂体微腺瘤的诊断，我们通常采用高分力的 CT 直接增强技术，这种方法包括蝶鞍区冠状面薄层（1.5 mm）扫描，以及矢状面重建和轴位扫描。正常

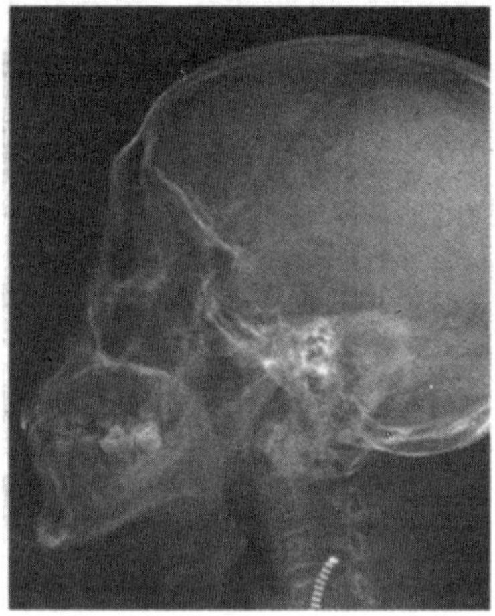

图 5-45　垂体肿瘤

蝶鞍扩大，鞍底下沉，前床突骨质吸收

垂体的血供比肿瘤更丰富，在延迟扫描时，瘤体会呈现为高密度或等密度。此外，微腺瘤还可能导致垂体高度异常，正常情况下，男性的垂体高度应小于 7 mm，女性应小于 9 mm。然而，在女性的月经期、妊娠期、哺乳期和育龄期，垂体上缘可能会轻度上凸，高度可达 10~12 mm。因此，当仅显示垂体高度大于 7 mm 时，我们需要谨慎考虑。垂体上缘可能出现饱满或膨隆，居中或偏侧均可，不对称时更具诊断意义。少数微腺瘤的垂体上缘可能保持平坦。此外，垂体柄可能出现左、右偏移或变短，当垂体柄偏离中线大于 2 mm 时，这一变化更具诊断价值。尽管如此，部分病例的垂体柄改变可能并不明显。在 CT 动态增强扫描时，肿瘤可能会压迫并移位垂体内的毛细血管床，这一现象被称为“血管丛征”（tuft 征）。它可能表现为中线处垂体柄前的圆形血管丛，直径约为 3~4 mm，或者表现为垂体上面的散在平行带状影。

垂体大腺瘤在 CT 上的表现为鞍区的类圆形或不规则软组织肿块，可能呈现分叶状。瘤体的密度可能均匀或不均匀，以等密度或略高或低密度为主，并可能出现囊变或坏死，导致中间出现低密度区。肿瘤越大，其密度不均匀的可能性就越大。钙化在垂体大腺瘤中相对较少见，通常呈现为分散的点状、片状或块状高密度影。由于肿瘤位于鞍上并受到鞍隔的束缚，因此在冠状面和矢状面上，我们可以看到瘤体呈现出哑铃状（束腰征）。在增强扫描中，大多数肿瘤会均匀强化，CT值增加 12~34 HU（平均为 16 HU）。然而，较大的肿瘤内部可能会出现囊变、坏死、出血或钙化等不强化区域，导致密度不均匀。极少数病例可能会呈现环形强化。肿瘤的边缘通常光滑而锐利。当垂体发生卒中时，CT 上可能表现为出血的高密度影。较大的肿瘤可能会压迫邻近组织，导致它们变形或移位。如果肿瘤向鞍旁生长，它可能会向外推移甚至包绕颈内动脉，偶尔可能导致颈内动脉闭塞。肿瘤向后上方生长可能会压迫垂体柄、第三脑室前部及室间孔，导致第三脑室变形或闭塞，严重时可能伴有不同程度的侧脑室扩大。肿瘤向下生长可能会突入蝶窦。此外，肿瘤向前方生长可能会伸展至额叶，导致局部受压变形，而向后方生长则可能会压迫和推移脑干。（图 5-46）

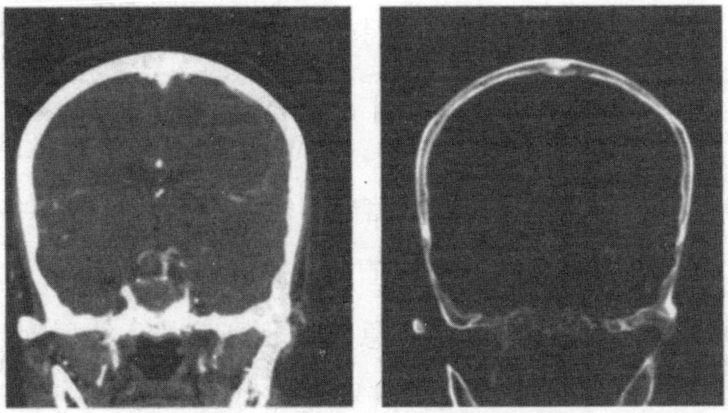

图 5-46　垂体大腺瘤（一）

女，56 岁，右眼视力下降 5 个月余。鞍内、鞍上池等稍低密度影（A），无钙化，轻度强化（B）。鞍底稍下陷，左侧鞍底骨质轻度吸收，垂体柄略右偏移

3. MRI

在医学影像诊断中，为了提高垂体微腺瘤的检出率，我们多采用冠状面和矢状面的薄层（小于 3 mm）T_1WI 和 T_2WI 平扫，以及增强扫描。当垂体高度增加、上缘膨隆时，微腺瘤在 T_1WI 上通常呈现等或稍低的信号，这些微腺瘤多数位于垂体的一侧，有时也会在垂体柄的下方。而在 T_2WI 上，它们则呈现为高信号。当微腺瘤发生出血时，T_1WI 会显示为高或等信号。注射 Gd-DTPA 进行增强扫描后，微腺瘤和正常垂体的信号改变与 CT 扫描相似。正常垂体的血供丰

富，注射对比剂后呈现“快进快出”的特点，而微腺瘤则呈现“慢进慢出”的特征。因此，在早期扫描时，瘤体的信号低于正常垂体，而在延迟扫描时，微腺瘤的信号则会高于垂体。垂体柄的偏斜情况与CT表现相同。(图5-47)

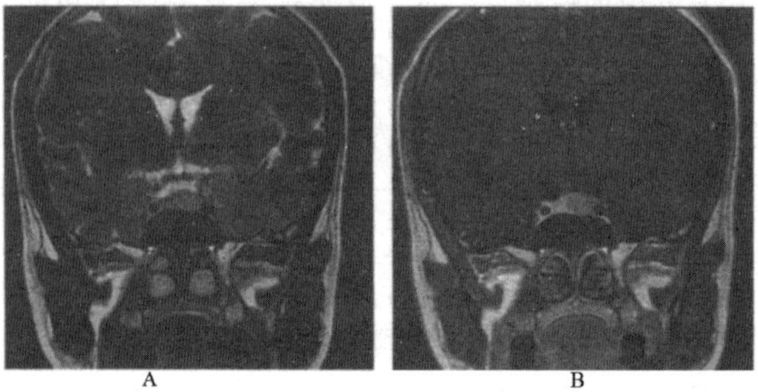

图5-47 垂体微腺瘤

A. 血生化示泌乳素升高。垂体左份异常信号，T_2WI稍高信号；B. 增强扫描，病灶信号低于正常垂体（B）。垂体柄右偏

垂体大腺瘤的鞍内肿瘤向鞍上生长，T_1WI上多呈等或稍低信号，信号强度相似或略低于脑灰质，T_2WI呈高或等信号；瘤内囊变坏死区T_1WI为较低信号，略高于脑脊液，T_2WI为明显高信号。瘤内出血，T_1WI为高信号，T_2WI信号由于出血时间长短不同而异，出血在亚急性期呈高信号。注射对比剂增强扫描，肿瘤多强化，囊变、坏死区不强化，信号可均匀或不均匀。由于肿瘤受鞍膈束缚，冠状面和矢状面可示瘤体呈哑铃状（束腰征），所见与CT相同。

较大的肿瘤可能会压迫邻近的组织和结构，例如使鞍上池变形或闭塞。如果肿瘤向鞍旁生长，可能会将颈内动脉向外推移或包绕。肿瘤向上生长可能会压迫视交叉，导致冠状面上的视交叉受压变形、向上弧形改变。肿瘤向后上方生长可能会压迫垂体柄，使得冠状面上的垂体柄偏移、变短。此外，第三脑室前部及室间孔也可能受到压迫，这与CT所见相同。(图5-48)

【诊断要点】

当垂体上缘膨隆，高度增加时，往往提示有垂体腺瘤的可能性。垂体柄的偏移也是一个重要的诊断线索。此外，鞍底的骨质也发生了改变，具体表现为骨质吸收、变薄或破坏。MRI扫描结果显示，垂体内T_2WI信号为等或稍低信

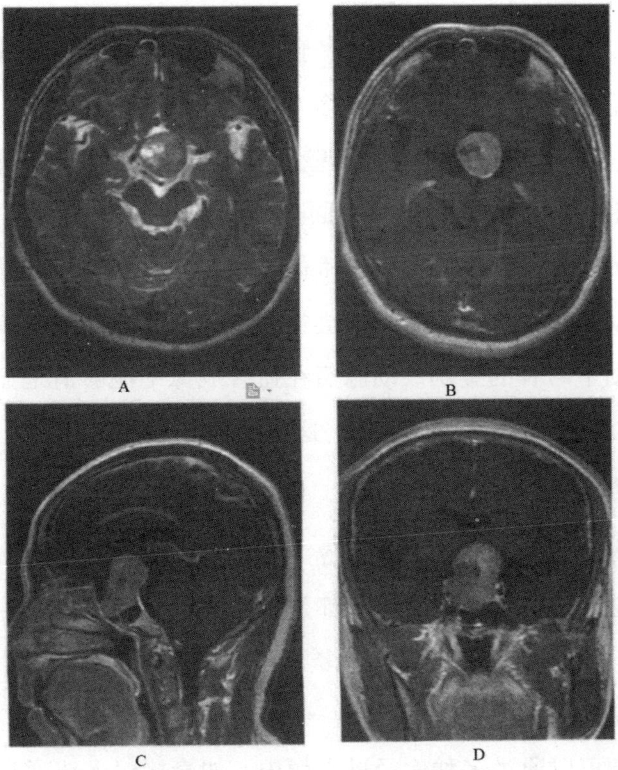

图 5-48　垂体大腺瘤（二）

鞍区椭圆形肿物，T_1WI 等、T_2WI 高信号（A）；明显强化（B，C，D），界清，垂体柄和视交叉显示不清

号，而 T_2WI 则呈现为高或等信号，增强后则呈现为低信号。临床上，患者可能会出现与内分泌改变相关的症状，如闭经、泌乳等，这些症状有助于诊断微腺瘤。

对于垂体大腺瘤，CT 或 MRI 扫描会显示鞍区存在类圆形或不规则软组织肿块，其直径大于 10 mm，且无法观察到正常形态、密度或信号的垂体。CT 扫描时，瘤体可能呈现为均匀或不均匀的等、略高或低密度信号，并且会有明显的强化。MRI 扫描则显示 T_1WI 上为等或稍低信号，T_2WI 明显高信号，并且也有明显的强化。冠状面扫描显示瘤体呈现为哑铃状（束腰征）。此外，垂体柄可能变短或偏移，视交叉受到压迫。临床表现可能包括视力下降、视野缺损，或内分泌改变。

【鉴别诊断】

在诊断过程中，需要与颅咽管瘤、脑膜瘤、动脉瘤等进行鉴别。颅咽管瘤是一种容易与垂体腺瘤混淆的病症，多发生于儿童或青春前期。瘤体的密度或信号常不均匀，当 CT 扫描显示肿瘤囊壁呈“蛋壳形”钙化时，则有助于颅咽管瘤的诊断。鞍上脑膜瘤在信号强度和强化特点上与垂体腺瘤相似，当蝶鞍不大、鞍结节或前床突的骨质改变，尤其是垂体显示正常时有利于脑膜瘤的诊断。鞍上或鞍旁较大动脉瘤血栓形成时有时会被误认为是垂体瘤或脑膜瘤，血管成像和增强扫描有助于两者的鉴别。动脉瘤在血管成像中能够清楚显示；而垂体瘤或脑膜瘤则不能，但增强后明显强化，这有助于与动脉瘤区分。

（四）脑转移瘤

脑转移瘤占颅内肿瘤的约 10%。癌症病人中有 20%~40%会出现颅内转移，其中肺癌、乳腺癌、胃癌、结肠癌等都是常见的原发肿瘤。脑转移瘤可以发生在任何年龄，但 40~60 岁的人群更为多见，男性稍多于女性。

【病理与临床】

这些转移瘤可以通过多种途径进入颅内，如直接侵入或通过血液传播。脑转移瘤可以是单发或多发，好发于脑实质内灰白质交界处，多数位于幕上大脑中动脉供血区，其中额叶最多，顶叶、枕叶、颞叶较少。此外，小脑、脑膜、室管膜下、颅骨、垂体、脑室内等部位也可能发生转移。瘤内常出现出血、囊变、坏死等病理改变，少数可有钙化。周围广泛水肿是脑转移瘤的一个显著特点。

临床症状主要有头痛、呕吐、视盘水肿等颅内高压症，还可出现癫痫、精神异常、共济失调等。

【影像学表现】

1. X 线

在影像学检查中，X 线头颅平片对颅骨转移瘤有重要价值，可见融骨性破坏，有时可见松果体钙斑移位等。脑血管造影显示颅内密度均匀的小血管染色区，局部血管可移位。

2. CT

脑内单发或多发肿块或结节影是脑转移瘤的典型表现，这些肿瘤常见于皮髓质交界区，大小各异，单发者多较大；密度均匀或不均匀，平扫时可为低、等、高或混杂密度，较大的肿瘤中心可能出现囊变、坏死或出血。增强扫描时，这些肿瘤通常呈团块状、环形、结节状、不规则强化，而囊变、坏死、出血区不强化。瘤内出血的转移瘤多常源于黑色素瘤、甲状腺癌、绒毛膜癌和肺癌等。此外，男性脑转移瘤多源于肺癌，女性则多与乳腺癌有关。此外，转移瘤瘤周的水肿十分明显，这种“小肿瘤大水肿”的现象是由于肿瘤占位效应明显，对邻近结构产生压迫所致。骨窗观察颅骨破坏与否。（图 5-49）

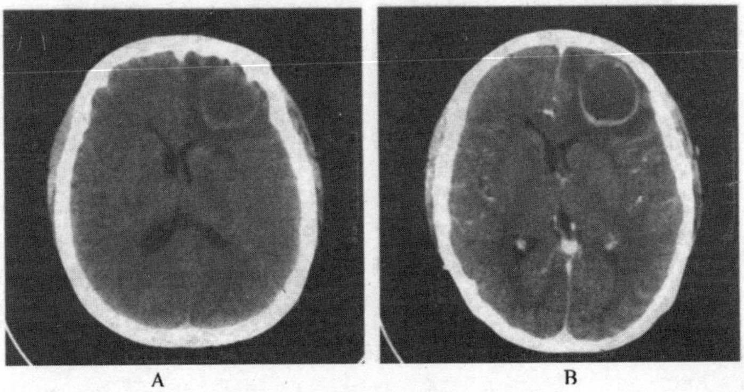

图 5-49　脑转移瘤（一）

A. 左额叶类圆形肿物，平扫以低密度为主；B. 呈环形强化

癌性脑膜炎在平扫时往往不容易发现，仅表现为脑沟、脑池增宽，须注射对比剂增强扫描，此时可显示脑膜或室管膜异常对比增强。

3. MRI

当瘤体较小时，其信号表现相对均匀，T_1WI 低或等信号，T_2WI 高信号。然而，随着瘤体的增大，其内部可能出现出血、囊变和坏死等病理变化。这种情况下，T_1WI 的信号可能呈现高、等或低的信号，而 T_2WI 则可能呈现出不均匀的高信号。尤其在囊变和坏死的区域，T_1WI 表现为低信号，T_2WI 表现为高信号。值得注意的是，某些特殊类型的肿瘤，如黑色素瘤和绒癌等转移到脑部时，T_1WI 会呈现出高信号。（图 5-50）

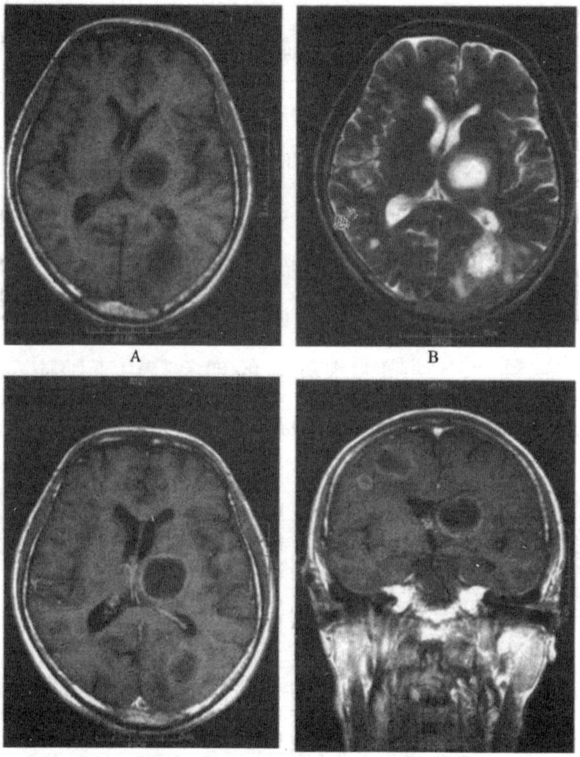

图 5-50　脑转移瘤（二）

平扫，脑桥、右侧小脑、左侧基底节区、双侧枕叶多发大小不一病灶，T_1WI 低信号（A），T_2WI 高信号（B），环形强化（C、D），囊性区无强化。部分病灶周围明显水肿

在注射 Gd-DTPA 进行增强后，肿块多呈现出明显且不均匀的结节状、环形或花环形强化，形态各异。有些病灶内部还可能出现不规则的小结节。

此外，瘤周通常伴有明显的水肿，这在 T_1WI 上表现为低信号，T_2WI 上表现为高信号。与 CT 相比，MRI 能更清晰地揭示脑转移灶的细节，并有效区分瘤周水肿。脑室内转移较为罕见，且无周围水肿的表现。

脑膜转移在增强扫描时也能被清晰显示，这与 CT 的显示效果相似。H-MRS 检测可能发现 NAA 和 Cr 的完全或部分缺失，而 NAA 峰、Cr 峰降低，Cho 峰升高则可能提示转移瘤的存在，但这些特征并不具有特异性，因为它们也可能出现在高级别胶质瘤或淋巴瘤中。

【诊断要点】

脑内出现多发病灶，位于皮髓质交界区，CT显示病灶在平扫时呈现为低、等、高或混杂密度，形态上可能呈现团块状、环形、结节状或不规则强化，同时可能伴有囊变、坏死和出血等病理变化。MRI扫描则显示病灶在T_1WI上呈现低或等信号，T_2WI上呈现高信号，增强扫描后可能呈现明显且不均匀的结节状、环形或花环形强化。此外，瘤周广泛的水肿是这类肿瘤的一个显著特征，这种“小肿瘤大水肿”的现象有助于与其他类型的肿瘤进行鉴别。

【鉴别诊断】

对于单发的囊性脑转移瘤，须与星形细胞瘤和脑脓肿进行区分。星形细胞瘤通常没有癌瘤病史，且瘤周水肿较轻。而脑脓肿则多有感染或中耳炎等病史。另外，脑转移瘤的出血有时需要与其他原因引起的血肿进行鉴别。后者通常具有血肿信号的演变规律，而前者的占位效应并不会因血肿的演变而减轻，反而会加重，这一特征有助于两者的鉴别。

（五）颅咽管瘤

颅咽管瘤是一种罕见的先天性肿瘤，在儿童中较为常见，也可发生在成年人，其发病占颅内肿瘤的1.2%~4.6%，占儿童颅内肿瘤的5%~10%，男性患者多于女性。

【病理与临床】

颅咽管瘤起源于胚胎时期拉克囊上皮残余组织，是一种良性先天性肿瘤，该肿瘤在小儿中较为多见，可发生于鞍上、鞍内或同时发生于鞍上鞍内，其中以鞍上发病最为常见。多数颅咽管瘤具有清晰的边界和纤维包膜，包含多种组织成分。根据组织成分的不同，颅咽管瘤可分为囊性、实质性和囊实性三种类型。这些肿瘤常呈不规则的小叶状或小结节状结构，并可能发生钙化现象，与邻近组织关系紧密。囊性部分的囊液多呈黄色或棕色，而造釉细胞型颅咽管瘤的囊液则多呈棕黄色“机油样”，其中含有数量不等的胆固醇结晶、角蛋白碎屑和正铁血红蛋白。实质性肿瘤的质地通常较为坚硬，且多伴有钙化现象。颅咽管瘤的临床表现主要以颅内高压症为主，当肿瘤较大时可能压迫和推移视交叉，导致视力障碍和视野缺损。此外，垂体柄受累时可能出现尿崩症，室间孔受累则可能引起脑积水，有时颅咽管瘤还可能造成垂体性侏儒。

【影像学表现】

1. X 线

头颅平片检查可见鞍区存在细小的钙化灶，而团块状的钙化则较为罕见。同时，蝶鞍的形态可能出现异常，表现为浅碟形的扩大或破坏等现象。在儿童患者中，颅内高压有时可能导致颅缝的分离。进一步进行脑血管造影检查，可以观察到颈内动脉床突上段的抬高，以及脉络膜前动脉池段和后交通动脉横行段的向上偏移。这些表现有助于排除血管性病变的可能性。

2. CT

通过 CT 扫描，我们常能发现鞍上池内存在类圆形的囊实性病灶。这些病灶通常呈现为不均匀的低密度影，内部含有不规则的高密度钙化灶。在典型的病例中，囊壁可以清晰地看到蛋壳样的钙化。CT 值的变化范围较大，这取决于病灶内的不同成分。当进行增强扫描时，囊壁会呈现环形或弧形的强化效果，而瘤内的实性部分则会呈现均匀或不均匀的强化。这些病灶周围通常没有脑水肿的迹象。当肿瘤较大时，可能会对视交叉产生压迫，导致其变形或显示不清。如果室间孔受到肿瘤的累及并发生阻塞，还可能引发脑积水的症状。(图 5-51)

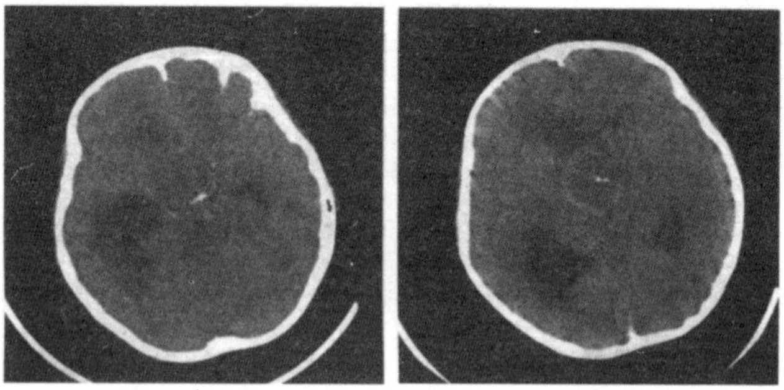

A　　B

图 5-51　颅咽管瘤（一）

男，10 岁，头痛、呕吐 3 d，多饮、多尿 8 个月余，右眼失明，左眼视物模糊半年。鞍上池增宽，鞍上类圆形肿物，以低密度为主，边缘“蛋壳样”钙化；幕上脑积水

3. MRI

颅咽管瘤的信号特征与其内部成分密切相关。由于肿瘤内部包含多种成分，如胆固醇结晶、角蛋白碎屑和正铁血红蛋白，因此在 MRI 上呈现出不同的信号模式。在 T_1WI 上，肿瘤可以呈现出高、等、低信号或混杂信号，而在 T_2WI 上则多表现为高信号，这些信号可能是均匀的，也可能是不均匀的。对于肿瘤中的囊性部分，T_1WI 上呈现低信号，T_2WI 上呈现高信号；而实质性部分在 T_1WI 上可能呈现等信号，T_2WI 上则呈现高信号。钙化部分在 T_1WI 和 T_2WI 上均呈现极低信号。胆固醇结晶和正铁血红蛋白在 T_1WI 上呈现高信号，而在脂肪抑制 T_2WI 上，这些高信号不会被抑制。注射 Gd-DTPA 进行增强扫描后，肿块多表现出明显的均匀或不均匀强化，呈现出高或混杂的高信号。除了肿物的信号特征外，视交叉等其他征象也与 CT 扫描结果相同。（图 5-52）

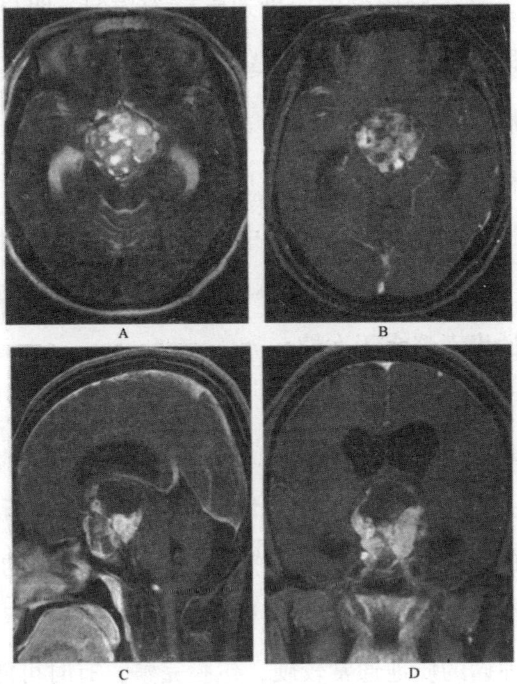

图 5-52　颅咽管瘤（二）

鞍区不规则形囊实性混杂信号影，T_1WI 不均匀低信号，T_2WI 不均匀高信号（A）；增强，病灶内实性部分强化，囊性部分不强化（B，C，D）

【诊断要点】

CT示鞍区不均匀低密度为主的类圆形囊实性病灶，伴有强化和蛋壳样钙化，界清；MRI扫描则显示鞍区肿物在T_1WI和T_2WI上呈现混杂信号，并表现出强化特征。在脂肪抑制T_1WI上，肿瘤的高信号不会被抑制。此外，患者还表现出颅内高压症状，如头痛和呕吐，以及视力障碍和视野缺损等。这些症状和影像学表现均支持颅咽管瘤的诊断。

【鉴别诊断】

需要注意的是，颅咽管瘤的诊断需要与垂体瘤和鞍上脑膜瘤等疾病进行鉴别。垂体瘤很少出现钙化，CT扫描多呈现等或稍低密度，而在T_2WI上多呈现等或稍低信号。相比之下，颅咽管瘤则常包含多种成分，因此在CT和MRI上呈现出混杂密度或信号。此外，若MRS检查提示肿瘤脂质水平明显增高，则有助于颅咽管瘤的诊断。鞍上脑膜瘤的密度通常较为均匀，明显强化，并常见脑膜尾征，这些特征有助于与颅咽管瘤进行鉴别。

（六）听神经瘤

听神经瘤是一种在成年人中相对常见的良性脑神经瘤，它位于颅后窝，生长速度相对较慢，这种肿瘤在颅内肿瘤中的占比约为8%~10%，而在颅后窝肿瘤中的占比则高达40%，特别是在桥小脑角肿瘤中，其占比更是达到了80%。值得一提的是，男性患者略多于女性。

【病理与临床】

听神经瘤多数起源于神经鞘瘤，尤其是施万细胞。这种肿瘤主要发生在内听道，大约四分之三位于听神经的前庭段，而少数则位于听神经的耳蜗部。大多数肿瘤都是单侧的，当伴有神经纤维瘤病时，双侧出现的概率会增加。随着肿瘤的发展，它可能会从内耳道扩展到桥小脑角凹内，甚至可能压迫到脑桥外侧面和小脑前缘。肿瘤的质地通常较硬，包膜完整，有时可能会发生囊变。

在临床上，这种肿瘤经常引起桥小脑角受累的症状，如耳鸣、听力障碍（如听力减弱或耳聋），以及面部感觉异常和小脑损害症状。当肿瘤较大时，还可能导致第四脑室受压，从而出现颅内高压症。

【影像学表现】

1. X 线

头颅平片可能会显示内听道扩大和邻近骨质的破坏。一些具有参考价值的指标包括：一侧内听道宽度超过对侧 2 mm，内听道内侧端凹缘骨质轮廓消失或模糊不清，以及内听道后壁缩距 3 mm 以上。椎动脉造影可能会提示基底动脉正常或略移位，大脑后动脉近段和小脑上动脉内上移位。(图 5-53)

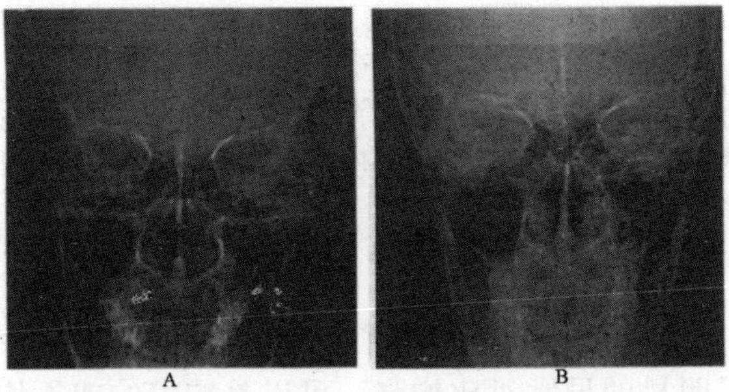

图 5-53　正常内听道与内听道扩大

A. 正常内听道；B. 女，47 岁，右耳听力下降已超过 2 个月。双侧内听道不对称，影像学检查显示双侧内听道不对称，右侧内听道口稍扩大，这是听神经瘤的典型表现之一

2. CT

桥小脑角池类圆形软组织肿块是一个关键特征，这些肿块多与岩骨呈锐角相交，少数为钝角；平扫时，肿块多为等密度，但也有少数是低、高或混杂密度；同侧的桥小脑角池可能会被闭塞，邻近的脑池可能会增宽；在骨窗中，常常可以观察到同侧的内听道呈漏斗状扩大，部分病例中还可能看到骨质破坏。值得注意的是，这些肿瘤通常不伴随明显的瘤周水肿。当注射对比剂进行增强扫描时，肿瘤会呈现均匀或不均匀的强化，密度升高。而囊变坏死区则不会强化。(图 5-54)

当肿瘤较大时，可能会导致脑干和小脑受压变形、移位。此外，第四脑室也可能受压变形、闭塞，从而引发阻塞性脑积水。

3. MRI

MRI 平扫结果显示，桥小脑角池的肿块在 T_1WI 上呈现低或等信号，而在

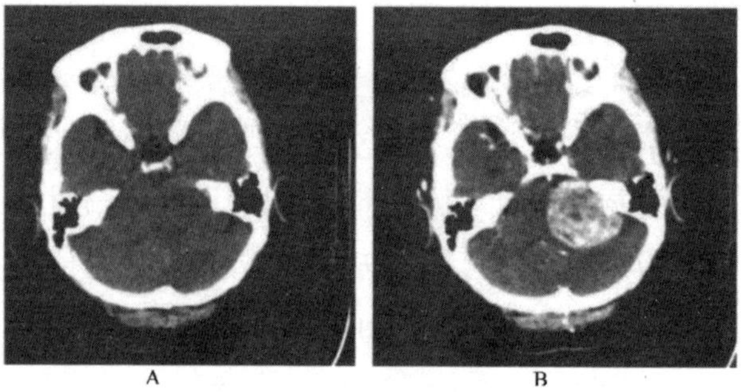

图 5-54　听神经瘤（一）

男，58 岁，反复出现头晕、头痛的症状，左耳听力下降超过 3 个月。左侧桥小脑角发现肿块，平扫（A）为低密度，较均匀强化（B），其内囊变、坏死区无强化

T_2WI 上呈现高信号。这个肿块可以是均匀的或不均匀的。在囊性区域，T_1WI 显示明显的低信号，而 T_2WI 显示高信号。使用 Gd-DTPA 进行增强扫描后，肿块的实性部分出现了明显的异常对比增强，可以是均匀的或不均匀的，信号可以是高或高低混杂。然而，囊变区域并未出现强化。此外，患侧的听神经多显示增粗并强化。（图 5-55）

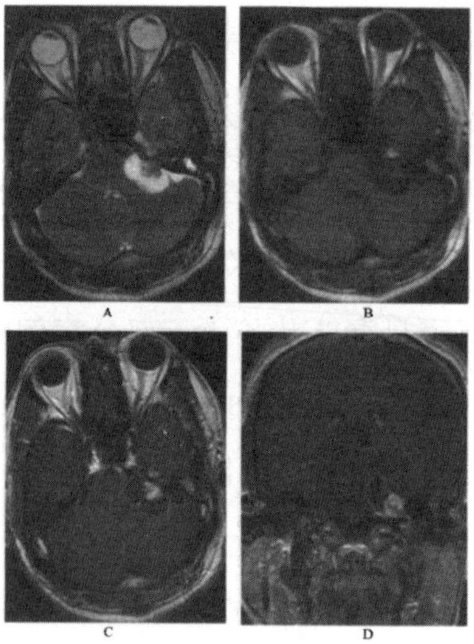

图 5-55　听神经瘤（二）

平扫，左侧桥小脑角囊实性病灶，T_1WI 低、中等信号（B），T_2WI 高信号（A），不均匀强化，囊性区无强化（C，D）。右侧听神经增粗、强化

在 MRI 中，骨皮质无信号，这有助于显示颅后窝的肿瘤，尤其是小的听神经瘤。对于局限于内听道内的小听神经瘤，MRI 是最佳的检查方法。增强扫描有助于发现和显示这些小的病灶。

【诊断要点】

桥小脑角池类圆形等密度软组织肿块，均匀或不均匀强化，内听道扩大。在 T_1WI 上呈现等或稍低、T_2WI 高等或低信号，异常强化。临床上伴有耳鸣、听力减弱或耳聋的症状，有时还会出现面部感觉异常等。

【鉴别诊断】

听神经瘤需要与脑膜瘤、三叉神经瘤等进行鉴别。脑膜瘤的密度通常是均匀的，并且会出现明显的均匀强化。它们通常以广基与岩骨紧贴，并可见脑膜尾征，这有助于与听神经瘤进行鉴别。三叉神经瘤通常呈现为哑铃状，横跨于中颅后窝之间。它们可能会导致岩骨尖破坏，但内听道不会扩大，这也是与听神经瘤进行鉴别的一个特点。

第五节　脊髓疾病

一、椎管内肿瘤

椎管内肿瘤在神经系统肿瘤约占 15%，这些肿瘤可在各个脊段发生，根据生长部位的不同，椎管内肿瘤可分为脊髓内、脊髓外硬脊膜下和硬脊膜外三种类型，其中，最常见的是以脊髓外硬脊膜内肿瘤，其占比达到了 60%~75%，而其他两种类型则各占 15%。MRI 被公认为是椎管内肿瘤的定位和定性诊断最佳的检查手段。

（一）室管膜瘤

脊髓内室管膜瘤是最常见的原发脊髓肿瘤，这种肿瘤起源于中央管的室管膜细胞或终丝等部位的室管膜残留物，它可以发生于脊髓的各个部位。

【病理与临床】

病理上室管膜瘤大多有假包膜，由柱状上皮细胞和室管膜或胶质细胞构成，这些肿瘤由于富含血管，因此常见出血，并可能合并囊变、脊髓空洞，室管膜瘤多为良性肿瘤，生长速度较慢，病程相对较长，恶性病变较为少见，可合并神经纤维瘤病Ⅱ型。此外，室管膜瘤有时可能合并神经纤维瘤病Ⅱ型。室管膜瘤的发病率在40~50岁达到高峰，且男性患者略多于女性。当神经根受到肿瘤压迫时，患者可能会出现根性疼痛。

【影像学表现】

1. X线

在X线检查中，仅10%~20%可见椎管增宽或骨质破坏。脊髓造影可显示脊髓增粗，对比剂呈现大杯口形态梗阻，两侧蛛网膜下腔均匀变窄或完全闭塞。

2. CT

平扫时，可见脊髓密度降低，外形膨大，肿瘤边缘模糊，与正常脊髓分界欠清。当肿瘤发生囊变时，表现为更低密度，有时可见钙化。静脉注射对比剂后，肿瘤实质部分可见轻度强化，而囊变区无强化。当肿瘤较大时压迫邻近骨质时，可见椎管扩大。

3. MRI

脊髓局限增粗，呈梭形膨胀，与脊髓相比，肿瘤在 T_1WI 上呈低信号，而在 T_2WI 呈高信号。当肿瘤发生囊变、出血或钙化时，信号表现为高、低的混杂信号。在Gd-DTPA增强扫描中，肿瘤呈不均匀显著强化，边界清晰，延迟强化更为明显，水肿及囊变区则无强化。(图5-56)

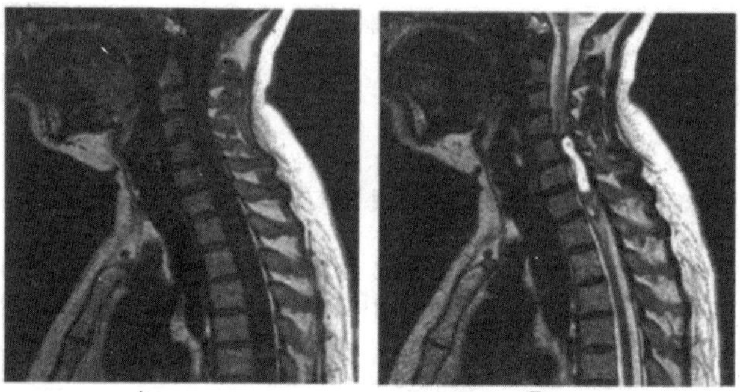

A　　B

图5-56　室管膜瘤

A. T_1WI 表现为等低信号；B. T_2WI 表现为高信号

【诊断要点】

室管膜瘤的发病率在40~50岁达到高峰，好发于脊髓圆锥和终丝，肿瘤在T_1WI低信号，T_2WI高信号，表现为局限性脊髓增粗。当出现出血、囊变、钙化时呈混杂信号，蛛网膜下腔均匀变窄。此外，肿瘤在增强扫描中呈现明显强化。

【鉴别诊断】

室管膜瘤需与星形细胞瘤相鉴别。星形细胞瘤多见于儿童和青少年，多位于颈段和上胸段，呈偏向性生长，边界不清，出血少见；而室管膜瘤多见于40岁以后的患者，病变多位于圆锥部及马尾神经，呈中央膨胀性生长，边界清晰，常有出血表现。

（二）星形细胞瘤

脊髓星形细胞瘤是一种在儿童中常见的髓内肿瘤，占髓内胶质瘤的30%，仅次于室管膜瘤。其发病位置广泛，但特别倾向于颈段和上胸段，有时甚至可累及整个脊髓长度，呈现出浸润性生长的特性。这种肿瘤的恶性程度并不总是与其病变范围的大小成正比，给诊断和治疗带来了挑战。

【临床与病理】

从临床和病理的角度看，脊髓星形细胞瘤会使脊髓明显增粗，表面可能出现粗大的血管。肿瘤与正常的脊髓组织之间界限模糊，常常偏向一侧，38%的病例会出现囊变，有时还可能合并脊髓空洞。此疾病多见于儿童和青少年，男女发病率相近，其首发症状往往是缓慢性脊髓功能损害。

【影像学表现】

1. X线

平片和脊髓造影表现同室管膜瘤。

2. CT

扫描显示肿瘤为略低密度或等密度，少数可呈高密度，且边界不清。增强扫描时，肿瘤的强化不明显且不均匀，囊变较为常见。由于水肿和肿瘤浸润，脊髓的密度会降低并变得不规则增粗，邻近的蛛网膜下腔也会变得狭窄。此外，还可能出现椎管扩大，但钙化较为少见。

3. MRI

MRI 能更详细地揭示肿瘤的特性。在 T_1WI 上，肿瘤呈低信号，而在 T_2WI 上则呈高信号。当病变范围较广时，常常伴有出血、坏死和囊变，这使得信号变得不均匀。坏死和囊变在 MRI 上表现为更长的 T_1 和 T_2 信号，而出血在 T_1WI 上则表现为高信号。Gd-DTPA 增强扫描可以进一步显示肿瘤实质部位的强化情况，有些低度恶性肿瘤的血脑屏障较为完整，可能在初次扫描时不出现强化，但在延迟扫描后仍可观察到明显的强化。需要注意的是，肿瘤周围的水肿、坏死和囊变区域通常不会出现强化。(图 5-57)

【诊断要点】

多见于儿童和青少年，好发于颈段和上胸段，T_1WI 呈低信号，T_2WI 呈高信号，可累及多个脊髓节段，当出现出血、囊变时呈混杂信号，蛛网膜下腔均匀变窄，明显强化。

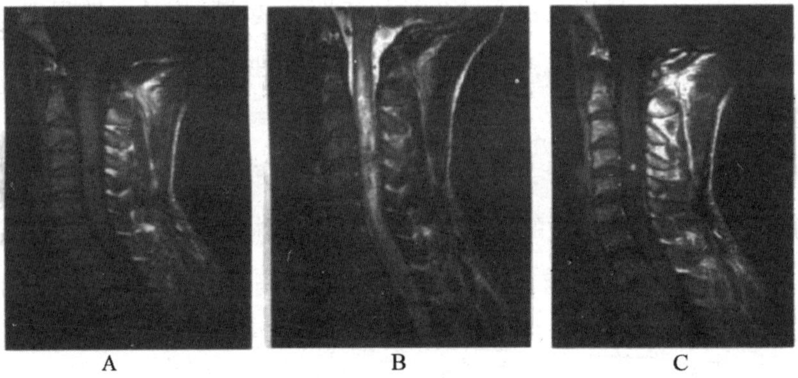

图 5-57　星形细胞瘤

A. T_1WI；B. T_2WI；C. 增强检查，表现为颈髓内 T_1WI 等低信号、T_2WI 呈高信号、增强后呈不均匀轻度强化

【鉴别诊断】

须与室管膜瘤和急性脊髓炎相鉴别。

(三) 神经鞘瘤

神经鞘瘤是椎管内最常见的椎管内肿瘤。神经鞘瘤起源于神经鞘膜的施万细胞，故又称施万细胞瘤。

【临床与病理】

肿瘤在病理上可发生于脊髓的各个节段，以颈、胸段略多，呈孤立结节状，有完整包膜，与脊髓多无明显粘连。肿瘤易发生出血、囊变，钙化少见。肿瘤从硬膜囊向神经孔方向生长，导致相应的神经孔扩大，在硬膜内外的肿瘤常常呈现出典型的哑铃状。该疾病的发病高峰期在 20~40 岁，无性别差异。且男女发病率无显著差异。其临床症状主要表现为早期出现的根性疼痛。

【影像学表现】

1. X 线

肿瘤小可能无明显异常，但当肿瘤逐渐增大时，X 线可揭示椎弓根骨质局部受到侵蚀和破坏，椎间孔呈现出扩大的趋势。在某些情况下，椎管内甚至可见到病理钙化的迹象。脊髓造影的结果可以进一步揭示肿瘤对脊髓的压迫，使脊髓向健康的一侧移位。

2. CT

CT 平扫结果揭示肿瘤呈现出圆形、条状或哑铃状的实质性肿块，其密度略高于脊髓。脊髓因受到肿瘤的压迫而发生移位。当进行增强扫描时，实性的肿瘤部分表现出明显的强化，而囊性部分则不强化。肿瘤倾向于向椎间孔方向生长，导致神经孔扩大，呈现出哑铃状的外观。

3. MRI

MRI 为我们提供了肿瘤更为详细的形态特征。在 MRI 图像上，肿瘤呈现出哑铃状的外观，实性部分的 T_1WI 信号低于脊髓，而 T_2WI 信号则高于脊髓。当肿瘤发生囊变时，T_1WI 的信号会变得更低，而 T_2WI 的信号则会变得更高。肿瘤通常位于脊髓的外侧和背侧，对脊髓产生压迫并使其移位。瘤体的边缘光滑，同侧的蛛网膜下腔扩大，而对侧的蛛网膜下腔则变窄。增强扫描显示实性部分明显强化，而囊性部分则不强化。（图 5-58）

【诊断要点】

这种疾病主要发生在 20~40 岁的人群中，颈、胸段是其主要发病部位。根性疼痛是最早出现的症状。肿瘤呈现出哑铃状，并常常伴随着相应椎间孔的扩

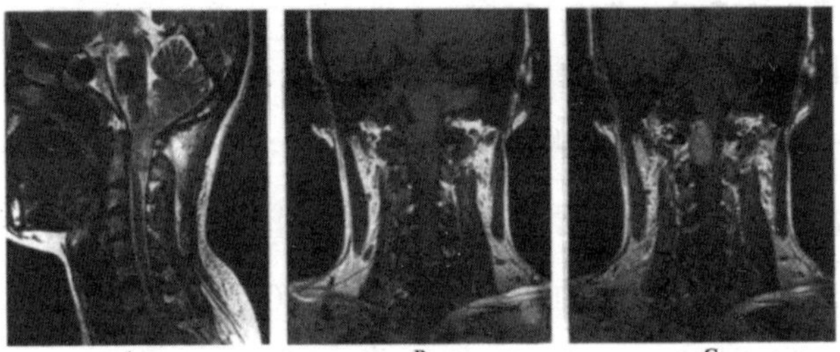

图 5-58　神经鞘瘤

A. T_2WI；B. T_1WI；C. T_1WI 增强，表现为颈部椎管内椭圆形占位，T_1WI 呈稍低信号，T_2WI 呈稍高信号，增强后明显、均匀强化，病灶上下缘蛛网膜下腔增宽

大和脊髓的受压移位。在 MRI 上，患侧蛛网膜下腔扩大，而健侧则变窄。平扫时，T_1WI 显示低信号，T_2WI 显示高信号，增强扫描时，实性部分明显强化，而囊性部分则不强化。

【鉴别诊断】

在诊断过程中，需要与脊膜瘤进行鉴别。脊膜瘤倾向于钙化，较少发生囊变，且较少侵犯椎间孔，因此很少出现哑铃状改变。在 MRI 动态增强扫描中，神经鞘瘤的强化速度较慢，而脊膜瘤的强化速度则较快，这有助于两者的鉴别。当胸段神经鞘瘤穿出椎孔向椎旁生长时，应与纵隔肿瘤进行鉴别。

(四) 脊膜瘤

脊膜瘤是椎管内第二常见的肿瘤，绝大多数肿瘤生长在髓外硬膜内，少数则跨越硬膜内外。该肿瘤主要发生在胸段，其次是颈段，腰骶段极为罕见。

【病理与临床】

起源于蛛网膜颗粒细胞，与硬脊膜关系密切，少数可恶性变，在组织学上有多种类型，以上皮型最为常见，瘤体呈实性，质地坚硬，易钙化，囊变较少见，该疾病在中年妇女中较为常见，多位于脊髓背侧，临床上表现为病变平面以下的感觉运动障碍。

【影像学表现】

1. CT

多位于胸段脊髓背侧，呈实质性肿块，有完整的包膜，其密度多高于相应脊髓，邻近骨质可发生增生性改变，有时可见不规则钙化。增强扫描时，肿瘤呈中度强化。

2. MRI

肿瘤位于胸段脊髓背侧，很少超过两个节段，与硬脊膜有宽基底相连，脊髓多向健侧移位，病变两侧蛛网膜下腔增宽，在 T_1WI 上，肿瘤呈等信号，而在 T_2WI 上则呈略高信号，钙化在 T_1WI、T_2WI 上均呈现为低信号，增强扫描时，肿瘤显著强化，当观察到硬膜尾征时，高度提示为脊膜瘤。(图 5-59)

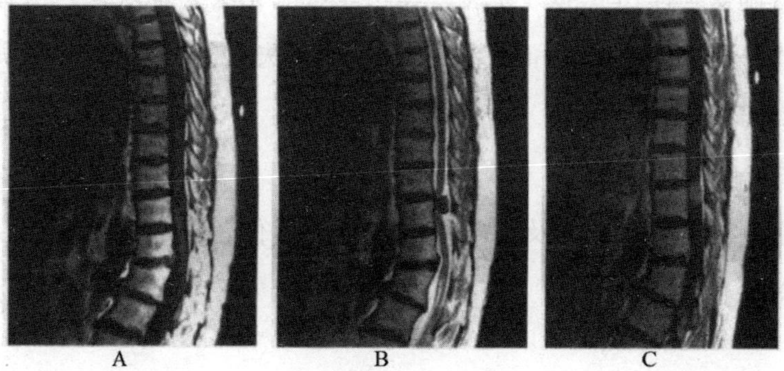

图 5-59　脊膜瘤

A. T_1WI；B. T_2WI；C. T_1WI 增强，表现为腰椎椎管内结节状占位，脊髓受压改变，T_1WI 呈稍低信号，T_2WI 呈等信号，增强后均匀强化，邻近蛛网膜下腔增宽改变

【诊断要点】

中年女性患者的肿瘤好发于脊髓胸段，在 MRI 上，T_1WI 呈等信号，T_2WI 呈略高信号，肿瘤与硬膜有宽基底相连，蛛网膜下腔增宽，增强扫描后肿瘤明显强化，并可能出现硬膜尾征。CT 扫描可见到钙化。

【鉴别诊断】

在诊断脊膜瘤时，需要与神经鞘瘤进行鉴别。两者的影像学特征和临床表现有所不同，结合患者的病史和影像学检查，可以做出准确的诊断。

二、脊髓外伤

脊髓外伤是一种严重的身体损伤，占全身损伤的 0.2%~0.5%，车祸、工伤、运动及火器伤是导致脊髓外伤的主要原因。

【病理与临床】

在病理上，脊髓损伤可根据其严重程度分为几种如下类型：脊髓震荡、脊髓挫裂伤、脊髓压迫或横断，以及椎管内血肿。在这些类型中，脊髓震荡被视为最轻的类型，而脊髓挫裂伤则常常伴随严重的脊柱骨折和脱位，脊髓内部可能出现点片状或局灶性出血，并伴有水肿、液化坏死及蛛网膜下腔出血，在严重的情况下，脊髓可能会部分或完全断裂。临床上，脊髓损伤的早期阶段主要表现为脊髓休克，如果损伤仅是脊髓震荡，那么功能可能在短期内就恢复。然而，如果脊髓受到挫伤或部分断裂，其功能可能无法完全恢复，当脊髓完全横断时，损伤平面以下的运动和感觉功能将完全消失。

【影像学表现】

1. X 线

X 线主要用于显示椎体及其附件的骨折或脱位、关节突绞锁，以及椎管内的碎骨片等。

2. CT

脊髓挫裂伤的表现包括脊髓外形膨大、边缘模糊、髓内密度不均等，在 CT 图像中，脊髓内血肿会呈现为高密度区域。此外，CT 还能有效地发现椎体及附件骨折，关节突绞锁，多伴发严重的脊髓和神经根损伤。

3. MRI

在 MRI 的 TWI 图像上，脊髓挫裂伤在 T_1WI 上见脊髓外形膨大，信号不均，T_2WI 可见不均匀高信号；如果合并出血，那么在 T_1WI 和 T_2WI 常呈高信号；当脊髓发生横断时，MRI 能够清晰地显示脊髓横断的部位、形态以及脊柱的损伤改变。在 T_2WI 上，甚至无须使用对比剂，就能直接观察到神经根撕脱和硬膜囊的撕裂。(图 5-60)

【诊断要点】

诊断脊髓损伤并不困难，主要依据明显的外伤史和相应的影像表现。在显示骨折和碎骨片的位置方面，X 线和 CT 优于 MRI，而显示脊髓、椎间盘损伤，以及髓内和椎管内出血方面，MRI 明显优于 X 线和 CT。

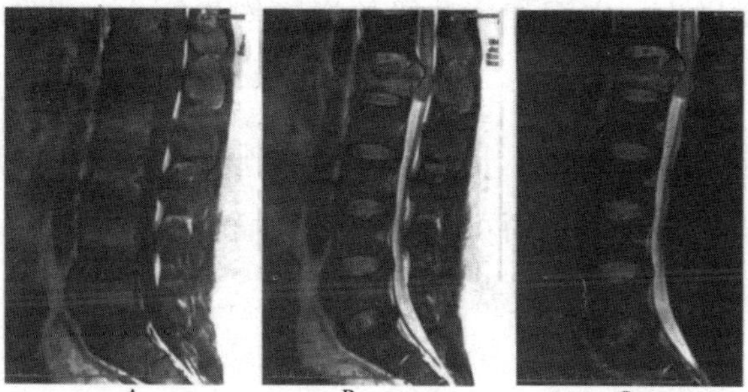

图 5-60　脊髓损伤

A. T_1WI；B. T_2WI；C. T_2WI 脂肪抑制，表现为腰髓内斑片状 T_1WI 呈稍低信号、T_2WI 及脂肪抑制呈高信号，另见腰 1 椎体压缩性骨折，碎骨片突入椎体

【鉴别诊断】

外伤后脊髓空洞症须与脊髓软化灶以及髓内肿瘤囊变进行鉴别。

三、脊髓空洞症

脊髓空洞症是一种髓内的慢性进行性疾病。其形成可能与先天性、退行性、外伤后和肿瘤性原因有关。该疾病好发于 25~40 岁的人群，男性略多于女性。

【病理与临床】

该疾病主要表现为脊髓内管状空腔的形成，颈髓及上胸髓是最常受累的部位。在临床上，脊髓空洞症主要表现为节段型分离性感觉障碍，并可能伴有小脑扁桃体下疝畸形等相应症状。

【影像学表现】

1. CT

平扫会显示为髓内边界清楚的低密度囊腔，其 CT 值与脑脊液相似。当空洞与蛛网膜下腔相通时，CTM 会立即显示对比剂进入空洞内，若两者不相通，那么在延迟扫描时，对比剂可能会通过脊髓血管间隙或与第四脑室的交通进入空洞。外伤后脊髓空洞症常呈偏心性，其内常可见分隔。

2. MRI

矢状面图像能清晰地显示空洞的全貌，在 T_1WI 上，空洞会表现为脊髓中央低信号的管状扩张，在 T_2WI 上，空洞内液呈高信号。(图 5-61) 在空洞的上、下两端，常有胶质增生。空洞相应节段的脊髓均匀膨大。此外，MRI 还可以同时显示颅颈交界部位的先天畸形。当伴发脊髓肿瘤时，脊髓可能会不均匀增粗，其内信号也会变得不均匀。在使用 Gd-DTPA 增强后，脊髓空洞无明显强化，而肿瘤实质部分可明显强化，从而可清楚分辨肿瘤与空洞。在外伤后脊髓空洞症中，多房性或腊肠样空洞是比较常见的表现。

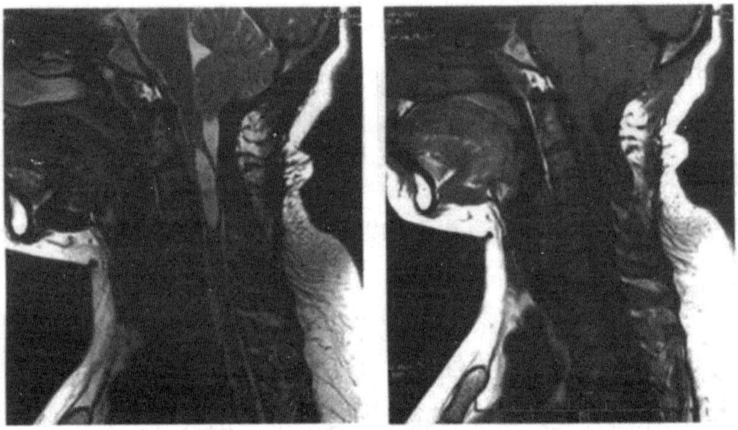

A　　　　B

图 5-61　脊髓空洞

A. T_2WI；B. T_1WI，表现为颈髓内梭形长 T_1、长 T_2 信号，边界清晰。

【诊断要点】

CT 平扫结果显示脊髓中央存在一个圆形液性低密度影，同时脊髓的外形光滑且均匀膨大。进一步通过 MRI 检查，可见髓内管状扩张影，其信号均匀且与脑脊液相仿，这进一步支持了液体积聚的可能性。

【鉴别诊断】

不典型脊髓空洞症应注意与脊髓软化区分，二者的区别在于后者多有外伤史，囊腔较小而欠光整；髓内肿瘤囊变时，其 MRI 信号可能变得不均匀，同时，肿瘤的存在通常会导致脊髓外形不规则膨大，通过注射顺磁性对比剂后进行 MRI 检查，肿瘤会明显强化，从而可以清晰地显示其大小、形态和边缘，这一特点有助于我们区分髓内肿瘤囊变与脊髓空洞症。

第六章 呼吸系统疾病的影像诊断

气管、支气管与肺内充盈着气体，与周围组织形成了鲜明的自然对比，为X线检查提供了得天独厚的条件。肺部众多疾病，凭借X线平片的魔力，能够清晰展现出其所在、形态及大小，操作简便，应用广泛。然而，平片所呈现的是胸部各类组织结构的重叠投影，病变的形态变化时常难以充分展现，某些隐秘之处，如心影后的病变往往难以窥见。

CT检查擅长发现肺部细微的病变，对小的肺肿瘤、肺癌所致的肺门和纵隔淋巴结转移及纵隔肿瘤的诊断价值极高，对肺部多种疾病具有卓越的诊断能力，广泛应用于呼吸系统疾病的诊断。

MRI检查则以其对软组织的敏锐洞察力著称，对纵隔肿瘤的定位和定性诊断价值显著。MRI的流空效应有助于我们观察纵隔肿瘤与心、大血管之间的微妙关系。

第一节 影像检查技术

一、X线检查

（一）胸部透视

一般取立位，可可从多个角度观察肺野、肺门、纵隔、心脏、大血管、横膈等，还可捕捉呼吸运动、膈肌的活动及心脏的搏动。然而，其对细微病变的捕捉能力稍显不足，且患者所承受的辐射剂量较大。

（二）胸部摄影

常用的摄影位置为正位和侧位。正位常常采取站立后前位，前胸壁贴近胶片，X 线自背部射入。侧位则一般选择左侧位，若已知病变，则病变侧胸壁贴近胶片，两手上举或抱头，X 线自健侧射入。为了更精确地展现病变形态，还可采用斜位、前弓位、侧卧水平方向后前位。对于不能站立的患者，则采取仰卧位，拍摄前、后位片。

二、CT 检查

（一）普通扫描

常规取仰卧位，两臂向上自然弯曲置于头两侧。扫描范围精准至肺尖至肺底。由于胸壁、肺组织及纵隔在 CT 图像上密度差异显著，一幅图像难以同时清晰展现肺野和纵隔内结构，因此在观察胸部 CT 时，须采用肺窗和纵隔窗两种不同的窗位和窗宽，肺窗专用于观察肺实质，纵隔窗则适用于观察纵隔的结构。

（二）增强扫描

当平扫发现病变时，须鉴别其血管性或非血管性，从了解病变的血供情况，观察纵隔病变与心脏大血管的关系。判断肺内肿块性质时，须经静脉内快速注射对比剂后进行增强扫描。

（三）高分辨力 CT 扫描

高分辨力 CT 扫描为薄层（1~2 mm）扫描及高分辨力算法重组图像的技术，主要用于观察病灶的细微结构，对弥漫性肺间质病变及支气管扩张的诊断具有显著效果。

（四）动态增强扫描

注射对比剂后，对感兴趣区进行连续多次快速扫描，以反映病灶中对比剂浓度随时间的变化，从而了解病灶的血供或血流情况。

（五）肺血管成像

肺血管成像主要用于肺血管性疾病的诊断。肺动脉 CT 血管成像用于肺动脉栓塞及肺动脉先天发育异常的诊断，肺静脉 CT 血管成像可用于观察肺静脉先天异常如肺静脉异位引流等。

（六）CT 后处理

扫描获得的容积数据，可用于多种后处理技术，如多平面图像重组，可对肺部病灶进行多角度观察，定位直观、准确。肺结节分析用于观察和分析肺部结节病变的动态变化；支气管树成像可直观展示气管和支气管的解剖结构；肺含气量测定用于观察肺通气功能；支气管仿真内镜可显示支气管内腔，容积再现三维立体重组显示骨性胸廓有利于骨折的定位。

三、MRI 检查

胸部 MRI 检查，常取卧位，使用体部线圈，层厚 7～10 mm。常规 T_1WI 和 T_2WI 横轴面成像，然后根据需求进行冠状位、矢状位或斜位扫描。为减少心脏搏动形成的伪影，采用心搏门控技术。MRI 肺血管成像技术有时间飞跃法和相位对比法，可为肺血管性疾病绘制精确图谱。

第二节　正常影像表现

一、X 线

正常胸部 X 线影像，将胸腔内外各种组织与器官的重叠投影巧妙地融合在一起。为了更深入地理解这幅画作，我们有必要熟悉正位和侧位片上各种正常投影及其常见的变化形态。

（一）胸廓

1. 胸壁软组织

①胸大肌：胸大肌发达的男性，两侧肺野上部的中外带形成扇形、均匀且较高密度的影像，其下缘清晰可见，与腋前皮肤皱褶相连。值得注意的是，两侧的胸大肌影可能并不对称，通常以右侧更为明显。②女性乳房及乳头：女性乳房在 X 线影像中展现出两肺下野半圆形密度增高影，其下缘分明，向上则逐渐变淡，上缘则显得模糊。乳房的外下缘与腋部的皮肤紧密相连。乳头有时会在两肺下野第五肋间处形成小圆形致密影，多见于年龄较大

的妇女，在部分男性中也可见。通常两侧的乳头是对称的，若在单侧出现，切勿误认为是肺内结节病灶。③胸锁乳突肌及锁骨上皮肤皱褶：胸锁乳突肌在两肺尖内侧形成一道外缘锐利的线状影，而锁骨上皮肤皱褶则呈现出在锁骨上方并与锁骨平行、宽 3~5 mm 的软组织影，内侧与胸锁乳突肌影紧密相连。

2. 骨性胸廓

骨性胸廓由肋骨、胸椎、胸骨、锁骨和肩胛骨共同构成。①肋骨：起于胸椎两侧，后段高，呈水平状向外延伸，前段则自外上向内下倾斜走向，形成肋弓形状。第 1~10 肋骨前端有肋软骨与胸骨相连，因软骨不显影，由于软骨在 X 线片上无法显现，故肋骨前端看似游离。随着年龄的增长，肋软骨可能会出现钙化的现象，形成不规则斑点状或斑片状致密影，这并非肺内病变，切勿混淆。此外，肋骨还可能出现分叉、肋骨联合、颈肋等先天变异。②胸椎：在正位胸位片上，胸椎、胸骨及纵隔影重叠，仅上部胸椎横突能突出于纵隔影之外。③胸骨：在正位胸位片上，胸骨几乎与纵隔影完全重叠，仅胸骨柄两侧外上角能凸出于纵隔阴影外。而在侧位及斜位片上，胸骨的全貌得以展现，但影像较为浅淡。④锁骨：其形状略呈横置的“S”状弯形，两侧对称，内侧与胸骨柄形成胸锁关节，内端下缘有一半月形凹陷，边缘可能规则或不规则，为菱形韧带附着之处。⑤肩胛骨：在后前位投照时，肩胛骨投影可能会部分进入肺野，若未能全部避开肺野时，其内缘常与肺野重叠，切勿将其误认为胸膜肥厚。

（二）气管、支气管

气管起于环状软骨下缘，长约 11~13 cm，宽约 1.5~2 cm，呈纵行带状透亮影，位于胸廓中央。在第 5~6 胸椎平面处，气管分叉为左、右主支气管，分叉部下壁形成隆突，分叉角度约为 60°~85°，两侧主支气管与气管长轴的角度各异，右侧为 20°~30°，左侧为 40°~55°。两侧主支气管分为肺叶支气管，肺叶支气管又逐级分出肺段、亚段，直至终末细支气管，与肺腺泡、肺泡紧密相连。肺叶以下支气管在 X 线平片上观察效果不理想。

（三）肺

1. 肺野

肺野是含气的肺在胸片上所展现的透明区域。肺野的透亮度与肺泡的含气量成正比。吸气时，肺内含气量增多，透亮度增高；呼气时，透亮度降低。为方便定位病变，将每一侧肺野纵行分为三等份，分别称为内、中、外三带。同时，分别在第 2、4 肋骨前端下缘画一水平线，将肺野分为上、中、下三部分。

2. 肺门与肺纹理

肺门影是肺动、静脉、支气管及淋巴组织的总合投影。在正位胸片上，肺门位于两肺中野内带 2~4 前肋间，左侧稍高于右侧约 1~2 cm。右肺门分为上、下两部：上部由上肺静脉、上肺动脉及下肺动脉干后回归支组成；下部为右下肺动脉主干。上、下部相交形成的钝角称为肺门角。左肺门上部由左肺动脉弓及其分支和上肺静脉构成，下部由左下肺动脉及其分支构成。由于左心缘的遮挡，只能见到一部分。在侧位片上，两侧肺门大部分重叠，形似一个尾巴拖长的逗号。肺门的前缘为右上肺静脉干，后上缘为左肺动脉弓，逗号形的尾部由两下肺动脉干构成。在椭圆形肺门阴影附近，可见两个圆形透亮区，这是右和左上叶支气管起始部的轴位投影。

肺纹理由肺血管、支气管和淋巴管等组成，以肺动脉分支为主要成分，呈自肺门区向外延伸的放射状分布的树枝状影，逐渐变细，肺野外带肺纹理通常显示不清。

3. 肺叶、肺段和肺小叶

肺叶是由脏层胸膜分隔的解剖单位。肺叶与肺叶之间的胸膜裂隙称为叶间裂。右肺分为上、中、下三叶，而左肺则分为上、下二叶。右肺有斜裂与水平裂，侧位上右肺斜裂上起第 4 胸椎水平，向前下斜行达膈前部，距前肋膈角约 2~3 cm 处；水平裂起自斜裂的中部，向前稍向下达前胸壁。水平裂上方为上叶，下方为中叶，斜裂后下方为下叶。左肺仅有斜裂，其起点较右侧略高，其前上方为左肺上叶，后下方为左肺下叶。在正位 X 线胸片上，肺叶前后重叠，在确定病变部位时，应结合侧位片，根据叶间裂位置，辨别病变发生的特定肺叶。

肺叶的结构复杂而精细，其内部由 2~5 个肺段组成，每个肺段都拥有其独特的支气管，肺段的名称直接来源其对应的支气管。常规的 X 线片，不能显示肺段的界限，仅当肺段在病理状态下单独受损时，其轮廓才会显现出来。

肺叶进一步细分，由 50~80 个肺小叶组成，每个肺小叶的直径约为 1 cm，它们之间被疏松的结缔组织间隔开，这些间隔被称为小叶间隔。每个小叶支气管分化出 3~5 支末梢细支气管，每个末梢细支气管所覆盖的范围称为腺泡，即呼吸小叶，其直径约为 6 mm。这些末梢细支气管进一步分化出呼吸细支气管、肺泡管、肺泡囊，最终止于肺泡。

肺部的实质部分，即具有气体交换功能的含气间隙和结构，主要由肺泡和肺泡壁组成。而位于支气管和血管周围、肺泡间隔、小叶间隔，以及脏层胸膜下的结缔组织支架和间隔，我们称之为肺间质。

（四）纵隔

纵隔是位于两肺之间、胸骨后方、胸椎前方的区域，上端与胸腔入口相接，下方与膈肌相连，内部包含心脏、大血管、气管、食管、主支气管、淋巴组织、胸腺、神经及脂肪等众多器官和组织。在正位胸片上，我们主要观察它与肺部相邻接的轮廓。在侧位胸片上，纵隔被划分为若干区域，常用的划分方法有六分区法。

前纵隔位于胸骨后方，心脏、升主动脉和气管之前的狭长三角带。中纵隔相当于心脏、主动脉弓部、气管及肺门所占据的区域。食管前壁是中和后纵隔的分界线，其后方和胸椎旁区构成了后纵隔。从胸骨柄体交界处至第 4 胸椎下缘画一条水平线，线以上为上纵隔，线以下至膈为下纵隔。

（五）横膈

横膈是位于胸腹腔之间的薄层腱膜肌组织，分左右两叶，呈圆顶状。横膈在外侧及前、后方与胸壁相交，形成肋膈角，在内侧与心脏形成心膈角。外侧后方的肋膈角通常较深且尖锐。一般情况下，右膈比左膈高出 1~2 cm，位于第 9~10 后肋水平，相当于第 6 前肋间隙。在呼吸时，两膈会进行上下对称的运动，运动范围通常在1~3 cm之间，在深呼吸时可达3~6 cm。

膈面光滑且锐利，若局部发育较薄，其上部可能会呈现出半圆形的隆起，我们称之为局限性膈膨升，这是一种正常的生理变异。膈肌的前缘附着于肋骨的前端，当进行深吸气时，膈顶可能会呈现出波浪状的形态，这种现象被称为波浪膈。

（六）胸膜

胸膜是一薄而透明的组织，分为两层，紧贴胸壁和纵隔的称为壁层，而包裹着肺和叶间的部分则被称为脏层。这两层胸膜之间的空间，我们称之为胸膜腔。由于胸膜本身非常薄，所以在正常情况下并不会在X线片上显影。然而，当X线的方向与胸膜走行方向平行，且照射到胸膜的反褶处时，如肺尖胸膜反褶和叶间裂反褶，我们才能在X线平片上观察到线状的影像。

二、CT

（一）胸壁

前胸壁的外缘，肌肉线条分明，其中胸大肌与胸小肌尤为显著。而在女性身上，更可见乳房结构，其内的腺体组织伴有脂肪映衬。后胸壁布满肌肉组织，诸如脊柱旁的背阔肌、斜方肌等。而肩胛骨周围，肩胛下肌、冈下肌等肌肉也各自扮演着重要的角色。

胸骨柄的形态独特，前凸后凹，犹如一把精致的梯形工具；胸骨体则呈长方形，稳健而有力；胸骨剑突多呈三角形，呈现出致密的影像。在CT扫描下，胸椎的每一部分都清晰可见无遗，椎体、椎板、椎弓等结构分明。肋骨如同桥梁般从椎体两侧延伸，其走势斜向下方，因此在CT的横断面上，我们可以同时观察到多根肋骨的部分截面。而利用MSCT的三维重组技术，我们可以立体地展现胸部骨骼的精细结构。

（二）肺

两肺呈现出对称性的低密度影，其中穿插着由中心向外辐射的高密度肺血管影，由粗到细，逐渐扩散。在CT的横轴位图像上，这些血管呈现出圆形或椭圆形的高密度形态。肺动脉与同级别的支气管相伴而行，直径相近。两侧的主支气管、段支气管与部分亚段支气管，表现为管状或条状的含气低密度影。肺门则是肺动脉、肺叶动脉、肺段动脉以及伴行的支气管与肺静脉的交汇之处，分为右肺门与左肺门。

肺静脉汇入左心房，两上肺静脉干和两下肺静脉干，共同维持着生命的循环。肺段与肺段之间虽紧密相连，但并无明确的分界。在 CT 图像上，肺段位置的判断，主要依据肺段支气管及伴随的血管位置及其走势。肺段支气管及伴随的肺动脉位于肺段的中心，而肺段静脉位于相邻肺段之间。一般来说，肺段动脉分支位于同名支气管的前方、外侧或上方；而肺段静脉主干则位于同名支气管的后方、内侧或下方，不与支气管并行。（图 6-1）

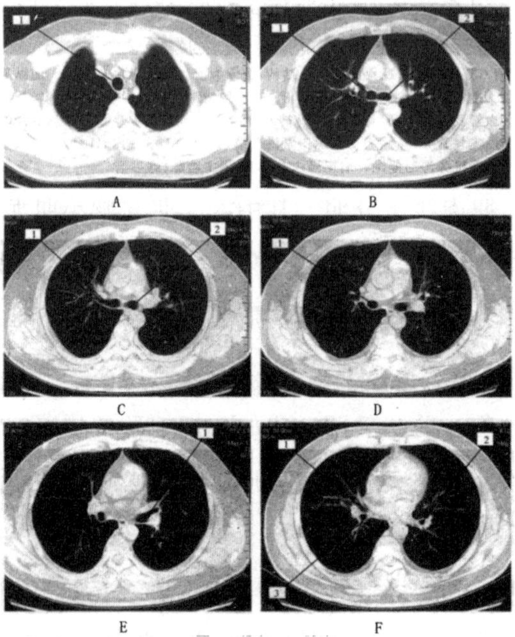

图 6-1　胸部 CT 肺窗

A. 正常胸部 CT 肺窗，1. 气管；B. 正常胸部 CT 肺窗，1. 右主支气管，2. 左主支气管；C. 正常胸部 CT 肺窗，1. 右上叶支气管；2. 左主支气管；D. 正常胸部 CT 肺窗，1. 右中间支气管；E. 正常胸部 CT 肺窗，1. 左上叶支气管；F. 正常胸部 CT 肺窗，1. 右上叶支气管，2. 左下叶支气管，3. 右下叶上段（背段）支气管

肺小叶，既是解剖的单元，又是功能的基石。它包括了小叶核心、小叶实

质和小叶间隔三部分，在 HRCT 的呈现为多边形或锥形，底部紧贴胸膜，尖端指向肺门。小叶核心，即小叶肺动脉和细支气管，直径约 1 mm；小叶间隔由结缔组织和中小静脉组成，长约 10~25 mm。

叶间胸膜或叶间裂，是 CT 上划分肺叶范围的重要标志，其走行多呈螺旋形。两斜裂在普通 CT 扫描时，呈现为无肺纹理的透明带，当叶间裂走行与扫描平面垂直时，则呈现出细线状的形态。而在 HRCT 扫描下，它们则呈现出高密度的线状影。通常，左斜裂的位置高于右侧，上部斜裂内侧高于外侧、凸面向后，下部斜裂外侧高于内侧、凸面向后。利用 MSCT 的多平面图像重组技术，可以直观地观察到叶间裂的位置及其走势。

（三）纵隔

通过 CT 纵隔窗，可以清晰地观察到纵隔内的结构，它主要包括前纵隔、中纵隔和后纵隔三个部分。

前纵隔，位于胸骨后方、心脏大血管前方，富含胸腺、淋巴组织、脂肪和结缔组织。这些结构在 CT 图像上呈现出各自独特的形态和密度，可提供关于前纵隔内部结构的详细信息。

中纵隔则是纵隔内最为复杂的部分，其中包含了气管、支气管、大血管及其分支、神经结构，以及心脏等重要器官。特别是中纵隔的淋巴结，它们大多数沿气管和支气管分布，使淋巴系统更有效地收集和过滤来自呼吸道的淋巴液。在 CT 图像上，这些淋巴结表现为小的结节状结构，直径通常小于 10 mm。通过仔细观察和分析这些淋巴结的大小、形态和密度，可以为疾病的诊断提供重要的线索。

后纵隔位于食管前方、胸椎前方及椎旁沟的范围内。这个区域主要包括食管、降主动脉、胸导管、奇静脉、半奇静脉，以及淋巴结等结构（图 6-2）。

（四）横膈

横膈的前缘与剑突及两侧肋骨紧密相连，形成线性影像。横膈的后下方，形成两侧的膈肌脚，正常状态下，这些膈肌脚在 CT 影像中呈现为椎体两侧的弧形软组织密度影。借助多平面图像重组技术，我们可以更为直观地观察横膈的所在位置及其独特形态。

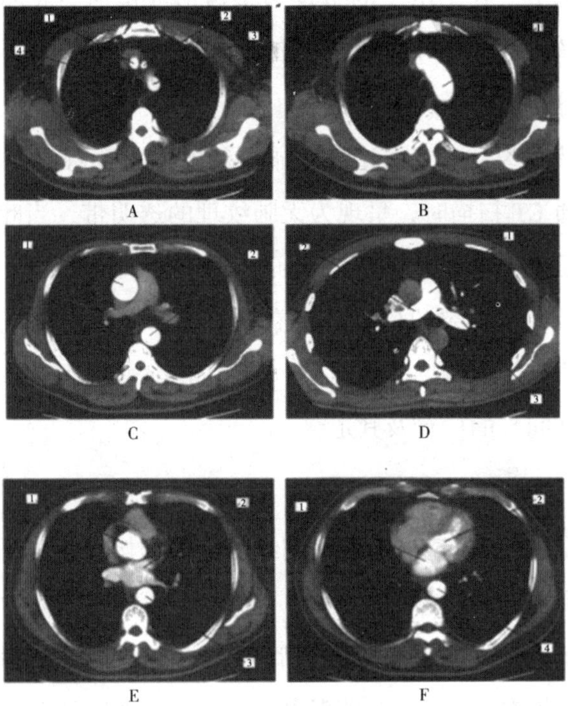

图 6-2　胸部 CT 纵隔窗

A. 正常胸部 CT 纵隔窗，1. 无名动脉，2. 左颈总动脉，3. 左锁骨下动脉，4. 气管；B. 正常胸部 CT 纵隔窗，1. 主动脉弓；C. 正常胸部 CT 纵隔窗，1. 升主动脉，2. 降主动脉；D. 正常胸部 CT 纵隔窗，1. 升主动脉，2. 左心房，3. 降主动脉；E. 正常胸部 CT 纵隔窗，1. 左心房，2. 降主动脉；F. 正常胸部 CT 纵隔窗，1. 左心房，2. 左心室，3. 降主动脉

三、MRI

（一）胸壁

在 MRI 影像中，胸壁肌肉在 T_1WI 和 T_2WI 上均表现为低信号，其间夹杂着线状的脂肪影和血管影，呈现出流动空白的形态。脂肪组织在 T_1WI 上呈现出高信号；而在 T_2WI 上则呈现为较高的信号，显示为灰白色的影像。肌腱、韧带和筋膜中的氢质子含量相对较低，因此在 T_1WI 和 T_2WI 上均表现为低信号。

胸骨、胸椎、锁骨和肋骨的周边骨皮质在 T_1WI 和 T_2WI 上同样表现为低信号，而中心的海绵状骨松质因含有脂肪，显示为较高的信号。

（二）肺与支气管

气管和支气管壁由软骨、平滑肌纤维和结缔组织等组成，由于其管壁较薄，一般在 MRI 图像上难以清晰分辨，然而管腔周围的脂肪组织因其高信号特性，能够清晰地勾勒出气管和支气管的管径大小及其走向。

正常的肺组织在 MRI 影像中基本呈现为暗色影像。在靠近肺门处，可见少数由较大的血管壁和支气管壁形成的分支状结构。由于肺血管的流空效应，肺动脉和肺静脉在影像中均表现为管状无信号的暗色影像，与肺门部的支气管一同呈现为无信号黑影，两者须根据解剖关系进行区分。但应用快速梯度回波序列时，肺动、静脉则呈现出高信号影。

（三）纵隔

前纵隔的胸腺组织在 MRI 影像中呈现出均匀的信号，其在 T_1WI 上的信号强度低于脂肪，而在 T_2WI 上的信号强度则与脂肪相似。气管与支气管在影像中均表现为无信号区域。纵隔内的血管腔同样呈现为无信号状态，其轮廓被周围脂肪组织的高信号所衬托，其形态清晰可见。淋巴结在 MRI 影像中易于显示，其在 T_1WI 上表现为均匀的圆形或椭圆形结构。食管壁的信号强度与胸壁肌肉相似，呈现出一定的信号特征。

（四）横膈

通过冠状面和矢状面的 MRI 影像，我们能够较好地观察横膈的高度和形态。横膈在影像中呈现为弧形线状结构，其信号强度低于肝脾的信号强度。在横断面上，膈脚显示清晰，呈现为纤细、向后凹陷的曲线状软组织信号，其前方绕过主动脉，终止于第 1 腰椎椎体的外侧缘。这一细致入微的影像表现，为我们提供了横膈结构和位置的精准信息。

第三节　基本病变影像表现

胸部病理改变极为复杂，同一疾病在不同的病变的阶段可能展现不同的影像特征，而不同疾病间也可能产生相似或相同的影像表现。

一、支气管阻塞病变

支气管阻塞可由多种因素造成，包括腔内肿块、异物、先天性狭窄、分泌物淤积、水肿、血块及痉挛收缩等，这种阻塞可能导致不同程度的支气管受阻。

（一）阻塞性肺气肿

肺气肿是由于支气管部分阻塞导致空气能被吸入而无法完全呼出，进而使肺组织过度充气膨胀的一类疾病。

1. X 线

局限性肺气肿表现为肺局部透明度增加、肺纹理稀疏。而弥漫阻塞性肺气肿则表现为两肺透亮度增加；肺纹理稀疏、变细、变直，胸廓呈桶状，前后径增加，肋间隙变宽，膈位置低、平直；膈活动度明显减弱；心影呈狭长的垂位型。

2. CT

可精确展示肺部的改变，同样可以观察到肺局部透明度增加和肺纹理稀疏等特征。此外，CT 还能区分不同类型的肺气肿，如小叶中心性肺气肿、全小叶性肺气肿、胸膜下肺气肿和瘢痕旁肺气肿。

（二）阻塞性肺不张

阻塞性肺不张是由多种原因引起的肺内气体减少、肺体积缩小、肺萎陷的肺部改变，多为支气管完全阻塞、肺外压迫及肺内瘢痕组织收缩等原因导致。根据阻塞的部位不同可引起一侧肺、肺叶、肺段和肺小叶的肺不张。

1. X 线

一侧性肺不张表现为患侧肺野均匀致密，纵隔向患侧移位，膈升高，肋间隙变窄，健侧肺可能出现代偿性肺过度充气表现。肺叶不张时各肺叶不张的表现各异，但共同点是肺叶萎缩、体积缩小、密度增高、叶间裂向心性移位及纵隔不同程度向患侧移位等，相邻肺组织呈代偿性肺过度充气表现。肺段性肺不张为基底朝外、尖端指向肺门的三角形或片状致密影。

2. CT

进一步细化了肺不张的表现，可观察到肺叶体积缩小，呈边缘清晰的软组织密度影，增强扫描可见明显强化，周围结构向患侧移位。肺段性肺不张多呈三角形，尖端指向肺门。

3. MRI

更直观地显示支气管阻塞的病变，如管壁增厚、管腔狭窄及腔内结节等。不张的肺组织在 MRI 上呈现出特定的信号特征。

二、肺部病变

（一）渗出与实变

渗出是液体沿肺泡孔向邻近肺泡蔓延的结果，与正常组织没有明确的分界。肺泡内的病理液体可以是炎性渗出液、血液及水肿液。若炎性渗出物充满肺泡，称为实变。

1. X 线。渗出性病变呈现为密度较均匀的斑片状或云絮状影，边缘模糊。实变的肺组织与含气支气管形成对比，可见支气管气像。若实变占据整个肺叶，则形成边缘锐利的全叶性实变影。

2. CT。肺渗出性病变在肺窗上呈现为略高密度的磨玻璃样影，其内仍可见肺血管纹理影。肺实变则表现为高密度影，密度较均匀，其内可见支气管气像，但无肺纹理影，靠近叶间胸膜处边缘清晰。在纵隔窗上渗出病灶可能不显示，肺实变病灶的大小较肺窗上有所缩小。

3. MRI。MRI 检查对肺泡腔内的渗出性病变敏感，T_1WI 表现为边缘不清的片状略高信号，T_2WI 也呈较高信号。

（二）增殖

肺内肉芽组织的形成是由于炎症导致的增殖性病变，这种病变常见于肺结核和各类慢性肺炎。

1. X 线

这种病变在 X 线下呈现为结节状影，称为腺泡结节状病变。其密度较高，边缘清晰可见，形状类似梅花瓣，且无融合趋势。当多个病灶聚集时，各个病灶仍然可以清楚分辨。

2. CT

在 CT 影像中，肉芽组织表现为数毫米至 1 cm 的小结节灶，形状为圆形或类圆形，密度较高，边界清晰。

（三）钙化

钙化通常发生在退行性变或坏死组织内。这种现象可见于肺或淋巴结干酪样结核病灶的愈合阶段，也可见于某些肺内肿瘤组织或囊肿壁。

1. X 线

钙化在 X 线下呈现为边缘锐利、形状不一致的密影，可能呈斑点状、块状或球状，呈现局限或弥漫分布。

2. CT

在 CT 影像中，钙化表现为形态多样、边界清楚的高密度影，CT 值往往超过 100 HU。

3. MRI

钙化在 MRI 中通常表现为无信号影，较大的钙化灶可能在病灶内显示为信号缺损区。

（四）结节与肿块

肺内结节与肿块呈圆形或类圆形。直径在 0.5~3 cm 之间的称为结节，直径超过 3 cm 的称为肿块。肺肿瘤的特征是形成肿块，但非肿瘤性病变如结核球、炎性假瘤及含液囊肿等也可能会形成肿块。这些病变可单发也可多发，单发者常见于肺癌、结核球、炎性假瘤等；多发者常见于肺转移瘤，也可见于坏死性肉芽肿、多发性含液囊肿及寄生虫囊肿等。

肺良性肿瘤多有包膜，边缘锐利光滑，生长缓慢，通常不会发生坏死。肺恶性肿瘤呈浸润性生长，多无包膜，故边缘多不锐利，生长迅速，常发生坏死。肺转移性肿瘤常表现为多发、大小不等的球形病变。

1. X 线

肺良性肿瘤在 X 线下多呈现为边缘光滑锐利、密度均匀的球形肿块。肺恶性肿瘤则边缘不锐利，有短细毛刺向周围伸出，轮廓常呈分叶状或脐样切迹，当靠近胸膜时，可有线状或星状影与胸膜相连，形成胸膜凹陷征，这在周围型肺癌中尤为常见。结核球多为圆形，其内可能含有点状钙化，周围常有卫星灶。炎性假瘤多为类圆形肿块，当邻近胸膜时，可见胸膜增厚粘连。含液囊肿的密度较低，在透视下，可见囊肿随深呼吸发生形态变化。

2. CT

CT 对于肿块的毛刺、分叶及胸膜凹陷征的显示更为清晰。有时在瘤体内可见直径 1~3 mm 的空气样低密度影，这被称为空泡征，常见于周围型肺癌。肿块内如发现脂肪密度，则多见于错构瘤。在 CT 增强扫描中，肺良性肿瘤可能不强化或仅轻度均匀强化，而肺恶性肿瘤则表现为较明显的均匀强化或中心强化。肺部炎性假瘤可能呈现环状强化或轻度均匀性强化，结核球则仅边缘环形轻度强化。(图 6-3)

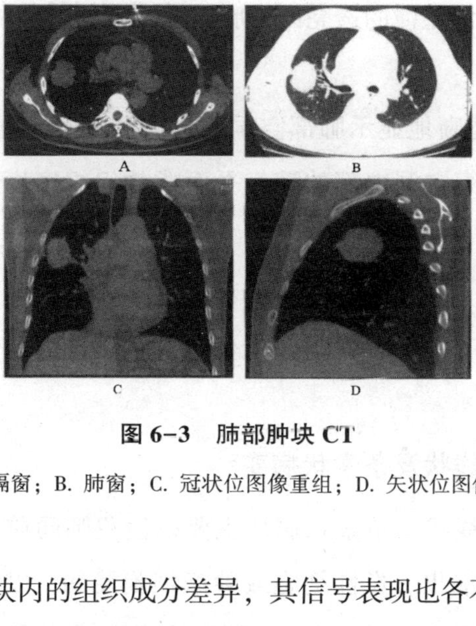

图 6-3　肺部肿块 CT

A. 纵隔窗；B. 肺窗；C. 冠状位图像重组；D. 矢状位图像重组

3. MRI

MRI 下，由于肿块内的组织成分差异，其信号表现也各不相同。慢性肉芽肿、干酪样结核、错构瘤等因含有较多纤维组织，在 T_2WI 上呈较低信号。原发性肺癌或肺转移癌在 T_2WI 上则呈高信号；肿块内的坏死灶在 T_1WI 上表现为低信号，而

在 T_2WI 上则呈高信号。囊性肿块在 T_1WI 上表现为低信号，T_2WI 上呈高信号。血管性肿块，如动脉瘤、动静脉瘘，则由于流空效应而呈无信号。

（五）空洞与空腔

肺内病变组织发生坏死后，经引流支气管排出形成的含气残腔被称为空洞。空洞壁可由坏死组织、肉芽组织、纤维组织、肿瘤组织等构成。根据空洞壁的厚度和形态，可分为虫蚀样空洞、薄壁空洞和厚壁空洞。

1. X 线

X 线检查能够清晰地显示肺部空洞的轮廓和内部结构。虫蚀样空洞又称无壁空洞，洞壁为坏死组织。无壁空洞表现为肺实变区内的多发小透明区，边缘不规则，常见于干酪性肺炎；薄壁空洞洞壁较薄，边缘光滑，多见于肺结核；厚壁空洞洞壁较厚，内壁可能光滑或凹凸不平，常见于肺脓肿、肺癌等疾病。肺脓肿的空洞内多有明显的液面。癌瘤内形成的空洞其内壁多不规则。

空腔是肺内生理性腔隙呈病理性扩大，如肺大疱、含气的肺囊肿及肺气囊等。空腔在 X 线表现为壁薄的透亮区，腔内多无液面，周围无实变。

2. CT

CT 检查能够更清晰地显示肺部空洞的形态和细节。通过 CT 图像可以准确测量洞壁的厚度，观察空洞内部的液气平面或软组织密度影，有助于判断病变的性质和范围。

3. MRI

空洞内气体在 T_1WI 和 T_2WI 均呈低信号，空洞壁的信号则因病变性质而有不同。

（六）网状、细线状及条索状病变

肺部的网状、细线状及条索状病灶主要以侵犯肺间质为主。肺间质的病理改变可能包括渗出或漏出、炎性细胞或肿瘤细胞浸润，以及纤维结缔组织或肉芽组织增生等。这些变化常见于多种疾病，如慢性支气管炎、特发性肺间质纤维化、癌性淋巴管炎、肺尘埃沉着病（尘肺）及结缔组织病等。

1. X线

在X线检查中，网状病灶多呈弥漫性分布，当较大的支气管、血管周围的间质发生病变时，肺纹理会增粗并变模糊。而当病变发生在小支气管、血管周围间质及小叶间隔时，则表现为网状、细线状或蜂窝状影。肺部病变在愈合过程中产生的纤维结缔组织所形成的瘢痕，可分为局限性和弥漫性两类。局限性纤维化病变呈现为条索状阴影，其粗细不一，走行僵直，密度高，与正常肺纹理有着明显的不同。弥漫性纤维化病变则呈现为紊乱的索条状、网状或蜂窝状阴影，并可能伴随多数弥散的颗粒状或小结节状影。这些影像从肺门区向外伸展，直至肺野外带，在网状阴影的背景上，也可能观察到多数弥散的颗粒状或小结节状影，多见于尘肺及慢性间质性肺炎等疾病。此外，当小叶间隔内有液体或组织增生时，会形成不同部位的间隔线（Kerley线），其中常见的间隔线是Kerley B线，表现为两下肺野近肋膈角处一条或数条垂直于胸膜的细线状影，这种情况多见于肺静脉高压、间质性肺水肿。

2. CT

通过CT检查，我们可以发现早期肺纤维化，它表现为小叶间隔增厚，与胸膜相连处呈粗线状或网状。肺纤维化的后期，中、下肺的胸膜下区可见蜂窝状影，可能累及中、内带和上肺。

3. MRI

MRI在显示肺内细微改变方面并不擅长，较大的条索状纤维化病灶在T_1WI和T_2WI上均呈现中等或略低信号。

三、胸膜病变

（一）胸腔积液

胸腔积液是由多种疾病累及胸膜所产生的。这些液体可能是渗出液、漏出液、脓液、乳糜液或血液等。

1. 游离性积液

对于游离性积液，当积液量较少时，液体首先会聚积于后肋膈角；液体量超过300 mL时，X线立位会显示肋膈角变得钝平，X线透视下液体会随着呼吸及体位改变而移动。当中量积液时，下肺野的透亮度会消失，呈现出均匀的致密影，肋膈角消失，膈面及心缘被遮盖，液体形成的致密影其上缘呈外高内低的斜形弧线。大量积液是指液体上缘达第 2 前肋间以上，患侧肺野均匀致密，有时仅肺尖透明，肋间隙增宽，纵隔向对侧移位。

对于少量和中量游离积液，CT 检查会表现为后胸壁下的弧形窄带状或新月形的液体样密度影。(图 6-4)

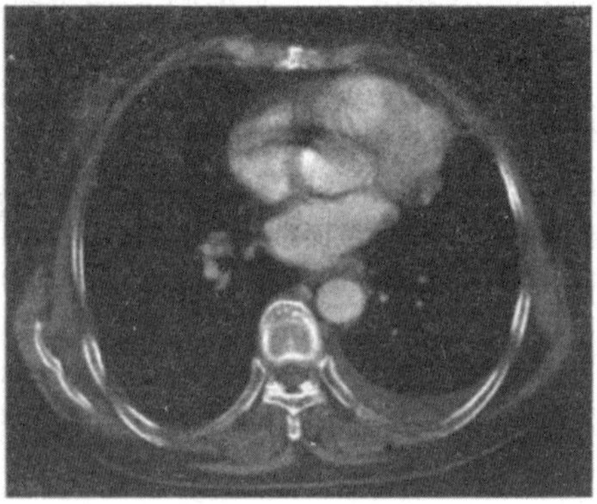

图 6-4 胸腔积液

CT 纵隔窗，显示左侧少量胸腔积液

大量积液表现为几乎整个胸腔被液体样密度影所占据，肺被压缩于肺门处，呈现出软组织密度影，纵隔向对侧移位。

2. 局限性胸腔积液

包裹性积液是胸膜炎时脏壁两层胸膜发生粘连，导致液体被局限于胸腔的某一部位产生的病症。在切线位 X 线检查中，这种积液会表现为从胸壁凸向肺野的半圆形或梭形致密影。当积液位于叶间胸膜，我们称之为叶间积液，这在 X 线检查中表现为位于叶间裂部位的梭形致密影。积液位于肺底与膈之间称肺下积液，液体将肺下缘向上推移，表现为肺下野密度增高，其上缘呈现出上突的圆顶状，这有时会被误认为是膈升高；然而，通过倾斜体位或卧位检查，我们可以观察到游离积液的征象。

包裹性积液在 CT 影像中表现为自侧胸壁向肺野突出的凸透镜形液体样密度影，其边缘清晰可见，两侧与胸壁形成的夹角多为钝角。而叶间积液则呈现为

叶间裂走行区的梭形或带状液体样密度影。(图 6-5)

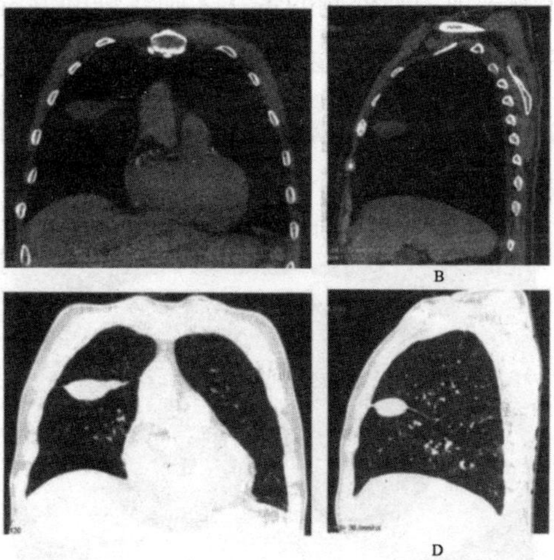

图 6-5　叶间积液

CT 显示右侧水平叶间裂积液，A. 冠状位图像重组纵隔窗；B. 矢状位图像重组纵隔窗；C. 冠状位图像重组肺窗；D. 矢状位图像重组肺窗

MRI 能清晰地显示胸腔积液的存在，其 MRI 信号特性与积液的成分密切相关。非出血性积液在 T_1WI 多表现为低信号，而在 T_2WI 则呈高信号；结核性胸膜炎导致的积液，因为蛋白的含量较高，在 T_1WI 可呈现中、高信号。

（二）气胸与液气胸

气胸是由于脏层或壁层胸膜破裂，导致空气进入胸膜腔的病理状态。常见原因包括胸壁穿通伤、胸部手术或胸腔穿刺等。因突然用力或剧烈咳嗽导致胸腔内压骤升，进而引发脏层胸膜破裂的情况，称为自发性气胸，常见于严重的肺气肿、胸膜下肺大疱、表浅的结核性空洞等。当胸腔内同时存在液体与气体，即称为液气胸。

1. X 线

立位检查气胸表现为胸腔外侧无肺纹理结构的透亮区，可见被压缩的肺边缘，形成纤细的线状致密影，纵隔向健侧移位，膈肌下降，肋间隙增宽。对于液气胸，立位检查时显示胸腔有一横贯的液面，液面上方为空气和被压缩的肺；当气体量较少时，仅可见液面而难以察觉气体。

2. CT

在 CT 的肺窗，气胸表现为肺外侧的带状无肺纹理的低密度透亮区，其内侧可见弧形的脏层胸膜细线，肺组织受到不同程度的压迫和萎缩。（图 6-6）液气胸时，由于重力作用，液体多分布于背侧，气体则分布在腹侧，两者之间可见明确的液气平面及受压萎缩的肺边缘。

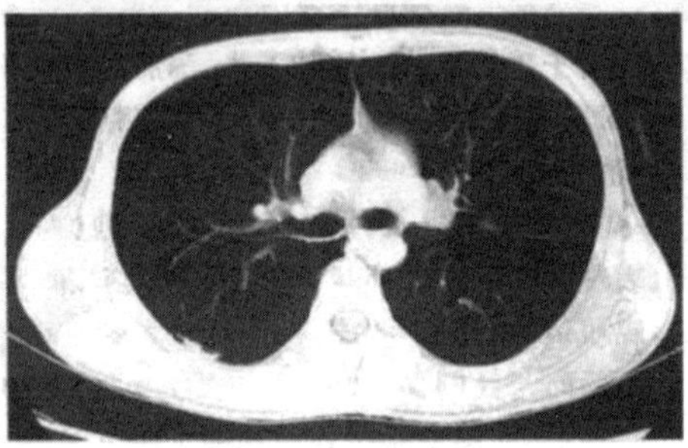

图 6-6　气胸 CT 肺窗可见右侧气胸

（三）胸膜肥厚、粘连和钙化

胸膜肥厚、粘连和钙化可由胸膜炎性纤维素渗出、肉芽组织增生、外伤出血机化等引起。轻度胸膜肥厚和粘连在 X 线中表现为肋膈角变浅、变平，膈运动受限。膈胸膜的粘连表现为上缘的幕状突起。广泛胸膜肥厚时，肺野透亮度减低，或沿胸廓内缘呈带状致密影，肋间隙变窄，膈上升及纵隔向患侧移位。胸膜钙化在影像中呈现为片状、不规则点状或条状高密度影，有时围绕肺表面形成壳状结构。

在 CT 图像中，胸膜肥厚表现为胸廓内的带状软组织密度影，其厚薄不均匀，病变广泛时，可见胸廓体积减小。胸膜钙化多表现为点状、片状或条状高密度影。

四、纵隔病变

纵隔病变会导致纵隔形态和位置发生改变。形态改变多表现为纵隔增宽，常见于纵隔肿瘤、炎症、淋巴结肿大及大血管病变。纵隔位置改变是指纵隔向左右两侧移位。肺不张及胸膜广泛增厚可牵拉纵隔向患侧移位；胸腔积液、肺内巨大肿瘤及偏侧生长的纵隔肿瘤可推移纵隔向健侧移位。

（一）X 线

X 线检查能清晰显示纵隔增宽的位置、形态及范围。形态改变可以是局限性的或弥漫性的，对称性的或非对称性的。在一侧肺气肿时，纵隔会向健侧移位。一侧主支气管内的异物可能导致不完全阻塞，造成两侧胸腔压力失衡。在呼气时，患侧胸腔压力升高，纵隔向健侧移位；吸气时，纵隔恢复原位，这种现象称为纵隔摆动。

（二）CT

CT 检查能进一步区分纵隔病变的密度特性，包括脂肪密度、实性、囊性及血管性病变。脂肪密度常见于脂肪瘤，畸胎瘤内也可能含有脂肪成分。实性病变表现为软组织密度，多见于良恶性肿瘤及淋巴结肿大等。囊性病变呈现为液体密度，如心包囊肿及支气管囊肿等。血管性病变在增强检查中可清晰显示动脉瘤、主动脉夹层及附壁血栓。

（三）MRI

MRI 可提供更详细的结构信息，包括引起纵隔增宽的位置、形态、内部结构及其与心脏和大血管的关系等。

五、横膈病变

横膈，作为分隔胸腔与腹腔的重要结构，其形态、位置和运动的任何改变都可能是某些疾病的征兆。当膈肌局部出现薄弱时，就可能形成局限性的膈膨出，表现为横膈局部向上的膨出，这在 X 线检查中尤为明显，通常右侧更为多见。如肺气肿、大量胸腔积液等，会导致胸腔内的压力升高，从而使横膈被迫降低，其运动能力也随之减弱。如果是一侧肺不张、妊娠、大量腹水或腹腔内有巨大的肿块，这些情况则会使腹腔内压力升高，进而使横膈上升。膈神经是控制横膈运动的关键神经。当膈神经受到损伤或麻痹时，横膈的运动功能会受到影响，导致横膈升高。特别是在一侧肺不张、膈肌麻痹或腹部存在巨大肿瘤的情况下，患侧的横膈会明显升高。而在明显的阻塞性肺气肿时，两侧的膈肌都可能出现下降的情况。除了位置的变化，横膈的运动也可能受到影响。当膈肌出现粘连、膨出、麻痹或肺气肿等情况时，横膈的运动可能会减弱甚至消失。特别是当膈胸膜发生粘连时，X 线检查会显示横膈顶呈现出幕状的阴影。当考虑到一侧膈神经的损伤时，吸气时患侧膈肌的位置会上升，而呼气时则会下降，这与健侧的膈肌运动方向是相反的，这种现象被称为膈肌矛盾运动。

CT 与 MRI 有助于显示引起膈肌位置变化的病变。

第四节　支气管和肺疾病

一、气道异物

呼吸道异物可见于任何年龄的人群，特别是 5 岁以下儿童人群。异物主要可以分为四大类。①植物性异物，如花生米、豆子、瓜子和米粒等。②化学制品，如塑料玩具部件、笔帽等。③矿物性异物，如硬币、徽章、小玩具、玻璃球及牙托等。④动物性异物，如食物中的碎骨、碎壳、鱼刺等。按照异物是否透 X 线，又可以分为两类：①不透 X 线异物：如金属、牙齿、玻璃球等，易于通过检查发现；②可透 X 线异物，如食物颗粒、木质制品和塑料制品等，通常较难发现，这类异物在临床上较为常见。

【病理与临床】

异物引起的病理改变主要表现为机械性阻塞和异物所致的气道损伤及继发感染，前者可分为四种类型。①双向通气，即异物较小或管状异物，无论是吸气还是呼气，气流都能顺畅通过，无阻塞性改变。②呼气性活瓣阻塞，吸气时气道扩张，气体可流过，但呼气时气道变窄，异物完全阻塞气道，导致气体难以呼出，进而引发阻塞性肺气肿。③吸气性活瓣阻塞，吸气时异物随气流下移阻塞气道，使气体无法进入远段气道，而呼气时异物随气流上移，气体得以呼出，长期如此会导致肺不张。④完全阻塞，即异物完全阻塞气道，导致所所属肺叶发生不张。异物对气道的损伤分为机械性和化学性。机械性损伤是异物直接对气道黏膜造成损伤；化学性损伤则是异物中的某些成分（如花生米、豆类中的游离脂肪酸）刺激气道黏膜，引发一系列病理变化，如气管或支气管黏膜充血、肿胀、分泌物增多、肉芽组织增生和纤维化等。这些症状主要表现为刺激性呛咳、哮鸣和呼吸困难等，严重时甚至可能导致窒息。有时，尽管患者伴有咳嗽、咳痰和发热等症状，但如无明确异物吸入史，也常容易误诊为气管炎或肺炎。

【影像学表现】

在影像学检查中，不透 X 线的异物可以直接在气管和支气管的透光气柱内观察到。对于透 X 线的异物，胸部透视下的动态观察或吸气-呼气相胸片有助于其诊断。透 X 线的异物可能导致呼气性活瓣阻塞，表现为两肺含气量增多，吸呼气时肺野透亮度改变不明显，且心影在呼气时相较于吸气时变小。异物较小时，影像学检查可能无异常发现。由于右主支气管的走向更接近于垂直，且其管径较左侧粗大，因此更容易成为异物进入的通道。

对于透 X 线的异物，我们须通过其引起的间接征象进行判断。如肺不张，即支气管完全阻塞导致的一侧肺、肺叶或肺段的不张。纵隔摆动，即支气管部分阻塞时，异物在吸气时向下移动阻塞，导致纵隔向患侧移位；呼气时，异物上移，纵隔恢复原位，称为纵隔摆动。肺气肿是支气管异物的早期征象，常与纵隔摆动同时存在。呼气时表现明显，故应注意深呼气及深吸气时的对比观察。可根据气肿范围推定异物位置。肺部感染是由于异物存留时间较久，相应肺叶可能发生阻塞性肺部感染。

无论是否透 X 线，CT 均能够显示异物的位置、大小及形态。（图 6-7）

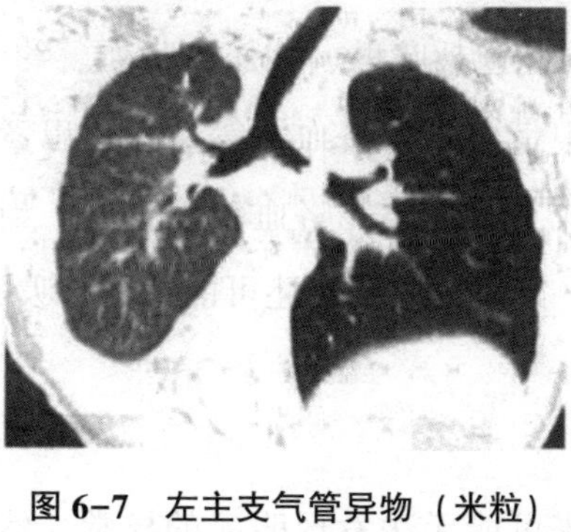

图 6-7　左主支气管异物（米粒）

MSCT 肺窗多平面重组图像：左主支气管内见椭圆形异物影，左肺呈阻塞性肺气肿改变

【诊断要点】

X 线显示不透 X 线异物部位、形态和大小。透 X 线异物可观察间接征象如肺不张、肺气肿、纵隔摆动。CT 易于显示异物的部位和形态。

【鉴别诊断】

明确的呼吸道异物吸入史、相应的临床症状，以及影像学检查，对于发现异物和明确诊断、了解异物停留位置及继发性改变均能够提供帮助。

二、支气管扩张

支气管扩张是指支气管内径发生的不可逆的异常增宽，是一种较为常见的慢性支气管疾病。患者以儿童及青年居多，病变主要发生在 3~6 级分支，尤其多见于两肺下叶、右肺中叶及左肺上叶舌段。

【病理与临床】

支气管扩张的病因可分为先天性和后天性，其中后天性原因较为常见。先天性支气管扩张是由于支气管管壁弹性纤维不足或软骨发育不全，出生后由于受到呼吸动作的影响而形成的扩张。后天性支气管扩张则主要由慢性感染导致的支气管壁组织破坏、支气管内分泌物淤积、长期剧烈咳嗽引起的支气管内压增高、肺不张及肺纤维化对支气管产生的外在性牵引等因素所致。这些因素相互作用，加剧了支气管扩张的发展。根据形态，支气管扩张可分为柱状支气管扩张、囊状支气管扩张和静脉曲张型支气管扩张。这三种类型可单独存在，也可混合存在或以某一种为主。

支气管扩张的主要症状包括咳嗽、咳痰、咯血。约半数的患者会出现咯血，咯血的程度可从少量痰中带血到大咯血不等。少数患者甚至以大咯血为首发症状，但这种情况多见于成年人，小儿咯血较为少见。当合并感染时，患者可能出现发热、胸痛等症状。如病变广泛，还可能出现呼吸困难、发绀及杵状指等。

【影像学表现】

1. X 线

早期轻度支气管扩张可能无法发现明显的异常。然而，当支气管扩张变得显著时，可以观察到肺纹理增多，呈现管状透亮影、囊状或蜂窝状影。如果合并感染，影像上则表现为斑片状模糊影。

2. CT

高分辨力CT检查则能更精确地诊断支气管扩张，并明确其病变范围。在CT影像上，支气管扩张的典型表现包括支气管管壁增厚、管腔增宽。正常情况下，肺动脉的直径会稍大于与之相伴的同级支气管的直径。当这种关系发生逆转时，即表明支气管扩张。当扩张的支气管与CT检查层面平行时，呈现出典型的“轨道征”，而与检查平面垂直时，则展现为环形透亮影，这种情况下，扩张的支气管与伴行的肺动脉共同形成独特的“印戒征”。如果扩张的支气管内充满了黏液，影像则表现为与血管并行但比血管更粗的柱状或结节状高密度影。静脉曲张型支气管扩张的特征是支气管管腔粗细不均的增宽，且管壁不规则，可能呈现出串珠状。而囊状支气管扩张则表现为一组或多组含气的囊腔。当囊内充满液体时，影像呈现出一串葡萄状，而囊内出现气-液平面则是囊状支气管扩张最具特征性的表现。如果合并感染，扩张的支气管周围会出现斑片状渗出影、纤维条索影等病理改变。(图6-8)

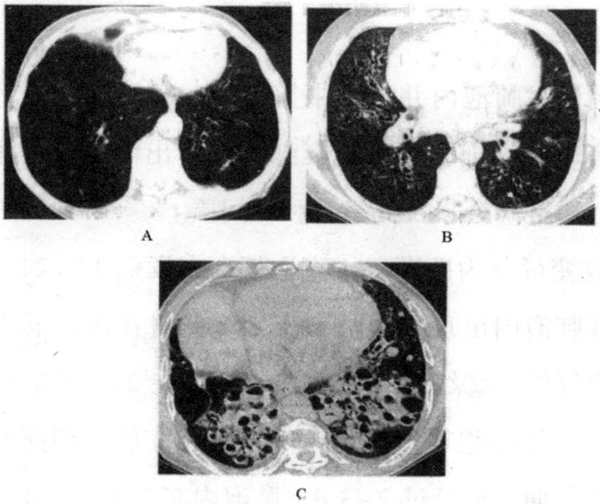

图6-8　支气管扩张

A. 左肺多发支气管扩张，可见“轨道征”和“印戒征”；B. 静脉曲张型支气管扩张：两肺支气管呈串珠状扩张，左肺上叶舌段扩张的支气管内见黏液充盈；C. 囊状支气管扩张：两肺下叶支气管呈囊状状扩张，部分囊内见气-液平面

【诊断要点】

CT 检查中，支气管腔的增宽、管壁的增厚，以及“轨道征”“印戒征”的出现都是支气管扩张的重要诊断依据。此外，串珠状或葡萄状的影像特征，以及合并感染时支气管周围的斑片状渗出影，也都是诊断支气管扩张的重要依据。

【鉴别诊断】

在诊断时，应注意与慢性支气管炎、肺段隔离症，以及多发性肺囊肿进行鉴别，以确保诊断的准确性。

三、肺　炎

肺炎是肺部的一种常见且多发的疾病，其中感染性肺炎最为常见。然而，通过影像学检查，准确判断肺炎的病原体类型确实存在一定的困难。因此，我们通常按照病变的解剖分布将其分为大叶性肺炎、小叶性肺炎及间质性肺炎。

（一）大叶性肺炎

大叶性肺炎是一种由细菌引起的急性肺部炎症，主要的致病菌为肺炎链球菌。炎症可能会累及整个肺叶或肺段。

【病理与临床】

当肺炎链球菌侵入肺泡内并在其中繁殖时，会引起肺泡壁的水肿，同时在肺泡内会出现含有中性粒细胞和少量红细胞的渗出液。值得注意的是，这种病变主要影响肺泡，通常不会累及支气管和肺间质。

典型的病理改变可分为四期。①充血期，在发病 12~24 h 内，肺部毛细血管扩张、充血，在肺泡内出现浆液性渗出液。此时在渗出液中的细胞数量并不多，肺泡内仍含有气体。②红色肝样变期，发生在 2~3 d 后，肺泡内充满了大量的纤维蛋白及许多红细胞等渗出物，使肺组织变硬，切面呈现出红色肝样的外观。③灰色肝样变期，再经过 2~3 d，肺泡内充满了大量的白细胞，肺组织切面呈现出灰色肝样的外观。④消散期，发生在发病 1 周后，肺泡内的纤维性渗出物开始溶解并被吸收、消失，肺泡重新充气。这四个病理阶段间并没有明确的分界。由于渗出主要发生在肺泡，支气管和肺间质很少受到影响，因此病变吸收后，肺组织的结构大多不会受到损坏，也不会留下纤维瘢痕。然而，在极少数病例中，肺泡内的纤维蛋白可能无法完全被吸收，从而形成机化性肺炎。

大叶性肺炎常见于青壮年，它起病急，主要的特点就是突然高热、寒战、胸痛、咳嗽和咳铁锈色痰。化验检查白细胞总数时往往会发现中性粒细胞明显增高。

【影像学表现】

1. X 线

表现与病理分期密切相关，X 线征象通常比临床症状出现得更晚一些。其基本 X 线主要表现为不同形态和范围的渗出与实变。在充血期时，由于多数肺泡仍充气，因此常常没有明显的异常 X 线征象，只能观察到病变区的肺纹理有所增强。实变期（包括红色肝样变期及灰色肝样变期）则表现为炎症累及肺段的呈片状或三角形致密影；若累及整个肺叶，则会呈现出以叶间裂为界的大片状致密影，其形态与肺叶的轮廓相吻合。实变影中可见清晰的透亮支气管影，即“空气支气管征”。消散期则可见实变阴影的密度逐渐降低。吸收过程多为普遍吸收，使病变呈现为分散的、大小不一和分布不规则的斑片状阴影，最终可能完全吸收或遗留少量索条状影、增厚的胸膜影。少数病例由于长期不吸收，可能演变为机化性肺炎。

2. CT

肺内早期炎性改变较为敏感。在充血期时，病变区呈现为边缘模糊的磨玻璃阴影。实变期则表现为大叶或肺段分布的致密实变影，其中可见“空气支气管征”，边缘被胸膜所局限且平直，实变的肺叶体积通常与正常时相同。（图 6-9）消散期病变表现为分散的、大小不一的斑片状阴影，进一步吸收后仅见条索状阴影或病灶被完全吸收。

【诊断要点】

有典型临床表现包括突发高热、肺内大叶或肺段分布的实变影，以及可见的“空气支气管征”。

【鉴别诊断】

干酪性肺炎的病变轮廓较为模糊，内部可见不规则的“虫蚀样”空洞，以及支气管播散的斑片状阴影。阻塞性肺炎的病变吸收较为缓慢或反复发作。肺不张则表现为肺叶体积变小。

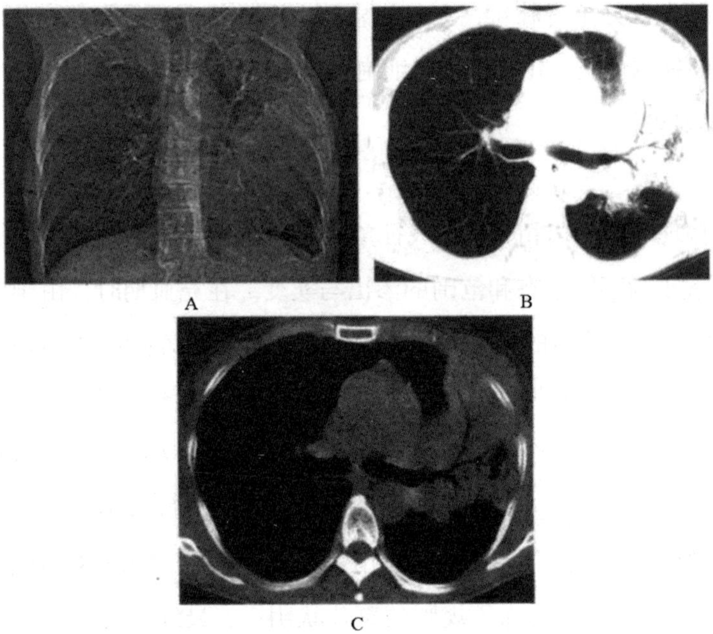

图 6-9　大叶性肺炎

A. 胸片显示左肺上叶大片实变影；B. CT 肺窗见左肺上叶大片实变影，边缘被叶间胸膜所局限；C. CT 纵隔窗显示实变影内见“空气支气管征”

（二）支气管肺炎

支气管肺炎亦称小叶性肺炎，病原体多为细菌或病毒，此病症多见于婴幼儿、老年人及体质衰弱者，或是术后和长期卧床的患者。

【病理与临床】

主要病理改变包括小支气管管壁充血、水肿，肺间质内的炎性浸润，以及肺泡内渗出和实变。病原体侵入机体后，首先引起支气管炎，若治疗不及时，炎症会沿着支气管向下蔓延，以小叶支气管为中心，经过终末细支气管及肺泡，产生炎性渗出物。炎症可沿支气管蔓延，导致支气管周围炎及肺泡周围炎，肺间质内炎细胞浸润。炎症也会通过 Cohn 孔和兰勃孔向邻近的肺泡蔓延，累及多个小叶，在短时间内形成多小叶肺泡炎。病变多呈现在两侧分布，范围为小叶性，常见于两肺下坠部位，也可融合成片。

临床表现较为严重，起病急骤，常伴随高热、咳嗽和咳泡沫样黏痰或脓痰，并可能出现呼吸困难、发绀及胸痛等症状。外周血白细胞计数常升高。对于年老体弱和免疫力低下者，由于他们的机体反应性较低，因此体温和血白细胞计数都可能不会升高。

【影像学表现】

1. X 线

病变好发于两肺下部的内、中带，表现为肺纹理增多、模糊。沿着增粗的肺纹理可见广泛的不均匀分布的斑片状影，这些斑片状影的大小不一，中心密度较高，边缘模糊。长期卧床患者的病灶多见于两侧脊柱旁及两肺下野。

2. CT

可见两肺中下部沿着支气管分支分布的大小不等的结节状及斑片状阴影（图 6-10），肺叶后部较前部更为多见。小片状实变影的周围常伴有阻塞性肺气肿或肺不张，阻塞性肺不张的邻近肺野可见代偿性肺过度充气表现。小叶性肺炎可完全吸收消散或残留少量纤维索条。

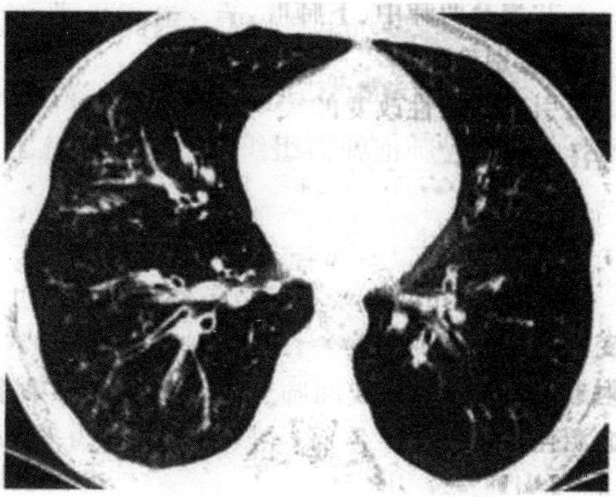

图 6-10　支气管肺炎

CT 肺窗：右肺中下叶及左肺上叶舌段见沿支气管分支分布的斑片状高密度影

【诊断要点】

婴幼儿、老年人出现两中下肺内、中带沿支气管分布的多发散在小斑片状阴影，应高度怀疑支气管肺炎。

【鉴别诊断】

支气管肺炎常合并阻塞性肺气肿或小叶肺不张，结合临床症状和体征，多可作出鉴别。

（三）间质性肺炎

间质性肺炎是以肺间质为主的炎症，分为感染性和非感染性两类，前者可由细菌或病毒感染引起，但病毒感染较为常见。此疾病多见于小儿，常继发于麻疹、百日咳和流行性感冒等急性传染病。

【病理与临床】

炎症主要发生于支气管和血管周围、肺泡间隔、肺泡壁、小叶间隔及脏层胸膜下的肺间质中，这种炎症表现为间质内炎性细胞增生、浸润和间质水肿。炎症沿间质内的淋巴管蔓延，引发局限性的淋巴管炎和淋巴结炎。病变区的终末细支气管炎症可能导致细支气管部分或完全性阻塞，进而引发局限性肺气肿或肺不张，这种情况往往会广泛影响两肺各叶。

在临床上，除了原发急性传染病的症状，还常伴随有气急、发绀、咳嗽、咳痰、鼻翼扇动等症状。由于病变位于肺间质，因此呼吸道症状相对较轻，异常体征也不多，可能仅表现为肺部呼吸音粗、啰音等。在婴幼儿中，由于肺间质组织发育良好，血供丰富而肺泡弹力组织不发达，因此当间质发生炎症时，呼吸急促等缺氧症状尤为明显。

【影像学表现】

1. X 线

病变分布较为广泛，常同时累及两肺，也可局限于一侧，以中、下肺野最为常见。病变表现为肺纹理增粗、模糊，可交织成网状，并伴有小点状影和弥漫性肺气肿。肺门周围间质的炎性浸润和肺门淋巴结炎，使得肺门阴影增大，密度增高，结构不清。

2. CT

HRCT 表则显示肺纹理增多、增粗，或纤细、紊乱、模糊和扭曲。肺纹理呈细网状、粗网状、圈网状和网絮状等多种形态。肺野内可见小点状、小结节状、小片状影，可能伴有肺气肿征。肺门淋巴结因炎症浸润而增大，边缘毛糙。少数病例病程进入慢性阶段后，病变纤维化，可能会导致慢性肺间质纤维化或并发支气管扩张等不良后果。

【诊断要点】

炎症常累及两肺的中、下肺叶，主要表现为肺纹理增多、增粗，呈现细网状或网絮状改变。

【鉴别诊断】

值得注意的是，还有其他一些疾病也能引起间质性改变，如肺尘埃沉着病（尘肺）、组织细胞病、结节病等，因此在诊断时须仔细鉴别。

四、肺脓肿

肺脓肿是由多种不同化脓性病原菌引起的肺部破坏性疾病。根据病程及病变演变的不同，可分为急性肺脓肿与慢性肺脓肿。根据感染途径的不同，又可分为吸入性、血源性和直接蔓延。其中，吸入性是最常见的感染途径，病原菌经呼吸道吸入至远侧支气管而发病。血源性肺脓肿常继发于其他部位感染，病变常为多发性。

【病理与临床】

化脓性病原菌在终末支气管内生长繁殖，引发炎症和坏死，随后，坏死液化物经支气管咳出，形成空洞。当贴近胸膜面的肺脓肿破溃，进入胸膜腔时，可能导致脓胸或脓气胸。若肺脓肿引流不畅，且治疗不及时有效，则急性肺脓肿可能会迁延不愈，转变为慢性肺脓肿。

急性肺脓肿起病急骤，常伴随高热、寒战和胸痛等症状。在发病后1周左右，常有大量脓痰咳出，有时痰中带血。全身会出现较明显的中毒症状，多汗或出虚汗。白细胞的总数显著增多。慢性肺脓肿则主要表现为咳嗽、脓痰或脓血痰、胸痛、消瘦等，白细胞总数可无明显变化。

【影像学表现】

1. X线

在急性化脓性炎症阶段，病变呈边缘模糊的大片状致密阴影。随着病情发展可能形成空洞，空洞内壁光滑，内可见液平面。若引流支气管发生阻塞，则会形成张力性空洞，表现为囊样透亮区，可能会导致周围肺组织受到压迫。急性肺脓肿可伴有少量胸腔积液或肺脓肿邻近胸膜增厚等现象，有时肺脓肿会破入胸腔，从而造成脓胸或脓气胸，多呈局限性。在慢性期，脓肿周围的炎性病变吸收逐渐减少，空洞壁变薄，腔体变小，周围可见条索状纤维灶。

2. CT

CT 能更清晰地显示脓肿位于肺内或胸膜腔内，以及邻近胸膜是否受累，同时还能判断肺脓肿是否破入胸腔形成脓胸或脓气胸等改变。增强检查能够显示病灶内未坏死部分呈不同程度的强化，而坏死区则不强化，有助于较早发现坏死组织。脓肿壁在形成后，可见明显环状强化的脓肿壁。（图 6-11）慢性肺脓肿周围可见较广泛纤维条索影和胸膜增厚，支气管走行不规则，可能伴有支气管扩张和肺气肿表现。血源性肺脓肿在 CT 上多表现为两肺多发性结节状或片状密度增高影，边缘模糊。其内液化坏死呈低密度或出现空洞。

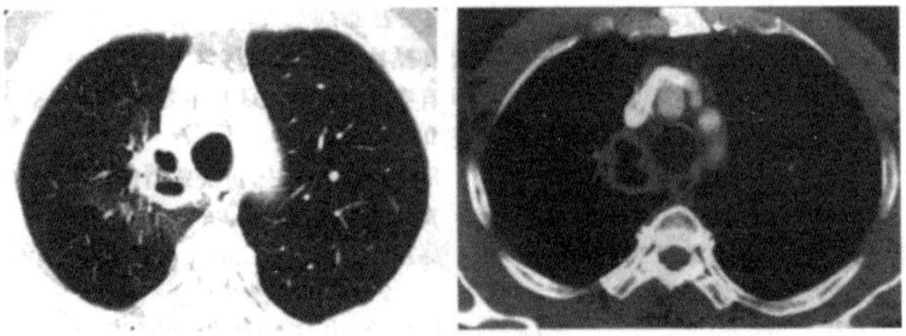

图 6-11　肺脓肿

A. CT 肺窗显示右肺上叶尖段见空洞形成，周围见斑片影；B. CT 增强扫描示脓肿壁呈环状明显强化

【诊断要点】

肺脓肿早期在 X 线或 CT 上表现为模糊的大片状阴影，典型表现为形成空洞，内见液平面，脓肿壁呈明显环状强化。血源性肺脓肿则呈现两肺多发性病灶的特点。

【鉴别诊断】

肺脓肿须与结核空洞、肺癌空洞进行鉴别。结核空洞内多无液面，其周围常有卫星病灶伴随，且同侧或对侧伴有结核灶。而肺癌空洞的壁厚薄不均，内壁呈现结节状凹凸不平，外缘可能呈现分叶状，并常可见毛刺。在痰液的检查中如能发现结核菌和癌细胞，将有助于二者的鉴别。有时肺脓肿与继发感染的肺囊肿在临床表现上十分相似，但后者通常周围无浸润或浸润较少，多数时候也没有明显的症状表现。

五、肺结核

肺结核是由结核分枝杆菌在肺部引发的慢性肺部传染性疾病。它占据了各器官结核病总数的80%~90%，近年来，其发病率呈现出上升的趋势。

【病理与临床】

当结核分枝杆菌侵入肺组织后，其在肺内的演变主要取决于结核分枝杆菌的数量、毒力、机体的抵抗力，以及机体对结核菌的变态反应。肺内的基本病变可划分为以下三种：①渗出性病变：在疾病早期或机体免疫力低下，且菌量多、毒力或变态反应明显时，炎性细胞和渗出液充盈肺泡和细支气管。这些渗出性病灶可能逐渐好转并愈合，或者转变为增殖性病变；②增殖性病变：当菌量较少、毒力弱或机体免疫力强时，会形成典型的结核性肉芽组织，进而成为增殖性病灶，这些增殖性病灶通常需经过纤维化过程才能愈合；③变质性病变：在菌量多、毒力强、机体免疫力低、变态反应强或未得到适当治疗时，渗出性或增殖性病变可能会迅速发展为坏死性病变，形成肺段或肺叶范围内的干酪样肺炎。干酪样改变容易产生液化，形成空洞，并可能沿着支气管播散，这些干酪样病灶通常都需要经钙化才能愈合。在实际的病例中，渗出性病变、增殖性病变和变质性病变往往同时存在于同一个病灶内，且以其中一种为主。

多数肺结核患者症状轻微，常常是在健康体检才被发现。典型肺结核起病缓慢，病程较长，患者可能出现低热、倦怠、食欲缺乏、咳嗽及少量咯血等症状。少数患者可能会因病情突然恶化并表现严重的全身毒性症状与呼吸道症状而前来就诊。

1998年，中华结核病学会制定的结核病分类标准，具体如下：

Ⅰ型：原发型肺结核，这是机体初次感染结核菌所引起的肺结核，常见于儿童和青少年。它包括原发综合征和胸内淋巴结结核。

Ⅱ型：血行播散型肺结核，包括急性血行播散型肺结核（即急性粟粒型肺结核）和亚急性或慢性血行播散型肺结核。

Ⅲ型：继发型肺结核，这是肺结核中的一个主要类型，包括浸润性肺结核和慢性纤维空洞性肺结核。

Ⅳ型：结核性胸膜炎，这是指临床上已排除了其他原因引起的胸膜炎，包括结核性干性胸膜炎、结核性渗出性胸膜炎和结核性脓胸。

Ⅴ型：肺外结核是指发生在肺部以外的结核病变，按发病部位及涉及的脏器命名，如骨结核、肾结核、肠结核及结核性脑膜炎等。

【影像学表现】

1. 原发型肺结核（Ⅰ型）

（1）原发综合征：肺部原发灶、局部淋巴管炎和所属淋巴结节炎这三者并称为原发综合征。

在典型X线表现中，它们呈现出“哑铃”状：原发浸润灶一般位于中上肺野近胸膜的位置，呈现出圆形或斑片状的影像。淋巴管炎则显示为自原发灶至肺门走行的不规则条索状阴影。肺门增大或纵隔淋巴结增大时，可能向肺野突出。CT能够清晰地展示肺门及和隔肿大淋巴结的位置、分布和内部结构（如干酪样坏死或钙化），以及与周围组织的浸润情况。在CT增强扫描时，肿大的淋巴结会呈现出环状强化的特征。

（2）胸内淋巴结结核：在原发综合征的原发灶被吸收后，淋巴结内的干酪样坏死吸收较为缓慢，从而导致了肺门或纵隔内的淋巴结肿大，这就是所谓的胸内淋巴结结核。它分为炎症型和结节型两种，前者淋巴结肿大时，常伴有周围组织的渗出性炎性浸润；而后者淋巴结周围有结缔组织包绕。

炎症型在X线表现中，显示为自肺门向外扩展的高密度影，略呈结节状，边缘较为模糊。如果气管旁的淋巴结被波及，上纵隔的一侧或两侧会出现弧形增宽，边缘模糊。多个相邻的淋巴结肿大时，可能呈现出分叶状或波浪状的边缘。结节型则表现为肺门区突出的类圆形高密度影，边界清晰。CT对于显示肺门或纵隔肿大淋巴结的内部结构与周围浸润更为敏感。在增强扫描时，肿大的淋巴结同样会呈现环状强化。（图6-12）

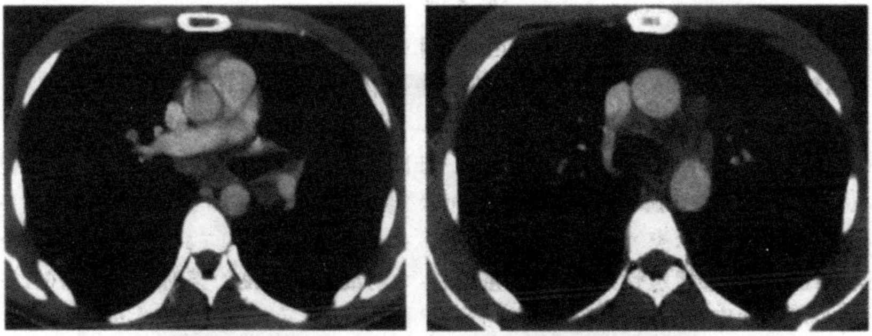

A　　　　B

图 6-12　胸内淋巴结结核

A、B. CT 增强显示左肺门区、纵隔内隆突下、主动脉窗、气管前腔静脉后见多发呈环状强化的淋巴结结核。

原发综合征的原发灶被吸收后，淋巴结内的干酪样坏死吸收较为缓慢，从而导致了肺门或纵隔内的淋巴结肿大，这就是所谓的胸内淋巴结结核。它分为炎症型和结节型两种，前者淋巴结肿大时，常伴有周围组织的渗出性炎性浸润；而后者淋巴结周围则有结缔组织包绕。炎症型在 X 线表现中，显示为自肺门向外扩展的高密度影，略呈结节状，边缘较为模糊。如果气管旁的淋巴结受累，上纵隔的一侧或两侧会出现弧形增宽，边缘模糊。多个相邻的淋巴结肿大时，可能呈现出分叶状或波浪状的边缘。结节型则表现为肺门区突出的类圆形高密度影，边界清晰。CT 对于显示肺门或纵隔肿大淋巴结的内部结构与周围浸润更为敏感。在增强扫描时，肿大的淋巴结同样会呈现环状强化的特点。

2. 血行播散型肺结核（Ⅱ型）

根据结核杆菌侵入血液循环的途径、数量、次数和机体的反应，血行播散型肺结核可分为急性、亚急性及慢性血行播散型肺结核。

（1）急性血行播散型肺结核又称急性粟粒型肺结核，这是由于大量结核杆菌在短时间内一次或多次侵入血液循环所引起。

在 X 线表现方面，我们可以看到广泛均匀地分布于两肺的粟粒大小的结节状密度增高影。病灶的大小、密度和分布都均匀，呈现出“三均匀”的特点。

病灶的大小从粟粒到约 1 cm 不等，样到直径为 1~2 mm，边缘清晰。HRCT 可清晰显示早期急性粟粒型肺结核。（图 6-13）

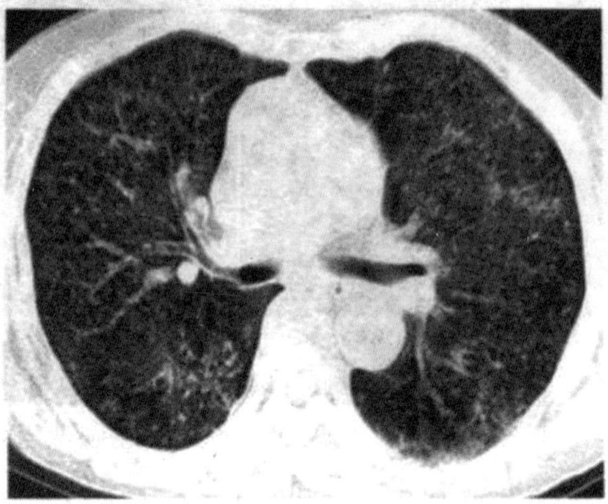

图 6-13　急性血行播散型肺结核

CT 肺窗显示两肺均匀地分布的粟粒大小的结节影

（2）亚急性或慢性血行播散型肺结核是由于少量的结核杆菌在较长时间内多次侵入血液循环引起的。其播散的来源多为泌尿生殖器官或骨关节结核的病灶侵入静脉。

X 线表现为“三不均匀”，多发大小不一，从粟粒样至 1 cm 左右病灶，密度各异，有的为较淡的渗出增殖性病灶，有的则为致密的钙化灶。病灶的分布不均，主要分布在两肺的上野和中野，其中硬结钙化病灶多位于肺尖和锁骨下，而渗出增殖病灶则多位于下方。当此型肺结核进展时，多个粟粒病灶可能会融合在一起，产生干酪样坏死，进而形成空洞和支气管播散。CT 对病灶细节及重叠部位的病变显示更为清晰。

3. 继发型肺结核（Ⅲ型）

肺结核中常见的类型，主要是由已静止的原发病灶的重新活动而引起的，即内源性。此类型在成年人较为常见，好发于在肺尖、后段及下叶背段。X 线和 CT 表现复杂多样，可以是由一种为主，也可能是多种病变混合存在，这些疾病在叶尖后段和下叶背段容易发作。

（1）对于渗出浸润为主型的肺结核，其主要表现为斑片状或云絮状的病灶，边缘模糊，病灶内密度减低区则反映了病灶溶解与空洞形成。（图 6-14）在某些情况下，还可以观察到大小不等的斑点状或斑片状支气管播散灶。浸润病灶有时也会与血行播散的肺内粟粒状或结节状病灶并存。

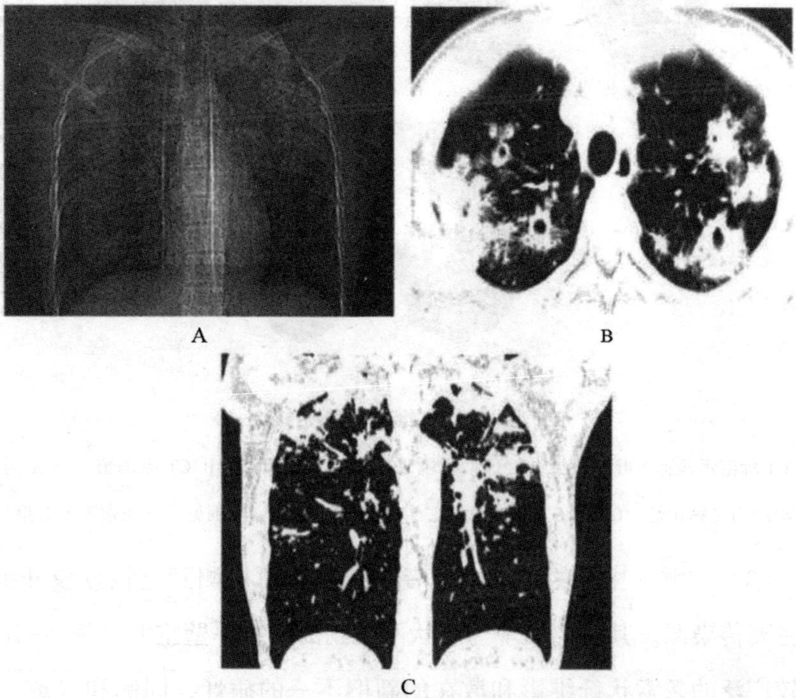

图 6-14　继发型肺结核（浸润渗出为主）

A. 胸片显示两肺中上肺叶见斑片影；B. CT 肺窗横断位示两肺上叶见斑片状高密度影，部分病灶内空洞形成；C. 肺窗冠状位重组显示两肺上叶及下叶背段见斑片状高密度影，部分病灶见空洞

（2）干酪为主型的肺结核包括结核球和干酪样肺炎。结核球是由纤维组织包围干酪样病变形成的球形病灶，有时由于空洞的引流支气管阻塞，内部被干酪物质填满，形状为圆形或椭圆形。（图 6-15）其大小多为 2~3 cm，部分结核球内甚至可见到成层的环形或斑点状钙化。结核球周围常伴随有散在的增殖性或纤维性病灶，称之为卫星病灶。干酪样肺炎则表现为肺段或肺叶的实变，轮廓较为模糊，内部可见不规则的“虫蚀样”空洞，有时在同侧或侧肺内能观察到通过支气管播散的斑片状边缘模糊阴影，以下肺多见。

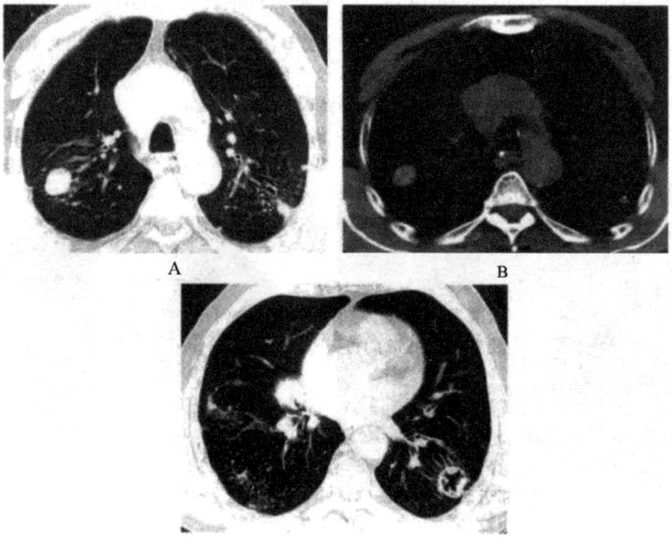

图 6-15 继发型肺结核

A. CT 肺窗示两肺上叶后段见结核球，周围见卫星灶及条索影；B. CT 纵隔窗，与 A 为同一层面，结核球内见钙化灶；C. 与 A 为同一病例，左肺下叶见空洞，周围见纤维条索影及卫星灶

（3）空洞为主型的肺结核患者在痰液中可检测到结核分枝杆菌，是结核病的主要传染源。其主要表现为形状不规则的纤维厚壁空洞（图 6-15C），周围伴有较广泛的条索状纤维影和散在的新旧不一的病灶，同侧和（或）对侧多可见支气管播散病灶。由于广泛的纤维收缩，常导致同侧肺门上提，肺纹理呈垂柳状，此类患者常合并支气管扩张、代偿性肺气肿及邻近胸膜增厚。肺部的广泛纤维化及胸膜增厚引起同侧胸廓塌陷、肋间隙变窄，纵隔被牵拉向患侧移位。

CT 可以更精确地将纵隔、肺门和胸膜改变显示出来，为诊断和鉴别提供帮助。

【诊断要点】

原发性肺结核的典型表现为“哑铃”状病变，有时仅表现为肺门或纵隔淋巴结肿大。急性粟粒性肺结核病灶呈现出“三均匀”的特点，而亚急性或慢性血行播散型肺结核则表现为“三不均匀”的病灶。继发型肺结核多表现为锁骨下的斑片状阴影、空洞或结核球。干酪样肺炎的特征是实变影内的“虫蚀样”空洞，常伴随支气管播散灶。结核性胸膜炎则主要表现为不同程度的胸腔积液。

【鉴别诊断】

在鉴别诊断方面，结核球须与周围型肺癌和炎性肿块相鉴别；急性血行播散型肺结核则须与硅沉着病及肺转移相鉴别；继发型肺结核应与大叶性肺炎及支气管肺炎进行鉴别。

六、肺肿瘤

肺部肿瘤分为原发性与转移性两种类型。其中，原发性肿瘤又分为良性和恶性，恶性肿瘤在其中占绝大多数，其中原发性支气管肺癌是最常见的类型，少数为肉瘤。转移瘤同样也是一种常见的恶性肿瘤。

（一）原发性支气管肺癌

原发性支气管肺癌简称肺癌，来源于支气管黏膜或腺体，是常见的恶性肿瘤之一，且是导致癌症死亡的首要原因。多在 40 岁以后发病，男性多于女性。目前公认的导致肺癌的重要危险因素之一就是吸烟。X 线和胸部 CT 对于发现、诊断肺癌，判断有无肺门及淋巴结转移，明确癌肿与周围血管和气管的关系有较高的价值，对于肺癌临床分期和制订治疗方案很有帮助。

【病理与临床】

依据解剖部位，肺癌分为中央型、周围型和弥漫型三种。中央型肺癌主要发生在肺段及段以上支气管，位置靠近肺门，约占 3/4，其中鳞状上皮细胞和小细胞未分化癌较为常见。周围型肺癌则发生在段以下支气管直至终末细支气管，约占 1/4，以腺癌较为多见。发生在细支气管、肺泡或肺泡壁称为细支气管肺泡癌，其生长方式多呈弥漫性，故又称为弥漫型肺癌。

从组织学及生物学特点来看，肺癌可分为鳞状上皮细胞癌、小细胞未分化癌（小细胞肺癌）、大细胞未分化癌（大细胞癌）和腺癌。鳞状上皮细胞癌是最常见的类型，多为中央型，易在管腔内生长并形成癌性空洞。然而其癌细胞生长速度较慢，因此 5 年生存率相对较高。小细胞肺癌的恶性程度最高，患者一般都比较年轻。此类癌肿多生长一肺门附近的大支气管，癌细胞生长迅速，易向远处转移，并可能导致类癌综合征。由于其生产特性，手术难度较大，但对化疗和放疗的反应较为敏感。大细胞癌包括巨细胞癌和透明细胞癌，多数发生在肺周边部位，因此手术切除的机会相对较大。腺癌在女性群体较常见，多发生于周边部位，其局部浸润及血行转移比鳞癌早，易转移到肝、脑和骨骼系统。

肺癌早期可能没有明显的症状，但随着病情发展，会出现阵发性刺激性干咳、痰中带血和胸痛等症状。晚期肺癌患者可能出现低热、体重下降和类癌综合征等全身症状。

【影像学表现】

中央型肺癌在早期可能局限于支气管腔内或沿支气管壁浸润生长。X 线检查可能无明显异常，偶见局限性肺气肿或阻塞性肺炎。CT 检查能更清晰地显示支气管壁的不规则增厚、管腔狭窄或管腔内结节，并常伴有阻塞性改变。（图 6-16）

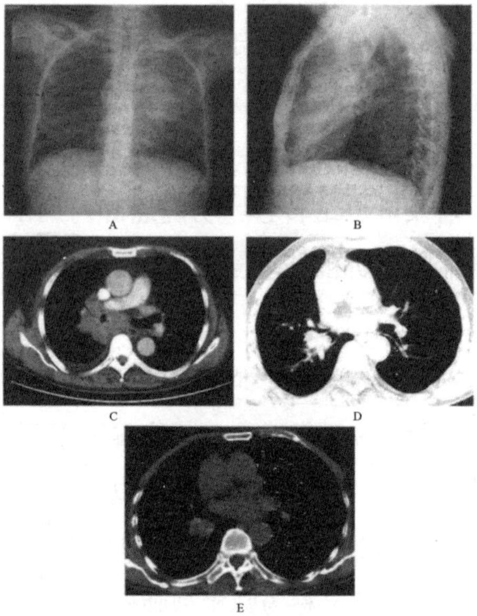

图 6-16 中央型肺癌

A、B. 胸部正侧位检查显示，左肺上叶中心型肺癌引发了左肺上叶的不张现象；C. 另一病例的 CT 增强图像显示，右肺中间支气管周围肿块，导致支气管腔变窄；D、E. 是同一病例的不同检查结果，D 肺窗显示右肺下叶支气管截断，腔内可见结节，右肺下叶出现阻塞性肺炎改变；E. CT 纵隔窗

中晚期癌的直接征象一般是肺门肿块，表现为单侧肺门影增大或肿块，形态多呈分叶状或边缘不规则。CT 能更精确地显示支气管腔内或壁外肿块，管壁的不规则增厚，管腔的狭窄或截断。肿块可能伴随肺不张或阻塞性肺炎，形成下缘呈倒“S”状的典型征象。CT 在判断肿块是否侵犯纵隔、是否伴有纵隔或肺门淋巴结转移等方面具有显著的优势。

周围型肺癌 X 线检查中常表现为肺内结节灶，可能伴有深分叶、细短毛刺、胸膜凹陷征，锯齿征、血管聚集、支气管截断、空泡征与支气管充气征等特征。（图 6-17）空洞型周围型肺癌的空洞多为偏心空洞、洞壁厚度不均、内壁不规则。CT 能更清晰地显示肿瘤的内部结构、边缘形态及周围组织的改变。在 CT 增强扫描中，周围型肺癌的肿块常表现为明显强化。对于小于或等于 2.0 cm 的周围型肺小腺癌，有时表现为磨玻璃密度结节或混合磨玻璃结节。

细支气管肺泡癌可能表现为类似肺炎的表现，病变涉及一个以上的肺段，肺叶或多个肺叶；动态观察可发现阴影逐渐增大、增多。肺叶、段的实变在 CT 上可观察到空气支气管征，因肿瘤侵犯及肺间质异常，含气支气管呈现不规则狭窄、扭曲和僵硬，细小分支消失或截断。CT 增强扫描时，肺叶及肺段实变病变中可见血管强化的影像，这被称为“血管造影征”。（图 6-18）此外，病变也可能表现为多发结节状，无数小结节或小斑片影弥漫分布于两肺，结节大小从粟粒状到 1 cm 不等，较常见于两肺中下部。有时也表现为单发结节，与周围型肺癌的影像表现相似。

【诊断要点】

中央型肺癌主要表现为支气管壁不规则增厚、管腔狭窄、管腔内结节或肺门肿块，常伴随阻塞性改变。周围型肺癌表现为肺内结节灶，可能具有深分叶、细短毛刺、胸膜凹陷征、锯齿征、血管聚集、支气管截断、空泡征与支气管充气征等特征，肿块中心有空洞者多为偏心空洞，且肿块通常会有明显强化。细支气管肺泡癌则表现为两肺弥漫分布的小结节或斑片影。

【鉴别诊断】

中央型肺癌的阻塞性肺炎在胸部 X 线片上有时易被误诊为一般肺炎或继发

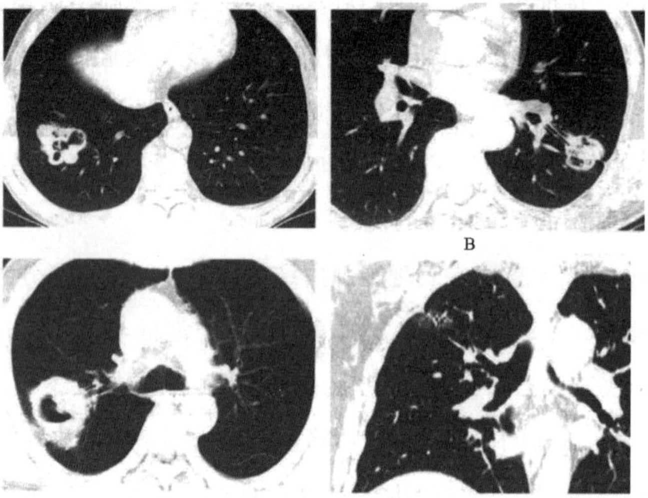

图 6-17 周围型肺癌

A. 肺窗图像显示，右肺下叶有一个深分叶结节，病理诊断为低分化腺癌；B. 肺窗图像显示，左肺下叶深分叶结节灶，可见空泡征、胸膜凹陷征和支气管截断，病理诊断为高分化腺癌；C. 肺窗图像显示，右肺下叶有一个偏心厚壁空洞性肿块，病理为高分化鳞癌；D. 肺窗冠状位重组图像显示，右肺上叶磨玻璃结节，可见空泡征与支气管充气征、胸膜凹陷征，病理诊断为腺癌

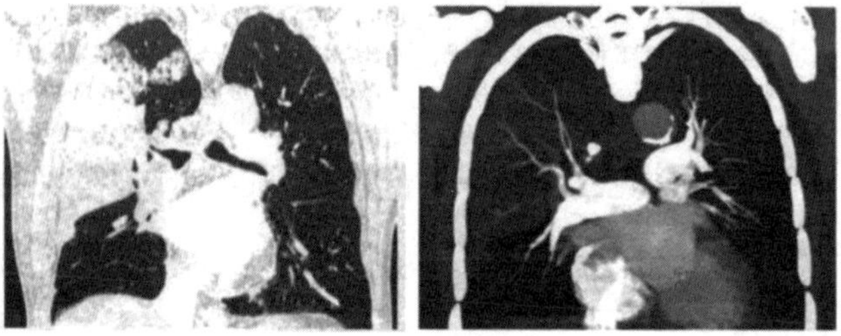

图 6-18 细支气管肺泡癌

A. 肺窗冠状位重组图像显示，右肺上叶实变及磨玻璃密度影；B. 增强扫描冠状位重组图像显示，实变病变内可见" 血管造影征"，病理诊断为高分化腺癌

型肺结核，因此 CT 检查时应注意观察所属支气管是否有狭窄，以及是否存在无肺门及纵隔淋巴结肿大。中央型肺癌须与支气管结核进行鉴别，肺癌的支气管狭窄通常较为局限，而支气管结核的狭窄范围较长，可能涉及主支气管及叶、段支气管。周围型肺癌须与结核球、错构瘤进行鉴别。结核球的特点是边缘光

滑，无分叶或分叶较浅，可能出现点状或斑片状钙化及卫星灶；错构瘤的边缘同样光滑，可能有浅分叶或无分叶，病变内部可见脂肪及钙化。细支气管肺泡癌的影像表现与两肺多发斑片影及肺叶、段实变影与肺炎相似，有时难以与肺炎区分。病变经抗感染治疗不吸收，有淋巴结肿大，均有助于与肺炎区别。

（二）肺转移瘤

肺是转移瘤的好发脏器，多种原发恶性肿瘤如头颈部、乳腺、消化系统、肾、睾丸和骨等，均易发生肺部转移。肺转移瘤的转移途径主要有血行转移、淋巴道转移和肿瘤直接侵犯。

【病理与临床】

肺转移瘤最常见的血行转移，肿瘤细胞通过血液到达肺小动脉及毛细血管后，穿过血管壁，在肺间质及肺泡内生长，形成肺转移瘤。淋巴管转移则是癌细胞穿过血管壁，侵入支气管血管周围的淋巴管，形成的多发小结节病灶，这些病灶常发生于支气管血管周围间质、小叶间隔及胸膜下间质，并通过淋巴管在肺内播散。肿瘤则是原发肿瘤直接扩展至肺部，这种情况通常发生在胸膜、胸壁及纵隔的恶性肿瘤。

多数肺转移瘤病人在临床上主要表现为原发肿瘤的临床症状及体征，但也可能缺乏原发肿瘤的表现。肺内病变可能导致咳嗽、呼吸困难、胸闷、咯血和胸痛等症状。

【影像学表现】

1. X 线检查

血行性转移表现为两肺多发结节及肿块阴影，这些阴影以两肺中下肺野最为常见，较大的病灶可以达到 10 cm 以上，较小的病变则可能表现为粟粒结节。少数为单发的结节和肿块。淋巴管转移表现为网状及多发细小结节阴影，多见于两肺，常可见两肺门和或纵隔淋巴结肿大。纵隔、胸膜、胸壁肿瘤的肺内直接侵犯表现为原发肿瘤邻近的肺内肿块。

2. CT

CT 在诊断肺内转移灶方面具有较高的敏感性。在 X 线和 CT 等影像学检查中，肺转移癌常表现为两肺多发结节，这些结节大小不一，多数呈球形，边缘光滑。这些结节以中下肺野多见，有时可伴有钙化，尤其在骨肉瘤及软骨肉瘤转移时更为常见。值得注意的是，空洞在肺转移癌中较为少见，这有助于与其他肺部疾病进行鉴别。(图 6-19)

【诊断要点】

血行性转移表现为两肺多发结节及肿块，以两肺中下肺野常见。淋巴道转移为支气管血管束增粗、小叶间隔增粗，两肺弥漫分布或局限于肺叶或肺段。(图 6-20)

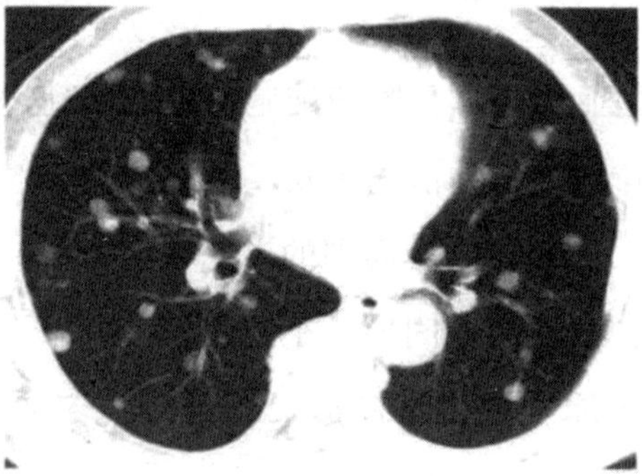

图 6-19　肺转移癌

CT 肺窗示两肺多发大小不等的多发结节灶，边缘光滑

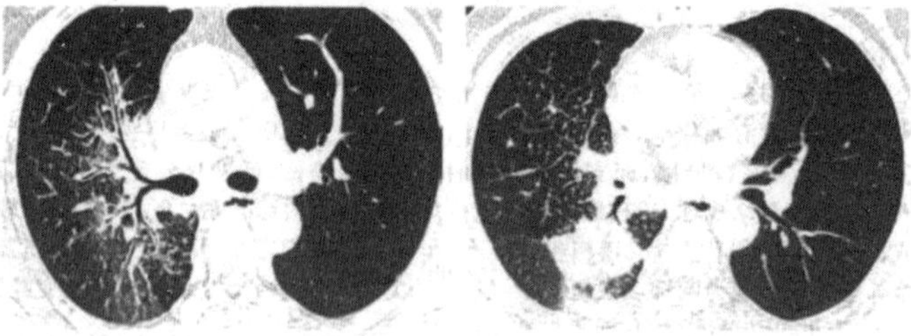

A　　B

图 6-20　肺淋巴道转移癌

A. CT 肺窗示右肺上叶支气管血管束增粗；B. CT 肺窗示右肺下叶见肿块（病理为低分化腺癌），右肺中叶小叶间隔增厚

【鉴别诊断】

在诊断肺转移癌时，需要注意其与其他肺部疾病的鉴别。结合原发恶性肿

瘤病史，多发肺转移瘤的诊断相对容易。然而，对于肺内单发转移瘤，诊断可能较为困难，此时应结合病史，必要时行穿刺活检以明确诊断。同时，还须与肺结核、肺炎、真菌病、胶原病、尘肺和结节病等相鉴别，以避免误诊和漏诊。

第五节　纵隔原发肿瘤和瘤样病变

纵隔内部富含组织器官，其原发性肿瘤与瘤样病变的种类繁多，通常表现为纵隔内的肿块。这些病变往往有特定的好发部位，通过观察肿瘤的位置，可以推测其可能的类型。在前纵隔，常见的病变包括胸内甲状腺肿、胸腺瘤和畸胎瘤；中纵隔病变以淋巴瘤最为多见，支气管囊肿亦有所见；后纵隔病变则以神经源性肿瘤为主，大多为良性，如神经纤维瘤、神经鞘瘤等，恶性者如神经纤维肉瘤则较为少见。

一、胸内甲状腺肿

胸内甲状腺肿占纵隔肿块的5%～10%，主要包括胸骨后甲状腺肿及先天性迷走甲状腺肿。前者更为常见，是颈部甲状腺肿沿胸骨后向下延伸至纵隔上部(胸廓入口处)，大多数位于气管前方和两侧。多位于气管前方和两侧。后者则完全位于胸腔内，位置不固定，与颈部甲状腺无直接联系，较为罕见。

【病理与临床】

胸内甲状腺的病理类型多样，可能包括甲状腺增生、囊肿、腺瘤或癌。多数胸内甲状腺肿无明显临床症状，常在体检时偶然发现。当肿块较大时，可能压迫邻近组织，引发咳嗽、胸骨后疼痛和呼吸困难等症状。

【影像学表现】

1. X线

肿块多位于前纵隔的上部，表现为上纵隔增宽，当肿块与颈部甲状腺肿相连时，气管可能受压移位。在透视下，肿块可随吞咽动作而移动。

2. CT

冠状面重建可清晰展示其与颈部甲状腺的连接，由于含碘量高，病变密度

常稍高于周围软组织，其内部可有能出现囊变、出血或钙化等征象。增强扫描时，实质部分可见明显强化。(图 6-21)

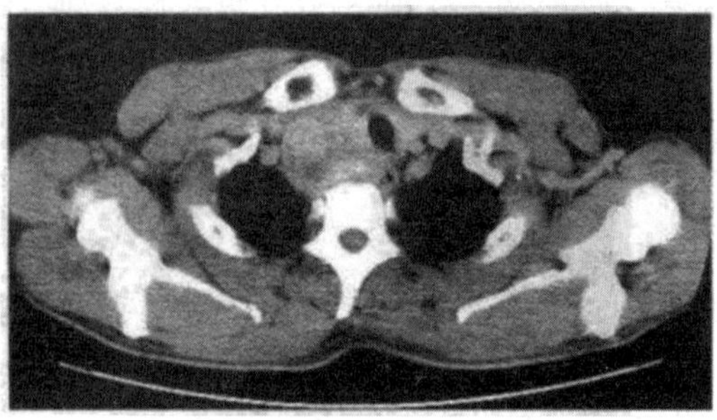

图 6-21　胸内甲状腺肿

胸廓入口层面，显示甲状腺下极巨大肿块，不均匀强化

3. MRI

T_1WI 甲状腺肿的信号可能略低或略高，具体取决于其病理特点。T_2WI 呈略高信号；囊变区 T_1WI 呈低信号，在 T_2WI 呈高信号；MRI 对钙化显示不佳。冠状面及矢状面成像可清晰显示肿块与甲状腺下极相连。

二、胸腺瘤

胸腺瘤是前纵隔最常见的肿瘤之一，多见于成年人。

【病理与临床】

胸腺瘤起源于胸腺组织，可分为上皮细胞型、淋巴细胞型和混合型，也可分为侵袭性和非侵袭性。侵袭性胸腺瘤常侵犯邻近结构，如胸膜、心包或肺部；非侵袭性胸腺瘤则包膜完整，轮廓清晰。多数患者早期无症状，肿瘤增大时可能出现胸痛、胸闷等症状，约 15%的患者可能合并重症肌无力。

【影像学表现】

1. X 线

胸腺瘤多位于前纵隔中部偏上，形态多样，呈圆形、椭圆形或梭形，有时呈薄片状，贴近大血管。肿瘤常向一侧肺野突出，良性者边缘多光滑锐利；恶性者则多呈分叶状，穿破包膜侵入邻近组织时，边缘可毛糙不整，并可发生胸膜反应。

2. CT

肿瘤呈类圆形，可有分叶，平扫为均匀软组织密度肿块，增强检查呈均匀性强化。（图 6-22）部分胸腺瘤可发生囊变，CT 显示密度不均。侵袭性胸腺瘤表现为肿瘤向周围结构侵犯。

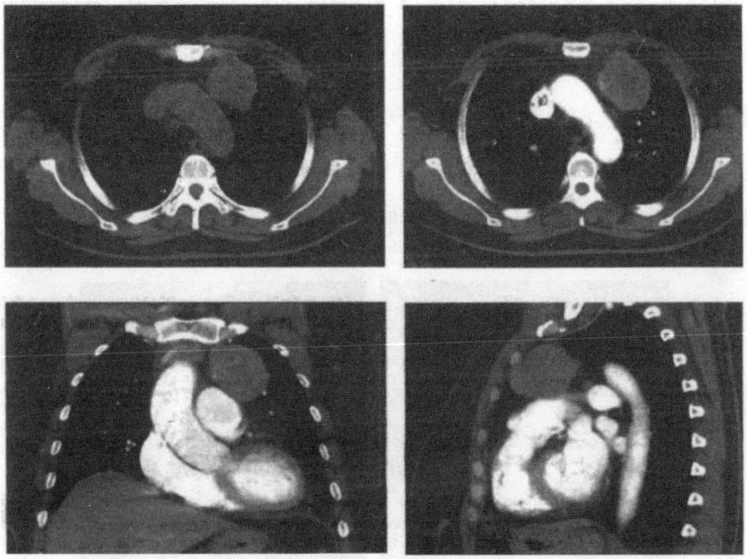

D

图 6-22　胸腺瘤

A. CT 平扫显示左前上纵隔肿块，边缘清楚，密度均匀；B. CT 增强扫描；C. CT 冠状位图像重组；D. CT 矢状位图像重组

3. MRI

肿瘤在 T_1WI 上常呈中等或略低信号，T_2WI 多呈中等略高信号。肿瘤内的囊变区表现为 T_1WI 低信号、T_2WI 高信号。MRI 无法显示肿瘤内的钙化。

三、畸胎类肿瘤

畸胎类肿瘤源于胚胎组织的残留物，多位于前纵隔，以良性为主。

【病理与临床】

畸胎类肿瘤由原始胚胎组织发育异常形成，多位于前上纵隔，病理上分为囊性畸胎瘤（皮样囊肿）和实性畸胎瘤。囊性畸胎瘤多为良性，含外胚层和中胚层组织；实性畸胎瘤则结构复杂，可含多个胚层成分，良恶性均有可能。

【影像学表现】

1. X 线

畸胎瘤多位于前纵隔中部，形态规则，边缘光滑。内部密度可能不均，皮样囊肿壁可出现蛋壳样钙化。如瘤体内出现牙齿、骨骼影，则为畸胎瘤的特征性表现。

2. CT

皮样囊肿在 CT 上表现为单房或多房囊性肿块，囊内密度均匀。实性畸胎瘤则呈混杂密度，内部脂肪、牙齿、骨骼等成分具有诊断意义。如肿瘤呈浸润性生长，则提示恶性可能。增强扫描有助于评估肿瘤的血供情况。(图 6-23)

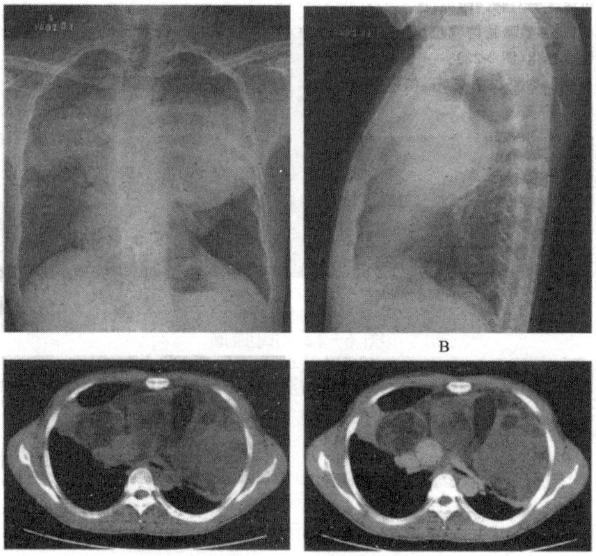

图 6-23　畸胎瘤

畸胎瘤胸部正侧位片（A、B），可见前纵隔巨大肿块，CT 平扫（C）与增强扫描（D）可见肿块内部多种组织结构，有低密度脂肪成分

3. MRI

皮样囊肿 T_1WI 多呈低信号，T_2WI 呈高信号，当脂质含量较高时 T_1WI 即呈高信号。实性畸胎瘤的信号不均匀，T_1WI 上脂肪成分呈高信号，软组织成分为中等信号，液体表现为低信号，T_2WI 瘤体呈不均匀高信号。

四、淋巴瘤

淋巴瘤作为一种全身性恶性肿瘤，其在纵隔的病变通常与颈部乃至全身的病变并存。

【病理与临床】

淋巴瘤起源于淋巴结或结外淋巴组织，从病理学的角度，淋巴瘤可分为霍奇金淋巴瘤和非霍奇金淋巴瘤两大类。在霍奇金淋巴瘤中，我们能够找到 R-S 细胞。

霍奇金淋巴瘤较为常见，它主要侵犯淋巴结，通常从颈部淋巴结开始，随后向邻近的淋巴结扩散，有时也可能单独出现在前纵隔血管前间隙。相比之下，非霍奇金淋巴瘤则呈现出跳跃式的病变，范围广泛。任何年龄段的人都可能发病，但以青少年为多见。在疾病早期，患者可能无明显症状，或仅表现为浅表淋巴结的增大。到了中晚期，患者则可能出现发热、乏力、贫血及消瘦等全身性症状，并常伴随肝脾的肿大。

【影像学表现】

1. X 线

为上中纵隔双侧性纵隔影增宽，融合的肿大淋巴结呈分叶状突向肺野，侧位上多在中纵隔气管与肺门附近。（图 6-24）

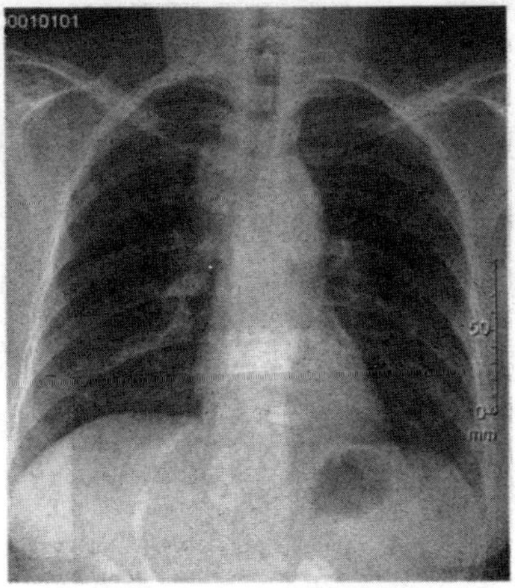

图 6-24 纵隔淋巴瘤

胸部正位片示上纵隔增宽

2. CT

多数呈均匀软组织密度，纵隔内肿大的淋巴结可融合成团块，增强扫描后，这些肿大的淋巴结会有轻度的强化。(图 6-25)

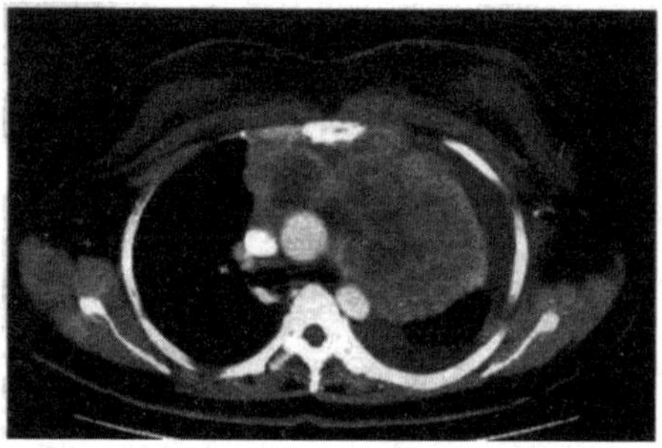

图 6-25　纵隔恶性淋巴瘤

前中纵隔巨大肿块，不均匀强化，左侧胸腔少量积液

3. MRI

T_1WI 中等偏低信号、T_2WI 中高信号。肿瘤可向肺内浸润，也可侵及胸膜及心包而产生胸腔积液和心包积液。

五、神经源性肿瘤

神经源性肿瘤是纵隔肿瘤中较常见的一种，约占全部纵隔肿瘤的 14%～25%，绝大多数位于后纵膈。

【病理与临床】

后纵隔的神经源性肿瘤主要分为交感神经源性和周围神经源性两大类。在周围神经中，常见的有神经纤维瘤、神经鞘瘤和恶性神经鞘瘤；而在交感神经中，常见的有节细胞神经瘤、节神经母细胞瘤、交感神经母细胞瘤。这些肿瘤多起源于肋间神经近脊椎段，或起源于交感神经链，因此，大多数肿瘤都位于后纵隔的椎旁间隙。该类肿瘤多无明显症状和体征，常常是偶然发现的，少数患者可能出现胸痛、肩背疼痛等压迫症状。

【影像学表现】

1. X 线

肿瘤位于后纵隔脊柱旁沟区域，形态呈现圆形、椭圆形或梭形，并明显向一侧纵隔突出。肿瘤的边缘清晰可见，光滑整齐，密度均匀一致。对于神经母细胞瘤，其内部可能发生钙化现象。当肿瘤发生在椎间孔部位时，会导致椎间孔的空间扩大，并可能对肋骨和椎体产生压迫，形成边缘光滑的压迹。

2. CT

CT 扫描结果显示，后纵隔脊柱旁沟区域存在一个类圆形的实性肿块，密度大致均匀，多数神经鞘瘤含有较多的脂肪成分，因此这些肿瘤的密度比邻近肌肉密度稍低。当肿瘤侵犯到椎管内外时，CT 能够清晰地显示病变呈哑铃状的形态，并伴有椎间孔的扩大。此外，附近的肋骨和椎体可能因受到肿瘤的压迫而出现骨质缺损。对于恶性肿瘤，其生长方式通常呈现浸润性，边界模糊不清，且可能对邻近的骨质造成侵蚀性破坏。在增强扫描中，良性肿瘤通常表现出中等程度的均匀强化，而恶性肿瘤则呈现出不均匀性的强化特征。（图 6-26）

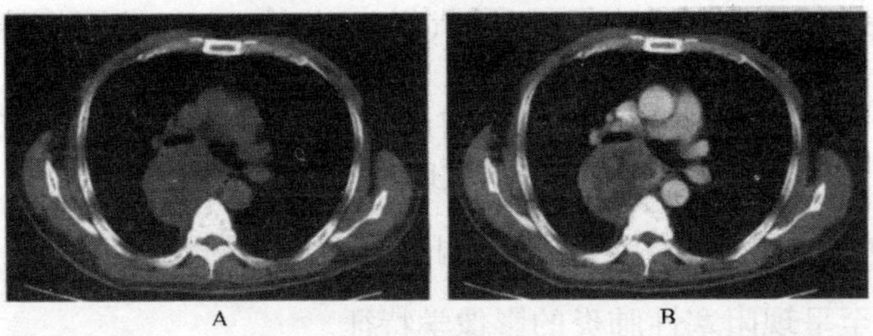

图 6-26　后纵隔神经鞘瘤 CT 脊柱旁肿块，密度均匀，增强明显强化

3. MRI

肿瘤在 T_1WI 呈中等偏低信号，T_2WI 呈高信号，增强扫描时肿瘤明显均匀强化。MRI 可显示椎管内、外哑铃状生长的肿瘤，并可观察脊髓的受压情况。

六、支气管囊肿

支气管囊肿是由于胚胎时支气管胚芽迷走至纵隔并伴随发育异常所形成的一种疾病。

【病理与临床】

组织学上囊肿壁的结构与支气管壁具有相似性，囊肿的内壁可能由多层柱状或立方上皮构成，这些上皮可伴纤毛细胞，并能够含有黏液腺体。此外，囊壁中还可能包含软骨、平滑肌、淋巴细胞、弹性纤维和神经组织等多种成分。在某些情况下，囊壁还可能出现钙化现象。

在临床上，支气管囊肿的患者往往没有明显的症状。然而，如果囊肿与气道相通，就可能出现感染，进而引发咳嗽、胸痛和咯血等症状。较大的囊肿还可能由于压迫周围组织而导致气急、喘鸣等压迫症状。

【影像学表现】

1. X 线

支气管囊肿在 X 线检查下，通常位于气管旁或气管分叉的附近区域。它们呈现为位于中纵隔气管周围的卵圆形影像，其边缘清晰、光滑，且密度分布均匀。在呼吸过程中，这些囊肿会随着气管的活动而有所移动。特别是在深呼吸时，其形态可能会因压力变化而有所改变。

2. CT

CT 扫描显示支气管囊肿通常紧贴气道，其囊壁薄且光滑，内部密度均匀。在多数情况下，囊肿的密度接近于水样，其 CT 值通常在 0~20 HU 之间。然而，当囊肿内含有蛋白成分或发生囊内出血时，其 CT 值可能会显著上升，达到 30 HU 以上。此外，当囊肿体积较大时，可能会对周围的支气管造成压迫，导致支气管狭窄，甚至呈现阻塞性肺炎的影像学特征。

3. MRI

MRI 检查能够进一步揭示支气管囊肿的囊性病变信号特征。根据囊肿内的液体成分和周围组织的对比，MRI 可以提供更为详细的囊肿内部结构信息，有助于更准确地评估囊肿的性质和与周围组织的关系。

【诊断要点】

纵隔内肿块的诊断主要依赖于其好发部位和内部组织结构的影像特点。支气管囊肿作为纵隔肿块的一种，其诊断通常不难。不过，还须注意与其他纵隔肿瘤或囊肿的鉴别。例如，胸内甲状腺瘤、胸腺肿瘤和畸胎瘤常好发于前纵隔，胸内甲状腺有时可与颈部甲状腺相连，并在透视下观察到随吞咽动作上下移动的现象；畸胎瘤内部可能包含脂肪组织、骨化、毛发或牙齿等结构，这些特点有助于其诊断。

淋巴瘤和支气管囊肿均可能位于中纵隔。淋巴瘤通常表现为多发的淋巴结肿大，这些淋巴结可能融合，并且身体其他部位也可能同时出现淋巴结肿大。而支气管囊肿的囊性特征，如边缘光滑、密度均匀等，是其诊断的关键线索。

此外，神经源性肿瘤通常位于后纵隔脊柱旁，其密度均匀，边缘光滑，可能呈现哑铃形或梭形的影像特征，这些特点也是其诊断的重要依据。

【鉴别诊断】

对于不典型的纵隔肿瘤，需要结合其生长部位和影像学特点进行综合判断。例如，某些肿瘤可能因生长部位的特殊性或影像特征的相似性而与支气管囊肿混淆。因此，在鉴别诊断时，应仔细分析肿瘤的位置、大小、形态、密度，以及与周围组织的关系，必要时还须结合其他临床信息和实验室检查进行综合评估。

第七章　循环系统疾病的影像诊断

心脏和大血管是循环系统的重要组成部分，医学影像学检查对心脏大血管病变的诊治具有重要的价值。它不仅能显示心脏大血管外部轮廓和腔内解剖结构，而且能观察心脏的运动、评价心脏的功能，以及测量心脏和大血管的血流。目前，心脏大血管影像检查方法除了 X 线、普通 CT、超声、核医学、心血管造影外，MSCT 及 MRI 心脏快速成像序列的应用进一步拓展了影像学在心脏大血管检查的领域，成为心脏大血管检查的重要手段。

第一节　影像检查技术

一、X 线检查

（一）X 线平片

心脏影像检查的传统方法。常规投照体位为后前位、左前斜位、右前斜位和左侧位片。后前位采用远达投照，侧位和斜位须吞服钡剂。目前多采用后前位和左侧位，斜位像已少用。(图 7-1)

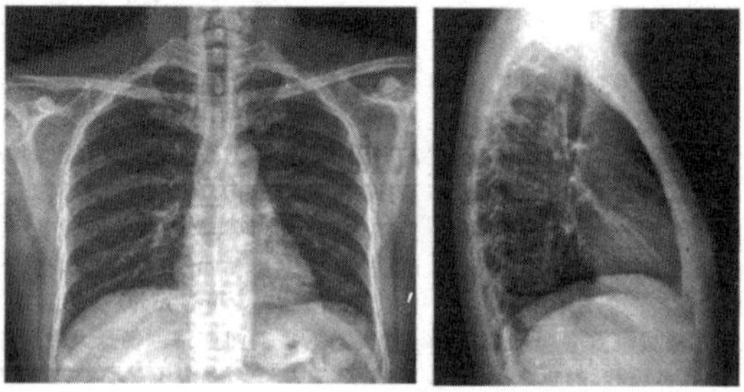

B

图 7-1　X 线平片

A. 后前位；B. 左侧位

（二）X 线心血管造影

心血管造影是将对比剂注入心脏大血管内，使其显影的 X 线检查方法，并一直被认为是诊断心脏大血管病的“金标准”。目前，心血管造影检查方法包括上、下腔静脉造影，左、右心室造影，胸、腹主动脉造影及选择性冠状动脉、肺动脉、肾动脉、头臂动脉、体-肺侧支血管造影等。主要用于介入治疗和冠状动脉病变的评价。

心血管造影是较为复杂的有创性检查，造影前须充分准备，严格掌握适应证及禁忌证，对碘过敏、急性肝肾功能不良、全身情况极度衰竭，以及不适合做心导管术的患者不宜做此项检查。造影时要做好安全抢救措施，以免发生意外。

二、CT 检查

随着技术的快速发展，CT 的扫描速度可达到毫秒级，结合各种三维重组等后处理技术扩大了 CT 在心脏大血管病的临床应用范围，在显示冠状动脉及其病变方面取得了突破性进展。MSCT 能清晰显示冠状动脉的 3~4 级分支，冠状动脉 CT 血管造影（CT angiogra-phy，CTA）对冠心病筛查、诊断及术后随访发挥着重要作用，能准确评价心功能、心肌灌注和心肌存活性，准确判断冠状动脉和心脏的血流储备、冠状动脉的狭窄程度，现已广泛应用于临床。

三、MRI 检查

MRI 属于无创检查，没有电离辐射，利用 MRI 的流空效应可使心脏大血管内流动的血液与心脏大血管壁、房室间隔和心脏瓣膜等的信号强度形成良好对比。

（一）成像方位

常用的成像方位有横轴位、前斜位、冠状位，平行于室间隔的心脏长轴位，垂直于室间隔的心脏长轴位，垂直于室间隔的心脏短轴位。标准的横轴位是心脏大血管的 MRI 检查的常规成像方位。

（二）脉冲序列

常用自旋回波、梯度回波、快速梯度回波等序列。自旋回波脉冲序列应用最为广泛，主要应用 T_1WI 显示解剖结构，辅以 T_2WI 扫描，用于心肌、心包病变、心脏肿瘤，以及血栓检查。快速成像序列主要应用梯度回波的 MRI 电影技术，重点用于心功能、血管成像、血流的评价，以及心脏瓣膜病与心内分流病变的动态观察。

（三）磁共振血管成像（MR angiography，MRA）

基于血管内血液的流动，其信号强弱取决于血液的流速及方向。利用 MRI 的快速扫描技术和特定的成像序列在连续层面上获得高强度血流信号，不使用造影剂即可获得血管成像。

（四）对比增强 MRI 血管造影

静脉注射顺磁性对比剂后利用二维或三维快速梯度回波技术，经最大强度投影技术重建血管图像，从任意角度进行观察。用于检查大血管病变。

（五）心脏 MRI 影像

应用小角度激发梯度反转回波心脏成像与心电图门控技术结合进行心脏扫描，图像以电影方式连续显示。可动态显示心脏搏动和评价心脏功能。

（六）磁共振波谱

通过进行波谱分析，研究心脏的早期诊断和功能代谢。

MRI 检查费用高，检查时间较长，一般 MRI 机房内不能使用监护和抢救设备，对患者体动敏感，易产生伪影，故不适合对急诊和危重患者的检查。

第二节　正常影像表现

一、X 线

（一）后前位

心脏大血管影约 2/3 位于胸部正中线左侧，1/3 位于中线右侧。心影右缘分上下两段，上段为大血管的重叠投影，儿童和青少年较为平直，为上腔静脉和升主动脉的复合影。中老年呈弧形，以升主动脉的影像为主；下段呈弧形，为右心房右缘的投影。左心缘分 3 段，上段为主动脉结，为主动脉弓降部的投影，呈半圆形左凸；中段称肺动脉段，亦称心腰，内凹或平直，是肺动脉主干和左肺动脉起始部的投影；下段为左心室的边缘，呈明显向左凸出的弧形阴影，其下部为心尖。左心室与肺动脉段的搏动方向相反，两者的交点称为相反搏动点。心脏的左右缘均与膈肌顶以锐角相交，称心膈角。右心膈角有时可见三角形阴影，斜向外下方，为下腔静脉或肝静脉的投影，在深吸气时明显。左心膈角区可见到淡薄的阴影，为心包脂肪垫，以肥胖体型者较明显。临床常在后前位像测量“心胸比率”以判断心脏大小，即心脏横径与经右侧膈顶所测胸廓内壁横径之比，正常人平均 0.44±0.03，不超过 0.5。(图 7-2)

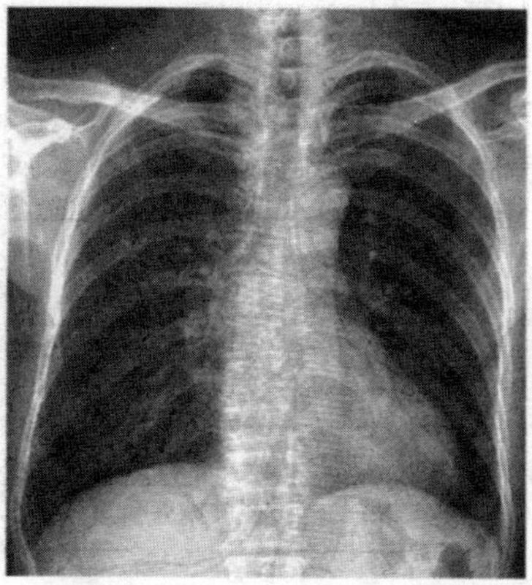

图 7-2　X 线后前位片

(二) 左侧位

心脏、大血管位于前胸壁和脊柱之间，分前、后两缘。心前缘由上至下为升主动脉、肺动脉段和右心室前壁。心前缘上段与胸壁之间的三角形透亮区，称为胸骨后间隙。心后缘中上段是左心房，下段为左心室，呈弧形由后上斜向前下，与膈肌成锐角。食管、膈肌与心后缘形成一个三角形透亮区，称为心后食管前间隙，左心室增大时，此区减小或消失。(图 7-3)

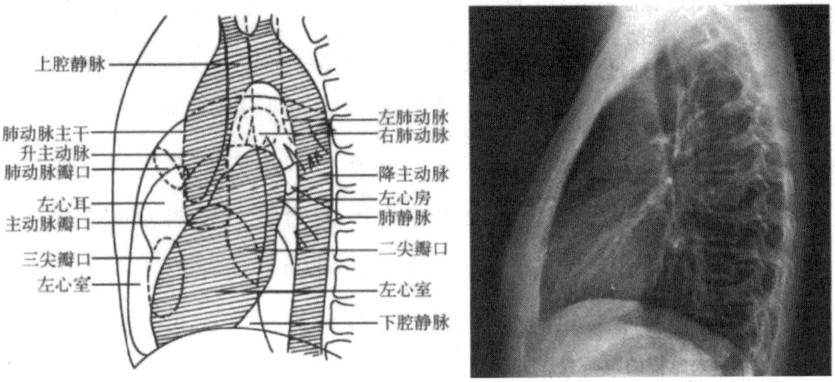

图 7-3　X 线左侧位片

（三）右前斜位

心脏位于前胸与脊柱之间，心影前缘呈弧形自下斜向上，分三段，上段为升主动脉，中段为肺动脉段和右心室漏斗部，下段为右心室。心影后缘上段是左心房，下段为右心房。（图 7-4）

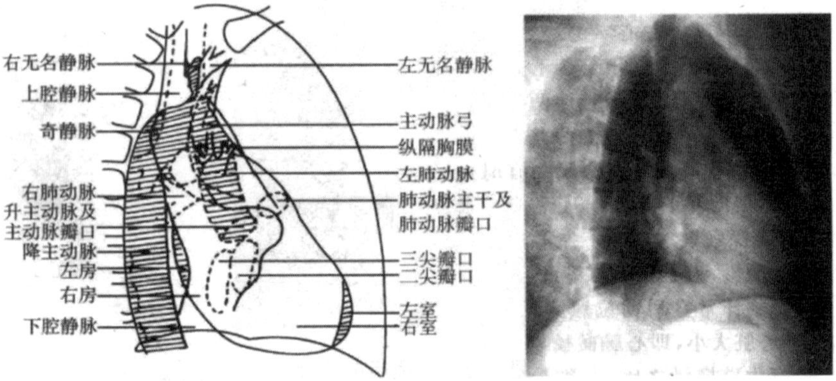

图 7-4　X 线右前斜位片

（四）左前斜位

左、右心几乎对称性分为两半，右心在前，左心在后；心前缘上段为右心房，下段为右心室；心后缘上段为左心房，下段为左心室。升主动脉、主动脉弓和降主动脉在一个平面上显示，此 3 部分与心影围成主肺动脉窗，窗内可见到气管分叉部、主支气管和肺动脉。（图 7-5）

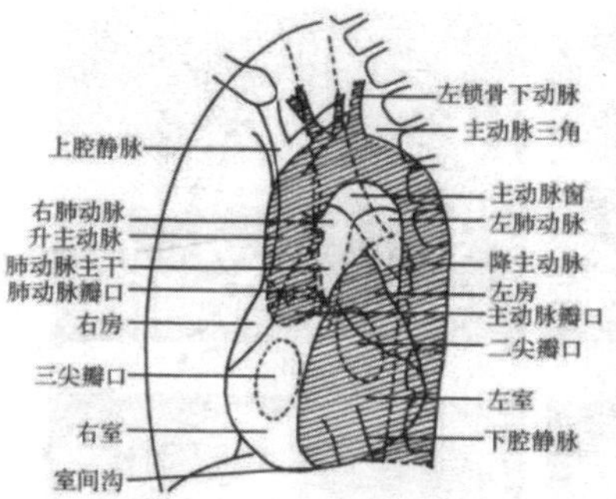

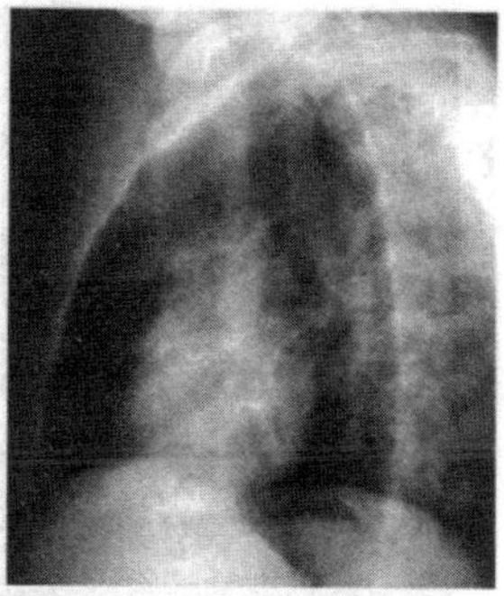

图 7-5　X 线左前斜位片

二、CT

（一）心脏横轴位 CT 表现

正常心脏大血管 CT 扫描具有代表性的横轴位层面为主动脉弓层面、主-肺动脉窗层面、左心房层面及四腔心层面。CT 通常显示壁层心包，正常心包厚 1~2 mm。

（1）主动脉弓层面：主动脉弓呈自右前向左后斜行，位于气管左前方。其右前方可见上腔静脉。上腔静脉后方与气管之间脂肪间隙内常可见数个小淋巴结。(图 7-6A)

（2）主-肺动脉窗层面：此层面可见标志性“人”字形肺动脉主干及左、右肺动脉。上界为主动脉弓下缘，下界为左肺动脉，前方为升主动脉起始，后方为气管。主肺动脉正常直径不超过 29 mm，向后、向右侧延伸为右肺动脉干，向左侧延伸为左肺动脉干。左上肺静脉位于左肺动脉外后方，右上肺静脉位于右肺动脉外侧。此层面可见可同时观察到升主动脉和降主动脉，两者比例为(2.2~1.1)∶1。(图 7-6B)

（3）左心房层面：左心房位于主动脉根部及右心耳后方，奇静脉、食管及降主动脉前方。此层面可显示冠状动脉主干及主要分支。

（4）四腔心层面：可见左、右心房和左、右心室，心腔与心室壁在造影剂下显示清楚。(图 7-6C)

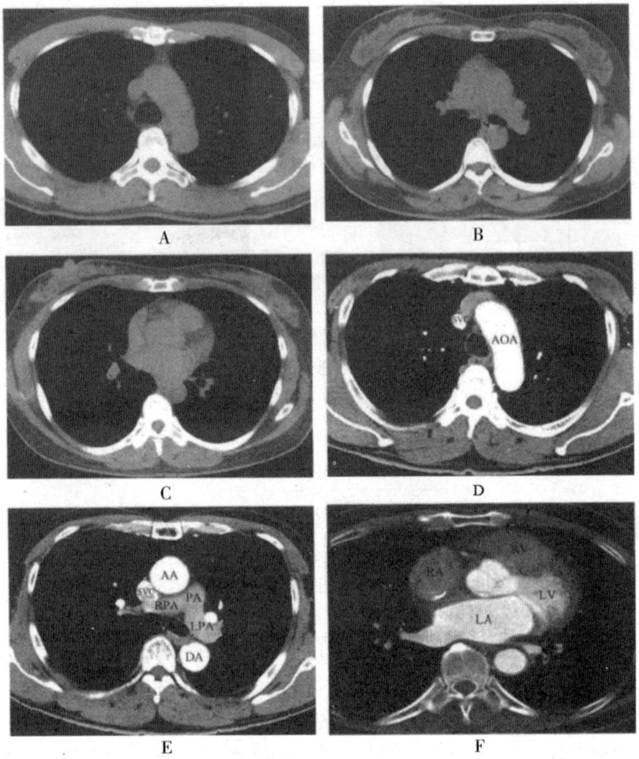

图 7-6　正常心脏横轴位 CT 表现（平扫及增强 CT）

A. 主动脉弓层面；B. 主-肺动脉窗层面；C. 四腔心层面；D. 主动脉弓层面；AOA. 主动脉弓；SVC. 上腔静脉；E. 主-肺动脉窗层面；AA：升主动脉，PA：主肺动脉，RPA：右肺动脉，LPA：左肺动脉，SVC：上腔静脉，DA：降主动脉；F. 四腔心层面；LA：左心房，LV：左心室，RA：右心房，RV：右心室

（二）心脏长轴位及短轴位层面

为经过后处理的图像，是心脏特有的成像体位，可用于观察心腔大小、心肌厚度、瓣膜等。（图 7-7）

（三）冠状动脉

冠状动脉分左、右两支。左冠状动脉起自左冠状动脉窦，主干变化较大，多为 6~10 mm，分前降支和回旋支，主要向左心室供血。右冠状动脉起自右冠状动脉窦，主干较长，分右圆锥支、心室支、心房支及后降支。正常冠状动脉及其分

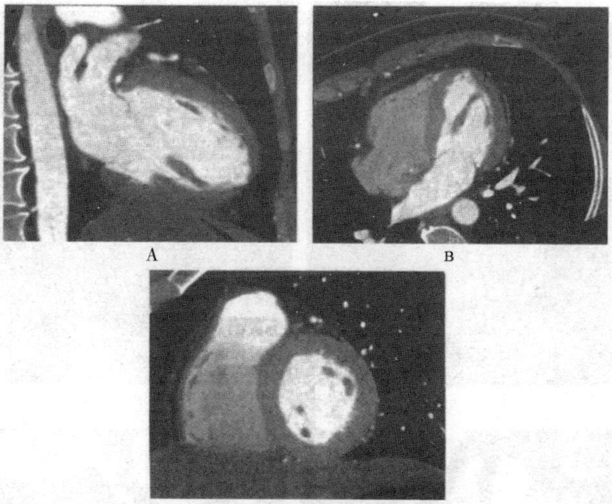

图 7-7　正常心脏长、短轴位

A. 平行于室间隔的左心室长轴位；B. 垂直于室间隔的左心室长轴位；C. 垂直于室间隔的左心室短轴位

支在造影片上自近端向远端缓慢移行变细，走行自然，轮廓光滑。(图 7-8)

三、MRI

心脏 MRI 可以多方位成像，清晰显示心脏、大血管解剖结构。

(一) 心脏横轴位

是基本心脏切面，左心室壁及室间隔厚度约 10 mm，右心室壁厚度约为 5 mm。(图 7-9A)

(二) 心脏冠状位

能清晰显示左心室腔及左心室流出道、主动脉窦和升主动脉，并能显示左心房、右心房后部的上腔静脉入口。(图 7-9B)

(三) 心脏矢状位

主要用于心脏 MRI 扫描的定位。(图 7-9C)

(四) 心脏长轴位 (右前斜位)

此切层主要用于观察左心室长轴收缩期和舒张期的径线改变及二尖瓣功能，较好显示右心房及上、下腔静脉。

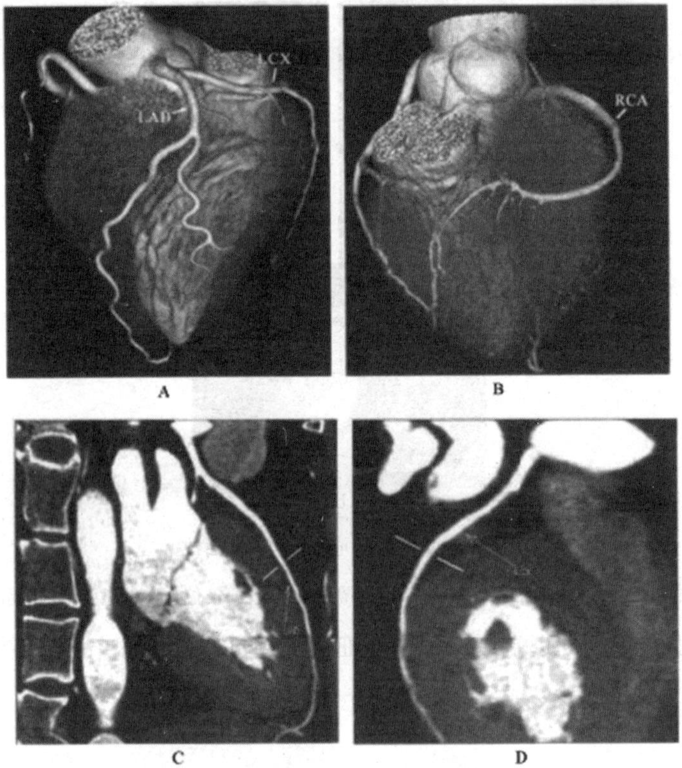

图 7-8　正常冠状动脉 CTA

A. 三维重组；LAD：左前降支，LCX：左回旋支；B. 三维重建；RCA：右冠状动脉；C. 显示冠状动脉左前降支管壁及管腔情况；D. 显示左回旋支管壁及管腔情况

(五) 心脏短轴位

主要用于心室功能的评估，计算射血分数等，是观察右心室流出道末端的最佳层面。(图 7-9D)

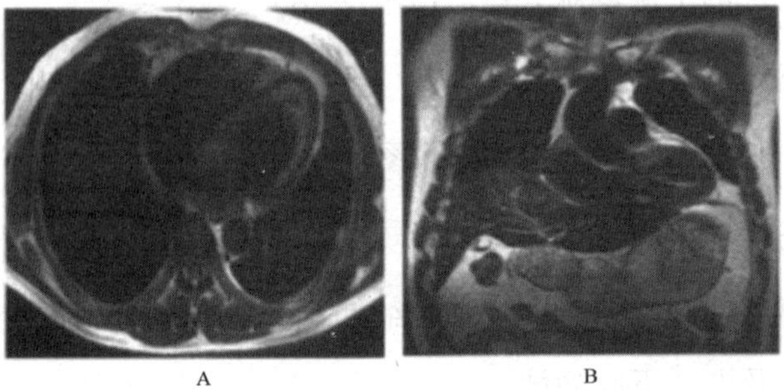

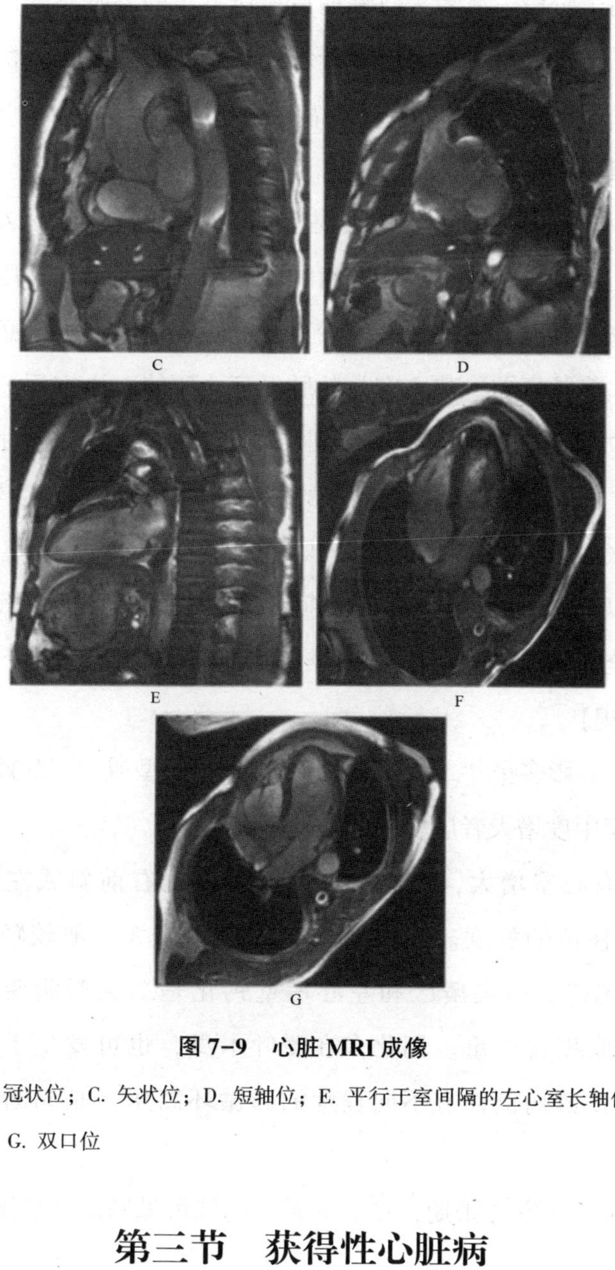

图 7-9　心脏 MRI 成像

A. 横轴位；B. 冠状位；C. 矢状位；D. 短轴位；E. 平行于室间隔的左心室长轴位；F. 垂直于室间隔的左心室长轴位；G. 双口位

第三节　获得性心脏病

一、风湿性心脏病

风湿性心脏病（rheumatic heart disease）分为急性风湿性心肌炎与慢性风湿

性心脏瓣膜病两个阶段。后者为急性期后遗留下来的心脏病变，在心脏瓣叶交界处发生粘连，瓣口缩小，加之腱索纤维化、短缩与腱索间的粘连，加重了瓣膜的狭窄，以二尖瓣狭窄最为常见，并常伴有关闭不全。

【临床与病理】

二尖瓣狭窄（mitral stenosis）时，左心房血液不能顺利进入左心室，导致左心房内压力升高，致左心房增大，继而肺静脉和肺毛细血管高压引起肺静脉和肺毛细血管扩张、淤血，造成慢性肺淤血。此时肺动脉平均压必须升高，以保持正常的肺动、静脉压差，建立有效的肺循环，致使右心室逐渐肥厚。当并有关闭不全时，收缩期有部分血液回流到左心房，使左心房充盈度和压力增加，因而发生扩张，而左心室也因接受额外的左心房回流血液，产生容量的过负荷，因而左心室扩张。

临床症状以劳累后心悸为主，重者可有咯血、端坐呼吸、肝大、下肢水肿等右心功能不全症状与体征，心尖区有舒张期隆隆样杂音。

【影像学表现】

X 线平片，心影多呈“二尖瓣型”，少数呈中间型或“二尖瓣-普大型”。心胸比率以轻度至中度增大者居多。

左心房及右心室增大，左心房增大主要依据右前斜或左侧位食管左心房段受压向后移位的程度。（图 7-10）右心房增大一般较轻，较明显者心影多呈“普大型”。二尖瓣区和左心房壁钙化是二尖瓣病变的确证，钙化明显者提示瓣膜损害严重。钙化多在瓣叶本身，也可发生于或波及瓣下结构或纤维环。多数病例伴有不同程度的肺循环高压，是判断病变程度的重要指标。

左心室造影于心室舒张期，在二尖瓣口区域可见圆形或椭圆形边界清楚的圆顶状充盈缺损。

CT 和 MRI 均可显示风湿性心脏病所致的各房室大小的改变，MRI 影像可显示二尖瓣狭窄的形态及严重程度。（图 7-11）收缩期可见左心室的低信号血流束，在左心房壁中可有中低信号的附壁血栓。二尖瓣狭窄合并关闭不全时，MRI

影像示收缩期自左心室经二尖瓣口，向左心房内喷射的低信号血流束，可估评其反流量。

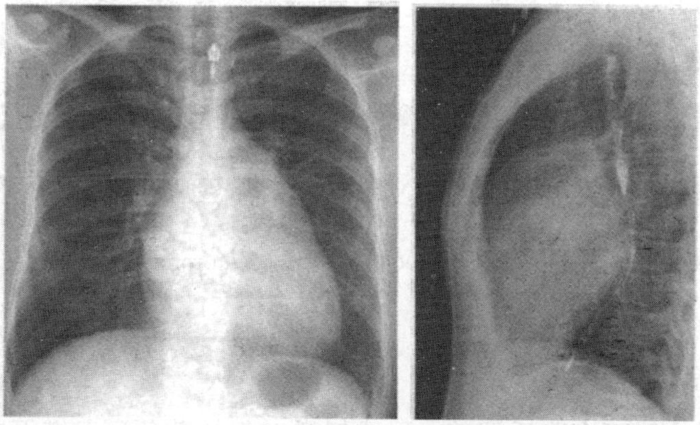

A　　　　　　　　　　B

图 7-10　风湿性心脏病，二尖瓣狭窄

心影增大，呈二尖瓣型，A. 正位显示肺动脉段膨隆，双房影；B. 侧位食管吞钡显示左房段受压

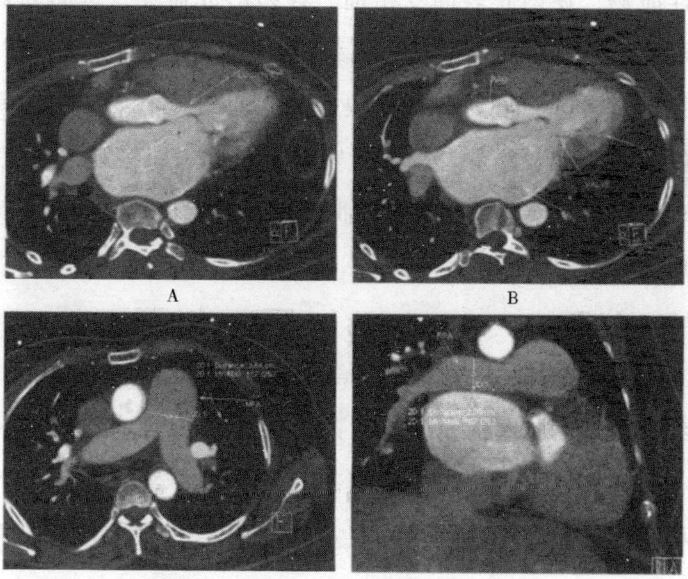

A　　　　　　　　　　B

C　　　　　　　　　　D

图 7-11　风湿性心脏病，二尖瓣狭窄

二尖瓣听诊区可闻及 3/6 级舒张期隆隆样杂音。MSCT 增强显示左心房内腔明显扩大，肺动脉横径明显大于主动脉横径

【诊断要点】

心尖闻及舒张期隆隆样杂音。影像显示肺淤血，左心房、右心室增大。MRI直接二尖瓣的形态与狭窄程度。

【鉴别诊断】

应注意是否伴有关闭不全及多瓣膜病变。

二、冠状动脉粥样硬化性心脏病

冠状动脉粥样硬化性心脏病，又称冠心病（coronary heart disease），是临床常见疾病。

【临床与病理】

早期动脉内膜下有脂质沉着，形成轻微突起的黄色斑，继而内膜结缔组织细胞增生、肿胀和纤维化，管壁增厚，并有突向腔内的粥样斑块，引起狭窄和阻塞。内膜深层组织可因营养障碍而发生崩解，形成粥样瘤，它们可向表面破溃、形成粥样溃疡，使内膜表面变粗糙，容易形成血栓，进而导致管腔阻塞。不规则狭窄可造成局限性或蚯蚓状扩张。临床上出现心绞痛、心律失常。

冠状动脉狭窄可产生心肌缺血。缺血的心肌可见心肌萎缩、间质纤维化，可伴有散在的小坏死灶。严重者管腔阻塞发生急性心肌梗死。梗死区逐渐形成瘢痕，则为陈旧性心肌梗死。严重的心肌梗死及其后遗的纤维化，使心壁变薄、向外膨凸而形成室壁瘤。

【影像学表现】

1. 冠状动脉狭窄（coronary artery stenosis）

（1）X线：冠状动脉钙化表现为两条平行的线状影，与血管外径一致，其切面呈小环状钙化影。多数患者心脏形态、大小和搏动无明显异常。急性心肌梗死者有时可有肺淤血及肺水肿，并有左心室增大。陈旧性心肌梗死者半数有左心为主的心脏增大，梗死区搏动弱。

X线冠状动脉造影：病变段狭窄或闭塞，管腔不规则或有瘤样扩张。侧支循环形成发生于较大分支的严重狭窄或阻塞。

（2）CT：冠状动脉CTA可清晰显示冠状动脉内腔是否有狭窄和闭塞，可直接测量管腔的直径和狭窄程度，结合专用的分析软件可评估粥样斑块及其成分，并能通过对钙化的定量分析（钙化积分）对冠心病的发展和程度进行预测分析。（图 7-12）此外，还可用于冠状动脉支架及搭桥术后的随访。

（3）MRI：冠状动脉血流较慢，几乎无湍流，且有潜在侧支存在。MRA 上表现为线状高信号。在局限性冠状动脉狭窄时可表现为信号缺失区，血流信号减弱或血管壁不规则；但在有侧支血流的情况下，梗阻或狭窄远端可出现慢血流或正常血流。目前 MRA 尚不可靠而难以评估。

2. 缺血性心肌病（ischemic cardiomyopathy）

（1）X 线：左心室造影可见功能异常，表现为运动减弱、消失及失调三类。当有心室壁瘤时可见局限性膨出、运动消失或矛盾运动。

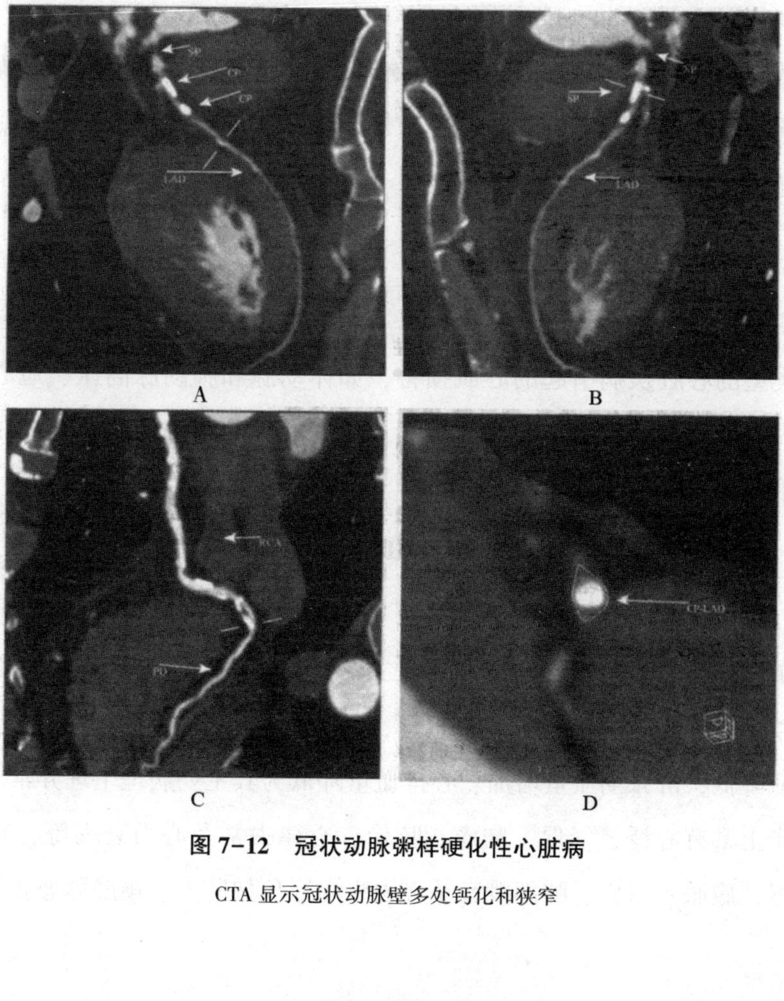

图 7-12 冠状动脉粥样硬化性心脏病

CTA 显示冠状动脉壁多处钙化和狭窄

（2）CT：通过对心室壁形态、密度、心室功能及心室血流的测定来评价心肌缺血及其程度。在急性心肌缺血的早期，往往有局部心室壁的增厚，至心肌梗死后出现心室重构而使心室壁变薄，心室扩张和心室壁瘤形成，愈合后还可有钙化。增强扫描时缺血心肌典型表现为与正常心肌相比的低密度区，当有附壁血栓形成时，可在局部形成充盈缺损。

（3）MRI：能良好地显示心室壁的形态、厚度及信号特征。在急性缺血期，心肌局部 T_2WI 上信号强度增加，局部厚度由厚变薄，心肌梗死后可见心室腔扩大或室壁瘤形成。MRI 的优势在于有多种心脏功能分析软件，在心肌呈缺血性改变时，可根据心室壁的运动减弱，每搏心输出量、射血分数及心室壁压力的参数的测定作出诊断。

【诊断要点】

冠状动脉造影为诊断冠心病的金标准，可以显示冠状动脉是否有狭窄或闭塞。冠状动脉 CTA 可显示动脉管腔狭窄和闭塞，还可用于冠状动脉支架及搭桥术后的随访。MRI 可显示心室壁的形态、厚度、信号和心肌运动改变。

三、心肌病

心肌病（cardiomyopathy）系指原因不明、主要侵犯心肌的病变。它不包括由其他类型的心脏疾病引起的心肌损害，如体动脉和肺动脉高压、冠心病、瓣膜病或先天性心脏异常引起的心肌疾病。临床常见的心肌病主要有扩张型、肥厚型、限制型三种类型。

（一）扩张型心肌病（dilated cardiomyopathy，DCM）

【临床与病理】

心脏呈球形增大，心肌松弛无力。主要侵犯左心室，有时累及右心室或双心室。以心腔扩张为主，通常肌壁不厚，部分病例心腔内可见附壁血栓。心室收缩功能降低、舒张期血量增加、心排血量降低为其主要病理生理异常。

临床上常有心悸、气促、胸痛、眩晕、心律失常及心力衰竭等，有时有胸部压迫感，腹胀、咯血、肺部啰音及心力衰竭征象如肝大、颈静脉怒张。

【影像学表现】

1. X 线

约 3/4 病例心脏呈中至重度增大，一般各房室均可增大，但左心室增大尤为显著。心影多呈“普大型”或“主动脉型”，主动脉结、肺动脉段和上腔静脉多属正常。(图 7-13)

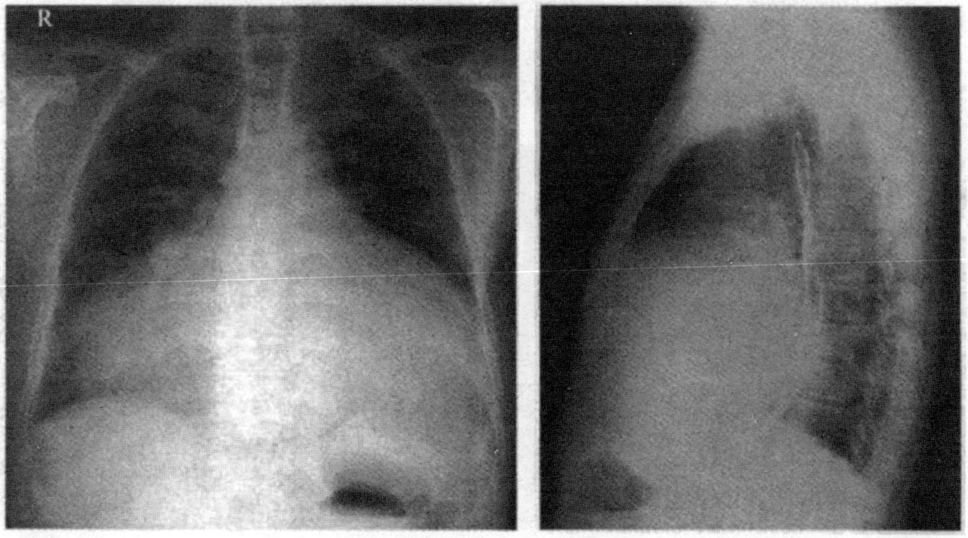

A　　B

图 7-13　扩张型心肌病

胸部正侧位显示心影明显增大，呈普大型

两侧心缘搏动普遍减弱，左心室段或区域性减弱，右心房段正常或增强。约半数病例可见肺淤血、间质性肺水肿等左心功能不全的表现。心血管造影显示左心室扩张，收缩功能普遍减弱甚至消失，不同心动周期的心室形态及大小几乎无变化。

2. CT 和 MRI

以心室腔扩大为主，心室横径增大较长径明显，但室间隔及心室游离壁不厚甚至变薄。(图 7-14）心室壁心肌的信号及厚度较正常无明显改变，室壁运动则普遍减弱。MRI 可在心室扩大显著、房室瓣环扩大而出现二三尖瓣关闭不全时，显示房室间反流的部位和程度，分析射血分数的改变情况。

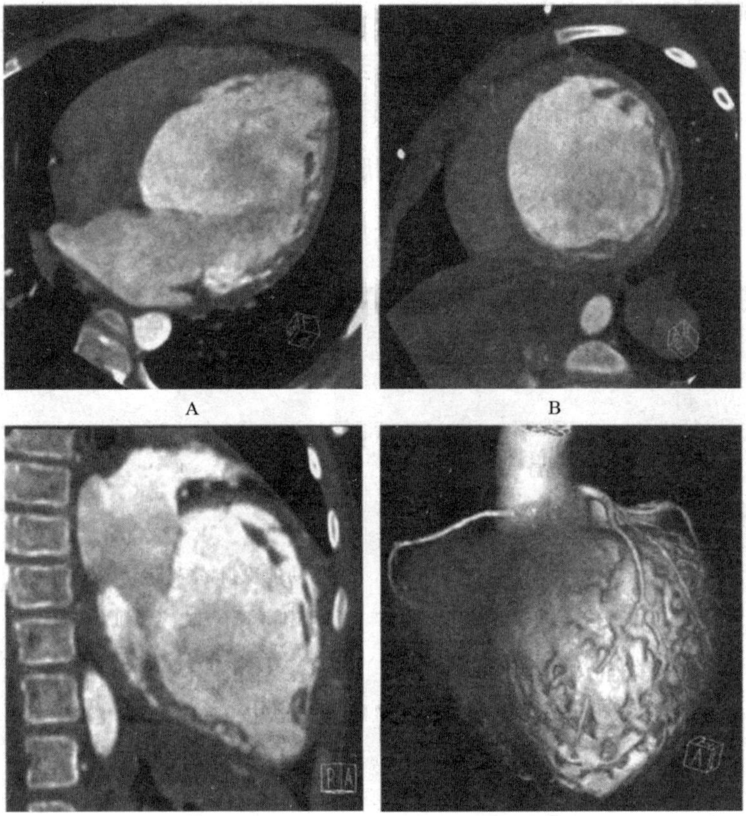

图 7-14　扩张型心肌病

MSCT 增强三维图像显示左心室腔明显扩大

【诊断要点】

心脏扩大以左心室扩大为主，可呈球形，心室收缩功能受损，室壁运动弥漫性减弱。诊断上采用排除法。

【鉴别诊断】

DCM 缺乏特异性的症状、体征，起病多缓慢，早期表现隐匿或不典型，诊断困难。

（二）肥厚型心肌病（hypertrophic cardiomyopathy，HCM）

【临床与病理】

心肌肥厚，心腔不扩张而多缩小、变形。最易累及肌部室间隔引起非对称性间隔肥厚。肥厚肌块可凸向两侧心室腔，一般多向左室腔凸出，导致左流出道排血受阻。部分病例可主要侵犯心尖部，左心室中段或左心室游离壁形成普遍性肥厚，而无流出道狭窄，构成肥厚型心肌病的亚型。

本病是常染色体显性遗传性疾病，绝大多数具有家族遗传性，但也有极少数患者散在发生而没有家庭遗传证据。呼吸困难和运动耐力降低是常见的症状，胸痛、心悸和晕厥是年轻患者最常见症状。心律失常以心房纤颤最为常见。

【影像学表现】

1. X线

心脏多可呈主动脉型和中间型，一般心脏不大或仅见左心室肥厚为主的轻度增大。心脏搏动正常或增强，减弱者少见。肺血管纹理正常多见，心脏明显增大者可见肺淤血和间质性肺水肿等征象。

左心室造影特征明显，且可反映心肌肥厚的主要部位、程度和分布范围等。主要征象有：①左心室流出道呈倒锥形狭窄，为肌部间隔肥厚和二尖瓣前移所致，间隔肥厚肌块向右心室凸出明显者，也可引起右心室流出道狭窄。②心腔缩小、变形，普遍肥厚者均匀缩小，心尖肥厚为主者可见心尖狭小、闭塞。③心腔中部压迹加深，为前后组乳头肌肥厚所致。④约半数病例可见继发的二尖瓣关闭不全。⑤冠脉造影示冠状动脉及分支正常或轻度扩张。

2. CT和MRI

MSCT增强扫描可准确测定心肌壁的厚度、室间隔和游离壁的比例，并可显示粗大的乳头肌（图7-15）。MRI能充分显示肥厚心肌的分布、范围和程度，表现为非对称性室间隔肥厚。SE序列心室壁在T_1WI上多呈均匀中等信号，T_2WI上则于中等信号内有点状高信号，增强扫描于肥厚室壁内见局灶性异常增强区。左心室舒张功能受限致室腔缩小或变形，左心室流出道狭窄时，MRI可见左心室流出道内收缩期有低信号的喷射血流。

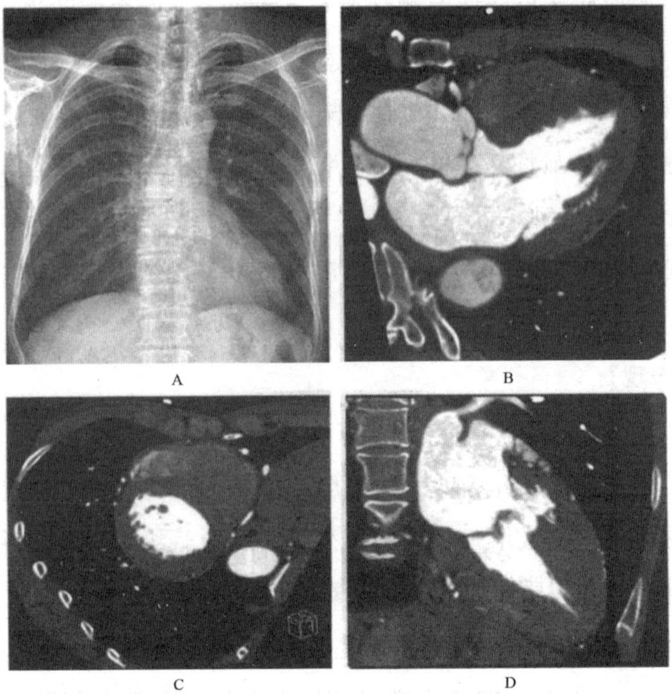

图 7-15 肥厚型心肌病

A. X 线胸部正位片心影增大不明显；B. MSCT 增强扫描垂直于室间隔的长轴位重组图像；C. 垂直于室间隔的短周围重组图像；D. 平行于室间隔的长轴位重组图像，显示左心室壁肥厚

【诊断要点】

本型心肌病 X 线平片多无特异性征象，左心室造影可确诊，但很少应用。诊断主要依靠临床病史、超声心动图检查。随着 MSCT 和 MRI 技术的快速发展，可以对心脏的解剖及功能进行较好的评价，它们在心脏疾病诊断方面的应用越来越广泛。

（三）限制型心肌病（restrictive cardiomyopathy，RCM）

【临床与病理】

主要为心内膜心肌纤维化，附壁血栓形成，并伴有不同程度的机化，导致心内膜明显增厚、心壁变硬。病变主要侵犯心室流入道和心尖，引起收缩、变形以至闭塞，常累及腱索和乳头肌。本病可分为 3 个类型：右室型、左室型及混合型。心室充盈舒张受限，心排血量降低和房室瓣关闭不全为其主要病理生理变化。

常起病隐匿，右心病变主要表现为水肿、少尿、颈静脉怒张、肝大、腹水等。左心病变主要表现为呼吸困难、咳嗽、咯血和肺底细湿啰音等。该病还可有乏力、活动耐力减退等表现。临床相对少见，仅占心肌疾病的5%左右。在所有类型心肌病中，其预后最差，50%患者在发病后2年左右死亡。

【影像学表现】

1. 右室型

大部分病例心脏呈普遍增大或球形，似大量心包积液。（图7-16）心缘搏动减弱而左心缘上段和右房缘正常或反而增强。不少病例上腔静脉扩张，两肺血减少，为右心室排血量降低的表现，与重度心脏增大形成鲜明的对比。

2. 左心型

心影外形和房室增大类似二尖瓣病变，但增大程度较轻或不增大。肺淤血，甚者可见不同程度肺循环高压征象。

3. 混合型

为两型征象的组合，心脏多呈中至重度增大，常以右心室损害表现为主。

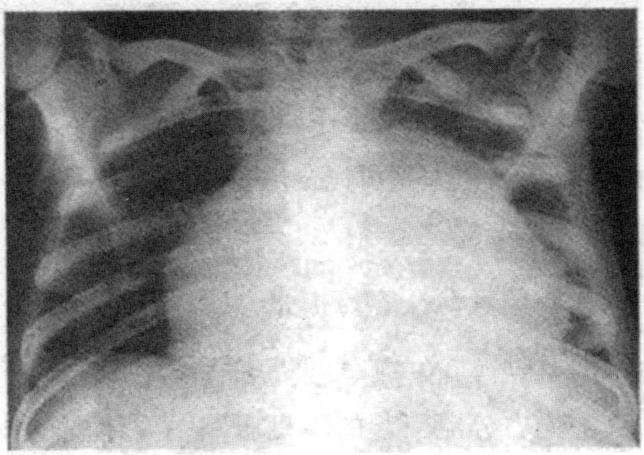

图7-16 限制型心肌病

心脏呈普通增大或球形，似大量心包积液

心血管造影见心尖圆钝，心室腔收缩变形，内见“充盈缺损”，心尖部闭塞，流入道收缩变形，流出道扩张，房室瓣反流，心房明显扩大，造影剂排空延迟。

CT 和 MRI 表现为心室壁增厚，以心内膜增厚为主，多见右心室受累。右心室流出道缩短、变形。心房显著扩大而心室腔不大是其特点。

【诊断要点】

当患者以静脉回流障碍为主要表现，超声发现心房明显扩大，心室大小正常或者缩小，收缩功能正常而舒张功能障碍时，应考虑诊断 RCM。

【鉴别诊断】

须与缩窄性心包炎进行鉴别。

第四节　先天性心脏病

先天性心脏病可按病理生理的血流动力学改变分为左向右、右向左与无分流三类；按临床分为发绀与无发绀两型；按 X 线片则根据肺血情况分为肺血增多、肺血减少与肺血无明显改变三类。

一、房间隔缺损

房间隔缺损（atrial septal defect，ASD），按缺损部位分为原发孔（第Ⅰ孔）型、继发孔（第Ⅱ孔）型及其他少见类型。原发孔型缺损位于房间隔下部，常合并心内膜垫缺损；继发孔型位于卵圆窝区域。缺损的数目通常是一个，偶尔可以多个，大小为 1~4 cm，但大到可完全缺损如公共心房，小到针孔状。

【临床与病理】

正常的右心室壁比左侧者薄，容易扩张，所以有缺损时左心房的血液流过房间隔缺损，构成左向右分流。分流量的多少决定于两个心房的扩张性（顺应性）与缺损的大小，左向右分流引起的不良影响主要体现在肺循环血量增加和右心房、左心房工作负荷增加。

右心室固定的过负荷，使喷射时间延长，推迟关闭时间，造成宽的第二心音，固定的分裂音。患者也可无症状，形体正常，发育稍小，劳累后有心悸、气促、易患呼吸道感染，无发绀。心力衰竭常出现于 30 岁以后。

【影像学表现】

1. X 线

平片典型征象为肺血增多，心脏外形呈“二尖瓣型”，肺动脉段凸出，右心房室增大，主动脉结缩小或正常。（图 7-17）ASD 心肺所见大致正常或仅有轻微变化。伴有重度肺动脉高压者，X 线可表现为肺动脉呈瘤样凸出，肺门动脉高度扩张，外周肺动脉分支变细、稀疏，两者不相称，形似“残根”。心脏呈明显扩大或轻中度扩大，但以右心室为主。

心脏造影可见导管经间隔缺损进入左心房；当右心房压力增高并大于左心房时，右心房造影可见右向左分流，左心房提前显影。

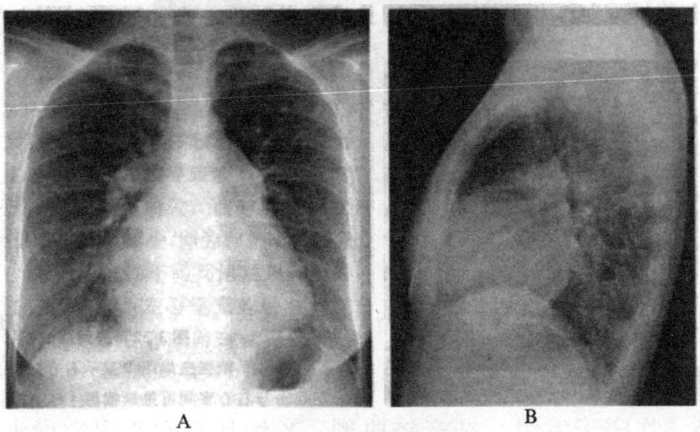

A　　B

图 7-17　房间隔缺损

A. 胸部正位片显示心影增大，肺充血，肺动脉段膨隆，右心缘下段突隆，提示右心房、右心室增大；B. 侧位片显示心前间隙变窄，提示右心室增大

2. CT 和 MRI

MSCT 增强扫描可直接显示缺损的部位和大小、评估心脏径线的增大程度。（图 7-18）MRI 无需造影即可直接显示房间隔的不连续。房间隔缺损的残留边缘常变钝，厚度增加，呈火柴头样。MRI 影像能清晰显示有无左向右分流的情况，可用于鉴别真性房缺与卵圆孔未闭。真性房缺时，可见在白色的血液内，有起自房间隔缺损的低信号血流束。此外 MRI 还可显示房间隔缺损产生的继发性改变，如右心房和右心室的增大、肺动脉的扩张等。

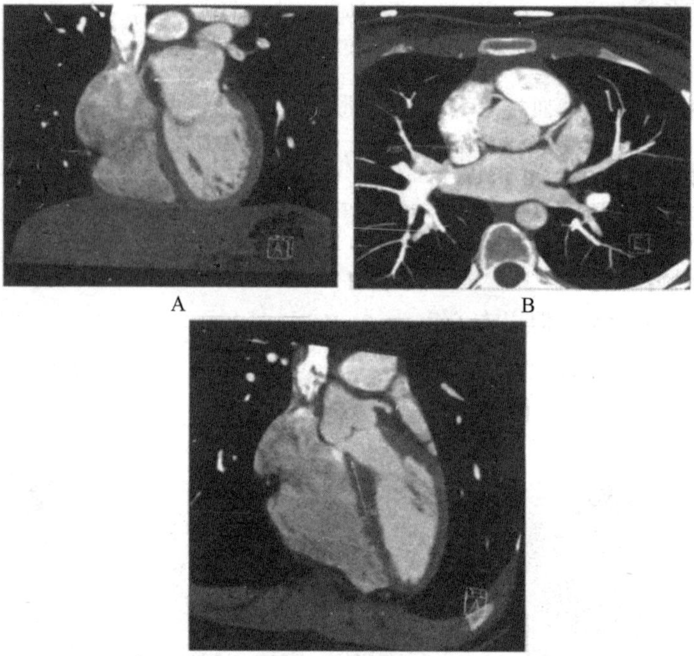
A　B　C

图 7-18　房间隔缺损

MSCT 增强三维图像显示右心房、右心室增大，左心房与右心室间可见缺损区

【诊断要点】

症状较轻，临床无发绀，杂音较典型，X 线片示右心房室增大，肺血增多。

【鉴别诊断】

须注意原发孔型房间隔缺损伴有左心室增大，而与室间隔缺损的鉴别也在于后者左心室增大。

二、室间隔缺损

室间隔缺损（ventricular septal defect，VSD），简称室缺，根据发生部位分为膜部缺损、肌部缺损及其他类型。根据临床结合病理分为小孔型、中孔型与大孔型室缺。

【临床与病理】

室间隔缺损的血流动力学异常取决于缺损孔的大小及肺血管阻力，孔的大小随年龄增长而变小，而肺血管阻力则可随年龄增长而增高。根据血流动力学，可以分以下四组。

1. 缺损孔直径在 2～8 mm

左向右分流量小，肺动脉与右心室压力正常或稍升高，故不会引起或只有轻度功能障碍。收缩期存在左向右分流，引起肺循环、左心室及左心房容量负荷增加。

2. 缺损孔直径在 10～15 mm

左向右分流量增多，肺动脉压轻至中度升高，收缩期与舒张期均有左向右分流。

3. 缺损孔较大，在 15～20 mm

肺循环压力升到体循环压力的 75%～100%。右心的压力负荷和容量负荷均明显增加，右心室肥厚与扩张并存。

4. 双向或右向左分流

肺血管阻力达到或超过体循环阻力，分流方向逆转，右心室压力负荷显著增加，出现 Eisenmenger 综合征。

临床上小孔室缺患者无症状，胸骨左旁有全收缩期杂音。大孔室缺有大量左向右分流，出现震颤，婴儿期即可有充血性心力衰竭，患儿生长及发育差，反复呼吸道感染、多汗、喂养困难、心悸、气促、乏力，至右向左分流时可出现发绀。

【影像学表现】

1. X 线

心影呈“二尖瓣型”，中至重度增大。主要累及左、右心室，多数以左心室更为明显，可伴左心房轻度增大。肺动脉段中至重度凸出，肺门动脉扩张，搏动增强，肺门舞蹈较为常见，肺血增多。主动脉结正常或缩小。（图 7-19）

少量左向右分流 VSD，心脏及心室轻度增大，以左心室为主，肺动脉段不隆凸，肺血轻度增多，主动脉结多属正常。少数小 VSD 的心肺 X 线平片所见属正常范围，但临床体征典型，称为 Roger 病。

VSD 合并重度肺动脉高压：右心室明显增大，并有右心房增大，主动脉结多较小。但心脏增大可不显著，主要为右心增大导致心脏向左逆时针旋转，主

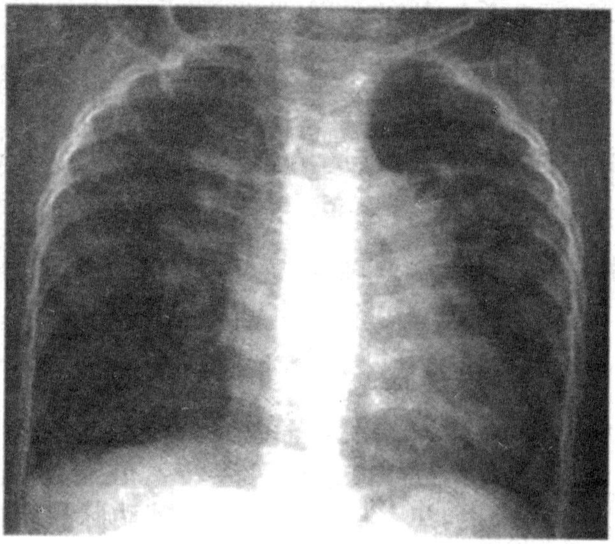

图 7-19　室间隔缺损

胸部正位片显示肺充血，心影增大，肺动脉段突出，左心缘下段向左突出

动脉弓各段重叠所致。此时肺血管纹理自中带即明显变细甚至减少，即为肺血减少征象。

X 线心血管造影有助于同其他复杂畸形的鉴别。以左心室造影为例，左心室充盈后右心室立左心缘下段向左突出即显影，说明心室水平存在左向右分流。根据右心室显影的密度、分流药柱的喷射方向及右心室最早显影的部位，可比较准确地判断 VSD 解剖部位，并大致估计分流量。

2. CT 和 MRI

MSCT 增强和 MRI 可直接显示缺损的部位及左、右心室扩大和心室壁增厚，测量其面积和径线，其诊断 VSD 的准确性达 90%以上。（图 7-20）对于肌部较小的缺损，在收缩期显示较清楚。MRI 可显示左、右心室间的分流，表现为亮白色血池中的低信号血流束，常有利于发现小的或多发的 VSD 病变。

【诊断要点】

VSD 症状较重，杂音较粗糙，一般无发绀。X 线平片具有典型征象的 VSD 多可提示诊断，但 X 线平片的诊断价值较为有限，一般为初步诊断或筛选之用。心血管造影虽诊断价值凸出，但因是有创性技术，一般情况下很少应用，现主

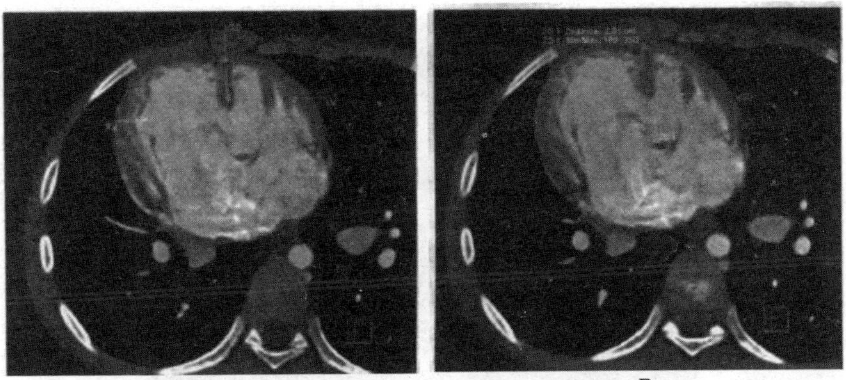

A　　　　　　　　　　　　B

图 7-20　室间隔缺损

MSCT 增强三维图像显示右心室腔扩大，右心室壁增厚，心室间可见缺损区

要应用于复杂畸形 VSD 的诊断。

三、法洛四联症

法洛四联症（tetralogy of Fallot，TOF）是一种复杂的先天性心血管畸形，为最常见的发绀型先天性心脏病之一，在先心病中约占 50%。

【临床与病理】

包括肺动脉狭窄、室间隔缺损、主动脉骑跨和右心室肥厚。

①肺动脉狭窄以漏斗部狭窄或合并漏斗部、肺动脉瓣狭窄最为常见。②室间隔缺损分膜周部缺损、干下型缺损和漏斗部肌性缺损三型，以膜周部缺损最为常见，占 90% 以上，缺损直径多在 10 mm 以上。③主动脉骑跨一般为轻至中度，如超过 75%，则归为右心室双出口畸形。

临床上，患儿有明显发绀，肺动脉狭窄的程度愈重，发绀愈明显。刚出生时其表现可能不明显，但随着年龄增长而病情加重，并出现杵状指、蹲踞、发育迟缓，时有晕厥。心前区可闻及复杂的杂音。

【影像学表现】

1. X 线

心脏呈“靴形”，肺动脉段-心腰部凹陷，心尖圆凸、上举，致使心影状似木靴。(图 7-21) 部分病例心腰部平直或凹陷，下方略见膨凸，是“第三心室”所致。

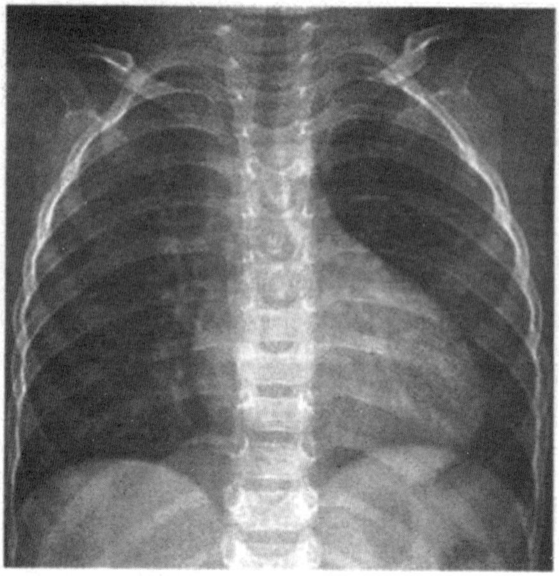

图 7-21 法络四联症

三尖瓣区及胸骨左缘均可闻杂音。胸部正位片显示心影轻度增大，心脏呈靴形，心尖圆凸上举，肺血管纹理纤细、稀疏，肺门缩小，右位主动脉弓

心脏轻度增大或不增大者多见，表现为右心室、右心房增大，部分病例可见上腔静脉扩张征象。肺血减少，肺内血管纹理纤细、稀疏，肺门缩小。侧支循环表现为肺野内杂乱的网状血管影，但肺门无明确动脉支干影。升主动脉弓部不同程度的增宽、突出。约 30%的病例为右位主动脉弓。

部分病例流出道狭窄不明显，而肺动脉瓣口严重狭窄，肺动脉段和左右肺动脉呈明显窄后扩张，其影像表现非常不典型，给诊断带来难度。

心血管造影主要用于发绀型的疑难病例，如 TOF 与伴有肺动脉狭窄的右心室双出口、大动脉错位和单心室的鉴别诊断，以及显示解剖畸形细节。右心室造影于右心室、肺动脉充盈时，左心室和肺动脉几乎同时或稍后提前显影，反映心室水平右向左分流和主动脉骑跨，为最具定性价值的征象。但更重要的是，高质量造影图像可以显示各主要畸形的解剖变化：漏斗部或肺动脉瓣狭窄、间隔缺损和主动脉骑跨。

2. CT 和 MRI

MSCT 增强扫描和 MRI 可多角度显示主动脉骑跨和转位、室间隔缺损和右心室肥厚等各种畸形。（图 7-22）MRI 较超声的优势在于可显示严重狭窄和闭锁的肺动脉及扩张的支气管动脉。MRI 对肺动脉瓣的狭窄和闭锁的显示及功能分析极具价值。

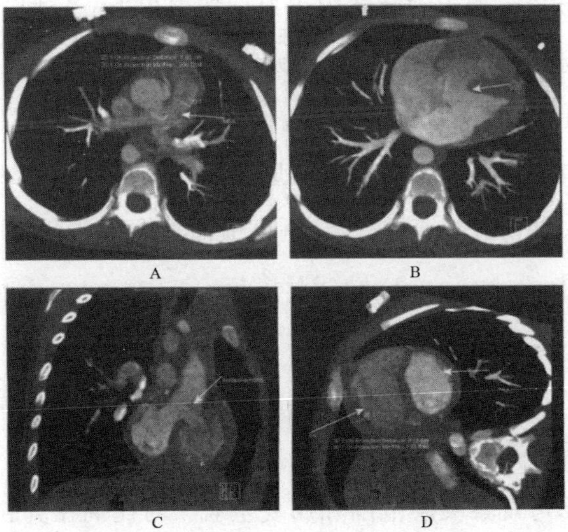

图 7-22　Fallot 四联症 MSCT 显示主动脉骑跨、室间隔缺损和右心室肥厚

【诊断要点】

法洛四联症在出生后数月即可出现发绀。X 线平片示肺野透亮度增加，心脏外形似靴子。心血管造影是确诊的有效方法，超声心动图可部分取代造影。MSCT 增强扫描的诊断价值也较大，逐渐为临床接受。

【鉴别诊断】

须与右心双出口、大动脉转位及单心室等相鉴别。

第五节　大血管病变

一、主动脉夹层

主动脉夹层（aortic dissection，AD）曾称为夹层动脉瘤，为主动脉壁中膜血肿或出血、高血压的重要危险因素。

【临床与病理】

主动脉腔内的高压血流灌入中膜形成血肿，并使血肿在动脉壁内扩展延伸，形成所谓“双腔”主动脉。多数在主动脉壁内可见两个破口，一为入口，一为出口；少数没有破口，为主动脉壁内出血。按 DeBakey 分型，Ⅰ型破口在升主动脉，累及主动脉弓和降主动脉；Ⅱ型破口也在升主动脉，但局限于升主动脉；Ⅲ型破口在降部上端，可局限亦可广泛。

临床上，急性者绝大多数有突发的剧烈胸痛，肢体血压、脉搏不对称，严重者可发生休克，如血肿外穿可有杂音和心脏压塞征。慢性者可无临床表现。

【影像学表现】

1. X 线

主动脉增宽，主动脉壁（内膜）钙化内移，心影增大。慢性者一般病变范围较大，可出现局部搏动减弱或消失。

胸主动脉造影可观察夹层范围和病变全貌，对比剂在真腔通过主动脉管壁内破口喷射、外溢或壁龛样突出。当对比剂进入假腔后，在真假腔之间可见线、条状负影，为内膜片，有时见充盈缺损，为附壁血栓。约 30%病例可见再破口，对比剂回入真腔。

2. CT 和 MRI

增强 CT 可显示主动脉夹层的各种征象，主要优点为显示剥离内膜片、内膜钙化灶内移，假腔内血栓及血液外渗、纵隔血肿、心包和胸腔积血等。（图 7-23）MRI 可分别用于观察夹层的解剖变化和血流动力学变化，明确显示内膜片、内破口，显示真、假及腔内血栓及分支受累主要征象，做到准确分型。

【诊断要点】

突发的剧烈胸痛，增强 CT 或 MRI 显示主动脉腔内剥离的内膜片和真假腔，还可显示动脉夹层破口的位置、主动脉主要分支与真假腔的关系、有无血栓、主动脉瓣和冠状动脉是否受累、胸腔或心包积液（血）等情况。

【鉴别诊断】

动脉夹层须与真、假性主动脉瘤相鉴别，有无剥离的内膜片是重要依据。

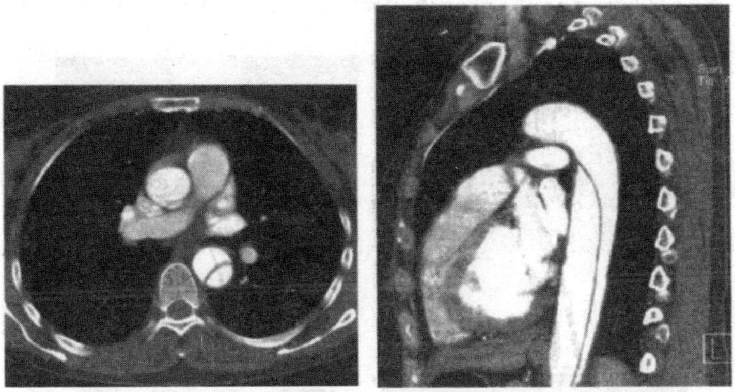

图 7-23　主动脉夹层

A. MSCT 增强横轴位图像显示降主动脉内的内膜片；B. 三维图像显示主动脉内的内膜片范围

二、肺动脉栓塞

肺动脉栓塞（pulmonary embolism，PE），简称肺栓塞，是一种严重危害人类健康的较为常见的肺血管疾病。本病主要累及中老年人。PE 的适宜治疗取决于影像学及时而准确的定性和定量、半定量诊断。肺动脉造影检查曾被认为是肺动脉栓塞诊断的金标准，但为有创性检查，患者须接受导管及造影检查，并发症高。急重患者不能进行该项检查，仅在 CT 不能发现栓子，临床高度怀疑或需介入治疗取栓时进行。MSCT 是诊断肺动脉栓塞的主要方法。

【临床与病理】

发生急性肺栓塞时，栓子堵塞肺动脉，造成肺毛细血管前动脉高压，肺血管床减少，肺循环阻力增加，肺动脉压力上升，右心室负荷增加，心排血量下降。当右心室负荷严重增加时，可引起右心衰竭。肺栓塞部位有通气但无血流灌注，使肺泡不能有效地进行气体交换，肺泡无效腔增大。肺栓塞面积较大时可引起反射性支气管痉挛，引起肺通气不良；有的出现局部（甚至弥漫性）肺水肿、肺出血；还可引起冠状动脉痉挛，造成冠状动脉灌注不足，心肌缺血。

【影像学表现】

1. X 线

可见肺血管纹理稀疏、纤细。当较大的肺叶、肺段肺动脉栓塞时，显示阻

塞区域纹理减少及局限性肺野透亮度增高。（图 7-24A、B）多发小的肺动脉栓

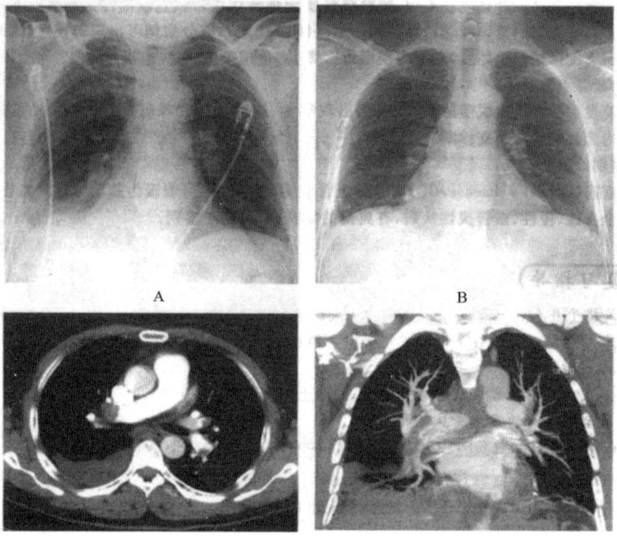

A　　B　　C　　D

图 7-24　肺栓塞

A. 床旁胸部正位片显示右肺下野密度增高，胸腔积液；B. 治疗后肺野清晰、胸腔积液消失；C. MSCT 增强扫描显示左右两侧肺动脉腔内充盈缺损；D. 三维重组图像显示动脉腔的充盈缺损范围

塞，显示肺纹理普遍性减少和肺野透亮度的增高，且呈肺叶、肺段分布。而未发生栓塞的肺叶、肺段可出现代偿性的肺血增多，与局限性肺气肿不同。当较大肺动脉或较多肺动脉分支发生栓塞时，由于栓塞而造成血管近端扩张，右下肺动脉逐渐增粗，横径>15 mm，而外周肺纹理突然变纤细，呈“残根”样。少数病例胸部 X 线平片无阳性表现。

肺梗死征象一般于栓塞后 12 h 至 1 周出现，呈楔状或截断的圆锥形阴影，位于肺的外周，底部与胸膜相连，顶部指向肺门，以下肺肋膈角区多见。或呈团块状或片状，大小不一，多发，可不同时发生，少数可形成空洞。

由于肺出血、水肿及肺泡表面活性物质因动脉栓塞而减少，肺泡塌陷。肺内可出现圆形或密度不均的片状浸润灶、纤维索条影，以及盘状肺不张，多分布于两肺下叶，以右侧多见，一般数天内消失。广泛肺小动脉栓塞时，可见心影扩大伴上腔静脉及奇静脉增宽。

肺动脉造影是肺栓塞定性诊断的可靠方法，可显示病变部位、范围、程度

和肺循环的某些功能状态，表现为肺动脉及其较大分支内的充盈缺损，或为肺动脉及其大分支的阻塞和狭窄。肺动脉分支缺支、粗细不均、走行不规则。肺实质期局限性显像缺损和（或）肺动脉分支充盈、排空延迟。

2. MSCT

CT 肺动脉造影是诊断肺动脉栓塞的有效方法，可以显示肺动脉内的充盈缺损。充盈缺损可位于管腔中央，周围对比剂充盈后可形成“轨道征”；充盈缺损也可位于管腔一侧，或紧贴管壁；部分也可形成完全闭塞，使远侧肺血管腔内无对比剂。(图 7-24C、D)

肺动脉栓塞造成肺血灌注不匀，肺窗观察显示肺灌注正常或过度灌注区与灌注下降区相间，称为“马赛克”征，是诊断肺动脉栓塞的重要间接征象。部分病例可出现肺梗死灶，即栓塞肺动脉所支配区域发生坏死，表现为楔形致密影，底边位于胸膜，尖端指向肺门。

【诊断要点】

可能发生静脉栓子脱落的患者，突然出现咯血、剧烈胸痛和呼吸困难，CT 肺动脉造影发现管腔内充盈缺损可确立诊断。

【鉴别诊断】

白塞病（Behcet´s disease，BD）患者肺血管受累约占 5%，可表现为肺动脉瘤和血栓，但它是一种全身性、慢性、血管炎性疾病，有典型的临床表现，易于鉴别。

第八章　消化系统疾病的影像诊断

第一节　消化系统影像学检查方法

一、X 线检查

（一）腹部摄影

常用的摄影位置有仰卧前后位、站立前后位和倒立正侧位等。仰卧前后位是常用摄影位置。站立前后位主要观察膈下游离气体和气液平面，危重患者可采用侧卧水平位投照。倒立正侧位用于婴儿先天性直肠肛管闭锁的检查。

（二）造影检查

1. 检查前准备

患者应禁饮食 6 h 以上，造影前 3 d 天不服用含重金属的药物。刨灌肠检查的患者，于造影前 1 d 晚上服缓泻剂行肠道清洁，也可于检查前 2 h 行清洁灌肠。

2. 检查方法

常用的检查技术为气钡双重造影，亦称双对比造影，是消化道疾病的首选检查方法。

气钡双重造影是指用高密度的硫酸钡混悬液和低密度的气体共同在胃肠道管腔内形成影像的检查技术。

为了清晰显示胃肠道黏膜的细微结构和微小病变，如胃小区与胃小沟、结肠的无名区与无名沟，以及鉴别胃肠道的器质性与功能性狭窄，可采用低张力气钡双重造影技术，即静脉注入盐酸消旋山莨菪碱（654-2）或胰高血糖素以松弛平滑肌、降低肌张力、抑制胃肠道蠕动。

3. 应用范围

根据检查部位和方法划分，当疑有胃肠道穿孔时，禁用钡剂造影，可改用有机碘溶液或应用其他影像检查方法。

（1）食管钡剂检查：患者吞钡时，观察食管黏膜、轮廓、蠕动及通畅程度。观察食管扩张程度宜用较稠钡剂。当疑有 X 线不显示的异物时，可让患者吞服浸有钡剂的棉球，注意有无勾挂现象或观察浸钡棉球与异物的关系。

（2）上胃肠道钡餐检查：这是目前应用最广泛的胃肠道检查方法。观察器官应包括食管、胃、十二指肠和空肠上段。

（3）小肠钥钡造影：可在胃肠道钡餐检查后每隔 1 h 观察 1 次，主要观察小肠的蠕动及排空情况、黏膜病变和有无占位病变。为了更清楚的显示病变，也可用导管法行小肠灌肠气钡双重造影检查，将导管经口插入小肠，分段注入气钡行双对比造影。由于此法操作复杂，应用价值不大，主要用于疑为肿瘤的小肠狭窄患者。

（4）结肠造影：气钡双重造影灌肠检查可发现结肠黏膜异常、息肉和恶性肿瘤，特别对结肠的早期和微小病变的诊断有帮助。

二、CT 检查

（一）检查前准备

检查前 1 周内不服用含重金属的药物，不做胃肠道钡剂检查。CT 检查前禁食 6~8 h。扫描前嘱患者口服 1%~3%的含碘对比剂 800~1 000 mL，充分充盈胃腔（也可用水的固态物如西瓜等水果代替），或采用低张法（扫描前 5 min 左右肌注盐酸山莨菪碱 20 mg）。如检查结肠，患者需于检查前 1 天晚上服用缓泻剂行肠道清洁，也可于检查前 2 h 行清洁灌肠。

（二）检查技术

根据临床要求，选择适当的 CT 扫描参数（如扫描层厚、扫描范围、重建层厚等），先行 CT 平扫，然后根据病情需要可采用静脉团注的方式注入含碘对比剂 80~100 mL，根据机器的不同，选择适当延迟扫描时间行 CT 增强扫描。根据需要，可行双期或多期的 CT 扫描。

CT 仿真内镜检查：检查前要求与钡灌肠同样的肠道清洁准备，静脉注射盐酸山莨菪碱 20 mg 使结肠张力降低。经肛管注入足量的气体后，采用较薄的层厚 1~3 mm、螺距 1.5~2 进行连续 CT 横断面扫描，通过图像后处理工作站行三维成像处理，获取仿真内镜图像。

（三）应用范围

平扫与增强 CT 扫描可以清晰显示钡剂造影不能观察到的消化道管壁本身的改变、管腔外的异常，以及周围器官结构的继发性改变，如腹膜结构、血管、淋巴结、实质性脏器、腹水等，在消化道肿瘤的分期、消化道急腹症、肠系膜病变等消化道疾病的评价方面能够提供更多的信息。结合钡剂造影检查，可实现对消化道疾病，特别是肿瘤性病变的早期诊断、功能评价、临床分期和预后评估。

平扫对诊断部分肝脏病变如脂肪肝、肝脏出血及钙化是不可缺少的，应作为常规进行。增强扫描可以增加正常肝组织与病灶之间的密度差，能更清楚地显示平扫不能发现或可疑的病灶，判断病灶的血供情况以帮助鉴别病灶的性质，还可以显示肝内血管解剖。当超声发现异常后，选用平扫和增强 CT 多期扫描以帮助定位和定性诊断以及术前分期。

CT 仿真内镜检查可清晰显示结肠黏膜细节、结肠袋形态和结肠壁轮廓；能显示消化道黏膜面上直径 5 mm 以上的息肉状病变，其敏感性及准确性已接近内镜检查，目前多用于结肠病变的早期筛查。

三、MRI 检查

（一）检查方法

常用的胃肠道 MRI 成像系列包括 T_2WI、T_1WI 平扫及使用 Gd-DTPA 作为对比剂的 T_1WI 增强扫描，在横断面成像的基础上加冠、矢状位成像。此外，尚有一些特殊的 MRI 序列（如 True-FISP 序列等）用于小肠肠腔的成像。

肝脏的 MRI 检查采用多序列的综合应用和联合分析。

MR 平扫一般采用自旋回波或快速自旋回波序列，先做横断面 T_1WI 及 T_2WI，然后做冠状面 T_1W1 及 T_2WI，必要时加做矢状面成像，扫描范围从肝脏膈顶部至肝右叶下缘，扫描层厚及间隔通常为 5～8 mm，对较小的病灶可采用 1～2mm 无间隔扫描。

增强 MR 成像：常用的是分布于细胞外间隙或间质间隙的顺磁性 MR 对比剂 Gd-DTPA 和分布于巨噬细胞-单核吞噬细胞系统的超顺磁性氧化铁颗粒 MR 对比剂。前者反映病变的血供特点，采用 PWl 序列；后者可降低背景肝的信号，使用 T_2WI 序列。MR1 增强的目的是使正常肝组织与病变之间的信号强度形成差别或使部分组织、细胞特异性地显像，以便发现平扫不能显示的等信号病灶或可疑病灶，进一步明确病变的起源和性质及其解剖关系。

动态增强 MR 血管造影：经外周静脉快速注射 Gd-DTPA（0.4 mmol/kg）后采用三维快速薄层梯度回波 T_1WI 序列扫描，可获得清晰的肝动脉、门静脉和肝静脉全貌。

（二）应用价值

MRI 对直肠癌术后复发的诊断价值较大。MRI 平扫在肝脏一般用于早期小肝癌结节等的诊断。MRI 平扫对大多数肝脏疾病可作出准确的定位诊断和初步的定性诊断。增强 MR 成像常用于发现平扫不能显示的等信号病灶或可疑病灶，进一步明确病变的起源和性质及其解剖关系。

第二节　食管癌

一、影像检查的目的与方案

（1）影像检查的目的：诊断、分期（TNM）及评估手术可切除性。

（2）影像学检查方案。

①首选钡剂造影检查；

②CT 和 MRI 可作为补充检查。CT 对食管癌分期的总准确率为 68.8%，但对肿瘤浸润深度与淋巴结转移的评价应谨慎。

二、影像诊断

（一）X 线表现

1. 早期食管癌（局限于黏膜和黏膜下层）

（1）食管黏膜增粗、中断和迂曲：范围较广，边缘毛糙或排列紊乱；

（2）单发或多发性小溃疡，可伴有局部管腔轻度痉挛；

（3）局限性小充盈缺损：边缘毛糙不规则，局部黏膜紊乱，少数缺损表面可有米粒样小龛影；

（4）管腔局限性僵硬（图 8-1、8-2）；

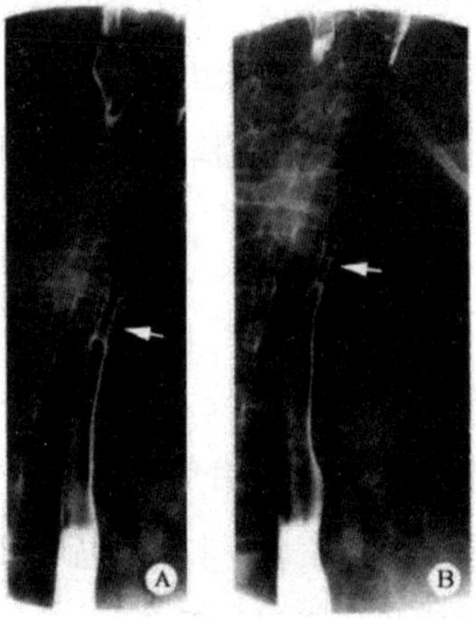

图 8-1　食管上中段早期食管癌（浸润型）

食管钡剂造影见食管中段局限性环形狭窄，管壁僵硬，黏膜不规则

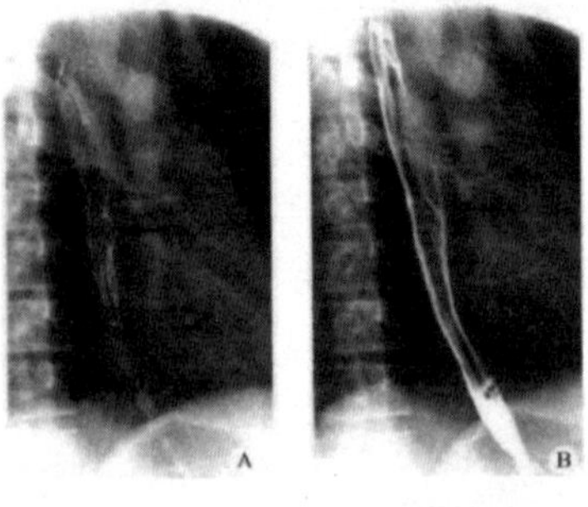

图 8-2　早期食管癌（高分化鳞癌）

食管钡剂造影见食管中段局限性充盈缺损

（5）食管功能性改变：钡剂流速减慢、滞留或伴痉挛，可出现在黏膜破坏之前。

2. 中、晚期食管癌

（1）管腔轮廓不规则：腔内充盈缺损，管腔不对称性或环形狭窄，边缘不规则呈虫蚀状；

（2）黏膜紊乱、中断及破坏消失：大小不一、形态多样的钡剂滞留区或龛影，周围有结节状不规则充盈缺损；

（3）管壁僵硬，扩张受限，蠕动减弱以至消失；

（4）钡剂通过受阻及排空障碍；

（5）癌肿向腔外生长，形成纵隔内软组织影。

3. 分型

（1）增生型：包括病理的髓质型及蕈伞型。腔内生长圆形或菜花状不规则充盈缺损，管腔不规则偏心性狭窄，分界清楚，表面黏膜破坏伴不规则龛影。狭窄以上食管扩张。向外生长明显时可出现纵隔内软组织块影。

（2）溃疡型：显示边界清楚、轮廓不规则、大小形状不同的龛影，切线位龛影深入壁内，周围增生隆凸明显者可显示类似胃恶性溃疡的“半月征”。局部管壁扩张受限，呈轻度狭窄，常无明显的阻塞。

（3）浸润型：表现为环形狭窄，严重时呈漏斗状。边缘较整齐，黏膜平坦消失，钡剂通过明显受阻，上段明显扩张。

（4）混合型：具有以上 3 型中两种以上的特征。

4. 并发症

（1）食管癌穿孔和瘘管形成：常见食管气管瘘，常发生于气管或左主支气管，可伴有呼吸道及肺部的继发感染。若破入纵隔可造成纵隔炎及纵隔脓肿，表现为纵隔阴影增宽伴液平，吞钡可见钡剂不规则分布于纵隔内；穿入胸腔可形成脓胸。

（2）食管癌淋巴结转移：早期不能在 X 线上显示，严重者可造成纵隔影增宽，诊断依靠 CT 或 MRI 扫描。

（二）CT

CT 动态增强扫描可区别淋巴结与血管，CT 图像上可准确测量食管壁厚度，若肿瘤直径>3 cm，则提示食管癌已侵及邻近脏器。有学者认为胸主动脉、食管及椎体三者围成一个脂肪三角区，假如此三角区被软组织肿物影所取代，提示胸主动脉受侵。食管癌侵犯气管、支气管，CT 表现为气管、支气管变形，受压移位或有肿物突入气管、支气管腔内。CT 对膈下淋巴结转移诊断价值略低，可发现肝、胃、肺、肾上腺转移灶。对胃、食管交界处癌的分期准确率较差。CT 不能确定正常大小淋巴结有无转移，也无法肯定肿大淋巴结是否为转移所致。

（三）MRI

食管癌管壁增厚呈中等信号，与正常食管壁相似，沿食管的斜矢状位可显示管壁增厚范围，对局部淋巴结转移诊断准确性为 68%；MRI 对胸主动脉、气管、支气管受侵的诊断准确性很高，对食管癌肝转移诊断较 CT 敏感。

（四）食管内镜超声检查（EUS）

EUS 可清晰显示食管壁为 3 层或 5 层，食管病变≤1 cm，周围淋巴结 0. 5 cm，EUS 均可显示。食管癌表现为全周性或局部管壁增厚，正常食管声像消失，病变多呈低回声或以低回声为主的杂乱回声。在 T 分期方面优于 CT 和 MRI，特别是在早期食管癌。

三、鉴别诊断

（1）食管平滑肌瘤圆形、卵圆形或分叶状，边缘锐利、光滑的宽底充盈缺损。肿瘤区黏膜皱襞被展平，其周围黏膜正常，肿瘤周围管壁柔软，钡剂通过时管壁仍能扩张。

（2）食管良性狭窄狭窄段较长，与正常食管分界渐移行，常呈向心性狭窄，边界较光整或轻度锯齿状，常发生于食管下 1/3 段。后期由于瘢痕狭窄，管腔可以持续变窄，但仍略可舒张和收缩，其远端可伴有裂孔疝。

（3）食管静脉曲张早期局限于食管下段，黏膜增粗迂曲，边缘凹凸不平。范围较长，黏膜仍为纵向条状，形态不固定，管壁伸展度好。

四、结合临床

（1）男性多于女性，男女比例 2∶1~3∶1。

（2）多发生在 40 岁以上，胸中段最多（50%），下段次之（30%），颈段和胸上段最少。上段癌女性较男性发病率为高。

（3）早期无明显吞咽障碍，仅在吞咽硬粗食物时，有间歇性程度不等的哽噎感，胸骨后疼痛或咽下痛，异物感等。

（4）中晚期表现为进行性持续性吞咽困难，胸骨后疼痛，可放射至背部或咽喉部。食管梗阻可引起呕吐，甚至流至食管。

（5）喉返神经侵犯可出现声音嘶哑、呼吸困难。气管侵犯可致食管气管瘘，表现为进食呛咳，可并发纵隔炎、肺脓肿、吸入性肺炎及脓胸等。晚期出现腹水、消瘦、贫血等，呈恶病质及癌肿转移的其他症状。

五、治疗原则

治疗包括外科手术治疗、放射治疗、化学治疗、综合治疗等，外科手术切除分为根治性切除及姑息性切除手术，有些仅能做开胸探查术。食管癌能否做根治性切除取决于病变的局部外侵、病变的部位以及远处转移等情况。

六、临床演变与复查

食管壁放疗后因纤维化而稍有增厚，使病变的分期受到影响。食管钡剂检查对食管癌放疗后价值很大，CT、MRI 随访检查可准确观察肿瘤缩小的程度及有无转移等。

第三节　胃　癌

一、影像检查的目的和方案

（一）影像学检查的目的

（1）X 线胃肠气钡双对比造影可发现早期胃癌，明确进展期胃癌的类型、大小、部位和范围，了解胃蠕动和排空功能。

（2）CT 检查的重要价值在于直接观察肿瘤侵犯胃壁、周围结构的浸润及有无淋巴结、肝等远处转移的情况，对确定能否手术和手术方案的制订具有重要意义，并且是随访评估疗效的重要检查方法。

（3）MRI 对胃癌的检查应用较少，它也可显示中晚期胃癌的范围并了解有无淋巴结和肝的转移。

（4）超声内镜能较正确分辨胃壁各层组织，对胃壁内肿瘤的诊断和分期有价值。

（二）影像学检查方案

传统胃肠造影对发现早期胃癌有很大贡献，但对进展期胃癌的分期不如 CT 的价值大，MRI 和超声内镜不作首选。

二、影像诊断

（一）X 线表现

（1）X 线基本表现：黏膜破坏中断消失，不规则充盈缺损，腔内恶性龛影，局部胃壁僵硬、胃腔狭窄或梗阻，以及蠕动消失。

（2）早期胃癌：指癌限于黏膜或黏膜下层，而不论其大小和有无转移。依肉眼形态分为三个基本类型：

①隆起型（Ⅰ）：高度 5 mm 突向胃腔的肿瘤，双重造影及加压法显示为小而不规则的充盈缺损，边界清楚；

②浅表型（Ⅱ）：肿瘤表浅平坦，边界不清，形态不规则，隆起及凹陷不超过 5 mm，须在良好的双重造影及加压像才可显示胃小区及胃小沟破坏，呈不规则的颗粒状杂乱影，有轻微的凹陷及小片钡剂积聚，胃壁稍僵直。根据癌灶凹凸程度不同又分为：a. 浅表隆起型；b. 浅表平坦型；c. 浅表凹陷型三个亚型。

③凹陷型（Ⅲ）：肿瘤形成 5 mm 以上的不规则凹陷，表现为形态不规则的浅淡存钡区或小龛影，周边的黏膜皱襞可杵状中断（图 8-3），也可直达龛影边缘。

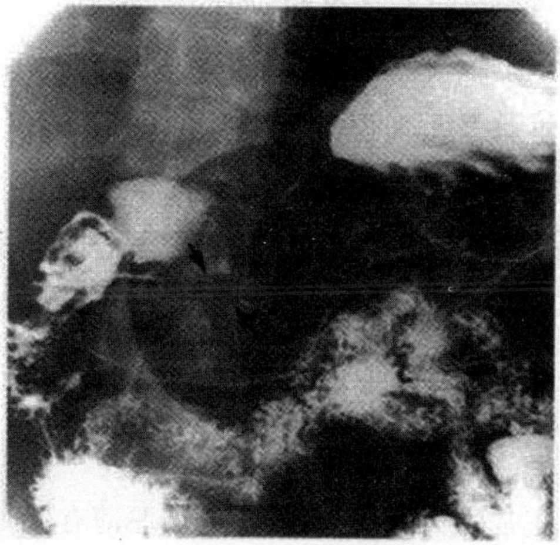

图 8-3　早期胃癌

钡剂造影见胃窦部约 5 mm 的浅淡小圆形钡斑龛影，黏膜皱襞集中，在其边缘杵状中断。手术病理示Ⅲ型印戒细胞癌，浸润至黏膜下层

在以上三型的基础上，还可有几种混合型。

（3）进展期胃癌：浸润至固有肌层以下深层。

①增生型：充盈像上可显示为不规则或分叶状的充盈缺损，表面可有溃疡小龛影，胃壁僵硬，局部蠕动消失；

②溃疡型：多位于胃窦小弯侧，呈腔内龛影，横径大于高径，盘状或半月形，底部凹凸不平，口部不整齐有多个尖角或裂隙及结节状充盈缺损，即“裂隙征”及“指压征”；龛影内缘绕以半圆形不规则宽约数毫米的透亮带，即“环堤征”或“半月征”；腔内半月形龛影与周围环堤合称半月综合征或 Carman 综合征；周围纠集的黏膜至环堤处突然断裂、破坏、融合或呈杵状，邻近胃壁僵硬，蠕动消失。

③浸润型：局限浸润者，病变部位黏膜增粗、扭曲，或展平、破坏，可造成胃腔狭窄变形，胃壁僵硬，形态固定，如幽门受侵犯，幽门管僵硬，呈持续开放，钡剂排空快，产生梗阻后，则钡剂通过受阻，表现胃潴留和胃扩张；弥漫浸润型，全胃或大部分胃受侵，胃壁增厚僵硬弹性消失，胃腔缩小，蠕动消失，大量钡剂不能使胃扩张，即呈“皮革样胃”。

(4) 不同部位的胃癌X线表现又有些特殊：

①胃底贲门癌：平片或透视下，由于胃泡气体的衬托，贲门附近软组织肿块使胃泡缩小变形，横膈与胃底之间距离增大，造影钡剂出现分流、绕流或抬高成角走行，侵犯食管下端时则显示狭窄、僵硬、黏膜破坏和充盈缺损。

②胃窦癌：一部分侵犯胃窦全环，胃窦狭窄呈漏斗状或其他多种形态，狭窄近端与正常胃交界处分界明显，呈“肩胛征”或“袖口征”，狭窄远端常累及幽门，可引起幽门闭锁不全或幽门梗阻，亦可引起十二指肠球底不对称的压迹。

(二) CT表现

(1) 基本表现：正常胃壁随胃腔充盈不同而厚薄有所变化，但厚薄较均匀，当胃腔充盈800~1 000 mL对比剂时，胃壁厚度常<5 mm，呈单层或2~3层强化表现。胃癌局部胃壁增厚超过5mm，并伴有多层结构的消失和（或）显著异常强化，为胃癌的诊断标准。黏液腺癌或印戒细胞癌强化较弱，黏液腺癌可有砂粒或斑片钙化。可见到肿块、局限或弥漫的胃壁浸润增厚，及隆起肿块表面的溃疡。平扫、动脉期及静脉期扫描病变胃壁和胃腔形态固定不变。

(2) 肿瘤分期：早期胃癌的CT表现，较公认的看法是：显著强化呈高密度的增厚的内膜层外侧的黏膜下层（为低密度带）完整存在（T_1）；进展期胃癌CT的T分期：T_2为增厚的胃壁外周光整，病灶周围有清晰的脂肪层；T_3为增厚的胃壁外周不规则或不均匀强化，提示浆膜层受累，病灶周围脂肪层模糊；T_4为与邻近脏器间的脂肪层消失，可形成软组织影或肿块，如结肠壁增厚或胰腺内可见肿块。

(3) 无淋巴结转移为N0，胃周淋巴结N1，远处淋巴结N2~3。淋巴结增大，可为转移，也可是反应性增生，一般认为转移更易出现在大于9 mm、短/长轴之比大于0.7、密度较高和强化明显的淋巴结中。

(4) 无远处转移M，远处转移M1包括：

①肝转移，呈单发或多发圆形或类圆形环形晕样强化的相对低密度灶。

②腹腔种植转移，表现为腹膜上小粟粒结节、腹水、“网膜饼”征，种植到盆腔卵巢形成肿块，称为库肯勃瘤（Krukenberg瘤）。

③肺转移、骨转移等。

（三）MRI 表现

MRI 可显示胃壁增厚、肿大的淋巴结和肝转移灶，同 CT 表现。

三、结合临床

（1）胃癌发病以男性居多，男女之比约 2∶1~3∶1；发病年龄以中年、老年多见。

（2）胃癌可发生于任何部位，但以胃窦最多见。多为单发，也可弥漫或多发。

（3）早期多无症状，出现症状多为中晚期，多为非特异性，如胃纳不佳、易饱感、腹胀、咽下困难、上腹不适、隐痛、呕吐，可有慢性少量出血，偶尔引起大出血和呕血，以及体重减轻等，淋巴转移可引起左锁骨上淋巴结肿大、质硬、无痛、多不能移动。

（4）病理确诊依赖胃镜活检。为了临床对肿瘤分期的评估和制订治疗方案，影像诊断重点包括：①胃癌部位和侵犯范围；②是否侵犯邻近脏器；③有无淋巴结转移、肝转移及腹腔种植转移等。

四、鉴别诊断

（1）钡剂造影胃良、恶性溃疡的鉴别要点（表 8-1）。

表 8-1　胃良、恶性溃疡的 X 线钡剂造影鉴别要点

	良性溃疡	恶性溃疡
龛影形状	圆形或椭圆形，边缘光滑整齐	不规则，扁平，有多个尖角
龛影位置	突出于胃轮廓外	位于胃轮廓内
龛影周围和口部	黏膜水肿表现，如黏膜线、项圈征、狭颈征等；黏膜向龛影集中直达龛口	指压样充盈缺损、裂隙征、不规则环堤，黏膜中断、破坏
附近胃壁	柔软，有蠕动波	僵硬，峭直，蠕动消失

（2）CT 图像上浸润型胃癌需要与胃腔扩张不良所致胃壁增厚、炎性胃壁增厚和胃淋巴瘤相鉴别。浸润型胃癌胃壁不光整，多个扫描时相胃壁、胃腔形态固定不变，可见邻近脏器受累，淋巴结、肝和腹腔转移征象。胃腔扩张不良和

炎性胃壁增厚不具备上述征象，口服大量对比剂后胃腔形态及胃壁厚度可变。胃淋巴瘤侵犯胃壁范围多较大，强化不如胃癌明显，胃腔可无明显狭窄，尚可见部分蠕动波存在，侵犯邻近脏器较少。

五、治疗原则

手术治疗是目前唯一有效的疗法，晚期患者手术前后可辅助以化疗及放疗。

六、临床演变与复查

（1）未经手术治疗的患者，一般从症状出现后至死亡约为 1 年。根治手术的 5 年存活率取决于胃壁受侵深度、病理类型、肿瘤生长方式、淋巴结受累范围及有无转移等。

（2）胃癌术后复发多在吻合口或残端。钡剂造影可见黏膜破坏、充盈缺损、形态僵硬固定或有钡剂通过受阻。这些部位出现软组织肿块及周围脂肪间隙消失，是癌复发的 CT 征象。手术后或由于患者消度，胃周脂肪间隙也可显示不清，须注意鉴别。CT 同时也可评价术后有无出现淋巴结及远处转移。放化疗后影像学检查通过比较治疗前后胃壁肿瘤范围、淋巴结大小和转移灶的大小评估疗效。

第四节　结肠癌

一、影像检查的目的和方案

（一）影像学检查的目的

①支持或否定临床诊断；②明确病变的部位和范围及分期，从而帮助确定治疗方案；③治疗后随访。

（二）影像学检查方案

结肠癌检查方法以结肠双对比造影（DCBE）和内镜检查为主要手段。CT 结肠仿真内镜检查的应用已越来越多。CT 和 MRI 除了显示病变范围外还可以观察与邻近器官的关系、有无淋巴结转移等。

二、影像诊断

(1) 结肠双对比造影结肠癌的 X 线表现随病理类型而异。

①增生型结肠癌：主要表现为充盈缺损，较小时呈息肉状，宽基底，表面可光滑或不规则；较大时，呈偏心性不规则的菜花状或分叶状，界限清楚，局部肠壁僵硬、肠袋消失、黏膜皱襞破坏，肿瘤表面常见不规则的溃疡。(图 8-4)

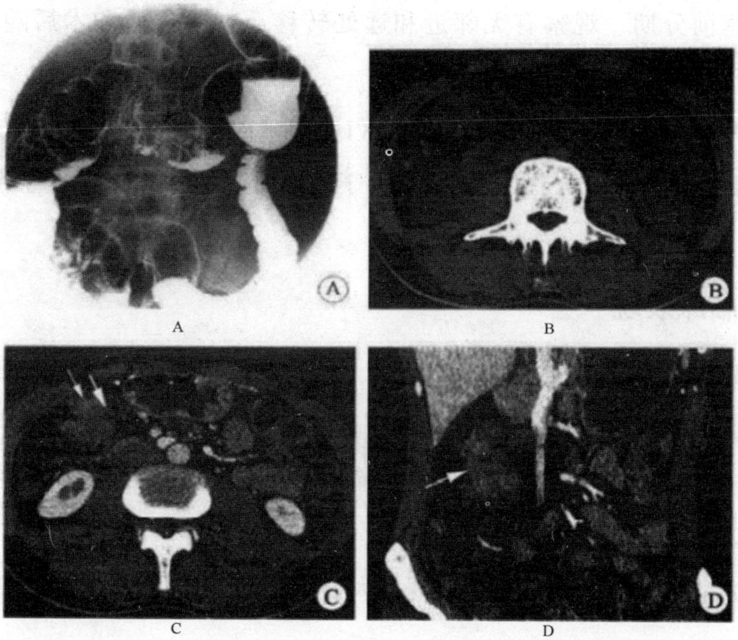

图 8-4　横结肠癌

A. 钡剂灌肠检查，横结肠近肝曲部见不规则偏心性肿块，表面不光整，局部肠腔狭窄，肠壁僵硬，黏膜破坏（*）；B. CT 平扫，示右中腹部软组织肿块；C. CT 增强扫描示右中腹部软组织肿块不均匀强化，肿块边缘不清（↑），肿块外侧见结肠残留肠腔气体影；D. CT 增强冠状位重建像，横结肠近肝曲部肿块（↑）。临床诊断横结肠癌，行手术切除，术后病理为高分化腺癌，浸润外膜层

②浸润型结肠癌：主要表现为肠壁局限性僵硬，可局限于一侧或环绕管腔，引起偏心性或向心性管腔狭窄。浸润区黏膜破坏、消失或呈颗粒状，病变界限清楚。

③溃疡性结肠癌：特征性表现为大小不一、形态不整、位于腔内的龛影，基于长轴多与肠管纵轴一致，在肠壁一侧的溃疡可见半月征，黏膜破坏、肠壁僵硬。结肠癌常见的并发症有肠套叠、肠梗阻及盲、升结肠癌侵犯回肠末端。

（2）CT结肠仿真内镜可得到横断面原始图像和类似结肠双对比造影的三维重组图像，对诊断很有价值。在结肠适度扩张的情况下，CT所见正常肠壁厚度不应超过5 mm，一般为2~3 mm，且边缘光整呈连续状。三维重组的CT仿真内镜图像，正常和病变表现同结肠双对比造影检查所见。另外，CT检查对结肠癌术前分期、观察有无邻近和远处转移、判断预后和术后随访等都很有价值。

（3）MRI显示直肠癌十分理想。T_1WI有利于增加肿瘤与邻近脂肪结构的对比度，肿瘤显示良好。矢状位T_1WI有助于判断前壁肿瘤和后壁肿瘤对邻近结构的侵犯。

三、临床表现

（1）以41~50岁年龄组发病率最高，结肠癌的主要临床表现因部位和生长方式而异。

（2）右半结肠癌常表现为腹胀、腹痛、腹泻、便血、贫血等。

（3）左半结肠癌主要表现为肠梗阻、便血、贫血等。

（4）乙状结肠和直肠癌则多表现为大便次数增多和便血。

四、治疗原则

以手术切除为主的综合治疗：

（1）根治性手术：切除范围必须包括癌肿所在的肠襻及其系膜和区域淋巴结。

（2）辅助化疗。

五、临床演变与复查

结肠癌手术后复发，50%发生在手术后的第1年，80%发生在第2年，所以术后应于 2~3 个月后做 CT 复查，此时水肿、出血已消失，故做 CT 检查时的表现可留作复查时的比较资料。随后在开始两年内每 6 个月复查 1 次，以后每隔 1 年复查 1 次，以便及时发现复发征象。CT 发现肿瘤复发的敏感性可达 90% 以上。

第九章　泌尿系统疾病的影像诊断

第一节　泌尿系统影像学检查方法

一、X 线检查

(一) 腹部摄影

泌尿系统腹部平片（KUB）有普通 X 线摄影、CR 摄影、DR 摄影，常规拍摄仰卧前后位片，其范围包括第 11 胸椎至耻骨联合之间的腹部区域，可于检查前服用轻泻剂后禁食，次日上午摄片。在投照条件良好的情况下，双肾外形在肾周脂肪间隙的衬托下可较清晰地显示，双肾通常位于胸 12 至腰 3 椎体之间，呈蚕豆形；右肾略低于左肾；输尿管不显示，膀胱充满尿液时可以显示其轮廓。

(二) 造影检查

包括尿路造影和血管造影。依据含碘对比剂的引入途径，尿路造影分排泄性和逆行性尿路造影。

1. 排泄性尿路造影

亦称静脉肾盂造影（IVP），由静脉注入的水溶性含碘对比剂，几乎全部由肾小球滤过而排入肾盏、肾盂，随后至输尿管、膀胱。肾小盏顶端呈杯口状，一个或数个肾小盏连接引入肾盂，肾盂多呈边缘光滑的喇叭状。输尿管有 3 处狭窄分别是：肾盂输尿管交界处；跨越髂血管处；膀胱入口处。膀胱一般呈卵圆形或圆形。静脉肾盂造影可显示肾盏、肾盂、输尿管和膀胱的形态，还能大致了解双肾的排泄功能，是泌尿系统造影检查较常用的方法。

2. 逆行性尿路造影（RP）

包括逆行性膀胱造影和逆行性肾盂造影，后者是在膀胱镜引导下将导管插入输尿管并注入对比剂，以显示肾盏、肾盂、输尿管和膀胱影像。逆行性尿路造影通常是在静脉肾盂造影未显影或诊断不明须进一步观察其形态时应用。

3. 血管造影

常采用股动脉入路，局麻后，Seidinger 穿刺技术引入猪尾巴导管置于腹主动脉-肾动脉开口处（第 2 腰椎水平），经高压注射器快速注入对比剂，DSA 机连续摄片，获得减影后的肾血管图像，包括动脉期的肾动脉及分支、实质期染色、静脉期的引流静脉。酌情更换导管，超选择性肾动脉造影可进一步清晰显示细小血管。有时为了更清晰显示肾静脉，也可从股静脉插管行肾静脉造影，如诊断肠系膜上动脉对左肾静脉的压迫（胡桃夹综合征）。

二、CT 检查

（一）CT 平扫

常规取仰卧位，扫描前禁食 6 h，口服稀释 1%～3%对比剂。扫描范围包括双肾、输尿管和膀胱。双肾在轴位图像中呈圆形或卵圆形，软组织密度，皮髓质不能区分，被肾实质包绕肾窦呈脂肪密度，肾盂呈水样密度，肾中部是肾门，朝向前方，有肾动静脉进出。由肾盂向下追踪腹段输尿管，腹段输尿管呈小环状或点状软组织密度影，盆腔段输尿管难以分辨。膀胱腔内尿液为水密度，膀胱壁厚度一致，内外缘光滑。

CT 平扫可显示泌尿系统病变的形态、位置及密度，结合多平面重建（MPR）图像还能清楚显示病变与周围结构的关系。但单纯平扫对病变的范围、数目、性质的判断有一定限制。

（二）CT 多期增强扫描

能进一步确定病变的范围和数目，对大多数病变的性质有诊断价值，并有助于鉴别诊断。通过病变与周围正常组织的对比，还能间接了解病变组织的血供情况。静脉团注对比剂后 30 s、2 min 分别行双肾扫描，可获得双肾皮质期、实质期增强图像；5 min 后行全泌尿系统扫描，可获得肾盂期增强图像。肾皮质在皮质期明显强化，髓质强化不明显，皮髓质分界清晰，髓质间有强化明显的肾柱间隔。实质期皮髓质均强化。肾盂期肾实质强化下降，肾盂强化明显。输尿管呈点样高密度影。膀胱壁早期即有强化。

多层螺旋 CT 在增强的肾动脉期轴位薄层扫描后作三维重建，可获得肾动脉的 CT 血管造影（CTA）图像；利用肾盂期图像作三维重建，可获得类似 IVP 的图像（CTU）。

三、MRI 检查

（一）MRI 平扫

一般常规用 GRE 和 TSE 序列，作轴位 PWI 和 T_2WI 成像，必要时辅以冠状位、矢状位 RWI 成像。PWI 成像辅以脂肪抑制技术，对肾皮髓质的分辨和脂肪性病变的诊断有帮助。

（二）MRI 增强扫描

顺磁性对比剂 Gd-DTPA 经静脉快速注入后由肾小球滤过，即行 T_1WI 或 T_2WI 脂肪抑制技术成像，其表现与 CT 增强扫描相似。

（三）MR 尿路造影（MRU）

主要用于尿路梗阻性病变的诊断。基本原理是利用 MR 水成像技术，在采用重 T_2WI 成像、MIP 重建时，尿液中的游离水为高信号，与低信号的周围背景组织形成鲜明的对比，使得含游离水的肾盂、输尿管、膀胱清晰显示，得到类似 IVP 的图像。

第二节　泌尿系统先天发育异常

一、肾发育不全与不发育

（一）临床特点

肾发育不全是肾胚胎发育中输尿管芽和后肾原基发育异常所致，肾脏体积小于正常体积50%以上，但肾单位及导管的发育分化是正常的，仅仅表现为肾单位的数量减少。其分为双侧和单侧肾发育不全两种。双侧肾发育不全罕见，大约每4000出生儿中有1例，其中有30%为死产，即使出生后尚存活的新生儿也于生后不久死于肾衰竭或者呼吸功能衰竭。单侧肾发育不全在每1000~1500例出生儿中有1例，多为左侧肾脏缺如。

单侧肾不发育亦称孤立肾。女性孤立肾患者中有25%~50%合并生殖系统畸形，常见畸形为单角或双角子宫、双子宫、双阴道、阴道分隔或者阴道闭锁等。男性孤立肾患者合并生殖系统畸形相对较少，约占10%。孤立肾常表现为代偿性增大，患者生活不受影响，可终生不被发现。孤立肾的诊断常因尿路症状、外生殖器畸形、其他系统的器官畸形或者体格检查而被检出。

（二）影像学检查目的与方案

肾发育不全或不发育多为单侧，不合并其他畸形的病例临床上往往为体检或其他原因行腹部超声检查时偶然发现，偶见于医疗纠纷，要求影像学判断是先天发育异常还是手术误切除。

1. 目的

①明确一侧肾不发育（又称一侧孤立肾）或一侧肾发育不全；②是否合并有相关泌尿系统畸形；③对侧肾有否病变。

2. 检查方案

一侧孤立肾时，对侧肾不发育，肾动静脉亦不发育。在超声初查后，影像检查的目的是显示局部的解剖细节，观察病变侧有无发育不全的细小肾脏，肾动静脉水平腹主动脉与下腔静脉壁患侧有无发育不全的肾动脉或肾静脉。应选择CT，尤其是多层螺旋CT薄层扫描以显示解剖细节，必要时辅以腹主动脉造影检查，以明确患侧肾动静脉的发育情况。

（三）影像诊断

（1）一侧孤立肾CT示患侧肾床内无肾脏，可见结肠或相邻器官，如胰腺或脾脏位于肾床内，同侧肾上腺多发育正常。腹主动脉及下腔静脉壁光滑，看不到患侧任何形态的肾动脉或肾静脉。对侧肾脏代偿性增大。（图9-1）血管造影示单侧肾动脉与肾静脉，同水平腹主动脉与下腔静脉对侧壁光滑，无任何形态的肾动脉或肾静脉显影。

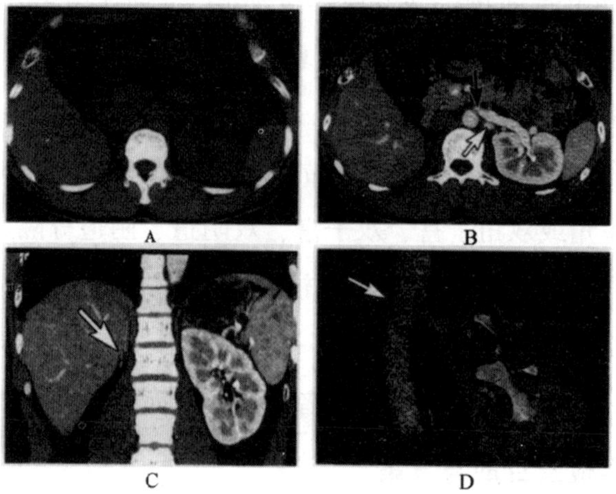

图 9-1 左侧孤立肾

肾门水平 CT 平扫（A）与增强扫描皮质期（B），示左肾代偿性增大，右侧肾床内未见肾脏；左肾动脉（白箭号）与左肾静脉（黑箭号）对侧未见右肾动静脉发出；C. 冠状 MPR（多平面重组），示右肾床内未见肾脏，可见肾上腺（箭号）；D. VR（容积再现），示腹主动脉右侧无右肾动脉发出

（2）一侧肾发育不全 CT 可显示胚基形的肾脏，多不能分辨肾皮、髓质。发育不全的肾脏大小可自长径 4 cm 到黄豆大小。应仔细寻查，可发现细小的肾动脉与肾静脉，肾静脉显示率较高，CT 可见与发育不全的肾和腹主动脉、下腔静脉相连。(图 9-2)

（3）合并有其他泌尿系统畸形影像学检查可发现相应表现，最常见的畸形为输尿管异位开口，其次为输尿管囊肿、先天性巨输尿管等。增强 CT 对分泌期全尿路扫描有助于诊断。

（四）治疗

不合并有其他畸形的肾发育不全一般无症状，无需治疗。对于伴有高血压和对侧肾脏正常的患者，切除病肾后血压可能恢复正常。

孤立肾功能通常也无异常，亦无需特殊治疗。重要的临床意义在于病肾切除之前应该明确对侧肾脏的功能情况，避免孤立肾被切除。

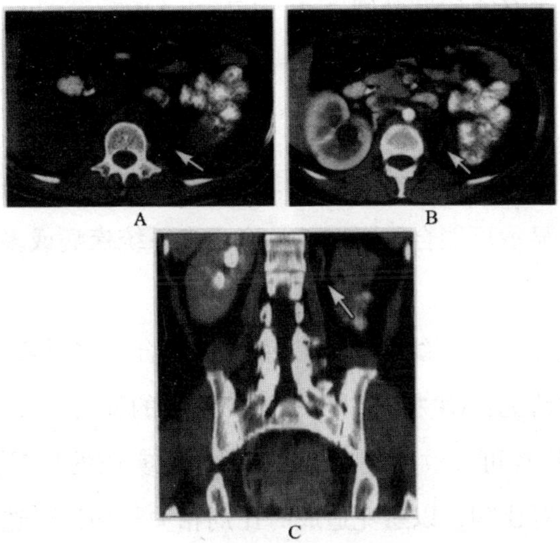

图 9-2 左侧肾发育不良

肾门水平 CT 平扫（A）与增强扫描皮质期（B），示左肾小呈胚基状，增强不明显（↑），隐约可见肾蒂；C. 冠状 MPR 示胚基状左肾（↑）

二、肾囊性畸形

肾囊性畸形常指多囊肾，一般分为常染色体显性遗传性多囊肾（ADPKD）和常染色体隐性遗传性多囊肾（ARPKD）。

（一）临床特点

ADPKD 是最常见的遗传病之一，主要表现为双侧肾多发囊性病变，在肾皮质和髓质内出现大小不等、充满液体的囊肿。发病机制为胚胎发育过程中，集合管和肾小管连接不良，分泌的尿液排出受阻，潴留在肾小管内形成囊肿。囊肿在出生时即存在，但通常在成年时才出现症状，表现为血尿、腰痛。囊肿可出血并继发感染，病变后期出现肾功能不全。ADPKD 为全身性疾病，可合并多种脏器异常，如肝脏、胰腺、肺囊肿，以及结肠憩室等。

ARPKD 主要病变在肝和肾，表现为不同程度的肾集合管扩张，肝纤维化和胆管扩张。新生儿及婴幼儿以肾病变为主，扩张集合管形成囊肿，致双肾体积明显增大，患儿往往发生严重的肾功能不全，预后较差。存活到学龄的儿童，则肝损害严重，甚至发生门静脉高压。

（二）影像学检查目的与方案

1. 目的

成人型多囊肾常由超声检查发现，进一步影像检查的目的包括：①与多发肾囊肿相鉴别；②显示可能合并多囊性的全身多系统疾病或多发囊性病变。

2. 检查方案

影像方法可选择腹部X线平片以显示多囊肾合并肾结石，静脉肾盂造影以显示肾盂肾盏受累情况；CT检查以观察病变肾脏的异常改变细节。虽然静脉肾盂造影与增强CT检查可大致反映肾灌注与残余肾实质的情况，但患者出现肾功能损害时应慎用碘对比剂，以避免造成对比剂相关肾病，可选择MRI检查。

（三）影像诊断

1. 静脉肾盂造影

患肾多见肾盂拉长、扭曲，但无破坏或充盈缺损。(图9-3)

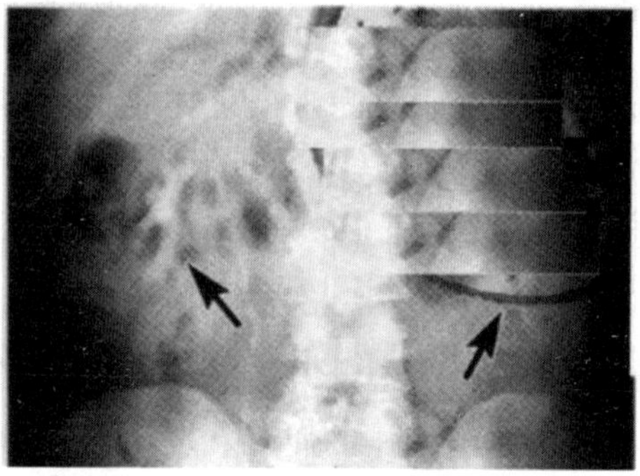

图9-3　多囊肾静脉肾盂造影

示双侧肾影增大，双侧肾盂肾盏变形（↑）

2. B超

肾轮廓增大，包膜凹凸不平，肾外形失去常态。肾实质内、包膜下乃至肾窦部，显示无数大小不等的囊状无回声区，呈弥漫性分布，其后方有增强效应肾实质的大部被囊肿占据，有时仅见少许肾实质；但是，由于囊肿后方回声增强效应和无数个小囊肿的界面反射，其回声较正常人肾实质增强。

3. CT

患肾增大，由于多发表浅囊肿，肾外形常呈分叶状。肾内遍布水样密度圆形、类圆形囊，大小不一，壁非薄不能显示，似“无壁”。囊间肾实质增强正常，分泌期可见肾盂肾盏受压变形。合并有囊内出血时，囊内呈不同程度的高密度，不同囊性病变间密度不一致，无增强可与实性占位性病变相鉴别。合并有肾盂结石时，平扫可显示肾内囊性病变间致密结节。

4. MRI

患肾增大，浅分叶状，肾内多发囊肿，呈蜂窝状。囊内为 T_1 低信号，T_2 高信号。有囊内出血时，可呈混杂信号。

(四) 治疗

多囊肾的治疗主要在于对感染、结石等并发症的治疗。对于较大的囊肿，超声引导下穿刺硬化或者囊肿去顶减压术可延缓肾实质损害。多囊肾作为一种遗传性疾病，没有针对病因的有效治疗，多数病例最终会发展为肾衰竭。对肾衰竭患者可以进行血液透析，也可进行肾移植手术。

三、肾融合畸形

(一) 临床特点

肾融合畸形是指两个肾相互连接、融合，类型众多，如一侧肾越过中线与对侧肾融合（交叉异位并融合）、两侧肾相互融合（如蹄铁形肾）、两侧肾同时异位并融合（如盘状肾）、副肾畸形并融合等。

肾融合畸形中最常见的为蹄铁形肾。胚胎期两侧肾在中线以肾实质或者纤维组织相连，形成类似马蹄形的融合肾，95%的融合位于下极。双侧肾融合影响肾旋转和向上迁移，因此蹄铁形肾位置较低，通常位于第 3、4 腰椎水平。由于旋转不良，肾门多朝向前，输尿管越过峡部前方。

蹄铁形肾的发病率约 0.25%，男女比例约为 2∶1。主要表现为部位不确定的腹部疼痛。相对特异的表现为腰背伸展过度时峡部压迫其后的神经，出现腹痛、恶心及呕吐症状。有时合并尿路梗阻、尿路结石及尿路感染。

（二）影像学检查目的与方案

1. 目的

肾融合畸形患者常常是偶然发现的，也有因发现腹部肿块（特别是小儿患者）或合并尿路结石出现血尿时为明确诊断而进行影像检查发现的。其目的包括判断是否有肾融合畸形、畸形的类型与是否合并肾盂结石。

2. 检查方案

超声常常作为初查影像诊断方法，CT 可进一步明确畸形的类型、畸形对双侧输尿管的影响及是否合并有尿路结石。有 X 线检查禁忌的患者，如幼儿，可行 MRI 检查。

（三）影像诊断

超声示双肾下极于脊柱前融合，形成低回声的团块；静脉肾盂造影可显示双侧肾盂略呈向外下的弧形。（图 9-4A）CT 可显示畸形肾的全貌及双侧输尿管跨越脊柱前融合的肾下极是否受压迫继发肾盂积水或尿路结石。（图 9-4B～D）

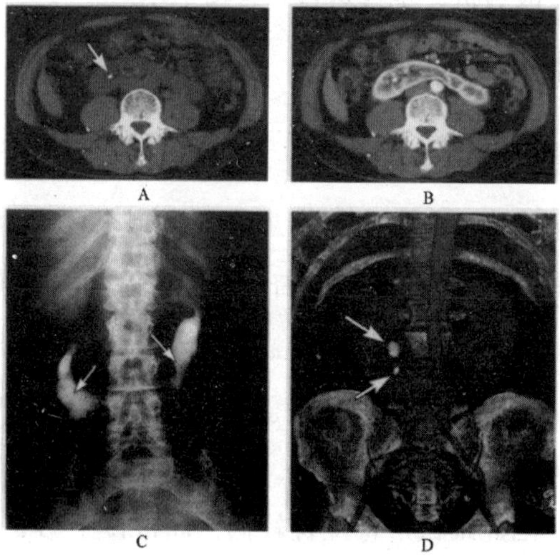

图 9-4　蹄铁形肾畸形（马蹄肾）

肾门下极水平 CT 平扫（A）与增强扫描皮质期（B），示双肾下极于腹主动脉前相互融合，右肾下盏内可见致密结石（↑）；C. 静脉肾盂造影示双侧肾盂呈向外下的弧形，肾门位于内侧，可见双侧输尿管向内下走行（↑）；D. 增强扫描容积再现（VR）示畸形肾的全貌及右肾下盏结石（↑）

（四）治疗

无症状患者不需治疗。有合并症者可根据具体情况进行处理，如合并肾盂输尿管连接部梗阻患者可行肾盂成形术；发生肾盂结石患者可行肾盂切开取石术或者经皮肾镜取石术。目前认为，单纯峡部切开术对改善肾脏引流作用不大。

第三节　泌尿系统结石

尿路结石是泌尿系统最常见的疾病之一。根据结石部位分为上尿路结石和下尿路结石。结石的形成机制目前尚未完全清楚。男性较女性更易患病，有时有家族倾向。我国南方地区发病高于北方。近年来，尿路结石有增加趋势，上尿路结石发病率明显增加，原发性膀胱结石明显减少。由于体外冲击破碎石技术和腔内泌尿外科技术的发展，绝大部分结石不需开放性手术治疗。

一、肾结石

（一）临床特点

结石位于肾脏集合系统内称为肾结石。肾结石发病高峰年龄为 20～50 岁。在上尿路结石中肾结石占 50%左右，其中 60%为单侧单发结石，双侧结石占 10%～20%。结石成分复杂，一般由晶体和基质成分共同构成。常见结石有四种：含钙结石、感染性结石、尿酸结石，以及胱氨酸结石。肾结石中约 92%为 X 线平片显影的“阳性”结石，“阴性”结石约占 8%。肾结石的大小不等，小者如砂粒，大者可如鹿角状，甚至充满整个集合系统，又称铸型结石。

肾结石患者临床表现个体化差异很大，症状由结石本身产生的局部刺激、梗阻、感染和肾功能障碍所致，症状严重程度与结石的部位、数目、大小、活动情况、有无并发症及程度有关。常见的症状为疼痛和血尿，如合并感染可有发热、腰痛或脓尿。

（二）影像学检查目的与方案

1. 目的

影像检查的目的主要有两个：一是结石的检出，明确临床血尿或腰背痛的症状是否是由结石引起的；二是确定结石的大小与范围，是否伴有继发性肾盂积水。

2. 检查方案

由于超声对肾盂结石检出的敏感度高，特异度亦较强，怀疑肾盂结石的患者应首选超声检查。由于90%以上的尿路结石有不同程度的钙化，即X线阳性结石，CT扫描可进一步明确肾盂结石的大小与范围，特别是嵌顿于肾盏的微小结石，现代多排探测器螺旋CT扫描的敏感度很高。伴有尿路梗阻时，增强CT检查还可大致判断病侧肾的血流灌注情况。对于肾盂鹿角状结石等大型结石可合并有肾盂鳞癌，影像诊断困难，但CT可对诊断有一定帮助。腹部X线平片对于较小结石的敏感度较低，又易受肠道内的气体干扰，肾盂结石的诊断应用逐渐减少。而尿路造影时排泌到肾盂内的造影剂可因与X线阳性结石间对比小，从而漏诊；但可用于临床怀疑结石，而X线检查未发现阳性结石的患者，以显示X线阴性结石。

（三）影像诊断

1. 腹部X线平片

检查前一天服用缓泻药，肠道准备较好的腹部X线平片，可见患侧肾影内相当于肾窦内的致密结节影，结石巨大，充满肾盂时，表现类似肾盂造影时的高密度改变，即铸型结石或鹿角状结石。(图9-5)

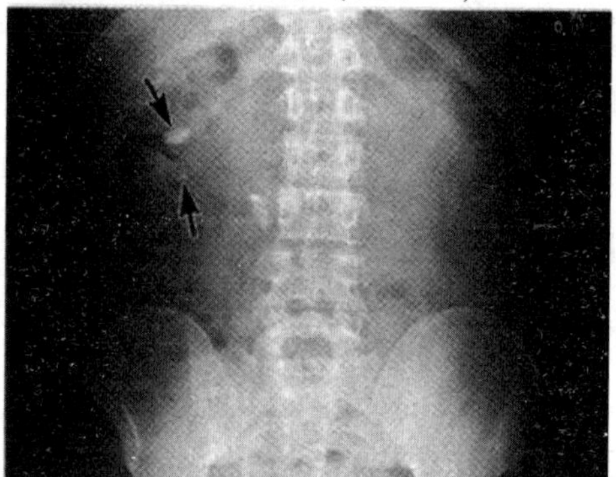

图9-5　右肾结石

上腹部X线平片，示右侧肾影内两枚致密结节影（↑）

2. 超声

显示肾窦内强回声光团，后曳声影。合并有肾盂积水时，声像图显示结石周围无回声区。(图 9-6)

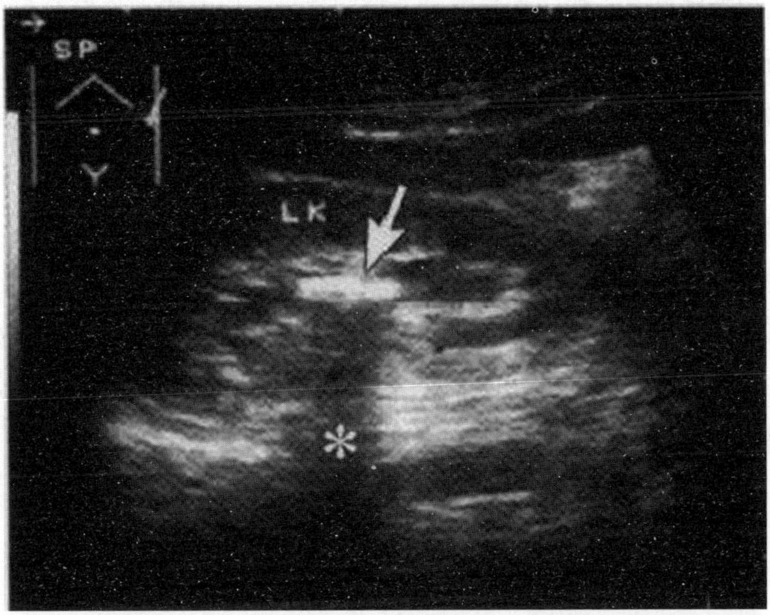

图 9-6 左肾结石

B 超示左肾中央可见条状强回声（↑），其后方声影（*）

3. CT

平扫即可显示肾盂内 X 线阳性结石，表现为肾盂内致密结节，可以是各种形状，单发或多发，铸形结石或鹿角状结石外形与肾盂肾盏形态一致。合并有肾盂鳞癌时，CT 可见结石旁软组织密度结节，分泌期扫描呈充盈缺损。肾盏内小结石，多排探测器螺旋 CT 薄层扫描可清楚显示结石的解剖位置。

4. MRI

偶尔 X 线阴性结石诊断不明确时，可行 MRI 检查。结石在 T_1WI 与 T_2WI 均呈无信号的结节。MR 水成像可见高信号的尿路内无信号的充盈缺损。

（四）治疗

肾结石治疗目的是寻找病因、减轻疼痛、保护肾功能、去除结石、预防复发。临床根据结石大小、数量、位置、尿路梗阻情况、肾功能情况，以及全身状况选择治疗方案。

对于结石小于 0.6 cm、表面光滑、无尿路梗阻、无感染的结石可以采取保守治疗，包括解痉、止痛、大量饮水、控制感染，以及中西医结合疗法等。对于肾结石小于 2.5 cm，远端无梗阻，没有碎石禁忌证的患者可行体外冲击波碎石（ESWL）。对于复杂性肾脏结石，如铸型结石，则可行经皮肾镜取石术，残余结石可联合 ESWL 治疗。

因腔内泌尿外科技术及 ESWL 技术的飞速发展，目前绝大部分肾结石不需开放性手术。对于非开放手术无法治疗的结石可以选择肾盂切开取石、肾实质切开取石。如肾功能严重损害或者合并脓肾患者应进行肾脏切除术。对于双肾结石患者，如肾功能好，先处理容易治疗的一侧；如肾功能较差，可先行肾穿刺造瘘治疗。

二、输尿管结石

（一）临床特点

输尿管结石 90%以上是在肾内形成后随尿液流动移至输尿管中，极少数为输尿管梗阻后在输尿管内直接形成。输尿管结石容易停留或嵌顿于输尿管的生理性狭窄处，即肾盂输尿管连接处、输尿管跨越髂血管处，以及输尿管膀胱连接处，造成输尿管和肾脏积水。输尿管结石和肾结石症状基本相同。因输尿管管腔小，容易造成梗阻，引起同侧肾积水和感染。双侧上尿路结石完全性梗阻可以导致无尿。

（二）影像学检查目的与方案

1. 目的

怀疑输尿管结石患者的影像检查的目的是结石的检出，特别是肾绞痛伴有血尿的患者，影像检查的主要目的是明确绞痛的原因。

2. 检查方案

传统的检查方案首选腹部 X 线平片，可发现较大的输尿管阳性结石，但患者，特别是急诊患者，往往不能做肠道准备，肠道内的气体可干扰诊断。肥胖患者，未合并有输尿管积水时，超声检查的敏感度相对较低，为75%～85%。CT检查，特别是多排探测器螺旋CT扫描，检查时间短，结石的检出率高，一般不需要注射对比剂，而且可以观察输尿管以外的结构，宜于鉴别诊断。因而肾绞痛的患者应首选超声检查，诊断不明确时行腹部CT扫描。也有学者主张急腹症患者可行CT平扫与增强一站式检查，明确腹痛病因。

（三）影像诊断

1. 腹部X线平片

结石表现为输尿管走行部位的致密结节影，多较小，呈长圆形，长轴与输尿管走行方向一致，多发生于肾盂输尿管连接部、小骨盆入口水平及膀胱旁。（图9-7）

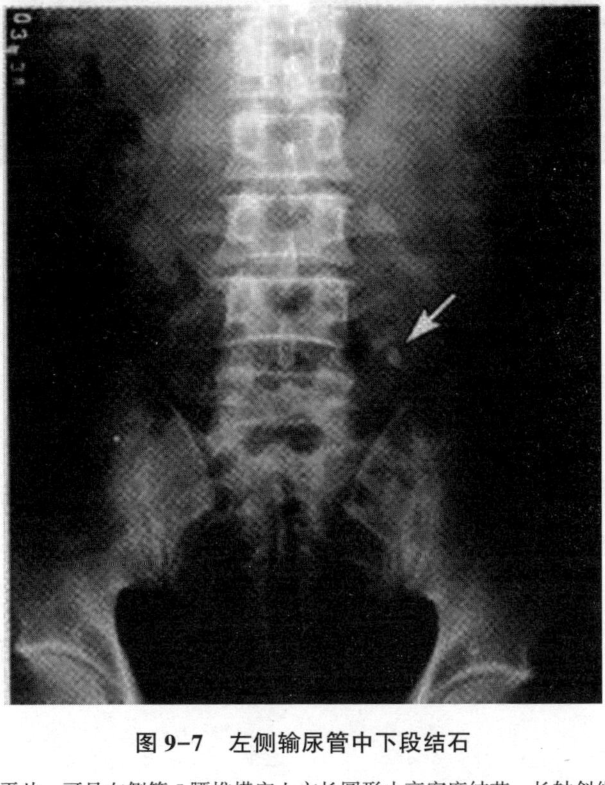

图9-7　左侧输尿管中下段结石

腹部X线平片，可见左侧第5腰椎横突上方长圆形小高密度结节，长轴斜纵向（↑）

2. 超声

输尿管内点状强回声光斑，后方可见声影。伴近侧输尿管积水时，可见扩张的输尿管呈无回声的管道状。(图 9-8) 肥胖患者，肠道气体较多时，增大探头压力，嘱患者腹式吸气对结石的检出有一定帮助。对于输尿管下段结石，膀胱充盈有利于结石的检出。

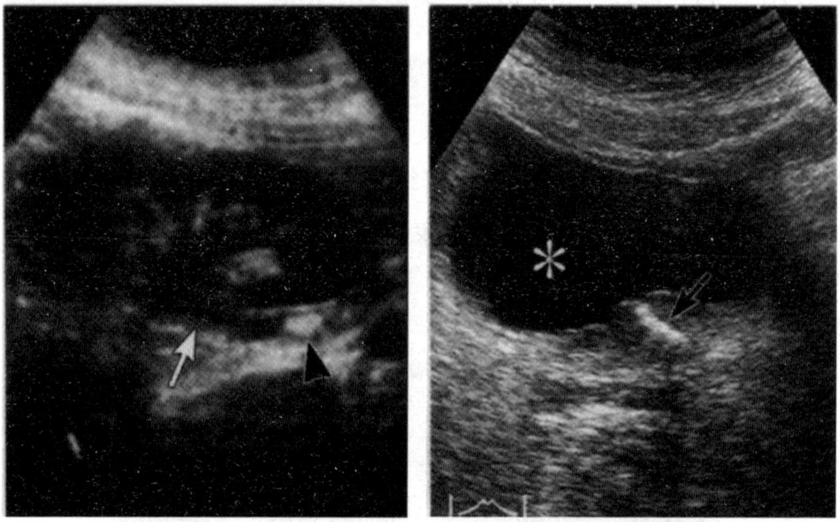

A　　　　B

图 9-8　输尿管结石

A. 输尿管上段结石，B 型超声扫描，示右输尿管扩张呈低回声（↑），腔内结石呈强回声光团（↑）(山刚志提供图片)；B. 输尿管下端结石，声像图示输尿管腔内条形高回声光团（↑），星号示无回声半充盈的膀胱

3. CT

结石表现为输尿管内致密结节，近侧输尿管合并积水时可见输尿管扩张。输尿管结石伴有相应段输尿管壁炎症时，CT 可显示结石周围增厚的软组织密度、输尿管壁，有增强。占尿中结石不足 10% 的尿酸盐类 X 线阴性结石，增强 CT 扫描分泌期可见输尿管内结节样充盈缺损，而肾实质期病变无增强。

(四) 治疗

输尿管结石治疗原则与肾结石相同，治疗方法也相近。区别在于输尿管结石 ESWL 效果较肾结石要差一些。腔内碎石术方法主要为经尿道输尿管镜碎石或取石术，上段输尿管结石也可经皮肾镜取石术。对于嵌顿时间长，非手术治疗无效的输尿管结石可进行输尿管切开取石术。

对于双侧输尿管结石，先处理梗阻严重的一侧，条件允许也可同时处理两侧；一侧输尿管结石、一侧肾结石，应先处理输尿管结石。

三、膀胱结石

（一）临床特点

膀胱结石分为原发性和继发性两种。前者多见于营养不良和低蛋白饮食的男孩；后者常继发于膀胱出口梗阻、神经源性膀胱、长期留置尿管或者异物等。肾结石排至膀胱，继续生长也是膀胱结石原因之一。主要临床表现为排尿困难、血尿及排尿疼痛。有时结石阻塞尿道内口时出现排尿中断，改变体位后能继续排尿。合并尿路感染后出现膀胱刺激症状，严重时出现脓尿。

（二）影像学检查目的与方案

1. 目的

影像检查的目的除明确膀胱结石的诊断外，还包括观察是否合并有炎症、肿瘤等膀胱病变。

2. 检查方案

由于肠道内的气体对盆腔下部的影像干扰较小，腹部 X 线平片应为首选的影像学诊断方法。超声检查膀胱结石的检出敏感性与特异性也很高，特别是少见的 X 线阴性结石，超声可以明确诊断。怀疑膀胱结石合并有肿瘤或炎症时，应做 CT 平扫与增强检查。

（三）影像诊断

1. 腹部 X 线平片

膀胱较大阳性结石腹部 X 线平片可见致密结节影，多圆形或椭圆形，位于重力方向一侧腔内。由于形成过程中钙盐沉积量的不同，结石可呈不同密度的多层环状。

2. 超声

无回声的膀胱腔内强回声光团，后方声影。患者变换体位时，可见结石随体位改变位置。

3. CT

X 线阳性结石表现为膀胱腔内致密结节。(图 9-9)

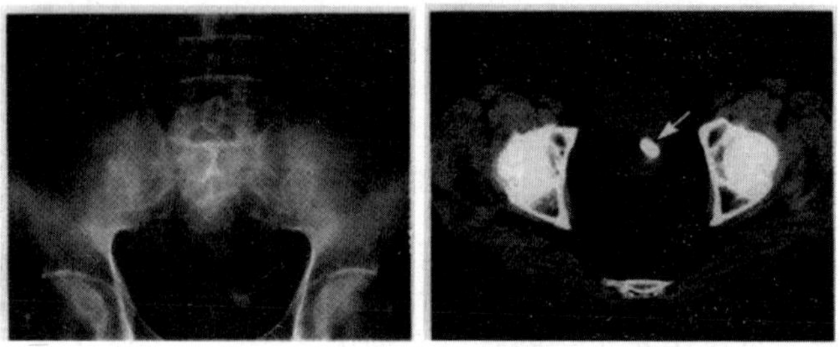

A　　　　　　B

图 9-9　膀胱结石

A. 静脉尿路造影，可见略高密度的膀胱内结石的致密结节影（↑）；B. CT 平扫，示结石位于膀胱内（↑）

（四）鉴别诊断

1. 结核性钙化

肾结核的钙化多发生于肾乳头或乳头破坏后形成的结核性空洞内，CT 上多呈短弧线形或斑状。可伴有肾盏积水而肾盂积水不明显的表现。结合临床膀胱刺激征及实验室检查，鉴别不困难。

2. 盆腔静脉石

盆腔静脉丛血管内血栓钙化形成的钙化性结节，多较小。与输尿管结石相比，静脉石更圆，位于输尿管外。

（五）治疗

膀胱结石治疗原则为取出结石并去除结石成因。膀胱感染严重时应用抗生素治疗。取出结石主要方法为膀胱镜碎石术，包括激光碎石术、气压弹道碎石术、超声碎石术，以及机械碎石术等。对于结石过大过硬或者禁忌膀胱镜检查患者可行耻骨上膀胱切开取石术。如有原发梗阻病因可同时处理，如膀胱碎石术同时行前列腺电切术（TURP），耻骨上膀胱切开取石术同时行前列腺剜除术。

因骨盆影响，目前体外冲击波碎石术治疗膀胱结石较少应用。

第四节　泌尿系统结核

泌尿系统结核可累及肾脏、输尿管与膀胱，多继发于全身其他部位的结核病灶，约7%~8%的肺结核患者合并有肾结核。输尿管与膀胱结核多来自肾结核病灶病原菌沿尿路的播散感染。

一、肾结核

（一）临床表现

肾结核发病年龄为20~40岁。早期可全无症状，尿频、尿急、血尿（多为终末血尿或全程血尿）或脓尿是典型症状，少数患者有肾绞痛、肾区压痛与叩击痛。部分患者出现结核中毒症状。

（二）影像学检查方法的选择

超声、CT检查显示肾结核的早期病变困难，尿路造影是检查早期病变的首选方法。CT检查（包括三维重建、CTU）是肾结核常用的影像检查方法。MRI不是泌尿系结核的常规影像学检查方法。肾结核合并肾盂输尿管积水，特别是合并肾功能不良时，应选超声与MRU检查。KUB仅用于显示肾结核钙化。

（三）病理生理基础

单侧多见，双侧肾结核仅占约10%，肾结核主要位于肾髓质锥体深部和乳头部。

早期肾结核可见肾乳头浅层及黏膜表面的结核结节或结核性肉芽肿发生干酪性坏死，坏死物由肾乳头排出形成细小空洞。

进展期肾结核可见干酪性空洞继续进展扩大，相互融合，形成较大空洞，累及肾盂、肾盏，形成多个空洞或肾盂积脓。

晚期肾结核可见肾结核在愈合过程中出现纤维性改变，造成肾盂肾盏变形狭窄，可继发肾积水。晚期病变钙化，严重时病变肾脏钙化广泛，肾功能丧失，称为“肾自截”。

（四）影像学征象

1. 早期肾结核

（1）尿路造影表现：病变肾小盏的杯口形态消失，常呈“虫蚀”状改变。

（2）超声、CT 检查不易显示早期病变。

2. 进展期肾结核

（1）尿路造影表现：①肾盏不规则破坏或消失，肾实质内可见对比剂聚集，常呈不规则囊状空洞。②IVP 检查不显影，逆行尿路造影显示肾盂、肾盏区域对比剂聚集，呈不规则囊腔。

（2）CT 表现：①肾实质内的低密度囊样空腔，增强扫描后病灶无强化，延时扫描可见对比剂进入，常形成向地面一侧的高密度液平面。②扩张的肾盏呈水样密度，环绕肾盂排列，肾盂扩张相对较轻。③空洞壁钙化。

（3）超声表现：①肾实质不规则低回声区，内有细点状或云雾状回声。②肾脏增大，包膜凹凸不平，肾盏、肾盂扩张，内有细点状或云雾状回声。

（三）晚期肾结核

1. X 线表现

一侧肾区的斑点状、云絮状致密影，外形与肾脏相似。

2. 尿路造影表现

肾盏狭窄变形或不显影，肾盂牵拉变形，但边缘光滑。

3. CT 表现

病变肾脏广泛钙化，增强扫描无增强。

二、输尿管与膀胱结核

输尿管结核与膀胱结核来自肾结核病灶的播散。输尿管、膀胱结核与肾结核的临床表现相似，选用的影像学检查也相似。

（一）病理生理基础

输尿管黏膜的结核结节、溃疡、肉芽肿、纤维化，造成输尿管管壁增厚、管腔僵直、狭窄、挛缩，狭窄近侧输尿管积水。由于病变分布不均匀，这种狭窄分布并无规律。病变蔓延至膀胱，造成膀胱内壁不规则，累及肌层引起膀胱挛缩。

（二）影像学征象

1. 输尿管结核

（1）早期：病变引起的狭窄不明显时，尿路造影可无异常表现，但增强 CT 扫描可显示病变黏膜有异常强化。

（2）进展期：①尿路造影、CTU 及 MRU 表现。输尿管多发狭窄与扩张呈不规则串珠样，输尿管僵硬、缩短，肾盂扩张积水。②CT 表现。输尿管壁增厚，管腔多发不规则狭窄与扩张。

（二）膀胱结核

尿路造影、超声、CTU 及 MRU 可显示病变的全貌。

（1）膀胱腔明显挛缩变小，呈小圆形或不规则形。

（2）膀胱输尿管反流：病变的膀胱壁增厚僵硬，壁内段输尿管周围的括约肌功能丧失。

（3）一侧肾盂、输尿管呈串珠样狭窄扩张或不显影，对侧肾盂输尿管扩张积水，一侧肾、输尿管结核蔓延到膀胱，可继而造成对侧输尿管末端或膀胱入口处的狭窄，引起对侧的肾盂积水。

第十章　生殖系统疾病的影像诊断

第一节　生殖系统影像学检查方法

一、男性生殖系统

在男性生殖系统，主要影像学检查方法是 CT、MRI 和超声检查，它们对不同疾病的诊断价值各异。

（一）CT 检查

1. 扫描技术与方法

（1）检查前准备。①肠道准备：检查前 2~3 h，分多次口服稀释对比剂 1 000 mL，以充盈盆腔肠管。②膀胱准备：须在膀胱充盈状态下检查。

（2）平扫：扫描范围自髂骨上缘至耻骨下缘。窗宽 300~500 HU，窗位 0~50 HU。常规扫描层厚 8~10 mm，薄层 3~5 mm。

（3）增强扫描：扫描参数同平扫检查。

2. 平扫

平扫是男性生殖系统常用的检查方法，主要用于诊断前列腺疾病和睾丸肿瘤，但有一定的限度。

（1）能确切显示前列腺大小和形态改变。

（2）难以检出限于被膜内的早期前列腺癌；但对于已确诊的前列腺癌，能够明确肿瘤有无被膜外侵及、淋巴结转移和（或）骨转移等，有助于肿瘤分期。

（3）能够发现前列腺增生所致的腺体增大，但不能确定其内有无早期前列腺癌。

（4）对于睾丸肿瘤本身，很少行 CT 检查，而多用于评估恶性睾丸肿瘤有无腹膜后淋巴结转移。

3. 增强扫描

较少应用，主要用以鉴别盆腔及腹膜后增大的淋巴结与血管。

（二）MRI 检查

1. 扫描技术与方法

（1）膀胱准备：与 CT 检查相同。

（2）平扫检查。①扫描序列：常规行盆腔轴位 SE、FSE 序列 T_1W1 和 T_2WI 检查，必要时辅以冠状和矢状位 FSE 序列 T_1WI 检查。②线圈：一般用体部表面线圈，亦可用直肠内表面线圈，后者可提高前列腺和精囊图像质量。检查阴茎则须用小的环形表面线圈。③层厚和层间隔：层厚 3~5 mm，层间隔 0.5~1 mm。

（3）增强扫描：扫描参数与平扫相同，也可采用快速成像序列如 EPI 技术。

（4）磁共振扩散加权成像（DWI）：能够反映不同组织和病变内水分子运动的受限程度，通常采用 SE-EPI 序列进行 DWI 检查。

（5）^{1}H 磁共振波谱（^{1}HMRS）：其利用不同化合物中氢质子具有不同的共振频率，用以检测正常前列腺及其病变组织的代谢产物。①线圈：联合应用直肠内外相阵列线圈。②定位技术：依定位技术不同，分为单体素波谱（SVS）和多体素波谱（MVS）。前者仅能获得单一体素的谱线，后者则能获得多个体素的谱线。

2. MRI 各序列的临床应用

（1）平扫不作为前列腺疾病的首选影像学检查方法，但为最佳检查方法，对于睾丸肿瘤的诊断和分期亦有较高价值。①用于前列腺癌的诊断、鉴别诊断和分期，但对限于中央腺体内肿瘤的检出有限度。②对于前列腺增生的诊断和鉴别诊断有较高价值，但同样难以判断中央腺体内有无小的前列腺癌。③用于睾丸疾病的鉴别诊断和恶性睾丸肿瘤的分期。

（2）增强扫描较少应用，最近用于前列腺病变的有灌注研究和多期动态增强检查。

（3）DWI 常用于前列腺病变的检查，对于前列腺癌和前列腺良性增生的鉴别具有一定价值。

（4）^{1}HMRS 是目前诊断前列腺癌的最佳技术，具有很高的敏感度和特异度。①用于各解剖带前列腺癌的诊断和鉴别诊断。②提高前列腺癌分期的准确性。③引导前列腺疾病的穿吸活检。④评估对前列腺癌的疗效。

（三）超声检查

1. 前列腺和精囊腺的检查途径

（1）经下腹部扫查：患者应适当充盈膀胱，多用频率为 3.5 MHz 或 5 MHz 的凸阵式探头，取仰卧位进行检查。

（2）经直肠扫查：患者要排空大便并适度充盈膀胱，选用频率 5～7.5 MHz 的单平面或多平面腔内探头，取膀胱截石位或左侧卧位进行检查。

2. 阴囊和睾丸的检查途径

无须特殊准备，选用 5～7.5 MHz 线阵探头，多取仰卧位检查，必要时行站立位检查。

3. 超声检查

超声检查是前列腺疾病影像学检查的初查方法，是睾丸疾病（本身）的主要检查方法。

（1）能够发现、诊断大多数前列腺癌、前列腺增生和前列腺炎，但部分病例鉴别诊断困难。

（2）超声检查对睾丸病变有较高的价值，常能鉴别睾丸肿瘤的良、恶性。

（3）超声引导下前列腺穿刺活检能够确诊前列腺癌。

二、女性生殖系统

对女性生殖器官，影像学检查有子宫输卵管造影、盆腔动脉造影、CT 检查、MRI 检查、超声检查等诸多方法。应根据临床拟诊情况，有针对性地选择这些检查方法。须特别指出，X 线和 CT 检查具有电离辐射损伤，对孕妇要禁用，育龄期妇女要慎用。

（一）子宫输卵管造影

（1）属于有创性检查，是通过插管经子宫外口注入对比剂，以显示宫腔和输卵管内腔的检查方法。

（2）用于检查各种子宫先天性异常或输卵管梗阻所致的不孕症。

（二）盆腔动脉造影

（1）行股动脉插管，将导管顶端置于腹主动脉分叉处、髂总动脉或髂内动脉内，注入对比剂，行造影检查以显示子宫动脉。若导管顶端置于肾动脉起始处稍下方，则能显示卵巢动脉。

（2）用于女性生殖系统良、恶性肿瘤的介入性治疗。

（三）CT 检查

1. 扫描技术与方法

（1）检查前准备、扫描参数同男性盆腔检查。为明确阴道与宫颈分界，须放置阴道塞。

（2）增强扫描的检查技术和对比剂用量均同男性盆腔增强检查。女性盆腔肿块性病变常须进行增强扫描。

2. CT 检查常作为超声之后的补充检查

（1）能了解女性盆腔肿块与周围结构关系，判断肿块的起源和性质，但有一定限度。

（2）对已确诊的女性生殖系统恶性肿瘤，确定病变范围及转移情况，以利肿瘤分期和治疗。

（3）可判断女性生殖系统病变（恶性肿瘤等）的疗效及有无复发。

（四）MRI 检查

1. 扫描技术与方法

（1）检查前准备：膀胱需适度充盈。

（2）扫描序列：常规采用 SE、FSE 序列 T_1WI 和 T_2WI 检查，选择性应用脂肪抑制技术。其中 T_1WI 检查对显示子宫各部解剖和识别卵巢尤为重要。必要时，加行子宫长轴位冠状和短轴位 T_2WI 检查。

（3）线圈：应用相阵列多线圈可获得女性盆腔高分辨力图像。

（4）层厚 5~6 mm，间隔 1 mm。

（5）增强扫描的检查技术和对比剂用量与男性盆腔 MRI 增强检查相同。

2. MRI 检查

MRI 检查是超声之后的重要补充检查，显示子宫、阴道、卵巢最佳。

（1）能够显示子宫和卵巢的各种先天性发育异常。

（2）能够识别子宫各解剖层及卵巢，对于判断盆腔肿块的起源和性质要优于 CT 和超声检查。

（3）对已确诊的女性生殖系统恶性肿瘤，MRI 分期的准确度亦优于 CT 和超声检查。

（4）治疗后随诊，和 CT、超声检查相比，MRI 能够分辨治疗后纤维化与肿瘤复发。

（五）超声检查

1. 检查方法

（1）经腹途径检查：膀胱需适度充盈，采用线阵、扇扫或凸阵探头，频率 3~5 MHz，先行纵向、再行横向扫查，并不断变换探头角度。

（2）经阴道超声检查：无须特殊准备，使用腔内探头，频率 5~7.5 MHz，转动探头柄，行纵向、横向及多方向扫查。

2. 超声检查

对胎儿和卵巢组织无损伤，因而是产科领域最主要的影像检查方法，也是妇科领域首选的影像学检查方法。

（1）可动态监控胎儿发育情况，判断有无先天性畸形、死胎和前置胎盘。

（2）了解宫内节育器（IUD）的位置和有无并发症。

（3）显示子宫各种先天性发育异常。

（4）能够识别正常卵巢，有助于确定盆腔肿块的起源。能够发现和诊断多数女性生殖系统病变（子宫和卵巢的各种良、恶性肿瘤和一些炎性病变等）。

第二节　子宫常见疾病

一、子宫肌瘤

子宫肌瘤是子宫最常见的良性肿瘤，多发生于30~50岁育龄期妇女，尤多见于不孕的女性。子宫肌瘤确切的病因尚不明了，其发生可能与女性激素，特别是雌激素有关。神经中枢活动对肌瘤的发病也可能起重要作用。绝经后肌瘤可以萎缩。

（一）临床表现

子宫肌瘤的临床症状与肌瘤的部位、生长速度及肌瘤有无变性等关系密切。常见的症状为月经量过多、白带过多，也可出现阴道出血、腹部肿块、不孕、腹痛及压迫症状。

（二）影像学检查方法的选择

超声检查被公认为是首选方法，联合应用经腹、经阴道的检查能够发现、诊断多数肌瘤，但超声检查对判断肌瘤玻璃样变、黏液样变及红色样变，以及肌瘤的早期恶性变不敏感。CT对肌瘤的大小、数目和部位缺乏特异性，判断肌瘤变性不敏感。带蒂或突出在浆膜下肿瘤与盆腔内间叶起源的肿瘤或卵巢肿瘤鉴别须行CT横断面扫描及三维重建。MRI能发现直径仅0.3 cm的小肌瘤，准确诊断肌瘤大小、数目、部位，以及各种继发变性，适用于较复杂的病例及鉴别诊断。

（三）病理生理基础

肌瘤原发于子宫肌层，根据肌瘤发展过程中与子宫肌壁的关系分为3种：肌壁间肌瘤、浆膜下肌瘤、黏膜下肌瘤。肌壁间肌瘤最为常见，各种类型的肌瘤可发生在同一子宫中。

子宫肌瘤可以发生在子宫的任何部位，以子宫体最多见。子宫肌瘤一般为实质性圆形结节，表面光滑。肿瘤组织坚实致密，细胞呈束状交错编织或呈漩涡状排列，周围的子宫肌纤维可受压形成假包膜。肿瘤的血液供应主要来自邻近的子宫肌组织，血供不足时可以发生各种继发性变性，变性多自肿瘤中心开始。常见的变性有：玻璃样变、液化囊变、脂肪变性、红色变性、黏液变性、坏死感染和肉瘤变。

（四）影像学征象

子宫肌瘤的影像学表现主要反映肿瘤的大体病理改变。

1. CT 表现

（1）子宫均匀或分叶状增大，轮廓呈波浪状。突向腹腔的瘤体与周围脂肪有清楚界限。

（2）平扫：子宫肌瘤与肌层均呈均匀或不均匀的等密度，有时可见肿瘤内的钙化。

（3）增强扫描：子宫肌瘤与肌层呈明显均匀强化。伴有变性时，多数肌瘤低于子宫肌层密度。对肌瘤发生玻璃样变、水肿或黏液变性及红色样变，CT 无特异性。

（4）动态增强扫描：肉瘤变在增强早期即有明显强化。

2. MRI 表现

（1）子宫增大、轮廓凹凸不平。

（2）在 T_1 加权像上肌瘤与邻近子宫肌信号相仿，T_2 加权像上呈极低信号。

（3）变性的肌瘤信号不均，根据不同的病理改变而信号各异。①玻璃样变在 T_1 加权像上呈低信号。②黏液变性在 T_2 加权像上呈高、低混合信号。③囊性变在 T_1 加权像上呈高信号。④红色样变和脂肪变性时，MRI 影像上可见不同时期出血信号和脂肪信号。⑤肉瘤变时由于瘤体内有不规则坏死和出血，在 T_2 加权像上呈高信号，在 T_1 加权像上呈不规则的高低混合信号，增强早期明显强化。

3. 超声表现

（1）子宫增大、外形失常。

（2）黏膜下肌瘤宫腔回声变形、增宽或宫腔分离。

（3）子宫肌壁内可见大小不等、类圆形、规则、均匀或不均的低回声或中强回声。因有假包膜，肌瘤与宫壁正常肌层之间有较清晰的低回声晕。

（4）典型的肌瘤内部回声可呈漩涡状或编织状。当肌瘤变性时，漩涡状结构消失，内部回声变得多样化。

（5）彩色多普勒血流显像：肌瘤周边有丰富环状或半环状血流信号，并呈分支状进入瘤体内部。瘤体内血流信号较子宫肌壁丰富。

二、子宫颈癌

宫颈癌是最常见的女性恶性肿瘤之一，占女性生殖系统恶性肿瘤的首位。

宫颈癌的病因至今尚不明，但近数十年来的研究与调查认为宫颈癌的发病率与性生活过早或紊乱、早婚、早育、密产、多产、宫颈糜烂、性激素失调、吸烟、经济状况、种族及地理环境等因素有关。病理上，宫颈癌 80%~95% 为鳞状上皮癌，其次为腺癌，其他类型癌很少。宫颈癌多发生在鳞状上皮与柱状上皮结合处，富于侵犯性，可破坏宫颈壁而侵犯宫旁组织，进而达盆壁，向下和向上延伸则侵犯阴道和子宫下段。病变晚期，输卵管、膀胱和直肠均可受累。宫颈癌主要沿淋巴道转移，通过宫颈旁淋巴结转移到闭孔、髂内、髂外、髂总及腹股沟淋巴结，晚期可转移至腹主动脉旁淋巴结及锁骨上淋巴结。血行转移较少见，仅见于肿瘤后期，常发生在胸部。

（一）临床分期

0 期：原位癌，上皮内癌。

Ⅰ期：肿瘤限于宫颈。

Ⅱ期：肿瘤超出宫颈，宫旁浸润未达盆壁，肿瘤已累及阴道但未达到下 1/3。

Ⅲ期：肿瘤浸润已达盆壁，直肠检查时与盆壁间无间隙；肿瘤累及阴道下 1/3；有肾盂积水或肾无功能者均属Ⅲ期，除外因其他原因引起的肾盂积水或肾无功能。

Ⅳ期：肿瘤播散已超出真骨盆，或临床侵犯膀胱或直肠黏膜。

（二）临床特点

宫颈癌常见于 45~55 岁。不典型增生、原位癌及镜下早期浸润癌常无症状，也无明显体征，多在普查中发现。与慢性宫颈炎无明显区别，有时检查时见宫颈光滑，尤其老年妇女宫颈已经萎缩者。接触性出血是宫颈癌早期的主要症状。Ib 期和以后各期最早出现的症状主要有阴道不规则出血和阴道排液。晚期则发生不规则阴道出血和白带增多。肿瘤侵犯盆腔神经可引起剧烈疼痛，侵犯周围组织可出现尿频、尿急、肛门坠胀、便秘、下腹痛、坐骨神经痛、下肢肿痛等；癌瘤压迫或侵犯输尿管，可出现肾盂积水、尿毒症；侵犯膀胱和直肠则发生血尿和便血。

原位癌和早期浸润癌，宫颈的外观及质地可无异常，或仅见不同程度的糜烂，触之易出血。宫颈浸润癌常见糜烂型、外生型、内生型、溃疡型四种类型。检查时须注意阴道穹隆是否受累，三合诊了解宫旁有无增厚变硬，直肠是否被侵犯。

目前宫颈病变的检查诊断是依据三阶梯检查的程序进行：①细胞学筛查；②阴道镜检查，助诊并确定取材部位；③宫颈组织的活检，病理学检查确诊。

（三）影像学检查目的与方案

临床上，宫颈癌的诊断与临床分期主要以临床三合诊检查及宫颈涂片和活检病理检查为依据，影像学检查在早期诊断宫颈癌及宫颈癌临床分期上作用有限。影像学检查主要目的是明确晚期病变的部位、范围及分期从而帮助制订治疗方案。

对于 I 期较小肿瘤，无论 CT、MRI 或超声均不能发现异常；然而对于 I 期较大及 Ⅱ ~ Ⅳ 期肿瘤，CT、MRI 或超声均可较准确显示病变范围，以及膀胱、直肠的受累情况，特别是 MRI 检查，其准确要优于超声和 CT。此外，MRI 检查还有助于鉴别肿瘤复发与治疗后纤维化。

（四）影像诊断

1. 超声检查

早期病变时超声图像无明显异常。随着癌肿逐渐增大，宫颈外形不规则，宫体小而宫颈大，可表现为以下三种类型。

（1）结节型：宫颈肥大、实性、不规则，含光斑（图 10-1）；

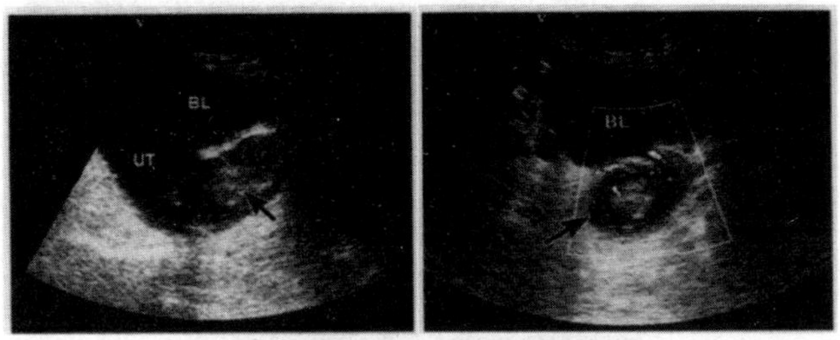

A　　　　B

图 10-1　宫颈癌

A. B 超盆腔纵切面，可见宫颈肥大，呈较高回声，内可见光斑（↑）；B. 多普勒超声宫颈水平横切面，示增大的宫颈内较明显的血流信号（↑）

（2）菜花型：宫颈呈靴状肥大，回声衰减，含光斑；

（3）浸润型：宫颈呈空洞状，增大不明显，含光斑或光条。如宫颈堵塞则出现宫腔积脓。

2. CT

可见宫颈肿块，其内可有不规则略低密度灶。由于宫颈癌比宫颈旁间质的血管少，所以增强检查肿瘤呈典型的低密度。CT 还可发现肿瘤侵犯临近组织、器官的征象，如侵及阴道、输尿管、膀胱、直肠及盆腔淋巴结转移。

Ⅰ期肿瘤，当肿瘤较小即为隐性癌或有宫颈基质轻度侵犯时，CT 检查可无异常发现；肿瘤较大而明显侵犯宫颈基质时，表现宫颈增大，直径大于 3.5 cm，边缘规整，其内由于坏死而有不规则略低密度灶；增强检查，肿瘤的强化程度低于残存宫颈组织；宫旁组织结构及密度均无异常。

Ⅱ期肿瘤，增大宫颈的边缘不规则或模糊；宫旁脂肪组织密度增高，甚至出现与宫颈相连的软组织肿块；输尿管周围脂肪密度增高，或出现肿块。(图 10-2)

Ⅲ期肿瘤，肿瘤继续向外生长可侵犯盆壁，显示不规则条状软组织的侧方已达闭孔内肌，也可向后累及梨状肌；此外，还常可发现盆腔淋巴结增大。(图 10-3)

Ⅳ期肿瘤，当肿瘤侵犯膀胱和直肠时，这些结构周围低密度脂肪间隙消失，膀胱或直肠壁增厚、甚至出现肿块；并可有腹膜后淋巴结增大或其他脏器转移表现。

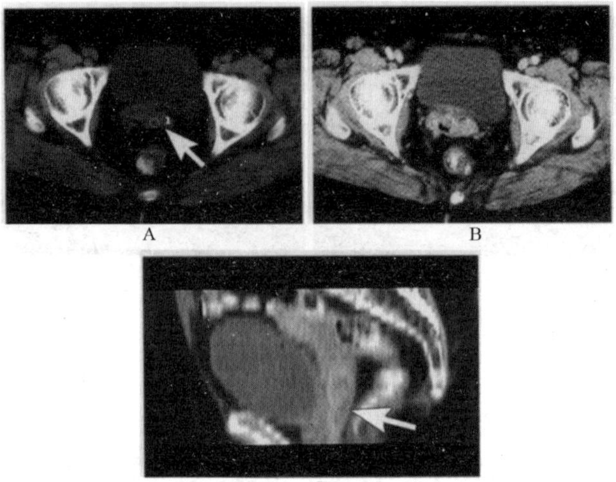

图 10-2　宫颈癌

A. CT 平扫，示宫颈呈结节状增厚（↑）；B. 增强 CT 扫描，病变强化明显；C. 沿宫颈长轴多平面重组（MPR），可见肿瘤限于宫颈，未侵犯相邻结构（↑）

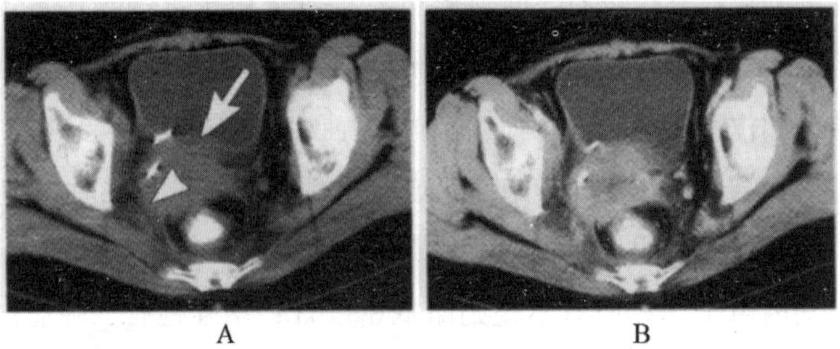

图 10-3　宫颈癌Ⅲ期

A. CT 平扫，示宫颈增大，中心低密度，边界不清。病变侵犯膀胱（↑）及右侧盆壁、肛提肌（↑）；B. 增强扫描病变有强化，中心坏死呈低增强

3. MRI

是目前宫颈癌最精确的影像检查方法。多方位断面扫描可以清晰地显示子宫体、子宫颈、阴道及其邻近结构。对肿瘤范围的显示要优于 CT 检查。宫颈癌的典型表现为 T_2WI 上呈中、高信号，较大肿瘤内可有坏死组织，呈低信号，使整个肿瘤呈不均匀混杂信号。T_1WI 上盆腔解剖关系清晰，但肿瘤与宫颈组织之间无明显对比，显示不清，因此 T_2WI 是检查宫颈癌最主要的扫描序列。

Ⅰ期肿瘤：对于原位癌和微小肿瘤，MRI 检查不能识别。然而，肿瘤明显侵犯宫颈基质时，于 T_2WI 上表现为中等信号肿块，其扩大了宫颈管、中断了低信号的纤维性宫颈基质或可以脱入阴道内。但宫颈外缘光滑，宫旁组织结构和信号均无异常。

Ⅱ期肿瘤：显示宫颈增大，外缘不规则或不对称，宫旁出现肿块或宫旁脂肪组织内出现异常信号的粗线状影。

Ⅲ期肿瘤：除上述异常表现外，还显示肿块向下侵犯阴道的下部，向外延伸至盆腔，或出现肾积水的表现。

Ⅳ期肿瘤：表现为膀胱或直肠周围脂肪界面消失，正常膀胱壁或直肠壁的低信号有中断，或这些器官的黏膜信号中断，乃至出现膀胱壁或直肠壁的增厚或腔内肿块。

宫颈癌治疗后可复发，常见复发部位为阴道上端，放疗后纤维化与肿瘤的复发鉴别非常困难。即使应用 MRI 也很难将肿瘤与一年以内的纤维化相区别。然而，一年以后，MRI 可以较好的区分肿瘤复发与纤维化。在 T_2WI 上肿瘤复发呈显著高信号，而放疗后纤维化则呈较低信号。MRI 对残留阴道的评估非常有帮助，该处为肿瘤复发最常见的位置。残存阴道可有各种形态，但不论放疗后或术后该处均应当为低信号。

超声可见宫颈体积增大，形态不规则，边缘模糊；宫颈回声不均，内有不规则强回声和无回声区；亦可见侵犯宫旁器官征象。

（五）鉴别诊断

宫颈癌主要通过宫颈的活组织检查与宫颈糜烂、宫颈息肉、CIN、宫颈结核、妊娠期宫颈乳头状瘤、宫颈尖锐湿疣等作鉴别，简单易行、准确，一般不需影像学检查来鉴别。

（六）治疗

1. CIN 的治疗

低度病变：CINⅠ级一般采用保守治疗，包括激光、微波、冷冻等治疗。高度病变：CINⅡ级、CINⅢ级，年轻、有生育要求者多行宫颈环切（LEEP）治疗，无生育要求、年龄>40 岁者可行全子宫切除术。所有患者 LEEP 治疗后应定期复查。

2. 镜下早期浸润癌的治疗

IA1 期行筋膜外全子宫切除术，IA2 期行次广泛子宫切除术。

3. 其他浸润癌的治疗

（1）放射治疗：是治疗宫颈癌的主要方法，适用于 IB 期及其以后各期患者，即使对Ⅳ期也能起到姑息作用。常用的方法有腔内照射和腔外照射两种。腔内照射多用后装治疗机，放射源有铯-137、铱-192 等，主要针对宫颈原发病灶；腔外照射采用钴-60、直线加速器等，主要针对原发灶以外的转移灶，包括盆腔淋巴结。

（2）手术治疗：适用于 IB 期到ⅡA 期宫颈癌，采用广泛性子宫切除术和盆腔淋巴结清除术。对 IB 期及 ⅡA 期，手术与放射治疗疗效相近，选用哪种治疗方法须根据医疗设备和技术条件以及患者的具体情况而定。一般多主张手术治疗，特别是年轻须保留卵巢功能、合并妊娠、盆腔内有炎症，以及对放疗较不敏感的腺癌患者。过度肥胖、年老体弱，以及有心肺等慢性疾病患者为手术禁忌，应考虑放疗。

（3）放射及手术综合治疗：术前放疗适用于原发灶较大或颈管癌宫颈增粗呈桶状，单纯手术切除有困难者。术后放疗主要适用于手术时发现盆腔淋巴结、宫旁结缔组织有转移及手术切缘有癌细胞者。

（4）化学治疗：近 10 年来，化疗作为晚期或复发病例的辅助治疗，已取得了一定疗效。有效的药物有顺铂、环磷酰胺、异环磷酰胺、阿霉素、博来霉素等。多采用以顺铂为主的三联或四联化疗，经静脉或区域性动脉插管给药。

三、子宫内膜癌

（一）临床特点

子宫内膜癌是女性生殖道常见的三大恶性肿瘤之一。目前认为有两种发病机制：其一为较年轻的患者，子宫内膜在长期雌激素刺激而无孕激素拮抗的作用下，最后导致癌变，但肿瘤分化较好；另一类机制不清，多见于老年人，绝经后、瘦型及激素水平不高者，肿瘤恶性度高，分化差，预后不良。在子宫内膜癌中，80%~90%是腺癌，乳头状浆液癌、腺角化癌、腺鳞癌和透明细胞癌等均很少见。肿瘤最初位于子宫内膜，可发生溃疡和坏死。其后向外侵犯子宫肌，并可向下延伸侵犯宫颈。当肿瘤穿破浆膜后，能直接累及宫旁组织、膀胱和邻近肠管。淋巴转移是子宫内膜癌常见的转移途径，首先累及髂内、外及闭孔等淋巴结组，其后至腹膜后淋巴结。然而，当肿瘤沿卵巢淋巴系转移时，则可仅有腹膜后淋巴结转移，而不伴有盆腔淋巴结转移。血行转移和腹膜直接种植均较少见，其中肺和上腹部腹膜是较为常见的转移部位。

（二）临床分期

Ⅰ期：肿瘤限于子宫体。

Ⅱ期：肿瘤侵犯子宫颈。

Ⅲ期：肿瘤侵犯至子宫外，但范围限于真盆腔。

Ⅳ期：肿瘤侵犯膀胱、肠管或发生远处转移。

子宫内膜癌发病的峰值年龄为55~65岁。主要症状是阴道不规则出血，特别是绝经后女性，白带增多并血性和脓性分泌物。晚期发生疼痛，是由于神经组织受累或继发感染所致。临床检查可见子宫增大、宫旁组织增厚，若宫颈受累则出现硬结。

（三）影像学检查目的与方案

子宫内膜癌临床诊断主要依靠刮宫和细胞学检查，特别是在肿瘤早期。

1. 目的

影像学检查的目的在于评价肿瘤侵犯子宫的深度、范围、淋巴转移和远隔性转移，以便采取适当的治疗方案和评估预后。

2. 检查方案

经阴道B超可了解子宫大小、宫腔形状、宫内膜厚度、宫内有无赘生物、肌层有无浸润及深度，为临床诊断及病理取材提供参考。一般认为绝经后出血的患者若经阴道B超检查内膜厚度<5 mm，可不做诊刮。若B超检查确定局部小赘生物可选用宫腔镜下活检，若显示宫腔内有大量赘生物，内膜边界不清，

不完整，或肌层明显变薄或变形，则单以宫内膜活检为宜。

在各种影像检查方法中，MRI 检查最有价值，不但能显示子宫内膜癌的某些特征，从而提示诊断，且能较准确显示病变范围，特别是对限于子宫内的早期肿瘤。超声检查，当肿瘤限于子宫时，可以有一些异常表现，但不具特征，例如难以与变性的子宫肌瘤、多发肌瘤、平滑肌肉瘤等鉴别，诊断须结合临床表现和相关的组织学检查。CT 检查对晚期子宫内膜癌有意义，可显示肿瘤侵及的范围及发现淋巴结及远处转移。

（四）影像诊断

1. 超声

对于子宫内膜病变的检查，经阴道超声较腹部超声有更大的敏感性。

（1）早期病变：①腹部超声，无特异性改变。宫腔内可见增厚的子宫内膜呈分叶状增厚。②经阴道超声，内膜呈不规则增厚，回声强弱不均，早期病灶与肌层分界清晰，病变部位血流丰富。

（2）晚期病变：①腹部超声，子宫明显增大，外形可不规则，宫腔内回声不均匀，分布紊乱，可见粗糙、不整齐的斑点状、团块状强回声，出血坏死时可见不规则无回声区，无包膜，当癌组织侵犯肌层时，肌层内可见大小不等、分布不均的点状和团块状高回声，但后方无衰减，宫腔阻塞时可见积脓。（图 10-4）②经阴道超声：子宫增大，内膜增厚，粗糙不规则，分布杂乱，可见点状、团状强回声和不规则的无回声区。病灶侵犯肌层，可从病灶的前缘距浆膜层的距离以及肌层的厚度计算出肌层浸润的深度。深肌层浸润淋巴结转移的发生率高，彩色血流丰富，病变内膜内可见异常增粗的血管，为低阻力型血流频谱，RI 多 $\leqslant 0.4$。

2. CT

Ⅰ期肿瘤：当瘤灶较小而限于子宫内膜或较少侵犯肌层时，可表现正常；当肿瘤明显侵犯子宫肌时，子宫常呈对称性或分叶状增大。增强扫描肿瘤强化程度低于邻近正常子宫肌而表现为较低密度肿块，边界多不清楚。（图 10-5）

Ⅱ期肿瘤：侵犯子宫颈时，可显示为子宫颈不规则增大，由于肿瘤常阻塞

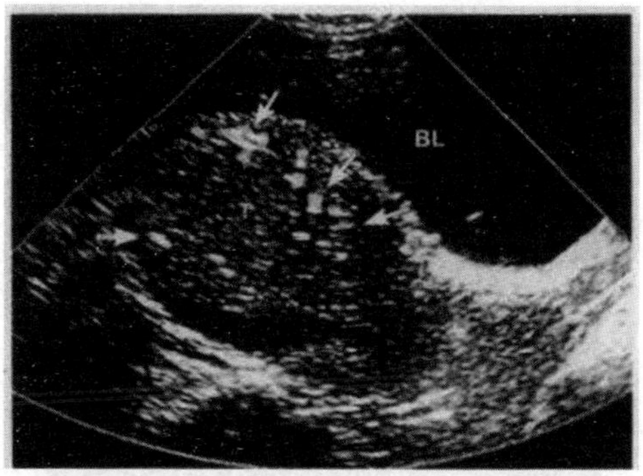

图 10-4　子宫内膜癌侵犯肌层

多普勒超声纵切面，示子宫增大，宫腔内不均回声肿块（T），血流信号丰富（↑）

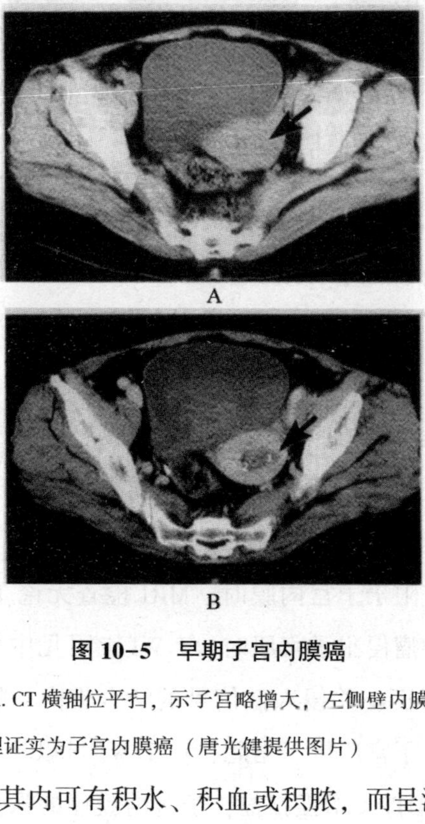

A

B

图 10-5　早期子宫内膜癌

女，56 岁，阴道出血。A. CT 横轴位平扫，示子宫略增大，左侧壁内膜侧略低密度结节（↑）；B. 增强扫描病变呈低增强，病理证实为子宫内膜癌（唐光健提供图片）

宫颈管，致宫腔增大，其内可有积水、积血或积脓，而呈液体密度。（图 10-6）

Ⅲ期肿瘤：由于宫旁组织受累，正常脂肪性低密度表现消失，代之以不规则软组织肿块影，有时可见盆腔淋巴结增大。

Ⅳ期肿瘤：当膀胱或直肠受累时，显示与子宫肿块相连的局部膀胱壁或直

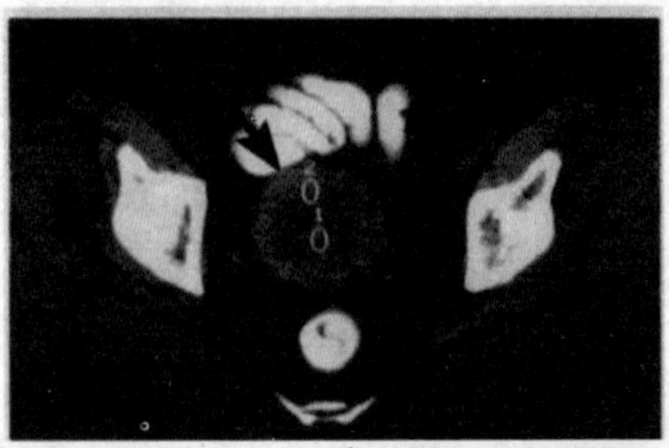

A

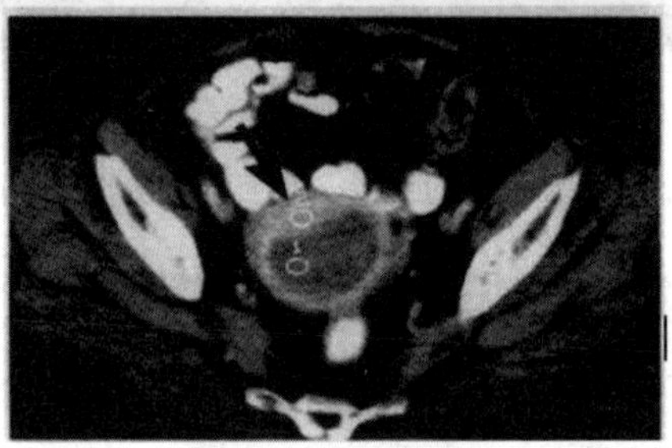

B

图 10-6　子宫内膜癌伴宫腔积血

A. CT 横轴位平扫，示子宫增大，腔内呈软组织密度，右前壁可见结节（↑）；B. 增强扫描，壁结节有强化（↑），腔内积血相对低密度（唐光健提供图片）

肠壁增厚或形成肿块，也可发现肝脏或上腹部腹膜的远隔性转移。(图 10-7)

3. MRI

对于临床刮宫和组织学检查发现的子宫内膜癌，MRI 检查具有较高的诊断价值，可判断子宫肌受累的深度、有无宫颈侵犯和宫外浸润，从而利于临床治疗和判断预后。

Ⅰ期肿瘤：当病变限于子宫内膜时，MRI 检查无论 T_1WI 或 T_2WI 上，子宫可完全显示正常；当肿瘤侵犯子宫肌时，T_2WI 上可见中等信号，提示肿瘤破坏了子宫内膜与子宫肌界面，并侵入低信号的结合带内；肿瘤继续侵犯，可中断低信号的联合带并侵入子宫肌层。据此，在 T_2WI 可以较为准确的测量出肿瘤侵犯子宫肌的深度。Gd-DTPA 增强扫描，子宫内膜癌的强化程度不同与邻近正常子宫肌，同样能较准确的评价肿瘤的范围和侵犯深度。

Ⅱ期肿瘤：T_2WI 上可见中等信号的肿块延伸至宫颈，并扩张宫颈管；肿瘤进一步向深部侵犯时，可破坏和中断低信号的宫颈纤维基质带。

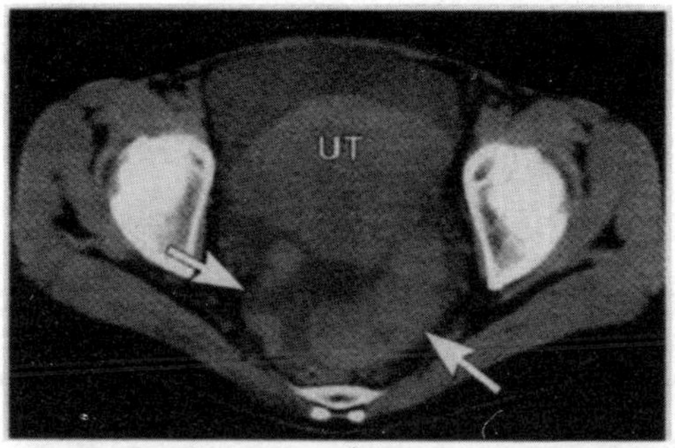

A

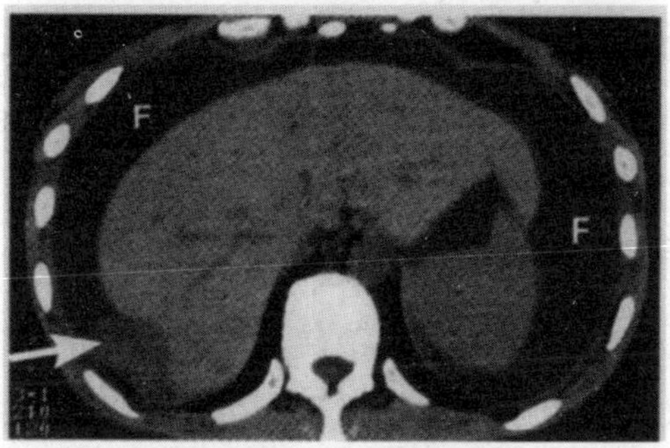

B

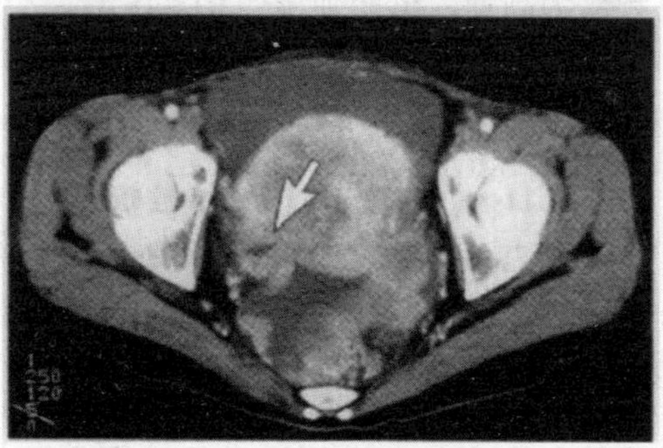

C

图 10-7　子宫内膜癌伴腹腔广泛转移

A. CT 平扫，示子宫肿大，浅分叶状（UT），子宫直肠陷凹腹膜多发软组织密度结节（↑）；B. 上腹部 CT 平扫，示腹腔大量积液（F），肝右前间隙背侧腹膜软组织密度结节（↑）；C. 增强 CT 扫描子宫及盆腔肿块不均匀强化，子宫肿块右侧边界不清提示侵犯盆壁（↑）

Ⅲ期肿瘤和Ⅳ期肿瘤：发生宫旁侵犯时，显示肿瘤累及宫旁组织并使其信号发生改变，卵巢受累时则卵巢处出现中等信号肿块，腹膜种植表现为 T_1WI 中等信号和 T_2WI 高信号的结节影，淋巴结转移时可显示淋巴结增大。

MRI 还可以帮助观察治疗效果及判断肿瘤是否复发。

（五）鉴别诊断

（1）子宫内膜增生 B 超示内膜对称性增厚，回声低，内见散在的小的无回声区。内膜和肌层之间可见条状彩色血流，见动脉频谱，但 RI 一般>0.4。

（2）子宫黏膜下肌瘤临床表现相似。超声见子宫均匀性增大，病灶为圆形或椭圆形，呈实性低回声，突入宫腔，有球体感，可呈宫腔分离征。CDFI 见环状和散在的点状血流。

（3）子宫内膜息肉超声下病灶多位于宫底部或宫角部，大小不等，多呈水滴状或椭圆状。内膜线分离、变形或消失。CDFI 下可见彩色血流从子宫肌层延伸至内膜息肉基底。

（4）子宫内膜间质肉瘤临床表现与内膜癌相似，超声检查可表现为有息肉样的组织突入宫腔，多为单发，基底较宽，与肌壁的界限可不清楚，彩色多普勒有重要的诊断意义，显示子宫动脉充盈，在肿瘤周围和中央区有新生血管形成，血流丰富，血流频谱为高速、低阻血流，RI≤0.4。

（六）治疗

1. 手术治疗

（1）手术目的：一是进行手术—病理分期，探查确定病变的真实范围及确定预后相关的重要因素；其二是切除癌变子宫，及其他有可能存在的转移灶。

（2）各期手术治疗

Ⅰ期：行经腹筋膜外子宫全切，双侧输卵管及卵巢切除、选择性的盆腔淋巴结及腹主动脉旁淋巴结切除术或取样术。

Ⅱ期：由于Ⅱ期子宫内膜癌已累及宫颈，可直接或经淋巴蔓延，播散途径与宫颈癌相同，多选用广泛性子宫切除及双附件切除，盆腔淋巴结及腹主动脉旁淋巴结切除或取样。

Ⅲ期及Ⅳ期：属晚期癌，治疗应为综合治疗。首选手术是为了明确分期及缩瘤，尽可能切除肉眼可见的癌灶。内膜癌对化疗不够敏感，故手术缩瘤对患者至关重要。术中尽可能切除癌肿，切除大网膜、增大的淋巴结、子宫及双附件，术后辅以放疗、化疗、激素等综合治疗。对晚期患者不主张行广泛性子宫切除，因其可能影响晚期患者的生存率及存活率。但要尽可能行肿瘤细胞减灭术，因为缩瘤后若残余病灶<1 cm，术后加用紫杉醇及铂类等化疗可获得较好的疗效。

（3）术后辅助治疗的选择

中低危组：手术分期为ⅠA、ⅠB、G1、G2 腺癌者：不需辅助治疗。

高危组：ⅠC 期、G3 或特殊组织类型者、ⅢA 盆腔内病变者、ⅢB 盆腔淋巴结转移者予盆腔放射治疗加用全身化疗或激素治疗；ⅢC 腹主动脉旁淋巴结转移者予盆腔、腹主动脉旁放疗及化疗；ⅢA 腹腔冲洗液阳性：P32 或腹腔化疗。

2. 激素治疗

GOG 推荐孕激素剂量为：口服醋酸甲羟孕酮 200～250 mg/d 或甲地孕酮 160～320 mg/d。用药时间至少 3 个月。孕激素不良反应轻，可引起水钠潴留、水肿、体重增加、头痛。药物性肝炎、血栓性静脉炎及高血压偶有发生。一般不良反应于停药后即消失。用药期间应每月查肝功能。

第三节　卵巢常见疾病

一、卵巢囊肿

卵巢囊肿是一个笼统的概念，指一组组织学表现相似的附件囊泡状病变．为与卵巢功能密切相关的潴留性囊肿，分为单纯性囊肿、滤泡囊肿、黄体囊肿、巧克力囊肿等。临床上常能自行消退。

（一）临床表现

常无症状，也可使月经周期紊乱。

（二）影像学检查方法的选择

超声是检查囊肿最简便的方法。MRI 对囊肿的形态及囊液成分的判定较 CT 准确和敏感。

（三）病理生理基础

病理囊肿表面光滑，囊液为水样，壁薄。

(四) 影像学征象

1. CT 表现

单侧或双侧卵巢区圆形或卵圆形低密度囊腔，内为液体密度影，增强扫描无强化。

2. MRI 表现

多数肿块在 T_1WI 为低或等信号，在 T_2WI 为高信号，边界清、光滑，增强扫描无强化。囊液含蛋白时在 T_1WI 上信号可高于水，囊内出血时在 T_2WI 上呈高信号。

3. 超声表现

宫旁附件区囊性肿物，壁薄，内无回声，一般大小不超过 5 cm，肿瘤较小时其一侧周边可见正常卵巢结构。

二、卵巢囊腺瘤

卵巢囊腺瘤属于上皮性来源的卵巢良性肿瘤，包括浆液性囊腺瘤和黏液性囊腺瘤，浆液性囊腺瘤又分为单纯性囊腺瘤和乳头状囊腺瘤。

(一) 临床表现

发病年龄 20~50 岁。常无临床症状，少数患者有腹部不适或隐痛、腹部包块、消化不良、月经紊乱等。

(二) 影像学检查方法的选择

卵巢囊腺瘤的诊断首选超声检查，超声检查能诊断大部分浆液性或黏液性囊腺瘤，但单房囊腺瘤易被误诊为卵巢囊肿。MRI 鉴别浆液性或黏液性囊腺瘤较准确。CT 对囊腺瘤的诊断价值与超声相似。

(三) 病理生理基础

浆液性囊腺瘤以单房多见，囊壁薄，内壁光滑，囊内充满淡黄色清澈液体；多房囊内可见乳头，乳头可伴有砂粒样钙化。

黏液性囊腺瘤常为多房性，体积较大，囊壁厚，囊内含胶冻样黏液，囊内少见乳头。

（四）影像学征象

1. CT 表现

平扫卵巢区可见薄壁、外缘光滑的单房或多房囊性病变。黏液性囊腺瘤囊内密度较浆液性高。增强扫描囊壁、乳头明显强化。

2. MRI 表现

肿瘤间隔在 T_2WI 上为线状较低信号。浆液性囊腺瘤在 T_2WI 上呈高信号，T_1WI 上呈低信号。黏液性囊腺瘤因各囊所含蛋白和黏液成分不同，T_1WI 和 T_2WI 上信号高于浆液性囊腺瘤。增强扫描囊壁、乳头明显强化。

3. 超声表现

（1）浆液性囊腺瘤：囊内呈无回声或稀疏点状回声。①单房囊腺瘤的声像表现类似于卵巢囊肿，多房囊腺瘤囊内有光滑纤细分隔回声。②乳头状囊腺瘤呈多房性液性暗区，囊壁可见乳头状的较强回声团。

（2）黏液性囊腺瘤：体积较大，呈多房性液性暗区，囊内为雾状或稀疏低回声。

（3）彩色多普勒检查肿瘤囊性部分无血流信号，囊壁和囊内间隔可见细条状血流。

三、卵巢癌

卵巢癌是女性生殖器官常见的恶性肿瘤，以囊腺癌最多见。

（一）临床表现

卵巢癌早期无症状，患者确诊时常为晚期。晚期可出现盆腔肿块和腹水。

（二）影像学检查方法的选择

卵巢癌的诊断首选超声检查，超声检查能诊断大部分囊腺癌。平扫及增强 CT 检查能够发现卵巢癌的腹膜和腹腔的种植转移、淋巴结转移、远处转移，故进行术前评估好于超声与 MRI 检查。MRI 用于卵巢癌与卵巢皮样囊肿、单纯性囊肿等的鉴别诊断。

（三）病理生理基础

卵巢囊腺癌来源于上皮，多由囊腺瘤恶变而来。浆液性囊腺癌较黏液性囊腺癌多见。约50%的浆液性囊腺癌双侧发生，瘤体较小，切面为多房，有外生乳头或囊内乳头，常伴出血、坏死，囊液浑浊。黏液性囊腺癌单侧多见，瘤体较大，囊壁可见结节，切面多房，囊液浑浊或血性。

卵巢癌易发生种植播散，肿瘤多穿透盆腔形成腹膜种植，脱落的种植细胞可随腹水引流种植到膈下。淋巴转移主要累及静内和静外淋巴结、主动脉旁及主动脉前淋巴结。血行播散较少见。

（四）影像学征象

盆腔肿块是最常见的异常表现。

（1）囊性、囊实性或实性肿块，类圆形，形态不规整，可与子宫分界不清。

（2）腹水：约30%患者可见。因卵巢癌的腹水不是漏出液，超声呈液性回声，CT值较高，MRI信号强度可高于或低于膀胱。

（3）大网膜转移：约3%患者可见。表现为横结肠与前腹壁之间或前腹壁后方的扁平或团状肿块，边界不规则，与周围组织界限不清。超声呈略低回声。CT呈不均匀软组织密度。MRI的T_1WI、T_2WI上分别呈不均匀等信号、高信号。

（4）腹腔播散：部分患者可见。表现为不规则结节或肿块位于腹腔内各个部位，与肠系膜分界不清。超声呈略低回声，CT呈软组织密度，MRI的T_1WI上可呈等高信号。

（5）6%的患者可见钙化转移。CT表现为肝、脾边缘或肠管周围及盆腔肿块内可见钙化灶。

（6）淋巴结转移主要见于主动脉旁、髂内和髂外淋巴结。

第四节　前列腺常见疾病

一、前列腺增生

（一）临床表现

前列腺增生患者夜尿次数增多、尿频、排尿困难是前列腺增生常见症状，合并尿路感染、膀胱结石、肾功能损害时，出现与之相应的临床症状。

（二）影像学检查方法的选择

首选经直肠超声检查（TRUS）。MRI 检查是重要的辅助检查，用于鉴别诊断。前列腺很大时，超声检查受限，应选用 MRI 检查。

（三）病理生理基础

前列腺增生又称良性前列腺肥大，常发生在移行区，基质增生是其主要病理特征，增生结节挤压其余腺体形成假包膜。前列腺增生可引起下尿路梗阻。

（四）影像学征象

1. CT 表现

前列腺增大呈圆形、对称，边缘锐利。增强扫描呈不均匀斑状强化。

2. MRI 表现

（1）前列腺轮廓光整，体积增大，两侧对称。

（2）T_1WI 上呈均匀略低信号。T_2WI 上周围带变薄、消失，增生结节信号多样。①以间质组织为主的增生结节，PWI 上呈不规则低信号。②以腺体为主增生结节，LWI 上呈高信号，周围常可见环形低信号带，代表假包膜。

（3）增强扫描，增生结节呈不均匀明显强化。

3. 超声表现

（1）前列腺外缘规整，各径线均不同程度增大，可突入膀胱。

（2）内腺可出现大小不等、等回声的增生结节。

（3）外腺受压变薄，内外腺间有清晰分界，即外科包膜。

（4）前列腺尿道局部狭窄，但内壁光滑。

（5）前列腺包膜完整。

二、前列腺癌

前列腺癌常见于老年男性，在欧美发病率高于亚洲地区，病因不清。

（一）临床表现

早期前列腺癌症状和体征多不明显。晚期可出现膀胱、输尿管梗阻症状：

尿频、排尿困难、尿流变细尿程延长、尿痛及尿潴留且进行性加重。有时仅表现为骨转移的症状。

（二）影像学检查方法的选择

TRUS 加上 MRI 检查（主要是 T_2WI）能够发现、诊断多数前列腺癌。MRS 是目前发现、诊断前列腺癌较敏感的技术，尚未广泛应用。TRUS 加上超声引导下穿刺活检是目前最佳的早期诊断方法，但检查费用较高，患者较痛苦。TRUS、MRI 检查对治疗后随诊也很有帮助。

CT 与 MRI 检查能够显示前列腺癌的周围侵犯、淋巴结转移及远处转移，对于分期较有效。MRI 检查区分 B、C 期肿瘤尤为敏感。

（三）病理生理基础

前列腺癌源于前列腺腺泡或导管上皮，好发于前列腺周围带，后叶、前叶、侧叶分别占 75%、15%和 10%，多发病灶占 85%。95%为腺癌，偶见鳞状或移行细胞癌。

前列腺癌可直接蔓延至膀胱、精囊及尿道，经淋巴可转移至储外淋巴结、静内淋巴结、骶前淋巴结等，易发生骨转移，以腰椎、骨盆多见。

影像学检查通常不能检出 A 期和 B 期前列腺癌，对 C、D 期肿瘤分期较有价值。

（四）影像学征象

1. CT 表现

（1）仅能显示为局部结节状突起，不能发现局限于前列腺内较小的癌肿。肿瘤生长超越包膜后，可使前列腺轮廓不规则。前列腺癌与前列腺良性增生的 CT 表现相似。

（2）周围侵犯：①前列腺周围及直肠周围脂肪层消失、密度增高提示肿瘤外侵。②膀胱精囊角变窄或闭塞提示肿瘤累及精囊。③膀胱受累时可见膀胱局部增厚且不规则。

（3）盆腹腔淋巴结肿大，直径 1. 5~2 cm。

（4）混合型或成骨型骨转移。

2. MRI 表现

（1）前列腺癌：在 T_1WI 上表现为周围带内低信号区，与正常周围带的高信号有明显差异。

（2）包膜受侵：在 T_1WI 上包膜的线样低信号模糊或不连续。

（3）静脉丛受累：前列腺两侧静脉丛不对称，信号减低。

（4）肿瘤侵犯周围脂肪：前列腺周围高信号的脂肪内出现低信号区，尤其在前列腺直肠角区。

（5）精囊腺受累：精囊腺信号减低及前列腺精囊角消失。

3. 超声表现

（1）前列腺形态不规整，左右不对称性增大。

（2）前列腺内部回声不均，周围带出现结节呈低或混杂回声，但此表现并不具有特异性，也可见于前列腺的退行性改变和炎性病变。

（3）包膜粗糙，包膜形成的亮线连续性中断。

（4）肿瘤浸润精囊腺、膀胱、直肠，出现相应的异常回声。

（5）CDFI 示结节内部、周围有丰富彩色血流。

参考文献

［1］常利芳. 医学影像诊断学［M］. 北京：中国纺织出版社, 2023.

［2］西野瑞子. 肿瘤治疗影像学评价［M］. 李军, 译. 北京：人民卫生出版社, 2023.

［3］贾海涛, 郭丽丽, 司晓辉. 影像诊断学［M］. 北京：中国纺织出版社, 2023.

［4］顾艳, 孙晋军, 郑伟, 等. 医学影像诊断鉴别与检验技术［M］. 北京/西安：世界图书出版公司, 2023.

［5］黄小华. 医学影像技术实验教程：第2版［M］. 北京：科学出版社, 2023.

［6］窦斌. 医学影像学理论与应用［M］. 上海：上海科学技术文献出版社, 2023.

［7］蓝博文, 代海洋, 杨健. 临床影像疑难病例解析［M］. 北京：人民卫生出版社, 2023.

［8］汪登斌, 张玉珍. 影像学典型病例诊断图谱［M］. 上海：上海科学技术出版社, 2023.

［9］唐志强, 刘文霞, 苏世军. 常见疾病影像学检查与诊断［M］. 上海：上海交通大学出版社, 2023.

［10］孟俊非, 冯仕庭. 医学影像学：第4版［M］. 北京：高等教育出版社, 2023.

［11］陈兵, 金群华. 医学影像学图像后处理技术与诊断［M］. 北京：科学出版社, 2023.

［12］吴树旺, 张书伟, 宋帅. 常见疾病影像学诊断与鉴别［M］. 上海：上海交通大学出版社, 2023.

[13] 魏晓洁，阴祖栋，甘洁，等. 医学影像诊断学：第 3 版 [M]. 西安：西安交通大学出版社，2023.
[14] 左晓利，陈涛. 医学影像解剖学 [M]. 郑州：郑州大学出版社，2023.
[15] 陈翠，王钦，赵学师，等. 常见疾病影像学检查与诊断 [M]. 上海：上海科学普及出版社，2022.
[16] 李绍国. 影像研究与医学应用 [M]. 武汉：湖北科学技术出版社，2022.

让机会来找你

阿　英 编著

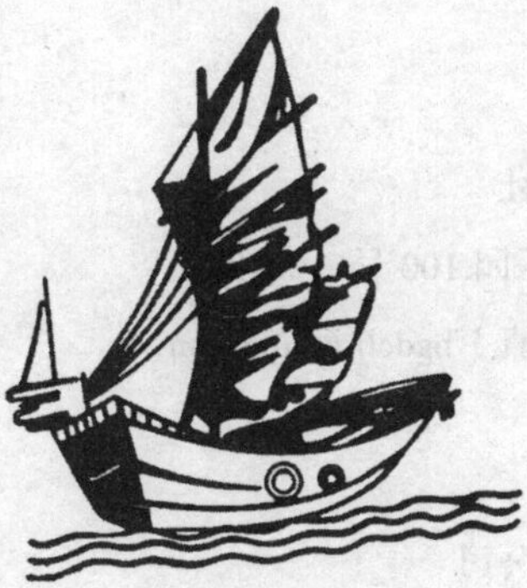

北京工业大学出版社

图书在版编目（CIP）数据

让机会来找你 / 阿英编著 . —北京：北京工业大学出版社，2012.10

ISBN 978-7-5639-3227-6

Ⅰ . ①让… Ⅱ . ①阿… Ⅲ . ①成功心理—通俗读物 Ⅳ . ① B848.4-49

中国版本图书馆 CIP 数据核字（2012）第 195384 号

让机会来找你

编　　著：阿　英
责任编辑：李　华　丁　娜
装帧设计：尚世视觉
出版发行：北京工业大学出版社
（北京市朝阳区平乐园 100 号 100124）
010-67391722（传真）bgdcbs@sina.com
出 版 人：郝　勇
经销单位：全国各地新华书店
承印单位：唐山才智印刷有限公司
开　　本：787 mm × 1092 mm　1/16
印　　张：17
字　　数：181 千字
版　　次：2012 年 10 月第 1 版
印　　次：2021 年 1 月第 2 次印刷
标准书号：ISBN 978-7-5639-3227-6
定　　价：32.00 元

前　言

美国励志大师卡耐基说过："我们多数人的毛病是当机会朝我们冲奔而来的时候，我们兀自闭着眼睛，很少人能够去追寻自己的机会，甚至在绊倒时，还不能看见它。"机会对每个人都是平等、公正的，它是人生之旅中最璀璨的风景，邂逅或错失往往就在于自己的一念之间……

无论是过去、现在还是将来，最有希望的成功者，往往并不是才能最出众的人，而是那些拥有积极心态、善于抓住机会、善于创造机会的人。

本书讲述了如何提升自我，从而捕捉、操纵和利用机会走向成功的诸多故事，并提出了抓住机会的切实可行的对策，希望能引领读者朋友走向成功。

目　　录

第一章　抓住机会就能改变命运

机会对每一个人都是公平的

许多人常常抱怨机会不等，命运不公，总觉得自己碰不到好的机会；每每看到别人的成功，总归结为“运气好”，实际上，机会对每一个人都是公平的。

今天,人们无须遮掩自己的成功欲望,更没必要嫉妒他人的成功。倒不如认认真真地倾听自己的心声，挖掘自己的潜能，选定一条能验证自己人生价值的道路。因为，剧烈变革的社会及由此衍生的各种机会，的确为我们成功地经营人生提供了广阔的舞台。

在短暂而又漫长的人生旅途中，当我们向着人生目标奋力冲刺的时候，我们往往可以看到许多被弃置于路边的稻草。这些稻草比起撷取人生胜利之果的巨大诱惑来说，显得太轻贱，太微不足道，很多人从未想过要拾起它们。就这样，错过了一根又一根稻草。而当我们拼搏得精疲力竭、伤痕累累，蓦然回首时，却发现路边的这些稻草此刻已变成了璀璨的黄金，每一根都散发出耀眼的光芒，神秘而诱人。可是，我们已无力返身，最后，手中什么也没有抓住。

常常有年老的长者教诲年轻人：要珍惜生命中的每一根稻草，或许其中就有一根是你将来的救命稻草。

机会的存在是客观的，它并不会因为人的喜恶而改变。机会对于每个人来说都是平等的，善用头脑、仔细观察的人，在普通的事物中就可以发现许多的机会，凡事马马虎虎、不善于观察的人，却总也找不到机会。

1930年，上海《科学》杂志刊登了一篇数学论文，作者是著名教授苏家驹。当时，正在江苏一所中学任小事务员的华罗庚认真读了这篇文章。文章虽然很长，但他很快就掌握了文章的主旨，同时也发现了问题。经过认真计算，他得出的结果与刊登的结果完全相反——教授错了。

初生牛犊不怕虎！他很不客气地写了一篇很犀利的文章给《科学》杂志社。当这家杂志的编辑看到文章时，首先为小作者的胆量喝彩，细看之后，更为论文缜密的逻辑性拍案叫绝。

名不见经传的小人物挑战大名鼎鼎的数学家！小事务员别具一格的文章第一次公开发表了！他的勇气使其智慧在人生旅途中第一次闪现出夺目的光芒。

时任清华大学数学系主任的熊庆来，坐在办公室里随手翻看着《科学》杂志，突然，一篇数学论文引起了他的兴趣，看完之后，他很欣赏作者的数学才华。

可是，作者的名字太陌生了。熊教授忍不住问起身边的人："这个华罗庚是在哪国留学的？"

没有人知道。

他又问："他在哪所大学任教？"

没有人回答。

这时，有个江苏籍的教员接过杂志看了看，说："我想起来了，我弟弟有个同学叫华罗庚。他哪里教过什么大学！只念过初中，听说在金坛学校做事务员。"

"这个年轻人真了不起，应该请他到清华来。"熊庆来一锤定音。

第二年春天，华罗庚踏进了清华园，在这所名校里开始了他的数学人生。这是他一生中至关重要的机会——成功的旅途从勇敢的起点上开始，不断向前延伸。

可见，上帝对每一个人都不吝惜任何机会，只要你肯努力地去寻找并学会珍惜和把握，就能抓住机会，走向成功。

机会是人生腾飞的翅膀

当机会出现在你面前时，如果你能牢牢地把握住，你就会将它变成自己人生发展的条件，使自己的人生出现转机。

熟悉皮尔·卡丹经历的人都知道，他是一个白手起家的成功典范。他的成功除了靠他的天赋之外，还靠勤奋、机会和勇气。

皮尔·卡丹两岁多就随着母亲移居到法国。卡丹从小就表现出与逆境抗争的能力。17 岁时,他到一间红十字会做工,凭着勤学和机敏,很快就当上了一名小会计。当会计的这段经历,使他掌握了一些经济方面的知识,如成本核算和经济管理,这是卡丹人生经验的初步积累。在做会计的同时,他发现自己对裁剪的兴趣很浓厚。三年后,他到了一家服装店当学徒,几年的工夫,他已经熟练掌握了裁剪技术。这时的法国已经恢复昔日繁华的景象,卡丹也被日渐浓厚的服装消费气息所熏陶,他决定要成为一个裁缝。

大凡卓有成就者,都既有个人的天赋和努力,亦有机会和环境的造就。辛勤的劳动和强烈的自信心,使皮尔·卡丹不断地拜师学艺,短短的几年工夫,卡丹已经是一个有一定技术实力的裁缝了,但是,他缺乏的是名气。卡丹到处寻找各种机会,希望能使自己有一个转机。

这一天终于来了。1945 年 5 月的一天晚上,卡丹独自在维希郊外的一个小酒店里饮闷酒。当他要到第三杯时,酒店里有一位老夫人向他走来。

原来这位夫人是冲着卡丹穿的衣服来的,他的打扮很时尚,她想知道这套时装的来历,一问才知,这套衣服是卡丹亲手设计、裁剪并制作的。当她得知这个情况后,情不自禁地脱口而出:“孩子,你会成为百万富翁的,这是命运的安排。”

原来,这位老夫人年轻时常出入巴黎上流社会,结识了许多服装设计大师和著名的时装店老板,巴黎帕坎女式时装店经理就是她年轻时的密友。老夫人把帕坎女式时装店经理的姓名和住址告诉了卡丹。

帕坎女式时装店是当时巴黎一家著名的时装店，这家店时常为巴黎的一些大剧院缝制戏服。店老板得知昔日密友介绍一位外省的年轻人来求职，便亲自接待了卡丹，使老板惊异的是，卡丹的裁缝手艺以及设计才能远远超出了他的想象，老板毫不犹豫地雇用了卡丹。在这里，卡丹潜心致力于自己心爱的事业。

后为，卡丹的两位好友鼓励他开设自己的时装公司。1950年，卡丹倾其所有，在巴黎开了第一家戏剧服装公司。这是卡丹大显身手的地方，也是卡丹帝国崛起的摇篮。

卡丹决意自己独立经营时装，并以自己名字的第一个字母“P”作为牌子亮出去。由于巴黎人才济济，虽然制作了以自己名字为招牌、款式十分新颖的时装，但生意还是很冷清。但是，卡丹并没有因此而气馁，他决心在设计和营销上下工夫。

经过卡丹的不懈努力，“P”字牌服装终于有了转机，赢得了以挑剔著称的巴黎顾客的喜爱。过去，人们瞧不起成衣，可是，卡丹的创造性设计逐步改变了人们的观念。

从20世纪60年代起，卡丹在创作上不断求新，探索进取，他设计的“P”字牌服装，走出了法国，深受世界人们的喜爱。卡丹服装以“高尚、优雅、大方”著称，卡丹本人曾三次荣获法国时装设计界的“奥斯卡”奖——金顶针奖，这是时装设计的最高奖项。卡丹终于成为世人瞩目的设计巨星。

后来，皮尔·卡丹拥有了从设计加工到生产的庞大时装业，“P”字牌的服装成为超级名牌。可以说，那次偶遇的机会使皮尔·卡丹插上了腾飞的翅膀。

善于发现机会，改变命运

成功当然离不开努力，但也离不开一些承载“契机”的条件，比如社会环境等。一个好的有利于个人发展的社会环境实在太重要了，因为只有肥沃的土壤才能生长出艳丽的花朵，只有好的社会环境才能给人们提供众多生存发展的机会。

任何人都不能否认，政治环境对经济的巨大影响力。时刻关注政局走向、人文环境，常分析政策，机会往往就是这样被发现的。

著名的黑人化妆品制造公司创始人约翰逊最初决定创办公司的时候，美国黑人化妆品市场几乎是一片空白，人们认为这一行业市场太小，没有发展前途，都不愿将资金投入到这一冷门行业中。

约翰逊通过对大量的市场资料进行分析之后认为：美国黑人的民权运动必然会高涨，种族歧视将会有所缓解，黑人的经济状况在不久的将来必然会出现好转，因此，黑人化妆品市场的繁荣一定会到来。约翰逊断言，开发经营黑人专用的产品，将会大有发展。

虽然当时黑人对化妆并没有表现出浓厚的兴趣，但是约翰逊认为，爱美是人的天性，黑人也不例外，只要能唤醒他们爱美的潜在意识，教会他们如何打扮自己，这一行业是很有前景的。

正如约翰逊所断言的那样，伴随着黑人民权运动的高涨，经过几年的努力，公司迅速壮大为美国最大的黑人化妆品公司。

另一位美国巨富哈默则是从当年刚刚坐上美国白宫总统宝座的富兰克林·罗斯福身上发现了让自己发大财的机会的。

当时罗斯福刚刚提出解决美国经济危机的“新政”，但只获得了部分人的赞许。哈默研究了当时美国国内的政治形势，认为罗斯福的“新政”一定会成功。他认为，一旦罗斯福新政获得实施，那么1920年公布的“禁酒令”就会被废除，全国对啤酒和威士忌酒的需求将会空前高涨，那时将需要大量的酒桶，特别是需要用经过处理的白橡木制成的酒桶。

于是，哈默订购了几船桶板，并在纽约码头设立了一个临时性的桶板加工厂。后来，他又在新泽西州建造了一个现代化的酒桶加工厂。当哈默的酒桶从生产线上下线的时候，恰好赶上禁酒令的废除，于是，哈默的酒桶被那些威士忌酒和啤酒制造厂以高价抢购一空。哈默获得了成功。

企业经营者除了研究、预测市场的变化，根据社会的需要决定自己生产的方向外，还要及时研究那些与市场变化有关的国家法令、政策的变化，研究这些变化给市场带来的影响，并从中发现机会，做出正确的决策。

世界旅馆大王、美国巨富威尔逊就是这样一位善于分析社会政治、经济环境，从中发现机会的高手。

在威尔逊创业初期，他的全部家当只有一台分期付款买来的爆玉米花机，价值50美元。第二次世界大战结束后，威尔逊做生意赚了点钱，便决定从事地皮生意。当时干这一行的人并不多，因为战后人们都比较穷，买地皮修房子、建商店、盖厂房的人很少，地皮的价值一直很低。听说威尔逊要干这种不赚钱的买卖，亲朋好友都表示反对。

但威尔逊坚持己见，他认为虽然连年的战争使美国的经济很不景气，但美国是战胜国，它的经济很快会腾飞的。到那时，买地皮的人一定会很多，地皮的价值一定会日益上涨，赚钱是不会有问题的。

威尔逊用手头的全部资金再加一部分贷款买下了市郊一块很大但却没人要的地皮。这块地由于地势低洼，既不适宜耕种，也不适宜盖房子，所以一直无人问津，可是威尔逊亲自到那里考察后，以低价买下了这块杂草丛生的荒凉之地。

这一次，连很少过问生意的母亲和妻子都出面干涉。可是威尔逊认为，美国经济很快就会繁荣，城市人口会越来越多，市区也将会不断扩大，他买下的这块地皮一定会成为黄金宝地。

事实正如威尔逊所料，三年之后，美国城市人口骤增，市区迅速发展，马路一直修到威尔逊那块地的边上。这时，人们才突然发现，此处的风景实在宜人，宽阔的密西西比河从附近蜿蜒而过，大河两岸，杨柳成荫，是人们消夏避暑的好地方。于是，这块地皮身价倍增，许多商人都争相高价购买。但威尔逊并不急于出手，这让许多人都捉摸不透。

后来，威尔逊在这块地皮上盖起了一座汽车旅馆，命名为“假日旅馆”。假日旅馆由于地理位置好，舒适方便，开业后宾客盈门，生意非常兴隆。从那以后，威尔逊的“假日旅馆”便像雨后春笋般出现在美国及世界各地。

人们总是抱怨成功难得，其实，机会常常就在你的身边。只要你善于发现，善于发掘，善于借“机”生蛋，机会就会成为你走向成功的助跑器。

个人幸福系于机会

人生机会是值得人们永远思考和探索的一个主题。人生的得失常常就在于机会的得失。当机会出现时，如果你能够抓住它、利用它，你的命运就会因此而发生改变；相反，如果你一再地忽略它、远离它，那么就可能一生都陷在平庸之中。可以说命运很多时候是由机会而决定、因机会而改变的。因为在人生的体验中，并不是所有骁勇善战的将帅都能稳操胜券，百战不殆；并不是所有技高一筹的运动员都能夺魁折桂，获取金牌；也不是所有痴情的男女都能拥有爱情，永沐爱河；更不是所有忠实生活的人都能幸运如意，一帆风顺。原因何在？是因为有很多人在机会来临时没有及时把握住，因而失去了改变命运的可能。

所以，古人云：“天予弗取，反受其咎；时至不行，反遭其殃。”这话确实不无道理。

“王致和”臭豆腐今天已是许多人餐桌上的美味，但是却很少有人知道，这臭豆腐竟是因为一个错误而生产出来的。

相传康熙年间，安徽青年王致和赴京应试落第后，决定留在京城，一边继续读书，一边学做豆腐谋生。

可是，他毕竟是个年轻的读书人，没有任何经营生意的经验。当时正值炎热的夏季，他所做的豆腐剩下了许多，只好把豆腐切块，用小缸腌好，以延长保存时间。但日子一长，他竟把这缸豆腐忘了。王致和想起来时已到秋天，因腌制手法不当，腌豆腐已经变成了臭豆腐。

王致和十分恼火，正欲把这臭气熏天的豆腐扔掉时，但转而一想，自己做生意赚得少，虽然豆腐臭了，但自己吃总好过扔掉。于是，就忍着臭味吃了起来。奇怪的是，这豆腐闻起来虽有股臭味，吃起来口感却非常香。于是，王致和便拿着自己的臭豆腐去给朋友吃，好说歹说，朋友才同意捏着鼻子尝尝，没想到，所有人尝了王致和的臭豆腐后，都赞不绝口，一致公认此豆腐美味可口。

王致和借助这一偶然的错误所带来的意外收获，专门做臭豆腐，生意越做越大，影响也越来越广。后来，王致和的臭豆腐被列为御膳菜谱。直到今天,许多外国友人到了北京，都还点名要品尝这所谓“中国一绝”的臭豆腐。

一个小小的错误却蕴藏了巨大的成功机会，王致和利用这次机会改变了自己的一生。可见，机会的扮相并非开始就能够让你察觉，许多人与机会擦肩而过就是因为未认清它的庐山真面目。

机会在人们生活中显现时，人们的命运也许会因为机会的到来而改变。把握住机会的人就会成为上帝的宠儿。

从古至今，有无数人相信命运的存在，认为它高高在上，来去无踪，独立于人的控制之外，主宰着人们的生活。因此，许多人对命运采取听天由命的态度。

其实不然，命运并不是由天注定的，而是由你先天的性格及后天的环境等因素综合决定的。过去的命运已成往事，未来的命运却是未知，现在一切都要看你自己的掌控。

一个名叫R. 热佛尔的美国黑人青年，在一个很差的环境——底特律的贫民区长大。他的童年缺乏亲人的爱抚和指导，跟几个坏孩子学会了逃学、破坏公物和吸毒。

刚满12岁的热佛尔就因为抢劫一家商店被逮捕；15岁时他因为企图撬开办公室里的保险箱再次被捕；成年后，又因为参与持枪打劫邻近一家酒吧，第三次入狱。

一天，监狱里一个年老的终身监禁犯看到热佛尔在打垒球，便对他说："你很有打球的天赋，你还有机会，不要自暴自弃！"

热佛尔反复思索老囚犯的这席话，做出了决定。虽然他还在监狱里，但他突然意识到他具有一个囚犯能拥有的最大自由：他能够选择出狱之后干什么，他能够选择不再成为恶棍，他能够选择重新做人，当一个垒球手。

5年后，这个年轻人成了全美明星赛中底特律老虎队的队员。当时任底特律垒球队领队的B.马丁在友谊比赛时访问过监狱，R.热佛尔抓住机会向他表达了愿望，展示自己的球艺。马丁帮助R.热佛尔假释出狱，不到一年，R.热佛尔就成了垒球队的主力队员。

尽管这个青年人曾陷于生活的最底层，也曾被关进监狱，然而，他认识到了真正的自由，也抓住了可以使他获得自由、重新做人的机会。

你虽不能选择自己的出身和时代，但是选择生活方式和把握机会的权力还在你的身上，只要运用得当，你就能改变命运，走向成功。

抓住机会图发展

抓住机会图发展是指要把握好机会，乘势而起，即乘着兴致和某种势力而成事，打开人生新局面。

在这个世界上，对有些事情来说，个人努力固然重要，但有时又必须借助别人，在最关键的时候需要别人帮一把，如果没有人帮，你的成功也许会很艰辛。如果你注意乘势借力，就有可能迅速拓展人生新局面。

当“势”已来时，不要放过难得的机会，否则当“势”消落时，你就再也找不到这样的机会了。人生的机会并不是很多，就看你会不会“乘势”了。

一个善于思考的人总是在没有条件的时候借势创造条件，进而利用条件。巧借他人之势，缓己燃眉之急，这是成功的一个关键。

唐高祖李渊就是一个善于借势的人，他以此书写了自己不平凡的人生。

唐高祖李渊西进关中之时，除了要应对正面的隋军外，还受到左侧东都洛阳附近李密的威胁。

李密是西魏八大柱国之一李弼的后裔，长期受到隋朝廷的排挤，因参与杨玄感起兵被捕，逃脱后，投奔翟让领导的瓦岗军。他迅速扩大起义军武装，出谋划策连胜隋军，作出了贡献，提高了名望，但野心也随之暴露出来。不久之后，他谋害了瓦岗军的农民领袖翟让，窃取了义军的领导权，掌握了全部军队。

此时的瓦岗军，已发展到了几十万人，获取了隋王朝大批良马和装备，同时又占据了洛阳周围的几个大的粮仓，粮饷充足，成为中原地区乃至全国实力最强、影响力最大的一股势力。

李密与李渊相比，身份相仿，都是贵族，尽管政治地位不如李渊，但此时的实力却大大超过了李渊，也有西进关中、夺取最高封建统治政权的欲望。因而李渊进军关中，最大的顾忌就是李密。为此，李渊在进军途中就致书李密，要求联合。

李密自恃自己兵势强盛，便以盟主的身份，派人给李渊送去复信，书信中说："与兄派流虽异，根系本同。自惟虚薄，为四海英雄共推盟主。所望左提右挈，戮力同心，执子婴于咸阳，殪商辛于牧野，岂不盛哉！"并要求李渊亲率步骑数千到河内，面议并缔结盟约。

李密在信中以盟主自居，力图在政治地位上先声夺人，占据优势，李渊岂能识别不出？他收到李密书信后说："密妄自矜大，非折简可致。吾方有事关中，若遽绝之，乃是更生一敌，不如卑辞推奖以骄其志，使为我塞成皋之道，缀东部之兵，我得专意西征。俟关中平定，据险养威，徐观鹬蚌之势以收渔人之功，未为晚也。"由于形势所迫，不允许他与李密一论高低。当务之急是设法稳住李密，使其可以牵制东部隋军，为自己抢先占据关中，稳固自己的地位争得有利形势。

出于这一策略，李渊毫不犹豫地决定暂时承认李密的盟主地位。为骄李密之志，因而故意"卑辞推奖"，令记室温大雅给李密复信说道：“吾虽庸劣，幸承余绪，出为八使，入典六屯，颠而不扶，通贤所责。所以大会义兵，和亲北狄，共匡天下，志在尊隋。天生烝民，必有司牧，当今为牧，非子而谁！老夫年逾知命，愿不及此。所戴大弟，攀鳞附翼，惟弟早膺图箓，以宁兆民！宗盟之长，属籍见容，复封于唐，斯荣足矣。殪商辛于牧野，所不忍言；执子婴于咸阳，未敢闻命。汾晋左右，尚须安揖；盟津之会，未暇下期。”

在信中，李渊一方面极为吹捧李密，称他为当今天下救世主；一方面称自己年老力衰，将来若能得封于唐，已十分满足了，借此来掩盖自己的政治欲望。然后又以安揖汾晋地区为借口，隐蔽自己抢先进入关中的意图，并婉言拒绝去河内郡会盟。

这样一信使“密得书甚喜，以示将佐曰：‘唐公见推，天下不足定矣！’”。

自此以后，李密集中兵力对付隋军和王世充的军事力量，对李渊进军关中几乎是不闻不问，李渊在策略上又取得了极大胜利。这不仅为李渊父子进入关中和其后经营关中及四川等地创造了十分有利的条件，并且，当山东群雄与隋军逐鹿中原时，李渊父子却得以稳居关中，同时积蓄力量，注视鹬蚌相争的势态，以适时收得渔翁之利。

一个“借”字，其妙无穷，李渊正是借势而起，走向成功。这个“借”属于智者，而并不属于愚者。只有善借势者，才能抓住机会，大展鸿图。

把握住每一个成大事的机会

机会是一个美丽而性情古怪的天使，会忽而降临在你身边，如果你稍不留意，她就会翩然而去。

所以你要把握住每一个成大事的机会，哪怕它只有万分之一成功的可能。

美国但维尔的百货业巨子约翰·甘布士的经验之谈极其简单："不放弃任何一个哪怕只有万分之一可能的机会。"

有不少"聪明人"对此不屑一顾，其理由是：希望微小的机会，实现的可能性不大。如果去追求只有万分之一的机会，倒不如买一张奖券碰碰运气，只有"傻瓜"才会相信万分之一的机会。但是，正是这看似渺茫的万分之一的机会，却往往能决定你做事的成败。

有一次，甘布士要乘火车去纽约，但事先没有订车票，这时恰值圣诞节前夕，去纽约度假的人很多。因此，火车票很难购到。甘布士夫人打电话去火车站询问是否还可以买到车票。

车站的答复是：全部车票都已售光。不过，假如不怕麻烦的话，可以带好行李到车站碰碰运气，看是否有人临时退票。车站反复强调了一句，这种机会或许只有万分之一。

甘布士立即收拾行李，前往车站。

夫人问道："约翰，要是你到了车站买不到车票怎么办呢？"他不以为然地答道："那没有关系，我就好比拿着行李去散了一趟步。"

甘布士到了车站，等了许久，仍然没有退票的人。

但甘布士没有像别人那样急于往回走，而是耐心地等待着。

大约距开车时间还有5分钟的时候，一个女人匆忙地赶来退票，因为，她的女儿病得很严重，她不得不留下。

甘布士买下那张车票，搭上了去纽约的火车。

到了纽约，他在酒店里洗过澡，躺在床上给他太太打了一个长途电话。在电话里，他轻轻地说："亲爱的，我抓住那只有万分之一的机会了，因为我相信，一个不怕吃亏的笨蛋，才是真正的聪明人。"

有一次，但维尔地方经济萧条，不少工厂和商店纷纷倒闭，被迫贱价抛售自己堆积如山的存货，价钱低到1美金可以买到100双袜子。

那时，约翰·甘布士还是一家织造厂的小技师。他马上用自己积蓄的钱收购低价货物，人们见到他这股傻劲，都公然嘲笑他是个蠢材！

约翰·甘布士对别人的嘲笑不予理会，依旧收购各工厂和商店抛售的货物，并租了很大的货场来储存。

他妻子劝他说，不要把这些别人廉价抛售的东西购入，因为，他们历年的积蓄有限，而且，是准备用做子女教养费的。如果此举血本无归，那么，后果将不堪设想。

对于妻子忧心忡忡的劝告，甘布士对她说："三个月后，我们就可以靠这些廉价货物发大财了。"

过了10天，即使那些工厂贱价抛售，也找不到买主了，他们便把所有存货用车运走烧掉，以此稳定市场的物价。

太太看到别人已经在焚烧货物，不由得焦急万分，抱怨起甘布士。对于妻子的抱怨，甘布士一言不发。

后来，美国政府采取了紧急行动，稳定了但维尔地区的物价，并且大力支持那里的厂商复业。

这时，但维尔地方因焚烧的货物过多，存货欠缺，物价一天天飞涨。约翰·甘布士马上把自己库存的大量货物抛售出去，一来赚了一大笔钱，二来使市场物价得以稳定，不致暴涨不断。

在他决定抛售货物时，他妻子劝他暂时不把货物出售，因为物价还在一天天飞涨。他平静地说："是抛售的时候了，再拖延一段时间，就会后悔莫及。"

果然，甘布士的货刚刚售完，物价便跌了下来，他的妻子对他的远见钦佩不已。

后来，甘布士用这笔赚来的钱，开设了五家百货商店，业务十分繁忙。

如今，甘布士已是全美举足轻重的商业巨子了，他在一封给青年人的公开信中诚恳地说道："亲爱的朋友，我认为你们应该重视那万分之一的机会，因为它将给你带来意想不到的成功。有人说，这种做法是傻子行径，比买奖券的希望还渺茫。这种观点是有失偏颇的，因为开奖券是由别人主持，丝毫不由你主观判断；但这种万分之一的机会，却完全是靠你自己的努力去完成的。”

不放弃万分之一的机会，努力将它变成成就大事的珍贵机会，才是智者选择。

机会偏爱有准备的人

爱因斯坦曾说过：“机会只偏爱有准备的头脑。”这里的“准备”包含两方面内容：一是知识的积累，没有广博而精深的知识，要发现和捕捉机会是不可能的；二是思维方法的准备，只具备知识，而没有现代的思维方式，就看不到机会。鲁班被茅草划破手指，从中得到启示，发明了锯；牛顿见苹果落地，触发了灵感，发现了万有引力……他们平时都是既有知识的积累，又具备灵活的思维方式，否则，也会像李比希错过发现新元素溴一样，抱憾终身。

大多数人的生命之所以卑微、渺小，其原因就在于他们对于自己的生命所下的资本太少，不注重能力、教育、思想、智力、体力等方面的培养。若平时不培养自己的能力，果真要派上用场时，就会一筹莫展。凡事多一分准备，就多一分保障，因为未雨绸缪才能使受到的损害减至最低。人生的经营是多方面的，不管是工作、学习、交友、理财、兴趣等，须做全面的统筹，不要把焦点放在单一的问题上，要具有长远的眼光。

人生的储藏和准备就像是银行的存款，如果你不肯把钱存进去，就不能向银行提取存款，你如果不愿意在生命中有所投入，当然，你就无法从生命中得到回报。

机会是有亲和力的，它总是想和那些喜欢它的人交朋友。只有那些有着充分准备的人，才能够成为机会的把握者。没有必要的知识准备，没有必要的技能积累，没有脚踏实地的真才实学，即使再好的机会与你正面相撞，机会也不会选择你。

人类发展的历史是漫长的，可你的生命历程却是那样的短暂。在你短暂的一生中，美妙炫目的机会又总是转瞬即逝，稍不留意，它们就会和你失之交臂，使你追悔不已。

张骥是位北京小伙子，在刚刚过完29岁生日的时候就被美国计算机厂商美光看中，出任美光公司北京办事处首席代表——中国区总经理。

在此之前，张骥只是该公司驻北京办事处的一名普通员工，而且美光公司正准备撤销这家办事处。1999年11月，在何去何从的关口，公司总部召他去开会。

为什么公司会召他去开会呢？一是因为他的领导听说办事处要撤销，已另谋高就；二是他曾给前来中国巡视的公司老总留下过深刻印象。张骥提着笔记本电脑就上了飞机，对于与会人员、会议内容他一无所知。在飞机上他一直在研究美光近两年的年度报告，当飞机抵达机场的时候，他已经做出了美光公司在中国的两年发展计划。

这份计划的完成，与张骥平时养成的喜欢积累心得体会的习惯是分不开的，他总认为即使和别人做同样的事情，也要比别人从中多收获一点，对于做过的事情总要进行总结。

会上，张骥被要求当着美光公司所有海外分公司总经理和美光公司总裁的面发言。这次发言机会使公司决定不仅不撤回这个办事处，而且还要加强在中国的发展，并对张骥委以重任。在关键的时刻，张骥取得了成功，同时也使他懂得，机会从来都只青睐那些有准备的人。

在许多人的眼里，别人的成功只是一种偶然，一种运气，他们不可能看到人家平时所下的工夫，他们总在奢求那样的好运气也会从天而降，落到自己的头上。试想张骥如果平时没有充分的积累，他怎么可能在飞机旅途中这短暂的时间内做出一份科学的发展计划呢？怎么能说服总公司收回撤销办事处的决定，并使自己升任首席代表呢？

在过去的岁月中，或许你一直在等待成功的机会，而耗去了过多的时光，那么从今天起，在等候的同时，你应该做好准备，让自己保持在最佳状态，以便机会出现时，可以紧紧抓住，不让它溜走。

俗话说："台上一分钟，台下十年功。"它告诉人们，要想取得好成绩，平常就要勤学苦练，因为好成绩来自日常学习中的刻苦钻研。

流传甚广的奥勒·布尔的一件逸事能够很好地说明这个道理。

奥勒·布尔是一位杰出的小提琴家，多年以来一直坚持不懈地练习拉琴。通过不断的练习，他的技艺早已炉火纯青，但是他始终还是默默无闻，不为大众所知。

一次，当这个来自挪威的年轻乐手正在演奏时，著名女歌手玛丽·布朗恰巧从窗外经过。奥勒·布尔的演奏使她如痴如醉，她从来没有想到小提琴能够演奏出如此优美动人的音乐，她赶紧询问了这个乐手的姓名。随后不久，在一次盛大的演出中，由于她突然与剧场经理发生意见分歧，不得不临时取消了自己的节目。在安排什么人救场时，她想到了奥勒·布尔。面对台下的观众，奥勒·布尔演奏了一个多小时，就是这一个多小时，使奥勒·布尔登上了世界音乐殿堂。对于奥勒·布尔而言，那一个多小时便是机会，只不过，他早已为此做好了充分的准备。

谨记美国哈佛大学的校训吧：时刻准备着，当机会来临时，你就成功了。

著名节目主持人杨澜正因为在机会来临时，勇于表现自己，从而抓住了走向成功的机会，成为家喻户晓的人物。

杨澜的人生转折点来自应聘中央电视台《正大综艺》节目主持人。在此之前，她只是北京外国语大学的一名普通的大学生。如果没有这次机会，杨澜可能也会活得很优秀，但绝不可能这么早、这么快就成名。

正如杨澜在自传里所说的那样："如果没有那一个意外的机会，今天的我恐怕已做了什么大饭店的经理，带着职业的微笑，坐在一张办公桌后面了。"而这个意外的机会正是靠着她充公的准备及出色的表现把握住的。

这个机会便是泰国正大集团结束了与几个地方台的合作，转而与中央电视台共同制作《正大综艺》，双方决定要挑选一位有大学经历的女孩子做主持人，杨澜是几位候选人之一。

说实话，当时杨澜并不被人看好，只是因为她的气质较佳，所以才能一路过关斩将杀入决赛。据一位导演透露，虽然杨澜被视为最佳人选，但是有的人认为她不够漂亮，所以是否用她尚不能确定。

最后确定人选的时候到了，电视台主管节目的领导也到场了，他们要在杨澜与另外一位非常漂亮的女孩子中间作出选择。杨澜的好胜心一下子被激起，她想："即使你们今天不选我，我也要证明我的素质。"

这次考试的题目是：一、你将如何做这个节目主持人；二、介绍一下你自己。

杨澜是这么开始的："我认为主持人的首要标准不是容貌，而是要看她是否有强烈的与观众沟通的愿望。我希望做这个节目的主持人，因为我喜欢旅游，人与大自然亲近的快感是无与伦比的，我要把自己的这些感受讲给观众听……"

在介绍自己时，杨澜是这样说的："父母给我取'澜'

为名，就是希望我有像大海一样的胸襟，自强、自立，我相信自己能做到这一点……”

杨澜一口气讲了半个小时，没有一点文字参考，她的语言流畅，思维严谨，富有思想性，很快赢得了诸位领导的赏识。人们不再关注她是否漂亮，而被她的表现深深吸引。

最后，中央电视台决定正式录用她，这次面试改变了她的一生。

机会不会平白无故降临到我们头上，尤其是要想获得成功的机会，就要做好充分的准备，只有这样才能拥有成功的可能。

看准了就马上行动

如果让你和一个受到过专业训练的人进行百米赛跑，你会有什么反应？也许你会马上退缩，摇着头说：“算了吧，和受到过专业训练的人比速度，我连万分之一取胜的机会都没有！”但是，为何不鼓起勇气试一试呢？去跑，你还有一丝可能赢的机会；不奔跑，你永远都没有成功的机会。

古时候，四川边境上有两个和尚，其中一个贫穷，另一个则腰缠万贯。有一天，穷和尚对富和尚说：“我想到佛教圣地南海去朝圣，你说行不行？”

富和尚问：“来回好几千里地，你靠什么去呢？”

穷和尚说："我只要有一个喝水的瓶子一个饭钵就行了。"

富和尚又说："几年以来，我想雇船到南海去朝圣，到现在还没能去成。你靠什么能去呢？"

到了第二年，穷和尚从南海朝圣回来了，富和尚得知后露出了惭愧的神色。

这是《为学》里的一段小故事，看似简单，却蕴涵着深刻的道理：坐而论道不如起而行，言一尺不如行一寸。与其整日坐在那里，满怀雄心壮志，说得天花乱坠，不如立刻行动起来。只有积极的行动才会产生效果，只有积极的行动才有成功的可能。

一天清晨，菲利普刚到办公室，正准备喝茶的时候，报童给他送来了一份当天的报纸。

菲利普拿起报纸读了起来，他突然看到一则报道，说墨西哥发现了类似瘟疫的病例，几乎席卷了整个墨西哥北部地区，导致当地的大部分牲畜感染疾病，虽然墨西哥政府采取了很多有力措施，但直到现在也无法控制疾病的传播。

他看完这条新闻后马上联想到：如果墨西哥真的发生了瘟疫，那么，就一定会传染到与之相邻的加利福尼亚州和得克萨斯州，而从这两个州又一定会传染到美国其他地区。加利福尼亚州和得克萨斯州是美国肉食品供应的主要基地，如果这两个地区的肉食品发生感染，那么，肉食品一定会大幅度涨价。

于是，他立即派专门的医生去墨西哥进行实地考察，当他确定这个消息千真万确的时候，菲利普集中全部资金购买了加利福尼亚州和得克萨斯州的牛肉和生猪，并及时运到东部。

果然，瘟疫不久就传到了美国西部的几个州。美国政府下令禁止这几个州的肉食品和牲畜外运，一时间美国市场肉类奇缺，价格飞涨。菲利普及时把自己事先购买的肉食品推向市场，结果在短短几个月内，全部销售一空，净赚了一大笔钱。

机会往往是不期而至的，因此，只有留心、用心的人才有可能在机会降临的一瞬间捕捉到它；捕捉机会一定要具有一双独到的慧眼，因为机会有可能就孕育在一些看似微不足道的小事情里面。一旦看准了，就要马上采取行动。

假如你是一匹千里马，成天叫嚷着自己有日行千里之才，却甘愿混迹于马厩之中，不肯去奔跑，又怎么能被选中上战场，立军功呢？假如你梦想成为一个作家，脑子里整天涌动着创作的灵感，但是你一个字也不写下来，那么你一辈子也成不了作家。

现实是此岸，理想是彼岸，中间隔着湍急的河流，行动则是横跨河流的桥梁、涉水渡河的船只。不去行动，你永远也无法到达成功的彼岸。

第二章　机会无处不在

小事中蕴含机会

人总是关注远方而忽视脚下。每一个欲拥有财富的人必须对财富有着敏锐的触角，对财富敏感的最大表现便是具有洞察财富的能力，能快速感知外界的变化，尤其善于捕捉每一丝商机，哪怕只是微小的。

有一个人，一次偶然在报上看到一篇中国留学生介绍法国留学生活的文章，中间提了一句：第一次见房东老太太时，这位中国留学生送给她了一条抽纱桌布，老太太爱不释手，并把这条美丽的桌布展示给每一位拜访的客人看，在朋友圈中引起了轰动，结果许多人都托这位留学生回国买抽纱产品。这个人看了文章后灵感迸发，立刻给一位在法国的朋友打电话，委托这位朋友寻找市场，自己则在国内挂靠了一家有进出口权的公司，联系了一些工艺精良的抽纱厂家，就这样做起了抽纱出口生意，当年就赚了上百万。

对财富的敏感还包括不忽视小钱。许多人总寄希望于一夜暴富，事实上这种概率很微小，如果一味等待暴富的机会，那么最终你将一无所有。

一对小夫妻到北京创业，没有任何特长，但他们善于用耳朵、用眼睛去发现商机。一段时间后，他们发现了一个商机：快递业的门对门服务。北京有许多小快递公司因人力财力的限制只负责城市间货物对接，门对门服务并没有开展，而这正是顾客所需要的，市场潜力较大。于是，夫妻俩找到一家快递公司提出承接在北京市内的上门接送货物业务，几番谈判，快递公司同意了。于是夫妻俩一人买了一张地铁月票，还买了几辆旧自行车存放在一些较大的地铁站口，每天先坐地铁再骑自行车接送货物。没过多久，他们又联系了好几家快递公司，自己还招聘了一些员工，将几家公司一条路线上的货拼在一起接送。现在他们一年纯利润达几十万，下一步还准备自己开通北京—温州间的门对门货物专递。

有许许多多成功的范例，都是由现实生活中的小事触发灵感的。

有位女士回到家，想把衣领取下来时，发现领子上的纽扣卡在扣眼里了。她把纽扣拽出来，说："我要发明更好的东西系在衣领上。"

后来，这位新英格兰的女人发明了现在随处可见的按扣，方便了人们的穿衣方式。这种纽扣的发明者还发明了另外几种不同的纽扣，并且投入了资金进行生产，一些大厂家闻讯后与她合作。如今，她已经成为成功的女企业家，每年夏天都与丈夫一起乘坐自己的私人汽船到海上旅行。

这个事例说明机会离我们很近，可是我们却往往忽视了它，但这个女人看到了，所以她成功了。

问题中蕴含机会

一次机会来源于一个发现。在发现问题、解决问题中有心人就能发现机会、抓住机会。

琴纳生于1749年，原来是英国的一位乡村医生。他长期生活在乡村，对民间疾苦有深切的了解。当时，英国的一些地方爆发了天花病，夺走了成千上万儿童的生命。琴纳看到许多活泼可爱的儿童染上天花，不治而亡，心里十分痛苦。作为一名救死扶伤的医生，他也深感内疚，心里萌生了要对抗天花的强烈愿望，时刻留心寻找对付天花的办法。

有一次，琴纳到了一个奶牛场，发现有一位挤奶女工因为传染过牛痘病而没有得天花，她护理天花病人，也没有受到传染。琴纳像发现了新大陆一样兴奋不已，他想可能感染过牛痘的人，对天花具有免疫力。琴纳思索到此，不禁连声在心里问自己：“为什么感染过牛痘的人就不会得天花？牛痘和天花之间究竟有什么关系？”他进一步大胆设想：“如果我用人工种牛痘的方法，能不能预防天花？”他隐约感觉到自己已经找到解决问题的突破口了。

沿着这条思路，琴纳开始进行大胆的试验。他先在一些动物身上进行种牛痘的试验，这些动物身上没有不良反应，效果十分理想。接下来，就要在人身上进行试验。在人身上接种牛痘，这是前人没有做过的事，要冒很大的风险，谁也不敢保证不出问题。那么，到底选谁来做第一个试验呢？在这关键时刻，琴纳表现出可贵的牺牲精神——做试验的人必须是儿童，琴纳自己不合要求了，便要自己的亲生儿子来充当第一个试验者。他为了让成千上万的儿童不再受天花之灾，顶住一切压力，在当时还只有一岁半的儿子身上接种了牛痘。接种过后，儿子反应正常，但是，为了要证明小孩儿是否已经产生了免疫力，还要再给孩子接种天花疫苗。但如果孩子身上还没有产生免疫力，那么琴纳的小儿子也许就会被天花夺去生命。为了世上千千万万儿童能健康成长，琴纳豁出去了。两个月后，他把天花疫苗接种到儿子身上。孩子安然无恙，没有感染上天花。这说明孩子接种牛痘后，对天花具有免疫力。试验成功了！

从此以后，接种牛痘防治天花之风从英国迅速传播到世界各地。琴纳——这位普通平凡的乡村医生的发明拯救了千千万万人的生命。18世纪末，在法国巴黎，无限感激的人们为他立了塑像，上面雕刻了人们发自内心的颂词：“向母亲、孩子、人民的恩人致敬！”

的确，很多人的成功源于问题的发现。对这种人来说，没有问题就没有机会；发现了问题，就创造了机会。

日本一家制药公司找问题的方法，可以给我们以启示。

点滴液是给衰弱病人的血管补充营养的药液，以前点滴液都是封在大大的玻璃瓶中，就像一支大号的安瓿。一旦病人需要输液，就由医护人员在玻璃瓶壁上划开一个小口子，将一根橡皮管插进去，再输液。每次都要在玻璃瓶壁上划开一个口子，非常不容易，使用起来要花半天时间来对付这个玻璃瓶。但点滴液是要输到病人的血管里去的，卫生程度要求非常高，千万不能为图方便而让细菌混到里面去。那么，有没有一种办法，既保证了点滴液的卫生和安全，又便于医护人员快捷地使用呢？日本一家制药公司的经理瞄准了这个“不便之处”，他想：如果能够在点滴瓶上动点脑筋，也许就能解决问题。于是，他向全体员工发出命令：“必须造出更便利的点滴瓶。”不久，有位年轻的职员向公司提出了自己的建议：“能否在玻璃瓶的瓶口上加一个橡皮塞？要输液的时候，只要把针头从橡皮塞插进去，滴液就会从瓶中流出来。”公司对他的建议非常感兴趣，马上把他的这项提议申报了专利，然后又制出成品，并大量推广。如今这项小发明已被全世界所采用，在任何医院都是用这种“可无菌使用的且极其方便”的新式点滴瓶来“挂盐水”、“挂葡萄糖”。由于这项简单的专利适应面非常广，产品销量也就非常大，这家医药公司因此所获得的专利收入也非常可观。

可见，很多问题给平庸的人带来的是麻烦和痛苦，而具有一双慧眼的人发现的是机会和希望。

意外中蕴含机会

生活当中常常有许多意外发生，只要你细心观察，意外中也蕴藏着很多的机会。

威廉·宾达从前是个帮邻居做些杂务、赚些工资奉养卧病在床母亲的穷小子。有一次,人家送他母亲一些瓶装汽水，但由于盖子设计不良，打开一闻，汽水都变酸了。母亲的失望深深击痛了他的心，他下定决心，研究改良瓶盖。他搜集各种各样的盖子，苦心研究，发明出一种比当时汽水瓶盖的成本低廉三分之一的金属制的王冠瓶盖。这种垫有软木垫的王冠瓶盖，至今仍被饮料食品界广泛使用。

男士们常用的吉列刀片的产生，也缘于一次意外。

金·吉列从小就喜欢动脑筋，只要有趣的事情，都要加以研究。一次他奉命出差，为了赶上火车，他匆匆忙忙地用不锐利的剃刀刮胡须，结果，把脸刮破了好几处。

金·吉列站在镜子前面，眼看鲜血淋漓的脸孔，不禁怒火中烧,但当他跳上火车时,他竟笑了起来。“对啦！就是它，只要把它研究出来，一定会成功！”他像发现了新大陆似的喃喃自语，这时，他脑海中已浮现“保险刀”的发明题目。

出差回来之后，他马上到五金行去购买必要的工具。要使它不伤害脸部，必须使刀片不接触皮肤才行。他想：最好是用铁板把薄刀片夹紧，使它固定起来。但是，那样子却刮不到胡须。怎么办呢？对啦，在铁板上刻个像梳子一样能够诱入毛发的沟怎样？这是他一再思考后所获得的结论。

经过6年不懈的努力，终于完成了如今这种优秀的“保险刮胡刀”。今天，金·吉列的“保险刀”可以说已征服了世界。这项发明也使金·吉列获得巨大的财富。

生活中常常有意外发生，只要细心观察，意外中也蕴藏着许多机会。

平凡的任务中蕴藏着巨大的机会

很多年轻人都有着远大的理想，这本身是一件很好的事情。如果就此认为自己必须站在一个很高的起点上前进，才能展示出自己志向的远大与能力的高强的话，那你就陷入了一个误区。伟大始于平凡的箴言，我们已经十分熟悉了，但它仍然应该不时地在我们耳边响起。

无论是在生活中还是在工作中，平凡的任务往往被人所忽视，尤其是初入社会的年轻人，往往急于去做一些重要的事来证明自己的价值。然而，由于他们初入社会，没有很多的经验，因此往往会被安排去做一些平凡的工作。于是，他们就会感到受挫，就会消极地应付工作，甚至通过不断跳槽来寻找“足够好的工作”和“足够好的职位”，其结果却是一次又一次地碰壁。

珊妮是天生的运动健将，凭着自身能力被选为大学女子排球队的队长。无论做什么，珊妮都能很容易做得十分出色。

大学毕业后，凭着家族的背景和不错的成绩，珊妮在某城市的杂志社找到了一份工作。她想像着自己是个编辑——一个富有魅力又受人尊重的职位。但是，一开始她只能是个助理编辑。

作为助理编辑，珊妮的工作是核查拟用文稿中的事实和引证。这是紧张又不讨好的工作，作家和高级编辑在拿出文章发表之前，很少去核查事实或挑错。一旦出错，助理编辑是唯一被谴责的人，而且必须写检查。但是，如果核查事实的工作做得好，一年以后就可以转正。然而，珊妮只做了八个月就辞职了。

珊妮又找到了新工作，是亚特兰大的一家出版公司。但结果和上一份工作差不多。“他们对待我就像奴隶，他们需要的只是一个勤杂工，所以我辞了。”珊妮对她的家人和朋友这样解释。

接下来在达拉斯的电视台也是如此，后来她到了西雅图，做项目助理。这个项目是把援助药品送到泰国。但是，珊妮做了一年又辞职了。

珊妮是那种大事干不了、小事又不愿干的人，这种心理是要不得的。因为小至个人、大到公司，它们的成功发展，都来源于平凡工作的积累。那些轻视平凡任务的人，正是因为对平凡的任务缺乏正确的认识，才导致了短视的行为。

作为一个初入社会的新人，应该学会正确地看待平凡的任务。不要以为上司交给你平凡的任务，是不重视你，甚至是瞧不起你。其实，很多时候，上司交给你做每一项工作都是有目的的，他往往从你对待平凡任务的态度、执行的过程和结果中，对你做出判断，给你打分，把你划分到不同的员工类型中去。如果你毫无怨言，做事踏实，说明你是一个敬业的员工；如果你又快又好地完成了任务，说明你工作能力强、有潜力。能力强又敬业的员工每个老板都会赏识，在以后的日子里，一定会有意识地锻炼你、培养你，适当的时候肯定会对你委以重任。反之，如果你不停地抱怨，消极地应付，你就会被认为是一个不值得培养的员工，即使上司不当面批评你，也会暗暗将你打入“冷宫”，那些重要的机会将永远与你无缘。

平凡的任务会为你提供一个学习、积累经验的机会。尤其是作为一名初入社会的年轻人，往往需要经过一个把所学知识与具体实践相结合的过程，因此需要从一些简单的工作开始，并从实践中不断学习。如果你确实很有能力的话，平凡的任务也能让你展现不平凡的风采。如果你在平凡的工作中表现出积极、踏实的态度，说明你具有健康的心态，是一个对工作有热情的人，是一个对工作不挑剔的人，这样就会使你成为一个让人信赖的人。同时，如果你能够用比别人更少的时间、更富有创意的方法，更出色地完成一项看似平凡的工作，这更能够证明你工作能力强，具有很大的潜力，同样能够赢得上司的赏识，得到加薪或晋升的机会。在执行平凡任务的过程中，你还可能建立良好的人际关系，得到周围人的支持和帮助，一个具有良好人际关系的人，自然更容易获得成功。

在这里，我们还必须指出的是，这个世界上并没有多少惊天动地的事情，有的更多的是平凡的工作。就比如那些历史上的著名战役吧，哪一个不是由各种具体而微小的事情构成的？就说时下年轻人感兴趣的网络游戏软件，没有枯燥的写程序，没有反复的画图稿，哪来的绚丽多姿、精彩纷呈的作品？社会需要的是能够在平凡中成长的人，所以，能够认真对待每一件事、能够把平凡工作做得出色的人，才是能够发挥实力的人。不要看轻任何一项工作，没有人可以一步登天。当你认真对待每一件事，就会发现自己的人生之路越来越宽广，成功的机会也会接踵而来。

我们必须牢记，在整个社会体系中，绝大多数人的工作都是很平凡的。虽然平凡，但只要努力去做，和周围的人配合好，依然可以做出不平凡的成绩。

机会蕴藏在批评中

人与人之间存在着批评与被批评的关系，有些人极不情愿接受批评，一旦遇到这种情况，就会气不打一处来。因此，能否接受批评成为许多人的做人障碍，殊不知，机会就蕴藏在他人的批评中。

一般人常因他人的批评而愤怒，有智慧的人却想办法从中学习，与其等待对手来攻击我们或我们所做的工作，倒不如自己主动接受批评并进行自我批评。

诗人惠特曼曾说："你以为只能向喜欢你、仰慕你、赞同你的人学习吗？从反对你的人、批评你的人那儿，不是可以得到更多的教训吗？"

如果有人骂你愚蠢不堪，你会生气吗？愤愤不平吗？下面来看看林肯是如何处理的。

林肯的军务部长爱德华·史丹顿就曾经因为林肯的某些做法而生气。为了取悦一些自私自利的政客，林肯签署了一次调动兵团的命令，史丹顿不但拒绝执行林肯的命令，而且还指责林肯签署这项命令是愚不可及的。有人告诉林肯这件事，林肯平静地回答："史丹顿如果骂我愚蠢，我多半是真的笨，因为他几乎总是对的，我会亲自去跟他谈一谈。"

林肯真的去找了史丹顿，史丹顿指出他这项命令是错误的并阐述了理由，林肯就此收回成命。林肯很有接受批评的肚量，只要他相信对方是真诚的，是有意帮忙的。

我们也应该欢迎这样的批评，因为我们不可能永远都是正确的，连罗斯福总统也只敢期望自己能在四次里面，有三次是正确的。当今最伟大的科学家爱因斯坦，也曾谦虚地承认他的结论99%都是错误的。

法国作家拉劳士福古曾说：“敌人对我们的看法比我们自己的观点可能更接近事实。”

这句话非常正确，可是被人批评的时候，如果不提醒自己还是会不假思索地采取防卫姿态。不管正确与否，人总是讨厌被批评，喜欢被赞赏的。

听到别人谈论我们的缺点时，不要急于辩护，因为只有没头脑的人会这样做。让我们放聪明点也更谦虚一点，想一想：我本来就不完美，也许我真的是不正确的，这个批评可能来得正是时候，如果真是这样，我应该感谢它，并想法子从中获得益处。

有一位香皂推销员，常主动要求人家给他批评。当他开始为高露洁推销香皂时，订单接得很少。他担心会失业，他确信产品或价格都没有问题，所以问题一定是出在他自己身上。每当他推销失败，他会在街上走一走，想想什么地方做得不对，是表达得没有说服力，还是热忱不足？有时遭到拒绝购买后，他会折回去，问那位商家：“我不是回来卖给您香皂的，我希望能得到您的意见与建议。请您告诉我，我刚才什么地方做错了？您的经验比我丰富，事业又成功。请给我一点指正，直言无妨，请不必保留。”

他这个态度为他赢得许多友谊以及珍贵的忠告。他就是立特先生——当代知名的卫生、护理产品公司高露洁的总裁。

正是批评与自我批评，给他们带来了一次又一次成功的机会。

热情会为你带来意想不到的机会

成功学大师拿破仑·希尔认为，在别人面前，那些拒绝或忽视运用自己的热情与关心的人，实际上是把好机会一个又一个地损失掉了。而且，最糟糕的是，他们本身并不知道错过了这些好机会。

有一天，希尔进入一家商店，他在出售手套的柜台前，和商店的一名年轻雇员聊天。雇员告诉希尔，他在这家商店工作已经4年了，但由于这家店主的短视，他的服务并未受到店方的赏识，因此，他目前正在寻找其他工作，准备跳槽。在他们谈话中间，有位顾客走到他面前，要求看一下帽子的款式。这位年轻店员对顾客的请求不予理睬，继续和希尔谈话。虽然那位顾客已经显出不耐烦的神情，但这位年轻的雇员还是不予理睬。最后，他把话说完了，这才转身向那名顾客说："这儿不是帽子专柜。"那名顾客又问，帽子专柜在什么地方。这位年轻人回答说："你去问那边的管理员好了，他会告诉你怎么找帽子专柜。"

希尔认为，4年多来，这位年轻人一直拥有很好的机会，但他却不知道。他本来可以和自己所服务过的每个人结成朋友，而这些人则可以使他成为这家店里最有价值的人，因为这些人都有可能成为他的老顾客。但是，他对顾客冷淡的态度是抓不住回头客的。

一个雨天的上午，有位老太太走进匹兹堡的一家百货公司，漫无目的地在里面闲逛，很显然是一副不打算买东西的样子。大多数的售货员只对她扫一眼，然后就自顾自地忙着整理货架上的商品，谁都不招待她。但有一位年轻的店员看到了这位老人，立刻主动向她打招呼，很有礼貌地问她，是否有什么需要帮忙的。这位老太太对他说，她只是进来躲雨的，并不打算买任何东西。年轻店员说，他们同样欢迎她的到来。他主动和她聊天，以显示他欢迎的诚意。当那位老太太离开时，年轻人还送她到门口，替她把伞打开。这位老太太向年轻人要了张名片就走了。

过了几天，年轻人突然被公司老板叫到办公室。老板向他出示了一封信，是位老太太写来的。这位老太太要求这家百货公司派一名销售员前往英格兰，代表该公司接下主持装修一所豪华住宅的项目。

这位老太太就是钢铁大王卡内基的母亲。

在这封信中，卡内基的母亲特别指定这名年轻人代表公司去接受这个项目。这个项目的交易额十分庞大，这位年轻人因此得到了晋升的机会。

上述故事中机会的取得与年轻人的热心是分不开的，他为自己创造了一次成功的机会。

需求也是一种机会

一切商机蕴于需求的满足之中。发现商机，要从需求着手，从需求的短缺中发现可能的商机。

一切财富均隐含于需求当中。只要在需求的失衡中发现了商机，就有可能找到你的财富之门。

所以要善于对人们的消费欲望进行挖掘和开发，从需求中创造成功。

商机的识别紧跟需求而行，然而需求并不是一成不变的，恰恰相反，需求时时刻刻都在发生变化。这要求人们不仅要从静态，而且要从动态的角度发现商机，在需求的转换之中发现商机。

一切商机都体现在现实的需求之中，谁抓住了现实需求，就能在其中发现获取财富的商机。现实中人们的许多需求往往是互相制约、互为补充的。如果我们能够发现需求之间的相互联系并巧加利用，往往更能收到神奇的效果。

委内瑞拉有个名叫图德拉的工程师，他一直想做石油生意。虽然一无关系，二无资金，但他凭着灵通的信息、独特的思路，最终实现了自己的梦想。

图德拉先来到阿根廷，了解到那里牛肉生产过剩，但石油制品紧缺，他就同有关贸易公司洽谈业务。“我愿意购买两千万美元的牛肉，”图德拉说，“条件是，你们向我购买两千万美元的丁烷。”图德拉提出的条件正是投其所好，所以双方的买卖意向很快确定下来。

他接着又来到西班牙，对一个造船厂提出：“我愿意从贵厂购一艘两千万美元的超级油轮。”那家造船厂正为没有人订货而发愁，当然非常欢迎。图德拉话头又一转：“条件是，你们得购买我两千万美元的阿根廷牛肉。”牛肉是西班牙居民的日常消费品，况且阿根廷正是世界各地牛肉的主要供应基地，造船厂何乐而不为呢？于是双方又签订了一项买卖意向书。

图德拉又到中东地区找到一家石油公司：“我愿意购买两千万美元的丁烷。”石油公司见有大笔生意可做，当然非常愿意。图德拉又话锋一转：“条件是你们的石油必须租用我在西班牙建造的超级油轮运输。”在当地，石油价格是比较低廉的，贵就贵在运输费上，难也就难在找不到运输工具，所以石油公司也满口答应，彼此又签订了一份意向书。

细细算起来，这宗生意实质上是以运输费顶替了油轮的造价，三笔生意全部完成后，这艘油轮就归图德拉所有。有了油轮就可以大做石油生意，最后他如愿以偿。

利用信息，巧于周旋，使交易各方都取得了他们所需要的东西，又出售了亟待销售的产品，从而使自己从中获取了巨额利润。这就是图德拉迂回经营的妙招。

要识别现实需求中的商机,就必须具备对信息的分析、推理能力。

世界上所有生意都是由供求关系决定的，善于发现供求关系的变化与趋势，也就把握住了赢得财富与成功的机会。

市场供求平衡是相对的，不平衡是绝对的。供求不平衡是因双方的观点与看法存在着差异，这种差异性就是市场的潜力所在。一旦捕捉到了市场中存在的差异，也就捕捉到了商机。差异造就市场，寻找差异，也就是寻找市场。

在现实生活之中，供需失衡往往存在于一些极有希望的领域之中。抓住了这些商机，就等于获得了一片大有可为的广阔天地。

在供需失衡中发现商机，同样不能用静止的眼光，因为供需之间的矛盾也是在不断变化的，因此，利用供需失衡也要注意发展与变化。

1952年，日本四国岛渔民很穷，渴望能打更多的鱼，就需要更换更好的渔船。坪内寿夫看准了这一形势，购下了已经荒废三年、一片破败的来岛造船厂。为了避开日本政府对500吨级以上船只的种种苛求，坪内寿夫把渔船的吨位定在499吨。仅一吨之差，即免去了渔民们诸多的繁杂手续，又使渔船具备了足够的吨位，这正是渔民们想要的那种船。坪内寿夫大胆地采取分期付款的方式卖船，这几招使不少渔民欣然接受。仅仅8年，来岛造船厂如新军突起，一跃成为日本知名的大造船厂。

总之，当一种产品出现供需失衡时，常常其中就蕴藏着极为可贵的商机。但是，供需失衡并不一定表现得明显，因此，这就需要人们具备敏锐的注意力，以准确地把握商机。

对身边需求的留心观察，日本松下电器公司可以说做得十分出色。提到松下电器公司，除了它制作精良先进的家用电器外，就不能不提到它的创始人松下幸之助先生。说起来，松下先生的发迹得益于女性之间随意议论的启发。

年轻的松下幸之助最初是某电器公司的一名见习生。一次，他偶然中听到几个买东西的家庭主妇议论电源插座都是单用的，很不方便，如果一个插座能够同时供几件电器使用就方便多了。

松下先生从妇女的议论中抓住了市场需求，但当他向老板建议生产多用插座时，却被老板训了一顿。

老板的无理，促使松下决心自立门户。1918 年，松下在 24 岁时，成立了“松下电器制作所”。首批产品是“三通”电源插座，投放市场后很受欢迎。松下因此获得了成功。

自那以后，虽然松下电器还经历了许多次商海浮沉，但松下先生注意听取那些不同的意见，甚至是很大胆的想法，并注重女性特别是家庭主妇的需求，为企业发展创造出一个又一个机会。

1985 年 10 月，松下电器公司用 5 名女职员组成一个开发小组，由她们根据日常生活需求提出的新产品设想，令男同事大为惊讶。

比如内衣的晾干问题一直是困扰家庭主妇的大问题。据调查显示，2/3 的年轻女性每晚都要洗自己的内衣，而又大多不喜欢把自己的内衣晾在屋外，主要是因为不雅观。可是她们中间很少有人能够买得起 7 万日元一部的烘衣机，而且公寓的狭小空间也难以容纳这个庞然大物。

在 5 人开发小组的建议下，松下电器公司设计了一种不会对内衣产生任何破坏的小型廉价烘干机，售价为 1.5 万日元。该产品推出后，极为畅销。

松下电器公司熨斗部门研究小组的 7 位女性发现，许多女性都希望马上除去衣服上的食物气味。因为在厨房炒一次菜或是在烧烤店吃了一顿饭后，衣服上的食物气味要一天以上才能完全消失。如果收进衣橱，还会发生“串味”现象。通过研究，该小组发现，蒸汽能有效地祛除异味，于是技术人员研制开发出一种售价 6600 日元的蒸汽刷子，在市场上很受消费者的欢迎。

特定的人群便有其特定的消费需求。不同性别、不同年龄的消费者，由于其生理特点和生活实践的不同，在消费心理上所表现出的特点也会有所差别，而机会就是从对这些需求的观察中发现的。

机会常常隐身于不起眼的角落

有时，机会的身影悄声无息，自然就不那么惊天动地，所以发现它的人要细心留意才行。其实一个人如果时刻都能够做到从小处着眼，从细处发现，相信定有收获。

每天都会有新的机会产生，它就在我们的身边，只要人们留心观察身边小事就会发现机会的身影。一些看起来不重要且不起眼的信息，一旦经过有心人之手就会转化为可供利用的机会。

机会产生时，犹如远处洋面上悄然而起的波浪，带有相当的隐蔽性，为常人所不知。同时，在这个时候介入通常带有一定的风险，它的不确定性以及他人的不理解或冷嘲热讽，都会蒙蔽我们的眼睛。当它越来越近，最终为每个人都认清时，机会就已冉冉逝去。

罗欧·魏格纳是华尔街一位卓有成就的财务专家。10年前，他在寻找一种自己能够精通并且作为终身事业的行业。当时，虽然有不少令人心动的行业可选择，可是他却出人意料地购买了博瑞尔咨询服务公司。博瑞尔公司一开始的业务是专为美国达官要人剪报，因为这些人想知道报章杂志对他们的言谈举止、所作所为有什么样的评价。在一个不太大的工作室中，博瑞尔公司的工作就是钻在那些纸堆里，剪下顾客所需要的各种文章。后来公司发展成为美国首家使用电脑剪报的公司，其营业额在1998年达到2000万美元。现在它的业务范围已包括电视和广播新闻报道内容的搜集。

不起眼的“冷门”行业，因为魏格纳独到的眼光和专业的经营，有了卓然可观的成绩。可见，机会的出现并不是大张旗鼓的，而是悄无声息的。只要你有一双善于捕捉的眼睛，在不起眼的角落也能发现机会。

机会是无限的

有很多人抱怨现代社会机会太少了。“年轻人的机会不复存在了！”一位学法律的学生对丹尼尔·韦伯斯特抱怨说。“你说错了，”这位政治家和法学家答道，“最顶层总有空缺。”

在这世界上，成千上万的穷孩子最终发财致富，出身卑微的人士成就大事。谁说没有机会？卡耐基说，对于善于利用机会的人来说，世界到处都是门路，到处都有机会。

许多人认为自己贫穷，实际上他们有许多机会，只是需要他们在周围和种种潜力中去发掘。据统计，在美国东部的大城市中，至少94%的人第一次挣大钱是在自己的家乡，或在家乡附近，而且是为了满足日常、普通生活的需求。对于那些看不到身边机会、一心以为只有远走他乡才能发迹的人，这不啻是当头一棒。机会是无限的。只要你善于观察，你的周围到处都存在着机会；只要你善于倾听，总会听到机会对你的呼唤；只要你肯伸出自己的手，机会永远与你结伴而行。

那些善于利用机会的人在发现机会与把握机会的时候如同撒下了种子，终有一天，这些种子会生根—发芽—结果，给他们自己或是别人带来更多的机会。

成功的机会是无限的。在每一个行业中，都有无数的机会，足以去发明产品、改善制造和管理的过程，甚至去提供比竞争对手更优越的服务。但是，每个机会都是稍纵即逝的，除非你去抓住它，并善加利用。

克鲁姆是位美国印第安人，也是炸马铃薯片的发明者。1853年，克鲁姆在萨拉托加市高级餐馆中担任厨师。一天晚上，来了位法国人，他吹毛求疵地挑剔克鲁姆的菜不够味，特别是油炸食品太厚，无法下咽，令人恶心。

克鲁姆气愤之余，随手拿起一个马铃薯，切成极薄的片，骂了一句便扔进了沸油中，结果捞出来一尝，觉得好吃极了。不久，这种金黄色、具有特殊风味的油炸土豆片，就成了美国特有的风味小吃继而进入了总统府，至今仍是美国国宴中的重要食品之一。

生活中有许多随处可见的机会，即使是自己无意中的小主意有时也可能是机会，当机会来临时，你一定要留心，千万别放过它。

美国大西洋城有一位名叫尊本伯特的药剂师，煞费苦心研制了一种用来治疗头痛、头晕的糖浆。配方搞出来后，他嘱咐店员用水冲化，制成糖浆。

有一天，一位店员因为粗心出了差错，把放在桌上的苏打水当做白开水，没想到一冲下去，“糖浆”冒气泡了。这让老板知道可不好办，店员试尝了一下味道，觉得还挺不错的，越尝越感觉有滋味。闻名世界、年销量惊人的可口可乐就是这样发明的。

有时候，机会会自己找上门来，就看你能不能发现。

日本大阪的富豪鸿池善右当初不过是个东走西串的小商贩。有一天，鸿池与他的佣人发生摩擦。佣人一气之下将火炉中的灰抛入浊酒桶里（当时日本酒都是混浊的，还没有今天市面上所卖的清酒），然后慌张地逃跑。第二天，鸿池查看酒时，惊讶地发现，桶底有一层沉淀物，上面的酒竟异常清澈。尝一口，味道相当不错，真是不可思议！后来他经过不懈的研究，认识到石灰有过滤浊酒的作用。经过十几年的钻研，鸿池制成了清酒，这是他成为大富翁的开端，而鸿池的佣人却不知道，是他给了鸿池致富的机会。

这样的例子还有很多，只要你善于观察，勤于思考，就会发现身边的机会很多。

住在纽约郊外的扎克，是一个碌碌无为的公务员，他唯一的嗜好便是滑冰。纽约的近郊，冬天到处会结冰，每到冬天，他一有空就去滑冰自娱，然而夏天就没有办法滑个痛快了。去室内冰场是需要钱的，一个纽约公务员收入有限，不可能常去，但待在家里又深感日子无聊。

有一天，他百无聊赖时，一个灵感涌上来："鞋子底面安装轮子，就可以代替冰鞋了。普通的路就可以当做冰场。"几个月之后，他跟人合作开了一家制造这种产品的小工厂。做梦也想不到，产品一问世，立即畅销全世界。没几年工夫，他就赚进 100 多万。

机会是无限的，它无处不在，你只需勤于思考，勤于寻求，成功就不会是梦。

第三章　人脉就是机会

很多机会来自人脉

曾经有人说："一个人70%的机会来自人脉。"这句话是很有道理的，人脉为你提供了这样的平台：既让你认识别人，也让别人认识你。当彼此之间能够了解的时候，活动就可能得到回报——友谊和机会。火花收藏家吕春穆的例子值得我们思考。

吕春穆原是北京一所小学的美术老师。一天，他在报纸上看到有人利用收集到的火柴商标来激发创作灵感的报道，吕春穆决定开始收集火花。于是，他参加广泛的交际活动，首先印了五百多封诚恳的信件寄到各地火柴厂家，不久就收到九十多个火柴厂的回信，并得到几百枚各式各样的火花。

从此，吕春穆参加交际活动都以"花"为媒介。后来，他认识了在报社工作的一位朋友。这位热心的朋友一次就送给他十多套火花，还给他提供信息，介绍他认识新朋友。于是，他先后结识了国内50多位未曾谋面的花友。他与各地朋友交换藏品，互通有无，利用休闲时间走访各地的朋友，还通过各种方法与国外的集花爱好者建立起联系。就这样，在人脉圈中他得到了很多机会，并增长了许多见识。

后来，吕春穆开始在报刊上发表关于火花知识的文章，还成为《北京晚报》某栏目的撰稿人。他的火花藏品得到了各界人士的好评，因此也跻身于收藏家的行列。

事实证明，人们机会的多少与其交际能力和交际活动范围的大小几乎是成正比的。因此，你应把开展交际与捕捉机会联系起来，充分发挥自己的交际能力，不断扩大交际圈，发现和抓住难得的发展机会，进而拥抱成功。

尤敏是鲁迅美术学院的一位高才生，读书的时候老师都认为她日后一定会有大出息。可是几年之后，她的同学有的在外企做了艺术总监，有的在大型服装厂做了设计师，都取得了不错的成绩。而尤敏依然是一个不入流的画师，靠着每幅画几百元的收入维生。原来尤敏性格高傲，在企业中常常和别人搞不好关系，因此，在职场上一直发展得很不顺利。这一切都是因为尤敏不懂得如何与人交往，不懂得人与人相处能带来机会。

在中国百富榜上数十位成功企业家最看中的成功要素中，机会排到了第二位，由此可见，机会对事业的影响是非常大的。而一个人的机会大部分都来源于人脉。当你手中有资金，想要做一个稳妥的投资时，你第一个想到的就是朋友。因为朋友是你所了解的，也是你所信任的；当你的生意需要找人合作时，你想到的同样是朋友，因为与朋友合作就降低了风险，成功的几率也更高。

那些拥有广泛人脉资源的人，从来不愁没有机会，因为他的朋友会主动为他送上机会；当他有了好的机会，也会和朋友一起分享，这样，才能使彼此的事业共同进步。

关系的优势贵于钻石

天下如果有飞不起来的气球，那是因为没有给它打气；天下如果有一辈子都不走运的人，那是因为他没有足够的关系积累！生命中如果没有一个贵人出现，可能会过得非常艰辛。能够对你有所帮助的人，不会毫无机缘地出现。关系网络的建设需要你用心地寻找和发现，需要积极主动地投入和参与。

成功人士一般都具备超人的交际能力。善于结交朋友，建立有效的关系圈，寻求前辈们的指导，对每个人来说都是重要的交际技能。你必须和周围的人自然和谐地相处，你必须充满自信地参与社交活动，接受人们对你表示出的友好，最重要的是，向别人主动展示你的热情。许多人抱怨没有机会，实际上他们有许多机会，只是他们需要运用比钻石更珍贵的交际能力去发掘机会。

很多人都认为，读 MBA（工商管理硕士）75%的作用在于可以建立起强大的人际关系网。因为求学期间的同学大都是行业内颇具实力和影响力的人物。这些关系都是不可多得的财富，他们今后可能会为你的事业带来帮助。在国内读 MBA 可以建立起实用的人脉网，在国外读 MBA，同学会遍布全世界，为将来进入全球化领域（如银行、投资等领域）提供强大的资源。MBA 学习最重要的功能之一就是结识一批本行业的精英，从而建立宽广深厚的关系，同班同学、校友就是自己经营未来事业的支撑。如果没有这一点人脉支持，MBA 就会贬值很多，这就是名校 MBA 最大的魅力。一个世界级的关系网是千金难买的财富。

一流大学的魅力相当程度上来自于它的人脉圈子。如果就读于知名的大学，你必然会结识一批你这个时代杰出的年轻人。

很多人看了参加企业商学院培训的名单后都会惊叹，其中绝大多数人都是他们生意上或者潜在生意上的合作伙伴，能在一起学习对每个人来说都是有利的。越来越多的企业逐步重视起 MBA 教育的人际关系效应，越来越多的企业不惜花费大量金钱构筑自己的人脉关系网。有些企业赞助的商学院花钱请人来上课，班上很多学员都是企业中高级的管理阶层，因为企业愿意免费为那些最能影响企业发展的人提供这种教育。北京大学光华管理学院有 6 个 MBA 班，其中 3 个是诺基亚公司出资办的。光华管理学院与诺基亚公司合办的 MBA 班中，学员主要是电信运营商和政府高级官员，这些人都是可以影响公司生意的关键性人物。所以有人说，诺基亚是“项庄舞剑，意在沛公”。MBA 班上汇集的是国内外管理界的精英，通过一起学习，自然会建立起非常牢固的同学关系，这对公司的发展来说，是非常有利的。

虽说是金子就会闪光，但那也需要有人能看见。现实中不乏这样的人，相貌堂堂，胸怀大志，才华满腹，既有学历，又有超人的工作能力。然而，他们却始终不得志，甚至是别人眼中的失败者。究其原因，是没有好的人脉助他们成功。人脉是一盏灯，在人生的山穷水尽处，可以指引你柳暗花明又一村。

关系会带来更广阔的视野

人们每天早上起来，都会在镜子面前打扮自己，左照右照看看是否得体。人际关系的作用，有时就像出门前的镜子。如果你花了几个通宵完成了一份计划书，你一定非常想知道它能否被公司领导接受。但是谁能够在你走进领导办公室之前，给你一个非常准确的忠告呢？此时你就可以利用你的人际关系，邀请一个懂行的而且见解深邃的朋友来家里，阅读你的计划书，请他为你提出建设性的意见。你的朋友一定会认真看完，并给你提出了建议，他也许会从一个旁观者的角度，发现你根本预想不到的错误。你的朋友也许还会告诉你，这个计划书最精彩的部分是哪些。

难道你不需要这样的朋友吗？不管你是因为计划书需要讨论，还是决定去找老板谈加薪问题，或者你有更重要的事情需要做出决策，朋友都可以做你的最忠实的咨询者。他们可以帮你出谋划策，告诉你哪些是错误的，哪些是正确的。这样做，你成功的机会就会大增。

人们在社会生活中，会形成形形色色的人际关系。加入一个关系网络，并在网络中扮演好自己的角色，是搞好人际关系的基础。

一旦你加入了某个关系网络，在新朋友的帮助下，就能比较迅速地扩展自己的眼界，获取新的知识，以前在自己身上存在的某些缺点，也会被新朋友及时地发现，使你很快地得到纠正。依靠朋友你不但可以发现自身的毛病，也能使你看清竞争对手。在竞争的社会，你必须尽快地发现竞争对手的问题，才能“知己知彼，百战不殆”。

相信任何人都不想成为最后知道消息的人，但是，有许多重要的信息，并不一定都有一个正规的、公开的传播渠道，而是有可能来自四面八方，来自你的人脉关系网络。也许你的人脉网络里有亲戚、朋友、客户、员工等，他们可能会第一时间告诉你关键的内部消息，使你在决策中不会产生盲点。

人脉是你的一面镜子。“以人为镜，可以明得失”，人脉资源的第一层意义，便是从人与人的交往中学习，从人脉资源中获得一种人生资源。在与人交往中，人们可以学到以下三方面的知识。

1. 了解自己

一般人都爱犯一个毛病，就是自以为最了解自己。事实上，一个人对自己的所知极为有限，有时无法具体地描述自己的个性、能力、长处和短处。当你以为“这就是真正的自己”时，通常只看到“有意识的自我”和“行动的自我”，而这些都只是自我的一部分而已。

人们很难掌握自己，常用的办法是拿自己与周围的人比较，或者与人的交往中逐渐看清楚别人眼中的自己，有时候甚至必须在长辈的斥责和朋友的规劝之后，才能恍然大悟，掌握到真实的自我。除非有别人作为镜子，否则你也许永远不会知道自己是什么样子。

2. 了解社会

人们习惯于从日常生活中了解这个社会，别人的生活经验、书报杂志和传播媒介也可以帮助人们了解社会。可是从生活体验中捕捉到的社会毕竟太狭窄了，就如坐井观天一样，使人们难以做出准确的判断。报纸和其他传播媒体所提供的也只不过是一张“地图”，光靠这张“地图”，当然更掌握不到生活的本来面目。由片面的个人经验塑造出来的世界观可能是狭隘的。随着人脉资源的扩大，才能慢慢得到修正。

简单地说，只有与人交往才有可能掌握真正的现实社会，进而扩大自己的世野。

3. 了解人生

人们的一生无时不在受着他人的影响，这些人可能是父母亲友，也可能是自己的上司和同事。从他们身上，人们不仅可以看到自己，更能了解整个社会，同时也因为他们的生活态度而认识人生。

人脉是一面镜子，它不仅能开阔人们的视野，更能丰富人们的人生。

要顺利办事，人脉不可或缺

一个人要想在社会生活中顺利办事，是离不开人脉的，人脉虽然不一定能让你事事办成，但会给予你更大的成功机会。

盖茨和艾伦创立他们的微软公司时，他们拥有的产品是一种用来计算汽车流量的机器。他俩凑了 360 美元买了一台英特尔公司的 8800 处理机，并用延期付款的办法聘请了一位工程师，来帮助他们设计硬件。而他们开发的软件则通过横穿马路的橡皮管子更科学地统计出交通流量。这个系统配有一种16个打孔的纸带，功能是原来用于老式电传打字机8孔纸带宽度的两倍。每次汽车通过橡皮管，机器就以2进制的两个数字“0”和“1”把车次的记录打在纸带上，这些数字反映了时间和流量。

软件虽然简单，但是有助于确定最佳的交通管理方法，安排交通红绿灯的时间长短等。盖茨通过父母的关系，找到了一位主管交通的市政官员，向他推销自己的产品。于是西雅图街头的交通控制系统用上了他们设计的软件。这一次，交通数据公司大约赢利2万美元。

随后艾伦开始在各州巡回推销这套软件，甚至一度还到加拿大等国进行推销，但是由于缺少可靠的社会关系，产品的推广一直没有成效。反倒是盖茨通过父母所做的努力既省事,又有现金入账。当时没有多少人知道设计者是两个少年。“这并不重要，”盖茨说，“重要的是我的成果能够得到真正的应用。”

当盖茨创立微软公司时，他仍然只是一个无名小卒，只是位在大学读书的学生，没有太多的人脉资源。但是，还是签到了公司的第一份大合约，这份合约是跟当时全世界第一强的电脑公司——IBM签的。

合约签订之前，盖茨并非毫无顾虑。IBM高层会重视小小的微软吗？微软能钓到这么大的“鲸鱼”吗？盖茨家人的人脉资源又一次派上了用场。盖茨的母亲是IBM的董事会董事，IBM新任董事长是盖茨母亲的朋友。盖茨母亲的成就和人格为自己的爱子做了最好的担保。

这条大“鲸鱼”给盖茨带来的不是一次性的收益，而是长久的宣传作用。随着IBM个人电脑销量日增，MS-DOS的影响也与日俱增，为其开发的应用软件也愈多，微软DOS也因之而成为行业的唯一标准。盖茨最终成为最大的赢家。

当然，盖茨还不断发展国外的关系，让员工去调查国外的市场以及开拓国外市场。盖茨有一个非常好的日本朋友叫西和彦，他为盖茨讲解了很多日本市场的特点，为盖茨找到了第一个日本个人电脑项目。盖茨开发的软件得以在1977年就打入日本市场，其后的数年中两人更是成为莫逆之交，身材圆胖、举止浮夸的西和彦把日本营造成微软的第二大市场，仅次于美国。

盖茨在微软成长之后，也逐渐地拓展自己在商界的社交，他和世界著名富豪沃伦·巴菲特有着不错的私交，他们相识于1991年西雅图的一次社交活动上，两人惺惺相惜，其后就一直保持着联系。盖茨对商业的敏锐性让沃伦·巴菲特折服，而沃伦·巴菲特的投资理念对盖茨的商业哲学也有着一定的影响，他们经常在一起打桥牌。在2001年，当盖茨为反垄断案焦头烂额时，沃伦·巴菲特也站出来为老朋友仗义执言。

比尔·盖茨经历了商海沉浮，他知道如何利用自身拥有的人脉关系抓住身边的赚钱机会，于是，他成功了。在他财富的背后，隐藏着一种更为根本的东西，那就是让他成名或致富的秘密，让他跌倒后重新站起来的经验：人脉关系是比金钱更宝贵的财富。

你要想成为比尔·盖茨那样的人，就要学习他处理人际关系的法则。

在交际中寻找更多的机会

社交的成败往往取决于交往中谁占的优势比较多，所以你应该学会开发自己的交际优势，掌握交际的主动权，这样才能建立起良好的关系，为自己赢得机会。

交际优势可以分为两种：一是本色优势，比如地位、财富等赋予人们的某种优势；二是争得优势，就是发挥主观能动性，运用自己的智慧，开发创造出来的交际优势。比较而言，后者更为重要。下面列举几例。

1. 制造形象优势

有一家公司经营不景气，产品积压，资金短缺，发不出工资。为了摆脱困境，公司必须开拓市场。有一次，经理与一位港商谈判，希望能得一份订单。他在经济十分拮据的情况下，把谈判的地点定在一家四星级宾馆，还从朋友单位借了一辆豪华汽车，亲自带上秘书和工作人员去迎接港商。结果，这次谈判很顺利，他们接到了订单，工厂出现了转机。

可以说，这位经理很善于创造优势，他通过选择谈判地点、车辆等加强了自己的交际形象，给对方造成一种有实力的印象，因而在谈判中占据了主动地位。假如不这样，结果可能就是另一种情形了。

2. 展示成果优势

有一位青年学者到特区谋职，他没有像一般人那样说自己有多大的本事，也没有夸夸其谈。他抱了一摞书，走进应考室，给每个考官一本，说："这是我这几年出版的几本书，请各位领导指教。"这几本书一放，几个领导的眼神立即发生了变化，在审视中透出了敬意，接着用商量的口吻说："你到我们单位来，有什么想法？"他们发现了一个人才，也可以说是自己送上门来的人才，岂能放掉？这次会见，一锤定音，他被录用了。

显然，这个青年是用了心的，他知道如何推销自己。通过实物展示自己的才干，这种方式是很有征服力的。

3. 利用地域优势

有一位北方来的客人，到海南岛办事，接待他的是一个当地青年。一开始青年就说："这件事不好办。"意为没有谈判的余地了。可北方的客人换了一个话题："你去过北京吗？”“没有。很想去的，可是没有机会。”他抓住这个机会说：“我是北京人，你要去北京，我来安排你吃住行。”这样一说，青年的口气不同了。接下去他们谈得十分投机，刚才已经结束的话题又重新提起并且前景光明。

很多外省市的人对首都北京有一种天然的向往。这位北京人很好地利用对方的这种心理，及时展示自己的地域优势，彼此之间的距离也就拉近了很多。你的家乡也可以成为谈判的资本，关键看你是否会用。

在交际中，只要开动脑筋，总是可以为自己制造出某种优势的。不过，在利用、创造和展示自己的优势时，必须注意几个问题。一是应该认识到优势是相对的，要因人而异。对于任何一个人来说，优势没有绝对的意义，只有针对具体人才会算得上是优势。这就告诉我们，在展示自己的优势时，要根据对方的情况来决定，不能一相情愿。二是要根据现场的情况灵活地利用优势。交际者要有很强的观察力和判断力，要根据交际现场的情况变化，及时捕捉信息，抓住对方的劣势和心理，以此决定自己的对策，展示和创造自己的优势。三是展示优势要自然得体，不要弄巧成拙，如果表现过了头，就可能走向反面。

拥有交际优势的一方往往可以取得交际主动权，从而在一定程度上左右对方，使形势朝着有利于自己的方向发展，并帮助自己取得成功的机会。

主动结交成功之人

懂得为自己的未来打算的人，具有长远的眼光，这种眼光包括主动去结交成功人士。懂得主动结交成功的人更容易得到走向成功的机会，至少可以让你少走些弯路。

事业成功的人，有赖于比自己优秀的朋友，不断刺激自己力争上游。和优秀的人相识，并不像通常想象的那么困难，尤其是年轻人更需要具备这种意识，把握成功的机会。

美国少年亚当在杂志上读了某些大实业家的故事，很想知道得更详细些，并希望能得到他们对后来者的忠告。

有一天，亚当到了纽约，早上 7 点就出现在了威廉·亚斯达的事务所。在一间屋子里，亚当立刻认出了面前的那个人就是自己所要拜访的人。亚斯达刚开始觉得这少年有点讨厌，然而一听少年问他“我很想知道，我怎样才能赚得百万美元”时他的表情变得柔和起来，随后两人竟谈了一个小时。亚斯达还建议他应该去访问一下其他实业界的名人。

亚当照着亚斯达的指示，走访了一流的商人、总编及银行家。

在赚钱方面，他所得到的忠告不见得对他有多少实际的帮助，但是与能得到成功者交谈的机会，却给了他自信。

过了两年，亚当成为他学徒的那家工厂的所有者。24 岁时，他成为一家农业机械厂的总经理，为时不到五年，他就如愿以偿地拥有了百万美元的财富。

亚当活跃在商界多年，总结出了自己成功的一个信条，就是多与优秀的人结交，建功立业的前辈能带给你一个改变命运的机会。

杰克是美国印第安纳州一个小镇上的铁道电信事务所的新雇员。16岁时他便决心要独树一帜，27岁他当了管理所所长。后来，成为俄亥俄州铁路局局长。

他给刚进校门读书的儿子的忠告是："在学校要主动和一流人物结交，有能力的人不管做什么都会成功……"

不少人总是乐于与比自己差的人交际，这的确可以得到慰籍。因为,在与这些人交际时,能产生优越感。可是从不如自己的人当中，显然是学不到多少东西的。在交朋友时要善于考虑并选择比自己更优秀的人，这种意识可以使你离成功更近一步。

积极结交各行业的人

生活中，你应该努力地与各行业人员接触，并学习其他行业的知识。只固守在自己的同行之中，你就无法建立多层面的人际关系。虽然你具备了完整的专业知识，但在这个复杂的社会中，只具备自己工作领域的知识是不够的，若不去了解其他行业的人的想法与行为，就无法得到更多的成功机会。

要想成为一个具有丰富的知识与悟性，情感与智慧的有魅力的人，不但需要吸收自己本行的专业知识，还要了解不同性质行业中的知识，这不但可以增加自己的见闻，更可以交到许多不同的朋友。

日本的综合性贸易公司之所以能在世界上独占鳌头，就是因为这些综合性的贸易公司不只是销售产品，更重要的是知识的供应。由于他们能够提供多元化的知识与商品，所以能够发挥出独特的效果，吸引更多的顾客上门。

除了自己的本行之外，交往的对象扩及其他各行各业可以增加自己的知识及人脉。

然而，这并不是说要特意地结交各种行业的人。最简单可行的是和自己的中学或大学同学及以往的故友保持联络，所以踊跃地参加同学会是一个很好的方式。

一个人有无智慧，往往体现在做事的方法上。山外有山，人外有人。自然，多结交其他行业的人，扩展自己的人脉，助己成功，是必不可少的成事之道。

如果你是个不擅交际但是又想结交新朋友的人，建议你平时努力地培养兴趣，多参加各项体育活动，旅行、野营活动等都是很好的办法。具有一种独特的爱好是结交新朋友不可或缺的条件。

利用爱好建立起来的人际关系，远远超过了年龄、职业和地位的限制。因为工作关系而结交的朋友，如果能够有共同兴趣，就容易在下班的时间以轻松的心情在和谐的气氛中交往，建立起好的人脉，从而会更有利于工作的开展。

与人为善天地宽

人类是个相互依赖的群体，在社会生活中，谁都离不开谁。因此，和谐的人际关系，能为一个人的顺利成长提供机会。但在现实生活中却不是每个人都能拥有和谐的人际关系，因此，以下几种方法可能会帮你拥有更多的人脉。

1. 不以自我为中心

对现代社会的人们来说，“以自我为中心”的心态普遍存在。在我国，随着“1+2+4”结构家庭的增多，这一问题日益突出。

小巩以优异成绩考入一所重点大学后不到半年，就被劝退回家。其根本原因在于他总以自我为中心，自私自利的心态很严重。他是家里的独子，从小娇生惯养，在家里所有人都必须以他为中心，稍不顺心，就大吵大闹，直到父母让步为止。上学后情况更为严重，为了保证和他同时吃早饭（否则他不吃），他爸爸甚至辞去了一份收入不错的工作，他在做作业和睡觉时更是不允许父母发出一点声响。可上了大学后，在集体宿舍里，他却不能这样了，他开始抱怨别人睡觉时的呼噜声，指责别人晚睡觉的习惯，与同学的关系极为紧张。期中考试的不理想更打击了他的自信心。当一个同学不小心碰坏了他的水瓶后，更是认为别人故意找麻烦，并因此把同学打成重伤。就这样，他提前结束了短暂的大学生活。

小巩退学的原因在于“以自我为中心”的心态作祟，他不知道自己只是社会中的普通一员，并没有高人一等的地方。这种心态的碰壁，使得他内心失衡，生活在紧张的人际关系中，最后与人发爆发激烈的冲突。

要时刻反省自己是否有“以自我为中心”的心态，是否有总是以自己为出发点来思考问题的倾向。如果存在，则应及时修正，把自己的注意力投向他人，在关注别人的同时做出自己的选择。

2. 欣赏、尊重别人

每个人都有许多让别人欣赏的优点，世上不会有十全十美的人，但也不会有一无是处的人。与别人相处时，一定要善于欣赏别人的优点，尊重别人的劳动，这样才能获得和谐的人际关系。

高明的人懂得欣赏别人，而不是去挑剔别人。人与人相处要善于赞扬别人的优点，而不能总是去指责别人的缺点，更不能盯住别人的短处咬住不放。

3. 勇于敞开心扉

生活中，有很多人出于“要面子”的心理，在与人交往、与人合作的过程中，不愿敞开自己的心扉，不愿暴露自己的弱点，在表现出“完美”形象的同时，使自己失去了改正弱点和错误的机会。别人不知你的弱点，当然也提不出对你有益的忠告。其实，敞开心扉，并不会伤你的自尊，反而可赢得别人的信赖，这也就是所谓的“以心换心”。

王某由于在家中排行最小，从小备受照顾，导致其自立能力很差，明明是自己可以做的事也不敢去做，在很多人眼里他难成大器。工作以后，科长派他独自到外地出差谈一笔业务。这可把他为难坏了：不去吧，这是领导第一次安排的工作；去吧，自己又实在没这个勇气。万般无奈之下，他敲开了科长的家门，他没有编造什么借口，而是实话实说，出乎意料的是，科长并没有批评他，而是善解人意地派别人与他一起去，并在以后的工作中有意识地锻炼他独立工作的能力。时间一长，他发生了很大转变，工作也干得有声有色。在一次大学同学的聚会上，他的表现让昔日的同学大吃一惊。

王某之所以能发生这样的转变，主要得益于他那敞开心扉的勇气，以及由此而得到的帮助。设想一下，如果他编造借口逃避出差，而不是承认自己有弱点的话，他是不可能会发生如此大的改变的。

4. 善于关心别人

在生活的道路上，难免会遇到困难和挫折，在这种情况下，更需要别人的关心、爱护和帮助。这种关心和爱护既能使自己得到安慰，又能增添克服困难、继续前进的勇气。所以，生活中的每一个人，都应有关心、爱护别人的意识，因为，在你看来可能是微不足道的一点帮助、一点关怀，在别人那里却会产生很大的作用。

互相关怀、互相鼓励，应是处世待人的基本态度。人人都具有这种心态，大家才能得到更大的成功机会。

5. 合作——予人方便予己方便

联合志同道合的人一起工作是通向成功的行之有效的方法之一。与他们共同分享你的梦想，通过合作你们能够碰撞出奇妙的思想火花，结出富于戏剧性的神奇果实，当然也能给自己带来成功的机会。

在生意场上，这样的事情屡见不鲜，几乎每天都在上演。无数事实证明，拥有相同理念的商家业主，即使他们为社会提供的服务和产品各不相同，只要他们采取合作的态度，往往能获得双赢的局面，甚至取得更大的成功。

合作同样有助于个体的发展，如果你学会与人合作而不是对抗，你就能够更深刻地体悟人生的真谛，活得更丰富圆满。在你追求目标的道路上，与那些有同样目标并且具备你所欠缺的能力的人结盟合作，你能取他人之长来补己之短，从而从中获益。合作才能共同发展，当两个人联合各自不同方面的技能和才干，朝着共同的目标奋斗时，往往能收获更丰盛的硕果。

共同协作往往比单枪匹马的个人奋斗更容易成功。不要让你的自我意识成为成功路上的绊脚石，你需要他人的帮助。

与人合作能营造和平安宁的生存环境，而永无休止的争斗只会导致毁灭。不必要的冲突对任何人都有百害而无一利。与人合作不仅能提供你所需要的一切，还能带给你平常心去享受生活。

予人方便即是予己方便，这是生活的黄金法则。虽然听起来像陈腔滥调，然而却是最值得学习的经验之一。

如果你能按照以上的原则来生活，你就能获得成功和幸福。相反，如果你以蔑视、欺骗、操控玩弄以及谎言来对待他人，那么总有一天，你会得到同样的回报。善待他人，你就能收获同样至善的果实。

这种建议听起来也许太简单朴素了，但事实的确如此。然而却少有人像建议的那样去生活，他们忙于算计如何通过争斗从别人身上榨取更多的利益，无论在商场上或在生活中，他们的唯一目标是占有比别人更多的东西。不择手段获取的成功不能算作真正的成功，你应该靠自己的辛勤努力去赢得成功。

那些穷尽毕生追名逐利，对他人漠不关心、缺乏尊重的人永远也得不到真正的幸福。他们最终往往成为自己欲望的奴隶，从未品尝过真正快乐的滋味。

对人要以诚相待，尊重礼让，这样做能增加你所得到的回报。宽让他人对你的不公正对待，以德报怨能使你的品格更加高尚，增加你人格的魅力。

帮助别人可以获得真正的幸福，真心帮助他人实现梦想，也能给自己带来美梦成真的机会。

朋友的数量与机会成正比

朋友的数量与机会成正比，丰富的人脉才能为你带来更多成功的机会。也许你会说你只不过是一名普通的公司职员，每天过着朝九晚五的生活，但请不要忽略人缘对你的作用，试着多结交朋友，总会有一个人为你带来你梦想的机会。

人们总是习惯于在一个人取得成功的时候归功于他的机会好！但是为什么不问为什么他的机会好？难道是上帝偏心于他？不，机会对任何一个人都是公平的，不同的是朋友的数量不同，朋友的数量，直接会影响到机会的多少。

学历，金钱，背景，机会……也许这一切你现在还没有，但是你可以打造一把开启成功之门的金钥匙——广结善缘。现如今已经是一个靠人脉求发展的年代了，不是每一个人都能成为鲁滨孙那样的孤胆英雄。

无论你从事什么工作或者将来是否准备创业，你都需要有意识地去开发人脉，这样对你未来的发展将起到事半功倍的作用。

陈立端是一位事业比较成功的企业家，他的朋友圈子很广，至少有3000个朋友，有2000多个每年都会见上三五次面。而经常联系的也有500多人。而这些人脉为他带来的直接收益就是：陈立端的个人资产已经超过8位数。

其实，陈立端的事业是因得到朋友的帮助才会这么顺利。他的第一桶金、第一家公司、第一栋楼都是在与朋友的合作中得到的。他自己也说："如果没有这样丰富的人脉资源，如果没有朋友们的帮助和支持，就不会有我的今天。"

所以，如果你是一位职员，你在公司工作最大的收获不只是你赚了多少钱，积累了多少经验，更重要的是你认识了多少人，结识了多少朋友，积累了多少人脉资源。这种资源的积累将成为你事业发展的宝贵财富。

千里马也离不开伯乐

韩愈曾经说过，“千里马常有，而伯乐不常有”，可见伯乐对于千里马的作用是决定性的。没有伯乐的慧眼，纵使千里马有惊世才华也难以得到展现的机会。

这些来自古人的智慧，直到今天依然适用。众所周知的联想少帅杨元庆，如果没有遇到伯乐柳传志，那么联想和杨元庆可能都不会是如今这样的命运。

联想之所以能够在强手如林的计算机市场上生存下来，之所以能够在世界 IT 行业中占有一席之地，归根结底是人才战略的成功。而人才战略成功的典型事例就是柳传志发现并启用了杨元庆。

杨元庆 1986 年毕业于上海交通大学，1989 年在中国科技大学取得计算机专业硕士学位，同年进入联想集团工作。很快，柳传志就发现杨元庆是一个具有敏锐的洞察力和战略判断力的人才，于是决定培养他。

从 1991 年到 1993 年，杨元庆担任联想 CAD（计算机辅助设计）部门的总经理，主要代理惠普公司的产品。虽然当时业绩不错，但杨元庆的出国梦一直没有断，当美国惠普总部向他发出邀请时，杨元庆收拾行李准备动身。但是柳传志留下了前来辞行的杨元庆，不仅没有责怪他，反而将拯救联想微机事业的担子交给了他。柳传志给了执行能力很强的“将才”一个温暖的环境和适合的土壤，等待杨元庆的茁壮成长。

在国外计算机品牌大量涌入中国市场，中国计算机产业陷入危机的情况下，30 岁的杨元庆被任命为电脑事业部总经理，在很短的时间内，杨元庆重组电脑事业部，电脑的销量大幅度提升。

柳传志对杨元庆很满意，但同时，杨元庆由于不懂得妥协，不断与其他决策人发生冲突，这种矛盾逐渐开始影响到公司上下对他的评价，在这样的情况下，柳传志决定要教育一下杨元庆，让他尽快地成熟起来。于是，柳传志抓住杨元庆的一个小错，当着公司的许多高层和杨元庆下属的面，把杨元庆训斥了一顿。之后，柳传志又连夜给杨元庆写了一封信，表明了自己的良苦用心。杨元庆很快明白了柳传志对自己的期望，为了不辜负这份期望，他开始学着妥协。

至此，柳传志已经尽自己所能地为杨元庆扫清了大部分的障碍，使杨元庆能够放心大胆地去开拓市场。到 1996 年底，联想销售成为国内市场第一名，联想电脑在世界 PC 市场崭露头角。又经过了 4 年的历练，柳传志感到杨元庆的领导能力已经成熟，于是在 2001 年将联想的大旗正式交给了杨元庆。

杨元庆任联想电脑公司总裁之后，联想电脑销量达到 262 万台，再次夺得亚洲（不含日本）销量第一，笔记本销量 11 万台，连续 5 个季度蝉联中国市场第一。

如果没有进入联想，如果没有遇到柳传志，杨元庆也许将会是另一种命运。所以柳传志和杨元庆的故事，被认为是千里马离不开伯乐的典型事例，并被传为佳话。

有才却无用武之地的英雄们，有没有想过是什么导致了这种状况呢？其实你们就是缺少了一个识货的伯乐。正如唐朝诗人韩愈说“世有伯乐，然后有千里马”。千里马在遇到伯乐之前，也只能在普通的岗位上默默无为。

我国古代一位著名的传奇人物姜子牙，是西周的开国元勋，亦是一位伟大的军事家与政治家。他精通儒、道、法、兵，纵横诸家。

然而，姜子牙在辅佐周文王之前，生活极为不顺，32岁时，因为商朝战争不断，为了躲避战祸，跑到山上修道，经过四十年的苦修，直到72岁才出山。后来，他在纣王手下担任下大夫的职务，可是纣王荒淫酒色、暴虐无道，逼得他弃官而走。

为了谋生，他曾经当过商贩、开过饭铺、卖过牛羊，还为人算过命……可是没有一样成功的，一直过着穷困潦倒、颠沛流离的生活。直到80多岁时，怀才不遇的他听说周文王非常重视人才，于是终日在渭水之滨垂钓，他钓鱼不用鱼饵，而且用的是直钩，目的当然不是钓鱼，而是看周文王是否识才。后来，他果然遇到了打猎的周文王，并得到了赏识。从此，他的命运才发生了翻天覆地的变化。

80 岁以前的姜子牙的确是个非常有才华的人，但是他却潦倒了大半生。真正提供条件使他得以一展身手、名扬天下的，还是那位求贤若渴、欲揽天下英才为己所用的一代明主周文王——这就是伯乐之于千里马的作用！

三国时期的诸葛亮，也是一块闪闪发亮的金子，如果没有刘备的“三顾茅庐”，他只能在乡间田野里耕作，是刘备让这块埋在地底下的金子出光耀眼的发光芒。

历史上，这样的故事太多了，无一不在证明着这样一个道理：一个人有旷世的才华，也还需要“识货”的伯乐发现他，并给他发挥才能的机会。

如果你不想把自己的才华埋没，那就主动出击，去寻找慧眼识珠的“伯乐”吧！

第四章　放低姿态更容易招来机会

“弱者”的生存空间更广阔

人不怕被别人看扁，怕的是人家把你高估了。看扁了，你可以寻找机会全面展示自己的才华，让别人一次又一次地对你“刮目相看”；而高估了，你就很难再有周旋的余地，甚至还会让别人一次又一次地对你感到失望。“弱者”的生存空间,往往比“强者”更广阔，机会当然也更多。

1. 先生存下去，然后才谈得上发展

每个人在涉世之初，身上难免要保留一些理想主义的色彩，怀着满腔热血，揣着远大抱负，想轰轰烈烈干一番事业。然而，现实世界是复杂的，面对坎坷、荆棘和种种障碍，如果你傲气十足，小觑或无视生活中沟沟坎坎，其结果，只能是碰得头破血流，成为一个失败者。

碰壁并不可怕，可怕的是碰得头破血流仍不知回头。在顽固的障碍前面，暂时低头并不意味着降低了人格，更不表明失去了原则和自尊，而是一种巧妙的处世方法和智慧的表现。

美国的开国元勋本杰明·富兰克林有一次到一位前辈家拜访，当他准备从小门进入时，因为小门的门框过于低矮，他的头被狠狠地撞了一下。出来迎接的前辈微笑着对富兰克林说："很疼是吧？可是，这应该是你今天拜访我的最大收获。你要记住：要想平安无事地活在这人世间，你就必须时时记得低头。"从此，富兰克林把"记得低头"作为毕生为人处世的座右铭。

我们应时时刻刻学会低头，懂得低头，敢于低头。生命的重荷负载过多，低一低头，就会卸去那份多余的沉重。面对自己的错误和不足，也要学会低头。只有学会低头，才能正视自己，然后再用行动去证实自己的价值，这比任何言语都掷地有声，具有说服力。

2. 把优越感让给别人，你并不会少什么

法国一哲学家说："如果你要得到仇人，就表现得比你的朋友优越吧；如果你要得到朋友，就要让你的朋友表现得比你优越。"所以，聪明人对自己的成就总是轻描淡写，谦虚、不张狂；愚蠢的人则大声喧哗，哗众取宠，结果众叛亲离。

在竞争日益激烈的社会，表现自己，使自己获得一份好的工作和好的回报是无可厚非的。但是，表现自己要分场合、分方式。表现自己的时候，态度一定要诚恳，切不可矫揉造作。特别是在众多同事面前，如果只有你一个人表现得特殊、积极，往往会被人认为是故意推销自己，常常会得不偿失。一个聪明的人在成功地做完一件事时会谦虚地说："功劳是大家的。"

在某单位的一次公开招聘中，小陈战胜了其他几位竞争对手登上了经理宝座，许多同事对他表示祝贺和赞赏，有人甚至当众夸奖他是几位候选人中实力最强的。小陈却坦诚说道："其实几位候选人各有千秋。论管理我不如老张，论经营我不如老周，论公关我不如小王。"后来，小陈不但以诚意挽留了这几位竞争者，而且在组建班子时根据他们各自的特长作出了相应安排。宽厚的气度使他赢得了大家的尊重，也使他在工作中取得了显著成效。他上任后没多久，单位效益就迈上了一个新台阶。

自然、真实地展现你的能力和才华值得赞赏，只知刻意地自我表现则是最愚蠢的。卡耐基曾指出，如果我们只是要在别人面前表现自己，使别人对我们感兴趣，我们将永远不会有许多真实而诚挚的朋友。在职场，要想与众不同，得到同事的肯定和老板的赏识，的确需要适当表现自己的能力，但很多人往往陷入误区，那就是过分表现自己,不知如何收敛。同事之间处在一种隐性的竞争关系之下，如果一味地刻意表现，不仅得不到同事的好感，反而会引起大家的排斥和敌意。

有的人做出了点成绩，总是在众人面前夸夸其谈，甚至还借此来贬低别人，显示自己的优越性，这种做法是最愚蠢的，其结果是失掉在同事中的威信。有德行的人要做到不炫耀自己的聪明，不张扬自己的才华，这样才能够有资格担任艰巨的任务。

当年美国篮球明星乔丹在公牛队时，皮蓬是公牛队最有希望超越乔丹的新秀，他时常流露出一种对乔丹不屑一顾的神情，还经常说乔丹某方面不如自己，自己一定会把乔丹推倒一类的话。但乔丹没有把皮蓬当做潜在的威胁而排挤，反而对皮蓬处处加以鼓励。

有一次乔丹对皮蓬说："我俩的三分球谁投得好？"皮蓬有点心不在焉地回答："你明知故问什么，当然是你。"那时乔丹的三分球成功率是高于皮蓬的。但乔丹微笑着纠正："不，是你！你投三分球的动作规范、自然，很有天赋，以后一定会投得更好，而我投三分球还有很多弱点。"并且还对他说："我扣篮多用右手，习惯用左手帮一下，而你，左右都行。"这一细节连皮蓬自己都不知道。他深深地为乔丹的无私所感动。

从那以后，皮蓬和乔丹成了最好的朋友。而乔丹这种豁达的品质则为公牛队注入了难以击破的凝聚力，从而使公牛队创造了一个又一个神话。

当你为别人提供了方便，反过来别人也会设法为你提供方便，乐于成人之美的人总能得到别人的帮助和配合。

3. 要懂得戒骄戒躁

放低姿态，就是用平和的心态来看待世间的一切，它既可以让人在卑微时不急不怨，也可以让人在显赫时不骄不狂。放低姿态，不仅可以保护自己、融入人群，与人们和谐相处，也可以让人暗蓄力量、悄然潜行，在不显山不露水中成就自己的事业。

有些人看上去平平常常，甚至还给人窝囊、不中用的感觉，但这样的人不可小看。有时候，越是这样的人，越是在胸中隐藏着高远的志向抱负，而他这种表面上的无能，正是他富有忍耐力和成大事、讲策略的表现。这种人往往能高能低、能上能下，具有一般人所没有的远见卓识。

刘备一生有三次放低身段的表现，它们奠定了他事业的基础。一次是桃园结义，与他在桃园结拜的人，一个是屠户张飞，另一个是流浪江湖的关羽。而刘备当时是皇叔的身份，结义后，刘备如虎添翼，这两员猛将为刘备今后的事业立下了赫赫战功。

第二次是三顾茅庐。为一介平民诸葛亮，刘备前后三次登门求见。刘备这样虚怀求贤，屈身下士，请出诸葛亮，最终得以三分天下。

第三次是礼遇张松。益州别驾张松，本来是想卖主求荣，把西川献给曹操，曹操自从破了马超之后，志得意满，数日不见张松，见面就要问罪，差点将其处死。而刘备派赵云、关云长迎候于境外，自己亲迎于境内，宴饮三日，泪别长亭，甚至要为他牵马相送。张松深受感动，终于把原本打算送给曹操的西川地图献给了刘备，使刘备不费吹灰之力得到了西川。

刘备出身皇族，却平易近人、礼贤下士，慢慢成就了大业。单从这一点上看，刘备是真英雄，值得我们去学习。

一个人，无论你已取得成功还是正处于打基础阶段，都应该谨慎低调，不能得意忘形。

一个博士生论文答辩之后，指导教授对他很客气地说："说实在话，这方面你研究了这么多年，你才是真正的专家，我们不是在考你，指导你，而是在向你请教。"

博士则再三鞠躬说："是老师指导我方向，给我找机会。没有老师的教导，我又怎能作出论文呢？"

本来，能赢得指导教授的肯定和赞美是一件值得骄傲的事，但这位博士生没有因此得意洋洋，而是谦逊地感谢导师，这种无疑得体的表现会赢得众教授的好感，对他只会更加有益。

在已经可以看到成功的身影时，能够在成功面前保持平常心态，能够不因此而自大的人，一个头脑清醒、永不趾高气扬的人，才会得到更多成功的机会。

"委曲"可以"求全"

中国古代的思想家老子认为与其采取直线的生存方式，倒不如遵循曲线的生存方式。"曲则全，枉则真，洼则盈，敝则新，少则得，多则惑。"这句话的大意是：委曲反而能够保全自己；弯曲反而可以伸展；低洼反而充盈；敝旧反而可以生新；少取反而多得；贪多反而迷惑。这就是老子柔软且强韧的处世哲学。这种做法并非是一种失败主义，而是一种曲线式的生存方式。这就像弹簧虽缩在一起，其间却蕴藏着巨大的力量。

老子的这段话告诉我们，在处世中只有懂得“委曲”的道理，才能给自己带来“求全”的机会。

1. 百忍成金

人生在世，常常会遇到令人十分苦恼的境况，要学习等待，学习忍耐，不要玉石俱焚，不要纠缠不休。唐代苏州寒山寺的两位高僧寒山与拾得于此有过一番很精彩的对话。

一日，寒山问拾得：“世间谤我、欺我、厚我、笑我、轻我、贱我、恶我、骗我，如何处治乎？”拾得曰：“只是忍他、让他、由他、避他、耐他、教他、不要理他、再待几年，你且看他？”

这可谓是忍耐的最高境界了。“冷眼观之，看他如何结局”包含一种俯视人生的姿态和漠视荣华的风骨。

据《旧唐书·娄师德传》记载，娄师德是一个既有学识又气量宽宏的人，名相狄仁杰就是他举荐的。但狄仁杰并不知道这件事，还因为轻视娄师德而经常排斥他，以至于后来娄师德只好出京城远赴边地上任。武则天知道后，就拿出往日娄师德举荐狄仁杰的表章给狄仁杰看，说：你怎么这样对待有恩德于你的人呢？狄仁杰看了，大为惭愧说：啊呀，他从来也不与我辩是非，也不对我说这件事，我受娄公如此包涵还不知，我比他真是差得太远了！

娄师德为朝廷重臣几十年，谦恭勤谨，从不懈怠，严于律己，宽以待人，在矛盾重重的中枢机构中从未有过帮派之争，也未有大起大落的经历，始终受到大家的尊重，这与他稳健的处世哲学是不无关系的。因此，适当的容忍也是一种有效的自我保护措施，大事清楚，小事糊涂，正是一种智者的风度。

古语说："忍激二字，是祸福关。"这有两种解释：一是忍耐，二是把情绪发泄出来。这两种情绪的选择，就是决定幸与不幸的分歧点。

当威廉·麦金莱做美国总统时，特派某人为税务主任，但为许多政客所反对，其中有个代表前往进谒总统，提出质疑，要求说出派该人为税务主任的理由。这个代表是国会议员，身材矮小，脾气暴躁，说话粗声恶气，开口就给总统一顿难堪的讥骂。如果换成别人，也许早已气得暴跳如雷，但是麦金莱总统却视若无睹，不吭一声，任凭他骂得声嘶力竭，然后才用极和婉的口气说："你现在怒气应该可以平和吧？照理你是没有权力这样责问我的，但是，现在我仍愿详细解释给你听。"

这几句话把那位议员说得羞惭万分，总统不等他道歉，便和颜悦色地说："其实我也不怪你。因为我想任何不明究竟的人，都会像你这样。"接着便把理由解释清楚。

其实不等麦金莱总统解释，那位议员早已被他折服了，也许私下正懊悔不该用这样恶劣的态度责备一位和善的总统。议员回去报告这次经过时说："我记不清总统的全盘解释，但只有一点可以报告，那便是——总统并没有错。"

这故事告诉我们：向来为人所轻视的忍气吞声具有极大的妙用，它给那位议员的解释提供了极有效的助力。

如果你想制服一个大发脾气的人，"低声下气"的效果或许比其他方法要好些，兵法上把这一招称之为"以柔克刚"，人们常说"忍一时风平浪静；退一步海阔天空"就是这个道理。

2. 曲则全

齐国攻打宋国，燕昭王派张魁作为使臣率领燕国士兵去帮助齐国，齐王却杀死了张魁。昭王听到这个消息，非常气愤，就召来几个官员说："我要立即派军队去攻打齐国，给张魁报仇。"大臣凡繇听说后谒见燕王，劝谏说："从前认为您是贤德的君主，所以我愿意当您的臣子；现在看来您不是贤德的君主，所以我希望辞官不再当您的臣子！"燕昭王说："这是什么原因呢？"凡繇回答说："松下之乱，我们的先君不得安宁被俘，您对此感到痛苦，但却侍奉齐国，是因为力量不足。如今张魁被杀死，您却要攻打齐国，这是把张魁看得比先君还重。"昭王说："应该怎么办？"凡繇回答说："请您穿上丧服离开宫室住到郊外，派遣使臣到齐国，以客人的身份去谢罪。说：'这都是我的罪过。大王您是贤德的君主，

对诸侯们的使臣都非常友好，唯独燕王的使臣被杀死，这是我国选择人不慎重啊。希望能够让我改换使臣表示请罪。”'

燕昭王接受了凡繇的意见，又派了一个使臣到齐国去。使臣到了齐国，齐王正在举行盛大宴会，参加宴会的近臣、官员、侍从很多，齐人让昭王派来的使臣进来禀告，使臣说：“燕昭王非常恐惧，因而派我来请罪。”使臣说完了，齐王又让他重复一遍，以此来向近臣、官员、侍从炫耀。于是齐王就派出地位低微的使臣去告诉昭王，让他返回宫室居住，表示宽恕昭王。

由于燕昭王委曲求全，为将来攻打齐国准备了充分的条件。

燕国地处偏僻，国内缺少人才。不但外面人进不来，就连本国仅有的几个人才也外流到别国中去，昭王为求贤人心急如焚。

大臣郭槐给燕昭王出了个招揽人才的办法。郭槐说：“从前有个国王，用1000两黄金买一匹千里马，但始终没有买到。他手下一个侍从跟国王要五百两黄金，说可以买到。国王于是给了那侍从五百两黄金，结果那个侍从用五百两黄金买了一堆死马骨头回来。国王非常生气。侍从向国王解释说，我国能用五百两黄金买死马骨头，天下人一定认为您会出大价钱买活马，这样，千里马就会自动送上门来。果然，正如侍者所说的，不到一年的工夫，这个国家就得到了3000匹千里马。后来郭槐对燕昭王说：“如今大王真想招揽天下有才能的人，就从郭槐我开始吧。我做事平庸，无大才干，就像千里马的骨头，如果您对我重用尊敬，那么天下比我有才能的贤人就会接踵而来，投奔您的门下，为大王所用。”

燕昭王真的照着郭槐的话办了，处处尊敬郭槐，给他很高的奖赏，封他很高的官禄，处处都给予特殊优待。不到三年，天下的贤才就从四面八方投奔到燕国。这些贤士来到燕国以后，与燕昭王讨论国事，实行改革。由于国内人才辈出，时间不长，燕国就变得兵强马壮，国家繁荣昌盛，燕王认为时机已到，于是准备出兵攻打齐国，后来在济水一带打败了齐国。

试想，如果当初燕王逞一时之气，在没有做好充分准备的情况下，匆忙攻打齐国，可能早就成为齐国刀俎下的鱼肉了。因咽不下一口气而连立国的机会都失去，岂不抱恨终身？

要想高成，就得低就

尼采曾说过：“一棵树要长得更高，接受更多的光明，那么它的根就必须更深入黑暗。”正像树一样，一个人要想得到成功的机会，就必须从低处着手——即通过一个个具体的行为去实现自己的远大之志，脚踏实地，而不是好高骛远。这是成大事者必备的一种素质。

然而，在我们周围，有不少刚刚毕业的大学生，自以为读了不少书，长了不少见识，就飘飘然了，对自己已经得到的也越来越不满意了，几年过去了，小事没做好，大事没成就。

有一位年轻人就是这样的，生活中的不满足和内心的不平衡一直折磨着他，直到一个夏天，他与同学尼尔尼斯乘渔船出海，才让他一下子懂得了许多。

尼尔尼斯的父亲是一个老渔民，在海上以打鱼为生几十年，年轻人看着他那从容不迫的样子，心里十分敬佩。

年轻人问他："每天您要打多少鱼？"

他说："嗨，孩子，打多少鱼并不是最重要的，关键是只要不是空手回来就可以了。尼尔尼斯上学的时候，为了缴清学费，不能不想着多打一点鱼。现在他也毕业了，我也不奢望打多少了。"

年轻人若有所思地看着远处的海，突然想听听老人对海的看法。他说："海是够伟大的了，滋养了那么多的生灵……"

老人说："那么你知道为什么海那么伟大吗？"

年轻人不敢贸然接茬。

老人接着说："海之所以能装那么多水，是因为它的位置最低。"位置最低！噢，原来大海是以其最低成就其伟大的！年轻人顿然醒悟了。

正因为老人能够把心态放得很低，所以能够从容不迫，能够知足常乐；因为大海的位置低，所以成就了自身的伟大。而许多年轻人没有摆正自己的位置，自以为是，好高骛远，不屑于做小事、卑微的事，到头来总是一无所获。如果能把自己的位置放得低一些，脚踏实地，站稳脚跟，然后一步步登攀，到达顶峰才更有把握。

美国人克罗克从小就喜欢胡思乱想，被人们称为“丹尼梦游人”。他四处碰壁，在太多不切合实际的梦想破灭之后，才意识到脚踏实地的重要性，他下定决心改变。意识的转变决定行为的改变——他从咖啡豆和小说的推销、出纳等频繁换工作的状态中彻底摆脱出来。在芝加哥，克罗克坚定执著地当上了“丽丽牌”纸杯的推销员，并且这一干就是20年。

凭着脚踏实地和积极肯干，克罗克不但为自己积累了宝贵的经验，也积累了大量的财富，为自己创业打下了坚实的基础，他最终成为世界快餐业的巨头——麦当劳的第一任总裁。

假如克罗克没有脚踏实地、埋头苦干，在近20年艰苦的推销员生涯中没有坚持住，假如克罗克没有积累到足够的商业经验和创业资本，那么也许就不会有今天的成就。

在生命的历程中，那些自认为才华横溢却好高骛远的人，总是像流星一样转瞬即逝，而只有那些脚踏实地、踏实肯干的人，其人生才会因其付出与努力而熠熠生辉。

正如一位哲人所言，很多高贵的品质都是由低就的踏实行为达成的，要想高成，须得低就。

自降身价赢得身份

这些年我国的就业形势比较严峻，每年都出现大批待业的大学毕业生，他们打定主意非什么什么单位不去，结果好单位进不去，差点的单位也错过了机会。这些学生的关键问题是对自己没有清楚的认知，刚毕业，缺少工作经验，工作能力尚待提高，却自认为水平很高，高估了自己。

然而有一些人，他们却永远抱着谦虚的态度，不惜自降身价，在工作中多多学习，积累经验，从而丰富自己的人生。

在京城有一家非常有名的中外合资公司，前往求职的人如过江之鲫，但其用人条件极为苛刻，被录用的比例很小。那年，从某名牌高校毕业的小李，非常渴望进入该公司，于是，他给公司总经理寄去一封短笺，很快他就被录用了，原来打动该公司老总的不是他的学历，而是他那特别的求职条件——请求随便给他安排一份工作，无论多苦多累，他都保证将此工作做得比别人出色。

进入公司后，他果然干得很出色，公司主动提出给他全薪，他却始终坚持最初的承诺，比作同样工作的员工少拿五分之一的薪水。

后来，因受集团经营决策的影响，公司要裁减部分员工，很多员工失业了，他非但没有下岗，反而被提升为部门经理。这时，他仍主动提出少拿五分之一的薪水，但他依然兢兢业业地工作，成为公司业绩最突出的部门经理。

公司准备给他升职，并明确表示不让他再少拿一分薪水，还允诺给他相当诱人的奖金。面对如此优厚的待遇，他没有受宠若惊，反而出人意料地提出了辞呈，转而加盟了各方面条件均很一般的另一家公司。

很快，他就凭着自己非凡的经营才干，赢得了新公司上下的一致信赖，被推选为公司总经理，当之无愧地拿到一份远远高于之前那家合资公司许多的报酬。

当有人追问他当年为何坚持少拿五分之一的薪水时，他微笑道："其实我并没有少拿一分钱的薪水，我只不过是先付了一点儿学费而已，我今天的成功，很大程度上取决于在那家公司里学到的经验……"

自视清高的人往往难以取得很大的成就，谦逊为人，不时降低身价学习一些自身还欠缺的东西和本领，才更有机会取得不凡的成就。身价高低与否，取决于你未来的成就，而不是现在的"身份"。

适时放弃才能把握更好的机会

有位名人曾说过："当你紧握双手，里面什么也没有；当你打开双手，世界就在你手中。"很多时候应该懂得放下。能否舍弃人生路上必须放下的东西，这或许是衡量一个人是否成熟、是否具有智慧的一个重要标准。因为只有当一个人能够冷静而准确地认识自己、认识环境，能够理性、客观地规划自己的理想与生活的时候，他才敢放下，才能够放下。放下，是生存的一种方式，也是勇敢者的行为。而每一次放下都是为下一次得到带来更多机会，因为有舍才有得。

懂得放弃，是一种比不懈追求更高的境界，因为在合适的时候放弃，是你有能力把握更大机会的开始。学会了放下，才能更好地把握成功。

1. 放弃，也是一种机会

舍得舍得，有舍才有得。学会放弃，在该放弃的时候放弃也是一种更好的选择。

父亲给孩子带来一则消息，某知名跨国公司正在招聘计算机程序员，录用后薪水很高，而且这家公司很有发展潜力。孩子当然很想去应聘，可是他大学就快毕业了，如果真的被聘用了，大学毕业证就拿不上了，孩子犹豫了。父亲笑了，说要和孩子做个游戏。他把刚买的两个大西瓜一一放在孩子面前，让他先抱起一个，然后要他再抱起另一个。孩子瞪圆了眼，一筹莫展，抱一个已经够沉的了，两个是没法抱住的。“那你怎么把第二个抱住呢？”父亲追问。孩子愣神了，还是想不出办法来。父亲叹了口气说：“哎，你不能把手上的那个放下来吗？”孩子似乎缓过神来，是呀，放下一个，不就能抱上另一个了吗？孩子这么做了。父亲说：“这两个总得放弃一个，才能获得另一个，就看你自己怎么选择了。”孩子顿悟，最终选择了应聘，放弃了学业。后来，他如愿以偿成了那家跨国公司的职员，后来通过不懈的努力，最终成为那家公司的总裁。

放弃，也是一种成本，经济学上称其为机会成本。在作出某个选择的时候，实际上也是投入了这一机会成本的。不懂得适时的放弃，那又何来心想事成、梦想成真呢！

鱼和熊掌不可兼得，几十年的人生旅途，会有山山水水、风风雨雨，有所得也必然有所失。只有学会了放弃，你才能拥有一份安然祥和的心态，才会活得更加充实、坦然和轻松，只有适时的放弃才能把握更好的机会。

2. 放弃，为了更好的拥有

比尔·盖茨之所以成为商业奇迹的缔造者，就是因为他懂得选择方向，而更重要的则是他懂得取舍。

哈佛大学是人们心目中的理想学堂，比尔·盖茨却在大三时毅然决然地选择了退学，表现出了一般人所没有的勇气和决心。离开学校以后，刚刚 20 岁的比尔·盖茨本着对计算机的兴趣，开始对其进行深入研究，他深信，总有一天计算机会像电视一样走入千家万户。他坚定的信念不但打动了自己，而且还打动了伙伴、父母。试想一下，假如比尔·盖茨依然在哈佛深造，学习课本上千篇一律的东西，他还有可能革新 IT 界吗？没有舍弃何来转变？没有舍弃何来机会？

放弃是为了更好的拥有。舍不得家的温馨，就会羁绊远行的脚步；不放弃眼前的虚荣，就得不到永久的掌声；迷恋手中的鲜花，很可能就耽误了你的青春。在人生的道路上，你会有很多选择，但一定要把握住机会，该放弃的时候不要苦苦挽留，什么都不舍得放弃的人往往会失去更珍贵的东西。

在一次同学聚会上，王波听说很多同学都下海经商了，而且发展得不错，不是开奔驰就是开宝马。于是他也想下海，想多点赚钱机会，可又舍不得离开事业单位，毕竟那里“旱涝保收”，工作也相当稳定，因此王波犹豫不决。而他的一位同事之前辞职下海了，还如鱼得水，干得不错，这让王波很是羡慕。他把自己的苦恼同那位同事说了，那位同事对他说，你不愿放弃，却又想再获得，未免太天真了，有时放弃虽然是一种冒险，但是只有敢于冒险、敢于放弃，才能把握更好的机会。听了同事的一番话，王波明白了，在人生的漫漫旅途中充满着太多的选择，选择了巍峨的高山，就不能选择宽广的草原；选择了潺潺的小溪，就不能选择浩瀚的大海；选择了平淡的生活，就失去了成就一番事业的机会。人生是一个不断选择的过程，也是不断放弃的过程。于是，他毅然辞了职，选择了自己一直想做而没有做的工作——开酒店。后来的事实证明，王波的选择是正确的。他把酒店经营得很好，而且感觉比以前活得充实多了。虽然人生多了一些挑战，但回报却是成倍的。

人生中，无论你的选择是对还是错，生命绝对不会给你第二次机会。在选择的同时，也要学会舍弃，因为舍弃是为了更好的拥有。

放弃，是一种境界，是自然界发展的一条必经之路。大地放弃了绚丽斑斓的黄昏，才会迎来旭日东升的曙光；春天放弃芳香四溢的花朵，才能走进累累硕果的金秋；航船放弃安全的港湾，才能在深海中收获满船鱼虾。想要采一束清新的山花，就得放弃城市的舒适；想要获得永远的掌声，就得放弃眼前的虚荣。放得下的心态，是成大事者的必备本领。

乐于吃亏机会生

吃亏是一种智慧。一个人若处处不肯吃亏，处处都想着占便宜，就会妄想日生，骄心日盛。一个人如果有了骄狂的心态，就会不断地侵害别人的利益，于是便会起纷争，在这种情况下，又岂有成功的机会？想永远处于不败之地，想成大事，就不能怕吃亏，而是要乐于吃亏。

据说，在清乾隆年间，在外地做官的郑板桥忽然收到弟弟郑墨的一封来信。原来，在老家务农的弟弟想让他出面到当地县令那里说情，这让郑板桥很为难。但是他知道，弟弟并不是好惹是非的人，这次明显是受人欺诈，不得已而求之。原来，郑家与邻居的房屋共用一墙。郑家想重修旧屋，可邻居却出来干涉，说那堵墙是他们祖上传下来的，郑家无权折掉。其实房契上写得清楚，那块地是郑家的，邻居是借光盖了房子。可这官司打到县里，尚无结果，双方都难免求人说情。这时，郑墨就想起了做官的哥哥，想到有契约在，再加上哥哥出面说情，这官司肯定能赢。可是，让郑墨没想到的是，哥哥的回信是劝他息事宁人，同时寄了一个条幅，上面写着“吃亏是福”四个大字。另外，还附带了一首打油诗：

千里来信为一墙，让他三尺又何妨。万里长城今犹在，何处去找秦始皇？

接到信后，郑墨感到非常惭愧，当即向邻居表示不再相争。此时，邻居也被郑氏兄弟的一片至诚所感动，他们表示也不愿再闹下去，于是两家重修旧好，仍然共用一墙。

郑板桥告诉我们，钱财乃身外之物，根本就不值得一争。这样不仅可以显示自己的宽宏大量，又可以获得心灵上的平静和道义上的支持。

一家百货商店的李老板文化水平虽然不高，却经营有方，在生意场上打败了众多的竞争对手，生意特别兴隆。人们问他：“你的经营秘诀是啥？”他笑着说：“不字加一点，一人一口田，家家日子好，人人笑连连。”他说：“这是一个‘福’字，福就是吃亏，我宁愿少赚点钱，也绝不让顾客吃亏。在我这儿买东西，百挑不厌，包退包修，上门服务，负责到底，上门购物的人自然就多了。也许在某些商品上，我少赚了或者亏了本，但从长期、总体看，我肯定赚钱，而且还能长久赚钱，所以说吃亏是福。”

“吃亏是福”并不是人们所说的阿Q精神，而是福祸相依、付出与得到的人生哲学。为人处世，要乐于吃亏，乐于吃亏才能与人建立良好的人际关系，有了这些，才能帮你更好地通往成功。

王刚大学刚毕业就进入出版社做编辑，他的文笔很好，更可贵的是他的工作态度。那段时间出版社正在进行一套丛书的编辑，每个人都很忙，但社长并没有增加人手的打算。于是编辑部的人有时也会被派到发行部、业务部去帮忙。而整个编辑部只有王刚能乐呵呵地接受社长的指派，其他人去一两次就抗议了。他说："吃亏就是占便宜！"可谁也看不出他有什么便宜可占，因为他要帮忙包书、送书，像个苦力一样！后来社长又安排他去业务部，参与直销的工作，另外，包括取稿、跑印刷厂、邮寄等工作，只要有人开口要求帮忙，他都乐意去做。"反正吃亏就是占便宜嘛！"他总是这么说。两年过后，王刚成立了自己的一家文化公司，而且做得很好。原来他在"吃亏"的时候，把出版社的编辑、发行、直销等工作都熟悉了。由此看来，吃亏真的是占便宜！

有时，吃亏可能会让你得到比其他人更多的工作经验和发展机会，那么吃亏也就是占便宜！如果你总是处理不好与别人的关系，也许就是因为过于计较利益得失，总是去争种种的"好处"，时间长了难免会引起别人的反感，无法得到大家的尊重，最后使自己变得孤立。而豁达的处世态度无疑会赢得人们的好感，也会增添你的人格魅力，会带来更多的回报。"吃小亏占大便宜"就是这个道理。

在西汉时期，有一年春节前夕，皇帝一高兴，就下令赏赐每位大臣一头羊，可是在如何分配羊的问题上，大臣们却犯了难，不知如何分。因为羊的大小不均，肥瘦不等。

就在大家都束手无策时，一位大臣从人群中走了出来，说："这批羊很好分。"说完，他就牵了一只瘦羊，高高兴兴地回家了。众大臣见了,也都纷纷仿效他。这位大臣的举动，不仅得到了同僚的尊敬，也得到了皇帝的器重。

是否乐于吃亏,是古人区分君子和小人的标准之一。被称为"清初三大家"之一的散文家魏禧曾说："我不识何等为君子，但看每事肯吃亏的便是。我不识何等为小人，但看每事好便宜的便是。"

通常情况下，一个人心胸有多大，他成就事业的机会就有多大。所以为人处世，吃亏是福。

藏巧守拙可以为你换来成功的机会

藏巧守拙，即人们平时所说的"装傻"，看似愚笨，实则聪明。人立身处事，不矜功自夸，才可以很好地保护自己，也才有机会成大事。

人人都想表现聪明，装傻似乎是很难的。这需要有"傻"的胸怀风度,既能够愚,又愚得起。《菜根谭》说："鹰立如睡，虎行似病。"也就是说老鹰站在那里像睡着了，老虎走路时像有病的模样，这是它们准备捕杀猎物前的手段。所以，一个真正具有才德的人要做到不炫耀，不显才华，这样才能很好地保护自己。

古时有“扮猪吃虎”的计谋，以此计施于强劲的敌手，就是在其面前尽量把自己的锋芒收敛，“若愚”到像猪一样，表面上百依百顺，装出一副为奴为婢的卑躬，使对方不起疑心，一旦时机成熟，即可一举把对手制服。这就是“扮猪吃虎”的妙用。

《三国演义》中有一段曹操煮酒论英雄的故事。

当时刘备落难投靠曹操，曹操很真诚地接待了刘备。刘备住在许都，为防曹操谋害，就在后园种菜，亲自浇灌，以此迷惑曹操，使其放松对自己的注意。一日，曹操约刘备入府饮酒，议起谁为世之英雄。刘备点遍袁术、袁绍、刘表、孙策、刘璋、张绣、张鲁，均被曹操一一贬低。曹操指出英雄的标准——“胸怀大志，腹有良谋，有包藏宇宙之机，吞吐天地之志”。刘备问：“谁人当之？”曹操说，只有刘备与他才是。刘备本以韬晦之计栖身许都，被曹操点破是英雄后，竟吓得把匙箸也丢落在地。恰好当时大雨将至，雷声大作，刘备从容俯拾匙箸，并说“一震之威，乃至于此”，巧妙地将自己的慌乱掩饰过去，从而也避免了一场劫数。

刘备藏而不露，人前不夸张显炫、吹牛自大。装聋作哑不把自己算进英雄之列，这办法是很让人放心的。他的种菜、他的数英雄，都是藏巧守拙的行为，为以后的成功埋下了伏笔。

孔子年轻的时候，曾经受教于老子。当时老子曾对他讲：“良贾深藏若虚，君子盛德容貌若愚。”即一个了不起的商人，深藏财货，而外表看起来空无所有；一个有修养的君子，品德高尚，但外表看起来愚笨迟钝。其含意是告诫人们，过分炫耀自己的能力，将欲望或精力不加节制地滥用，是毫无益处的。

中国旧时的店铺里，在店面是不陈列贵重的货物的，店主总是把它们收藏起来。只有遇到有钱又识货的人，才告诉他们好东西在里面。不仅是商品，人的才能也是如此。俗话说“满招损，谦受益”，才华出众而又喜欢自我炫耀的人，必然会招致别人的反感，吃大亏而不自知。所以，无论才能有多高，也要谦逊，即达到表面上看似空虚、实则充满的境界。胡适先生晚年曾说：“凡是有大成功的人，都是有绝顶聪明而肯做笨功夫的人。”这就是所谓的“藏巧守拙”。

装装糊涂，也许成事的机会更大些

有些人表现得精明过人，遇事专爱和人较真儿。但这种人往往“聪明反被聪明误”，难以成事。这种人并非真的聪明，只不过是自作聪明。所以做人不妨装装糊涂，也许成事的机会更大些。

有个爱缠人的先生盯着小仲马问：“您最近在做些什么？”

小仲马平静地答道：“难道您没看见？我正在蓄络腮胡子。”

胡子是自然而然长的，小仲马故意把它当做极重要的事情，显然与问话目的不相符合。小仲马表面上好像是在回答那先生，其实并没给他什么有用信息。小仲马自然是懂得对方问话意思的，但他偏要答非所问，用幽默暗示那人：不要再继续纠缠。

一个人如果过分认真，那么必将一事无成。在待人处世中，许多时候装得迟钝一点、傻一点、糊涂一点，往往比过于敏感更有利。

第二次世界大战中，美国罗奇福特领导的一个小组，中途岛之战前成功地破译了日本人的密码，得到了日军海上作战部署的确切情报，并有针对性地进行了作战准备。

谁知，就在这个节骨眼上，一位嗅觉灵敏的美国新闻记者得到了这一绝密情报，竟然不知天高地厚地作为独家新闻在芝加哥一家报纸上给捅了出来。这样一来，随时都可能引起日本人的警觉而更换密码和调整作战部署。

发生了如此严重的泄露国家战时情报的事件，作为美国战时总统的罗斯福却对此置若罔闻，既没有责令追查，也没有兴师问罪，更没有因此而调整军事部署，而是装作一概不知。结果事情很快就烟消云散了，就像什么事也没发生一样，也没有引起日本情报部门的重视。在中途岛战役中，美军靠“糊涂”把握了成功的机会。

工作中有不少的管理者，对于下属的一些小是小非的问题最感兴趣，最爱打听也最爱处理。其实，下属在领导者面前，普遍存在着一种压抑感和被动感，他们的缺点错误，他们身上发生不光彩的事情，最怕领导知道。

所以，管理者对那些鸡毛蒜皮的小事，要采用糊涂的办法，不去听、不去看，给下属营造一个和谐的工作氛围。

糊涂的技巧是一种处世之道，当然这是指小事情的小糊涂。巧妙地装糊涂是一种真聪明，不但能给各种繁杂的事情涂上润滑油，使其顺利运转，也能使生活中充满笑声，显得轻松明快；相反，刻板认真可能会使事情停滞不前，甚至使事情陷入僵局。

放下争执，求同存异更有利

德国哲学家莱布尼茨曾经说过："世界上没有两片相同的叶子。"其实，人也一样，这世上没有两个完全相同的人。我们要学会发现别人的优点和长处来弥补自己的缺点和不足，不要一意孤行，不要为了证明自己正确，而去强迫别人认同自己。与人相处的最好的办法就是求同存异，保留对方的意见，尊重差异，这样才能增大达成共识的机会。

孔子说，三人行必有我师。每个人都有优点，这需要你用眼光去发现。

在职场里，学会求同存异很重要，不仅自己能学到对方的长处，你也会收到被欣赏的回馈。有些人不愿意承认别人在某些方面比自己强，更不愿意欣赏别人的优点，这是很狭隘的。聪明的人在欣赏别人、吸收别人意见的同时，会悄悄地不断完善、提升自己。懂得欣赏，你才会以客观的眼光看待别人的长处和短处，才能真正从别人身上发现并汲取向上的力量，收获成功与喜悦。因此，从某种意义上说，求同存异就是你走向成功的法宝。

小陈是一家公司刚来的软件工程师，他拥有博士学位，虽然他没有太多的工作经验，可他还是在众多的求职者中脱颖而出。然而，他有个缺点，就是什么事情都认为自己是对的，且不喜欢接受别人的意见。

一次，公司交给小陈一个新的开发项目，让他和老李一起完成，因为老李在市场运营上很有经验。对此，他很不开心，他认为这是公司不信任他。

果然，两人在工作中出现了争执：小陈认为该软件必须做到理论上的绝对正确，可是老李却认为，整个过程应该把市场的因素考虑进去，小陈认为老李把事情复杂化了。两人争得不可开交，最后只能让经理来定夺。经理说："小陈这种严谨的思维很不错，可是毕竟公司要以市场为导向，这不是学术；老李的这种经营模式也很好，但也得经过理论的检验。你们两位的观点要是结合就完美了，要求同存异嘛。"

通过经理的疏导，小陈觉得自己的确把事情想得太简单了，应该听取老李的意见，因为他在这个行业干过多年，经验很丰富。

人是社会性的动物，许多事情不是单纯依靠自己的能力就能完成的，而是需要集体的共同努力。无论你有多么伟大，都不可能脱离集体而单独存在，在职场中亦是如此，同事之间的基本关系就是合作。在这个过程中，为了更好地、愉快地工作，你必须学会欣赏你的同事，尊重别人的意见，做到求同存异。因为只有这样才能使你心情愉快、工作舒心，也只有在这样的环境中才能使你的工作效率得到更好的提高。

一个人不仅在工作中需要求同存异，听取别人的意见，在家庭生活中也应如此。尊重差异，才能让你的家庭生活更加和谐幸福。

一个女子在谈及自己的婚姻生活时，显得很无奈：“我们俩就不能吃一个锅里的饭。他喜欢吃生洋葱，只用点儿盐和醋拌一下，吃面条加糖，还爱喝玉米糊糊，我根本就不吃这些东西，你说这有什么可吃的，说他多少次了，他也不改……”

她的朋友听后笑了，说：“你们结婚快十年了，你吃的东西他不喜欢吃，你想改变他；他喜欢吃的东西，你怎么不跟着他改变你的饮食习惯啊？”

“你看他吃的都是什么啊，我……”她突然意识到了什么，也笑了。她是一个很聪明的女子。

在婚姻生活中，婚姻中的主人公——妻子和丈夫，来源于两个不同的家庭，有着不同的性格与习惯。与一个人结合的同时，也是跟对方家庭的一次碰撞。在这个碰撞过程中，不免有不能相容的成分，这时，人往往趋向于让对方认同自己，既而采取各种方法，去控制、改变对方。可是，当对方不接受自己的改造时，战争也就开始了……

生活中，给自己留一个属于自己的空间，也给对方留一个属于他的空间，尊重自己，也尊重对方，求同存异，互相包容，不失为婚姻保鲜的明智之举。

有智慧的人知道该如何处理自己的工作，如何借同事之力完成工作中的难题；知道尊重别人的意见，听取别人的意见；知道如何经营自己的家庭，尊重对方的习惯，为对方留一点自己的空间。

所以，不要再自以为是、偏执己见，要放下争执，做到求同存异！

退让可以放大你的生存空间

任何事情都是过犹不及的，做人也是如此，既然不能一蹴而就，就要给自己留有余地之后再前进，这样才能给自己留下更多的机会达到目的。香港富商李嘉诚在与怡和洋行较量的商战中，就成功地运用了此计策。

李嘉诚是香港20世纪70年代崛起的地产商，每个上市公司的股市行情他都分析透了。一次，他获得一项关于英国在香港最大的洋行——英资怡和洋行的绝密情报，即它虽然是九龙仓股份有限公司的大东家，但实际上占的股份还不到20%，这说明怡和洋行在九龙仓的基础薄弱。尖沙咀早已成为繁华商业区，其旁边的九龙仓实际地价已是寸土寸金，而股票价格却多年未动：这些都是争夺九龙仓的有利条件。因此，早日购足50％的股票，取代怡和洋行成为大东家，这样就有权运用九龙仓的土地发展房地产，可谓是一本万利。

李嘉诚得到这一信息，当即决定分散吸进九龙仓股票。从1977年起，他悄悄地分散户名，吸进18％的股份。

由于李嘉诚大量吸进股票，使九龙仓每股由10港元飞速上涨到30余元，引起怡和洋行的警觉。由此李嘉诚的偷袭战必将转入阵地战，两军对垒，李嘉诚的实力大大弱于怡和洋行，硬拼实难取胜。在此时，李嘉诚若继续入股，怡和洋行必然会高价回收九龙仓股票，它财大气粗，李嘉诚必将惨败无疑。

李嘉诚不愧为一流商贾，他决定以退为进，化险为夷。他的金蝉脱壳之计是寻找一个代替自己与怡和洋行作战的人，将全部股票高价卖给他。

1978年9月的一天，在中环文华阁的高级包间里有两位身穿中式服装的本地客，使用普通话进行了一次短暂而又神秘的会谈。时间虽只有20分钟，却决定了价值20亿美元的九龙仓脱离英资怡和洋行的关键性交易。

这两个人中，一个是地产商李嘉诚，另一个就是船王包玉刚，2000万股票全部转卖给包玉刚，包玉刚将帮李嘉诚从汇丰银行中承购英资和记黄埔股票9000万股。两人皆大欢喜。

李嘉诚知难而退，退中获利，既交了朋友又富了自己，而包玉刚则借李嘉诚的情报、信息和卓越的判断一举获得九龙仓18%的股票，开盘就有了与怡和洋行相等的实力。

其实，不管做生意，还是平常的过日子、做工作，你不能什么事情都想着一步到位，必要的迂回、退让反倒会让你更有机会达到目的。

低调做人成大事

现代社会是一个充满竞争和优胜劣汰的社会，要想在激烈的竞争中胜出，在很多时候，“争”都是必不可少的。但是有时，人们费尽心机去争，却往往失去成功的机会。而不刻意求取，反而会得到好的结果。其实，所有的付出都是有回报的，我们对事物采取低调的态度，并不代表对结果的放弃，而是代表了一种对整体事物的深刻理解与冷静把握。当真正明白自己在做什么和需要什么的时候，我们会把姿态放得很低，并自内心深处很自然地生出一种平和的心态，让自己的精神境界变得高尚，这时，我们往往能获得大胜的机会。

北宋的王安石很有才华，年轻时候，文章就写得十分出色，得到了文坛领袖欧阳修的赞赏。他高中进士之后，初任淮南签判。按照惯例，在任满之后，王安石可以向朝廷提出要求，参加翰林院的考试，得到馆职的工作。这份工作不但身在中央，比较清闲，而且前途远大，北宋不少宰相都是由此位升迁而来的。所以，馆职是个备受瞩目的职位，很多人都在争取这个机会。可王安石却不这么认为，他的做法与众不同，他放弃了做高官的机会，而选择从基层干起。于是，他到了鄞县做县令。

鄞县是个小县，地理位置非常偏僻。王安石到了那里，兴修水利，改善交通，干了很多实事，受到老百姓的交口称赞。宰相文彦博对他这种作风十分欣赏，就请求朝廷把他调到中央来，欧阳修也推荐他担任谏官。于是，朝廷让他参加馆职考试，但仍被王安石拒绝了。为了表示自己不是在沽名钓誉，王安石还在给朝廷的奏折中特意说明，自己这么做不过是因为家累较重，在地方上当官，能得到更多一点的俸禄，这么做也是出于自己的一点小小的私心，并没有谦虚之意。

朝廷考虑了他的实际情况之后，就打算让他担任俸禄较多的群牧判官。这时，一个叫做沈康的人觉得不公平，就去求见宰相，说自己久任馆职，资历老得多，早就有资格做这个官了，但一直都没有得到。王安石不过是个地方官，资历又比自己浅，怎么能先让他做了呢？宰相说，王安石屡屡辞让朝廷的馆职考试，朝廷给他这个职位，是为了嘉奖他的恬退之风，你怎么能同他去计较资历呢？而且朝廷设置馆职，是为了招揽天下的人才，并不是把官位看做第一位。现在你倒好，为了一个官职竟如此争夺，脸皮可是比王安石厚多了啊。沈康听了满脸羞愧，灰溜溜地走了。

可是对于群牧判官之职，王安石也并不想担任，他打算向朝廷上表辞退，后来欧阳修劝他接受，他才答应下来。不过，他仍希望能够到基层去锻炼自己，不久就请求外调，做了常州知州；后来，他又去主管江东地区的司法工作。

虽然一直任地方官，王安石却并非无意于天下大事。二十多年的地方官生涯使他对各地风俗、民生疾苦都有了很深刻的了解，慢慢地形成了自己的政治观点。所以，后来宋仁宗调他到京城，担任管理财政的度支判官时，他就把这些年深思熟虑的结果写成了一篇长达万言的奏章，提出了关于财政改革的主张。但此时宋仁宗已进入暮年，经过范仲淹“庆历新政”的一番折腾，已经对改革提不起多少兴趣，再加上他没有儿子，正在为选取继承人的问题忧心如焚，所以把王安石的奏章搁置在一边。

王安石见此十分失望，他知道皇帝无意采用自己的政治主张,那么继续在朝中为官也不可能做出什么事情来。所以，当朝廷任命他做给皇帝起草诏书的知制诰时，他就屡次拒绝，坚辞不受。不久，王安石的母亲去世，按照惯例，他要回乡守孝三年。但三年期满后，王安石仍无意回到朝廷。此时宋仁宗已经去世，当政的是宋英宗，朝廷里的大臣因为一些礼制问题吵得十分厉害，他们分为两派，互相攻击。王安石不想加入这种争吵中去，就在家乡设馆讲学，打算多培养一些人才，以期有机会实现自己的政治理想。

不久，英宗皇帝去世，他的儿子宋神宗即位。神宗在做太子的时候就对王安石的政治观点十分感兴趣，一即位就任命王安石做江宁知府，接着提升他为翰林学士。几个月后，宋神宗又命他进京，参与国家机要。王安石到了京城后，神宗皇帝与他进行了一番长谈，为他的饱学和抱负所倾倒。第二年，王安石被任命为副宰相，推行新法。一年之后，他又升上了宰相的高位，因之有了历史上著名的“王安石变法”。

王安石这种对官位不争，低调做人的态度，不论在当时，还是在后世，都有人说他是故意作秀，沽名钓誉。探讨这种事情背后的所谓动机，对我们来说没什么意义，纵然是沽名钓誉，但肯花上三十多年的时间，亦属难能可贵了。试问，人的一生能有几个三十年？无论如何，正是这种低调的态度，才为王安石赢得了良好的声誉，成就了大事。

所以，不争并不是一种消极的态度，低调也绝不是没有追求。所谓，低调可以使自己更好地看清周围的形势，等待真正的机会到来，实现自己的理想。

谦卑的姿态能顺利通过所有的门庭

一副高高在上的姿态，一副得意忘形的面孔，一副颐指气使的神情，一副专横跋扈的气势……以这种傲慢的姿态处世，很难有成功的机会。

社会的门楣有高有低，只有以谦卑的姿态行走其间，才能顺利通过所有的门庭。

羊祜出身于官宦世家，是东汉蔡邕的外孙。但他为人清廉谦恭，毫无官宦人家奢侈骄横的恶习。

他年轻时曾被荐举为上计吏，州官四次征辟他为从事、秀才，五府也请他做官，他都谢绝了。有人把他比作孔子最喜欢的学生——谦恭好学的颜回。曹爽专权时，曾任用他和王沈。王沈劝他一起应命就职，羊祜却淡淡地回答："委身侍奉别人，谈何容易！"后来曹爽被诛，王沈因为是他的属官而被免职。王沈对羊祜说："我应该常常记住你以前说的话。"羊祜听了，并不夸耀自己有先见之明，说："这不是预先能想到的。"

晋武帝司马炎称帝后，因为羊祜有辅助之功，被任命为中军将军，加官散骑常侍，封为郡公，食邑三千户。但他对于王佑、贾充、裴秀等前朝有名望的大臣，仍然十分谦让，不敢属其上。

后来因为他都督荆州诸军事等功劳，加官至车骑将军，地位与三公相同，但他上表坚决推辞，说："我入仕才十几年，就占据显要的位置，因此日日夜夜为自己的高位战战兢兢，把荣华当做忧患。我身为外戚，事事都碰到好运，应该警诫受到过分的宠爱。但陛下屡屡降下诏书，给我太多的荣耀，使我怎么能承受？怎么能心安？现在有不少才德之士，如光禄大夫李熹高风亮节，鲁艺洁身寡欲，李胤清廉朴素，都没有获得高位，而我无能无德，地位却超过他们，这怎么能平息天下人的怨愤呢？因此乞望皇上收回成命！"但是皇帝没有同意。

羊祜平时清廉俭朴，衣被都用素布，得到的俸禄全拿来周济族人，或者赏赐给军士，家无余财。羊祜平去世后，他的外甥齐王司马攸上表陈述羊祜妻不愿按侯爵级别殓葬羊祜的想法时，晋武帝便下诏说："羊祜一向谦让，志不可夺。身虽死，谦让的美德却仍然存在，遗操更加感人。这就是古代的伯夷、叔齐之所以被称为贤人，季子之所以保全名节的原因啊！"

羊祜是成功的，上至一国之主，下至黎民百姓，都对他表示敬佩。羊祜的同僚们也赞扬他德高而卑谦，位尊而谦恭。羊祜这种的处世智慧值得我们认真学习。

第五章　机会跟着信誉走

珍惜名誉就是在珍惜机会

一位哲学家曾说，世界上唯有两样东西能让我们的内心受到深深的震撼：一是头顶上灿烂的星空；一是内心崇高的道德法则。如果自我放纵，疏于自律，就会像沉渣泛起的浊水那样，思想受到玷污，心境滋生瑕疵，为功名利禄所困，进而理想信念动摇，人生方向迷失，这样的人自然难以获得成功机会的青睐，反而会走向危险的境地。因此，要想遵守崇高的道德法则，拥抱成功的机会，首先就要珍视自己的名誉。

我们常听说："人要脸，树要皮。"这里的"脸"就是指人的名誉。人的名誉相对于人来说，就像树皮对树一样重要。

在生活中，一定要"珍惜名誉，恪守情操"，注重个人修养，拒绝各种诱惑，陶冶高尚情操，从而获得好的名誉；坚持自己做人的原则，做符合道德规范的事，那你就会获得受人尊敬，使人佩服。

翻开历史的相册，古今中外历史上出现过很多珍惜名誉、恪守情操的仁人志士，他们的故事给我们很多启发。

鲁国宰相公仪休非常喜欢吃鱼。有一天，公仪休正和他的学生交谈，有人送来两条鲜活的大鲤鱼，公仪休婉言谢绝了，他的学生不解地问："老师，您不是很喜欢吃鱼吗？现在有人送鱼来，您为什么不接受呢？"公仪休答道："正是因为我特别爱吃鱼，所以才坚决不能收人家的鱼。道理很简单，你想，他为什么要给我送鱼？正所谓'礼下于人，必有所求'。他有求于我，知道我喜欢吃鱼，所以特地送给我。如果我喜欢书画，他就一定会送我书画。如果我因为喜欢而收下，那么明天他就可以给你送来玉制鱼盘，后天他就可以给你金做的鱼盆……如此下去，吃了人家的嘴软，拿了人家的手短，到头来只能乖乖地成为金钱的奴隶、送礼者的俘虏，那就必须照人家的意思办事。这样就难免要违反国家的法律，如果犯了法，成了罪人，被罢官，今后谁还会给我送鱼？我还能吃得上鱼吗？所以我就是再喜欢，也坚决不能收呀！如今，我身为宰相，宰相的俸禄足够我自己买鱼的开销。现在想吃鱼就自己买，不就会一直有鱼吃吗？"学生听了直点头："是呀，送礼的人投您所好，就是为了达到自己的目的。如果因为是自己喜爱之物就收下，难免就会走上歧途，毁了自己的名节呀！老师，您做得对！"

像这样珍惜名誉的故事还有很多很多，悬鱼太首羊续、暮夜却金的杨震、耻于折腰的郑板桥、不同流合污的周敦颐、拒贿拾遗的林则徐、当官即不许发财的吉鸿昌……仔细品读这些故事，你会发现故事的主角个个都是廉洁爱民的杰出代表，甘守清贫，在史册上美誉长存。面对世上的各种利益诱惑，他们毫不犹豫地选择了珍惜名誉、恪守情操，视名誉为生命，视金钱如粪土，有着崇高的道德追求，和高尚的操守意识，保持着一颗平常、洁净之心。

实现了人生理想的成功人士之所以如此珍惜自己的名誉，是因为他们深知：名誉与生命同样重要，丢失了名誉就丧失了成功的机会。

诚信是无形的财富

诚实守信，是中华民族的传统美德，也是一个人最基本的道德品质和做人的基本准则。当今社会，员工讲诚信，企业则兴；企业讲诚信，行业则兴；行业讲诚信，社会则兴。诚信是一种力量，也是一种约束；是一种责任，更是一种机会。

“敦厚之人，始可托大事”，一个不够诚实、不讲信誉的人是不会拥有真正朋友的，这样的人如果想要取得事业上的成功也是相当困难的。所以，失信于人其实是一件很愚蠢的事，最终受害的还是自己。为此，你必须时刻提醒自己，要爱惜自己的信誉，并时刻建立自己的诚信指数。

“季札挂剑”的故事很有名，就是讲做人要守信。

季札是春秋时吴国有名的公子，德才兼备，誉满天下。有一次他出使别国，路过徐国，与徐国国君会晤，席间，徐君看到季札腰间的宝剑，欣赏不已。季札考虑到自己还要出使别的国家，而佩剑是使者的必备之物，不能送人，当时就没有表态。

等他完成出使任务回国时，又经过徐国，他想把那把宝剑送给徐君，可是徐君却已经去世了。季札十分惋惜，他来到徐君的墓前，把宝剑挂在墓前的树上，完成了自己心中的约定。

说出去的话泼出去的水，覆水难收，做人言而有信，那么做事就有了一种人格力量来担保。

“人无信不立”，所以做人要讲诚信，诚信是一种无形的资本，需要人们精心维护，慢慢积累。而如果你不讲诚信，仅仅一次，就会把长期的信誉积累挥霍一空。

汉朝年间，有一个叫陈实的人，他为人正直，为官清廉，深受百姓的爱戴和好评。后来，陈实返回了故里，当地的官员、乡邻村民们都非常敬重他。

有一次，他与一个友人会面，酒足饭饱之后，两人决定一同远游，他们约定，次日午时在陈实家门前的大槐树下再次见面，两位友人为了表达各自的诚信，他们还在槐树前立了个高高的树干。如此之后，两人才揖手辞别。

次日，陈实提前来到了树干前，等了一段时间，眼看着树干底端的黑影渐渐东斜，午时已过。这时，陈实猜想友人是另有他事而不能同行，或是已经提前出发了，于是就上路了。

然而，就在陈实走了之后，他的朋友到了，不见陈实的影子，当即就气不打一处来，就到他家去看个究竟、问个明白，一到陈实的家门口，正看见陈实的长子在家门口玩耍。于是他便指桑骂槐，道："真不是人哪！跟人约好一块出门的，却又不等人。"

当时，陈实的长子刚刚年满七岁，名陈纪，是一个人见人爱、非常懂事的孩子。等他父亲的友人数落完后，小陈纪说："您与我父亲约定在午时，午时不来，就是无信；对孩子骂他的父亲，就是无礼！"

那友人当即羞愧万分。

要获得别人的信任，铸就自己的信誉，不论你采取何种方法，笃诚、守信及勤劳始终是最根本的要诀，这些在什么情况下都不过时。

一个人如果对自己许下的诺言负责任，那么他就会得到别人的认可和尊重。经常实现你的承诺会使你在困难的时候得到真正的帮助，会使你在孤独的时候得到友情的温暖。原因很简单，因为信守诺言，你诚实可靠的形象是你最好的推销员，有了这些，你便会在生意上、婚姻上、家庭上获得成功。这并不是空话，现实中有许多事实可以说明这一点。国内外知名度很高的企业无不把信誉放到第一位，就是看到了守信用的重要性。

相反的，总有一些人喜欢吹嘘自己，随随便便地向别人开"空头支票"，到头来又无法兑现，这样的人与成功是不可能有缘的。

人的能力是有限的，在感到自己做不到时，你最好不要轻率地向别人许诺。

另外，一旦你许诺了，就应该认真地对待，努力地去实现它，尽量不要让对方感到失望。比如“我今晚8点钟回家”，在你完全可以做到的情况下也决不要掉以轻心，你已许诺8点钟回家，假如这时你的朋友邀你出去吃饭，时间可能要过了8点，你该怎样做呢？如果不是非常特别的邀请，你最好婉言谢绝，按时回家实现自己的诺言，尽管这是一件小事，但也不可小视。

世事难料，如果你做不到你曾许诺过的事就应该及时地通知对方，说明自己的理由并表示真诚的歉意，这样你就会得到别人的谅解，同时也可避免失去信用。

失信于人，说话不算数，许诺不兑现，也就意味着你丢失了为人的起码品质，在别人眼中你就会失掉信誉。失信是一种只顾眼前不顾将来、只顾短暂不顾长远的愚蠢行为，有了它你将一事无成。

诚信是一把衡量人品行的标尺

一个人要想学会做人，就不能无视良好信誉这重要的一环。信守承诺，讲究信誉，是一个人应当拥有的基本素质之一。守信的力量是巨大的，以守信为原则，讲信义、重信义，这样的人才会受到大家的尊敬，在危难之时才会获得别人的帮助。

从东西方文化来看，诚信都是一种可贵的美德。在中国几千年的文明史中，诚信始终是其中的重要内容之一。“言必行，行必果”，“一言既出，驷马难追”，“童叟无欺”，从古到今，人们都把守信当做立身之本，并为之努力地身体力行。而西方人也特别强调严于律己，重信守约。比如犹太商人因为注重诚信赢得了“世界第一商人”的好口碑，得到了世界普遍的信任和尊敬。

市场经济的根本是信誉经济，各企业要靠信用才能生存，要依赖信用来维护和发展与顾客、员工、供应商、股东之间的长期良好合作关系。在市场经济的运转链条中，无论是生产、交换，还是分配、消费，哪一个环节都离不开诚信。

当今社会中，能够得到别人的信任是非常重要的。如果一个人能够凭着自己良好的品行，而得到人们充分的信任，那么，他就有了一个成就大事的基础。一个讲信用的人，能够言行一致，表里如一，人们可以根据他的言论去判断他的行为，从而进行正常的交往。与人合作，守信是第一原则。守信，会使人对你产生敬意，也因此使人愿意公平地与你合作。

一家装修公司，论名气没多大，论实力，也没有多少经济基础，但是在施工中一直严把质量关，并坚持“一切为客户着想”的宗旨。有一次，一个客户的电视背景墙已经由木工制作完毕，在外行看来，并未发现瑕疵，可是公司的监理检查过以后，就命令马上拆除。施工人员都不理解，因为拆除装饰墙，起码要损失近千元。但监理严肃地说：“整个工艺不对头，现在看起来是没问题，等到使用暖气时，就会鼓包变形。我们不能糊弄客户，更不能拿公司的信誉开玩笑。”

正是由于这家公司坚决维护客户利益的做法，一下子吸引过来更多的客户。渐渐的，这家名不见经传的小公司接订单的比率超过了其他一些规模较大的装修公司。

不论在生活上或是工作中，一个人的信用越好，就越能成功地打开局面。你要让你的信用代表你，让你的名字走进每一个与你打过交道的人的心中；你要使他们信赖你，觉得你是一个可靠的人。这对你个人形象的树立、个人事业的发展都是极其重要的。我们在与人交往及工作中要珍视自己的信誉，要将守信当做自己工作和处世的准绳。一个守信的人，能很容易赢得别人的信任，给自己的事业带来诸多良好的发展机会。

某位技艺高超的老锁匠感知自己已年老体衰，为了使自己的技艺得到传承，他决定收一个弟子，将自己毕生的技能传授给他。前来拜师的人很多，老锁匠千挑万选，留下了两个各方面条件不相上下的优秀年轻人。

经过一段时间之后，两个年轻人都学会了一些东西。一天，老锁匠指定了两个仓库，让两个徒弟分别去打开，谁能在最短的时间内打开仓库门，谁就能得到真传。大徒弟用了几分钟就轻轻松松地将仓库门锁打开了，但二徒弟却用了将近半个小时。所有的人都认定大徒弟必胜无疑。

老锁匠问两个徒弟："你们各自打开的仓库里都存放着一些什么东西？"大徒弟兴高采烈地说："师傅，仓库里面有很多价值连城的古董字画……"二徒弟低下头说："师傅，我按您的吩咐只打开了锁，没看仓库里的东西。”

老锁匠眼睛一亮，当即郑重宣布收二徒弟当自己的正式接班人。众人都感到无法理解，大徒弟也不明所以。老锁匠捋捋胡须说：“各行各业，‘信’字是根本。特别是干我们这一行！我收徒弟是要将他培养成一个心中只有锁而无其他、能够对钱财视而不见的德才兼备的锁匠，否则，最终只能是害人害己。修锁的人，心中必须有一把不能打开的锁。”

在工作中，许多员工以为撒个小谎无伤大雅，而乐此不疲，结果就会变得十分糟糕。永远都不要尝试说谎，只有这样，你的心灵才会纯洁，才能养成自律的习惯，工作和生活的环境才会变得宁静平和。

一家大公司的老板谈起他们的录用标准与晋升尺度时说：“别的公司的录用标准与晋升尺度有些什么，我不太清楚。我只能说，我们公司最注重的是应聘者的诚实态度和是否正直坦率。一般来说，如果一个人在金钱使用上有了不良的记录，或者因为不诚实有过惩罚记录，我们公司就不会雇用这个人。我们这样做的理由有四：第一，我们需要有责任感的员工。以前的种种不良记录就表示那个人在人格上有缺陷。在金钱上不守信用，这和偷盗又有什么两样呢？第二，如果一个人在金钱上不守诺言，你能相信他还会对其他事情守信用吗？第三，我们需要的是兢兢业业为公司效力的人，很难想象一个没有诚意、投机取巧的人会在他的工作岗位尽职尽责。第四，我们不想自掘墙角，因为财务问题会导致很高的犯罪率。如果一个人无法妥善地解决自身的财务问题，我不敢保证这个人会不会挪用公款、偷窃。我可不想我的公司成为一个罪犯的发源地。”

这家公司的用人制度说明了这样一个问题：诚实是衡量一个人品行的尺子，无论什么时候、什么地方都可用于检验一个人。

事实上，许多公司都很注重人的品行，并且以此作为员工晋升、任用的标准。即使有些人工作经验丰富、技术熟练，如果不诚实，也难以得到晋升、任用的机会。

诚信是生命的皇冠

假如生命是一棵枝繁叶茂的大树，诚信便是浇灌大树的甘露；假如生命是一朵绽放的鲜花，诚信便是培育花开的沃士；假如生命是一簇跳跃火焰，诚信便是使之燃烧的干柴；假如生命是一只自由的小鸟，诚信便是使之飞翔的翅膀……

时间会成为过去，记忆会被冲淡，但高尚的品质却能一生相随。

诚信没有重量，却既能使人轻如鸿毛，也能令人重若泰山；诚信没有价码，却既能令人的灵魂贬值，也能令人的人格高尚。

从前有一位贤明而受人爱戴的国王，把国家治理得井井有条。国王年纪逐渐大了，但膝下并无子女。最后他决定，在全国范围内挑选一个孩子收为义子，把他培养成未来的国王。

国王选子的标准很独特，他给孩子们每人发了一些花种子，宣布谁如果用这些种子培育出最美丽的花朵，谁就成为他的义子。

孩子们领回种子后，开始精心地培育，从早到晚，浇水、施肥、松土，谁都希望自己能够成为幸运者。

有个叫雄日的男孩，也整天精心地培育花种。但是，10天过去了，半个月过去了，花盆里的种子连芽都没冒出来，更别说开花了。

国王决定观花的日子到了。无数个穿着漂亮的孩子涌上街头，他们各自捧着开满鲜花的花盆，用期盼的目光看着缓缓巡视的国王。国王环视着争奇斗艳的花朵与漂亮的孩子们，并没有像大家想象中的那样高兴。

忽然，国王看见了端着空花盆的雄日。他无精打采地站在那里，国王把他叫到跟前，问他：“你为什么端着空花盆呢？”

雄日抽咽着，他把自己如何精心培育，但花种怎么也不发芽的经过说了一遍。没想到国王的脸上却露出了最开心的笑容，他把雄日抱了起来，高声说：“孩子，我找的就是你。”

“为什么是这样？”大家不解地问国王。

国王说：“我发下的花种全部是煮过的，根本就不可能发芽开花。”捧着鲜花的孩子们都低下了头。

“生命不可能从谎言中开出灿烂的鲜花。”这是海涅在《论浪漫派》中的一句话。的确，假如一个人编了一个谎言，他就必须不断地去圆那个谎。最终只能是使谎言越来越大，无法回头。我们小时候都听过《狼来了》的故事，那个放羊小孩一再地骗人们说狼来了，到最后狼真的出现的时候，他再大喊“狼来了”，也不再有人去理他了，因为人们认为他还是在开玩笑，最后的结果可想而知。

诚信是一个人心灵的绽放。只有心灵开放了，才会有诚信。一个没有诚信的人，是无法得到别人的信任和帮助的。

伊索寓言中曾经讲过这样一个故事。

有一天，一个樵夫在河边砍柴，不小心把斧子掉到河里，被河水冲走了。他坐在河岸上失声痛哭。赫耳墨斯知道了此事，很可怜他，走来问明原因后，便到河里捞起一把金斧子来，问是否是他的，他说不是；接着赫耳墨斯又捞起一把银斧子，问是不是他掉下去的，他仍说不是；赫耳墨斯第三次下去，捞起樵夫自己的斧子时，樵夫说这才是自己所失掉的那一把。赫耳墨斯很赞赏樵夫诚实的为人，便把金斧、银斧都作为礼物送给了他。

樵夫带着3把斧子回到家里，把事情的经过详细地告诉了朋友们。其中有一个人十分眼红，决定也去碰碰运气。跑到河边，他故意把自己的斧子丢到急流中，然后坐在那儿痛哭起来。赫耳墨斯来到他面前，问明了他痛哭的原因，便下河捞起一把金斧子来，问是不是他所丢失的。那人高兴地说："呀，正是，正是！"然而他那贪婪和不诚实的样子却遭到了赫耳墨斯的厌恶，不但没赏给他那把金斧子，就连他自己的那把斧子也没给他。

类似这样的事情不仅会在寓言中出现，在现实生活中也时有发生。

汤姆是一个10岁的小男孩，他是一个勤劳懂事的孩子，上学之余，还给附近的邻居送报纸，以赚取他所需要的零用钱。

在他送报的客户中，有一位叫贝勒太太的老夫人。贝勒太太是一位慈祥而又充满爱心的老人，她曾为小汤姆上了难忘的一课。

在一个风和日丽的午后，汤姆和一个小朋友躲在贝勒太太家的后院里，朝她的房顶上扔石头。他们饶有兴味地注视着石头像子弹一样飞出去，又像陨石一样从天而降，并发出很响的声音。他们觉得这样玩很开心、很有趣。

汤姆又拾起一枚石头，也许因为那块石头太滑了，当他掷出去的时候，一不小心，石头偏了方向，一下子飞到贝勒太太后廊的一面窗户上。当他们听到玻璃破碎的声音时，就像兔子一样从后院逃走了。

那天晚上，汤姆一夜都没有睡着，一想到贝勒太太家的玻璃就很害怕，他担心会被她抓住。很多天过去了，一点动静都没有。他每天给贝勒太太送报纸的时候，她都仍然微笑着和他打招呼，而汤姆内心的犯罪感却与日俱增。

汤姆决定把送报纸的钱攒下来，给贝勒太太修理窗户。3 个星期后，他已经攒下 7 美元，他计算过，这些钱已经足够了。他写了一张便条，把钱和便条一起放在一个信封里。他向贝勒太太解释了事情的来龙去脉，并且说出了自己的歉意，希望能得到她的谅解。

汤姆一直等到天黑才小心翼翼地来到贝勒太太家，把信封投到她家门口的信箱里。他的灵魂感到一种赎罪后的解脱，觉得自己能够重新正视贝勒太太的眼睛了。

第二天，他又去给她送报纸，这次汤姆坦然地对她说了一声："您好，夫人！"她看起来很高兴，说了"谢谢"之后，就递给汤姆一样东西，她说："这是我给你的礼物。"原来是一袋饼干。

在这袋饼干的下面，汤姆突然发现了一个信封。他小心地将信封打开，发现里面装了 7 美元纸钞和一张彩色信笺。信笺上大大地写着一行字："诚实的孩子，我为你感到骄傲。"

汤姆因为自己的诚实获得了贝勒太太的一袋饼干和一句衷心的鼓励，这些让小汤姆明白了一个道理：诚实的人终将获得奖赏。

由此可见，一个人是否有诚信真的可以决定他的命运，就如同海涅说的那样，一个没有诚信的人就像一个不讲真话的人一样，是不可能得到他应该得到的东西的，自然也无法在他的生活里开出最灿烂的鲜花。

有这样一家绣花厂，起先工厂的生意做得很好，因为老板非常讲诚信，每次都会按规定的时间发出货物，在圈内拥有很好的名声，因此也给自己带来了滚滚财源。可是时间一长，这个老板认为客源已经都稳定下来了，没有必要像从前一样准时发货物了，客户让他在半个月里发送的货物，往往大半个月过去了，还不见他的动静。这样过了一段时间以后，他的客户都认为他是一个不讲诚信的人，于是渐渐都不愿意同他合作了，到后来他的工厂连工人的工资也发不出来了，不得不关门大吉。

这个世界上没有能够一蹴而就的业绩，也没有会一成不变的江山，更没有永远的荣耀。但诚信是人生命的皇冠，你拥有了诚信，你的人生也就拥有了财富和荣耀。

诚信是为人处世的根本

中国人特别崇尚忠诚和信义，因为诚信是为人处世的根本，而“信、智、勇”更是人自立于社会的三个条件，诚信是摆在第一位的。“信”是一个会意字，“人、言”合体，《说文解字》把信和诚互为解释，信即诚，诚即信。

古时候的信息交流没有别的方式，只能凭带个口信，而传递口信之人必须以实相告，这就是诚或信的本义。言必信，行必果，诺必诚，是与他人、与社会交往过程中的立身处世之本。

三国时期有个叫卓恕的人，为人笃信，言不食诺。他曾从建业回上虞老家，临行与太傅诸葛恪有约，某日再来拜会。到了那天，诸葛设宴专等。赴宴的人都认为从会稽到建业相距千里，路途之中很难说不会遇到风波之险，怎能如期，可是，“须臾恕至，一座皆惊”。

由此看来，诚信是一个人做人的根本，待人以诚，就是信义为要。精诚所至，金石为开，诚能化万物，也就是所谓的“心诚则灵”。一个心灵丑恶、为人虚伪的人根本无法取得人们对他的信任，又怎能真正得到成功的机会？

所以，荀子说：“天地为大矣，不诚则不能化万物；圣人为知矣，不诚则不能化万民；父子为亲矣，不诚则疏；君上为尊矣，不诚则卑。夫诚者，君子之所守也，而政事之本也。”明代诗人朱舜水说得更直接：“修身处世，一诚之外更无余事。故曰：‘君子诚之为贵。’自天子至于庶人，未有舍诚而能行事也，今人奈何欺世盗名矜得计哉？”所以，诚是人之所守，事之所本。

曾子有句话：“吾日三省吾身。为人谋而不忠乎？与朋友交而不信乎？传不习乎？”在社会交往中，诚信是做人的美德。与朋友交往要有诚信。荀子也说：“君子养心莫善于诚，至诚则无它事矣。”

为官从政要“谨而信”，“敬事而信”，“言而有信”。孔子说：“信近于义，言可复也。”一个做事做人均无信的人，是很难在社会上立足的，因为人们均不齿于那些言而无信的人。

> 范式，字巨卿，山阳金乡人也，与汝南张劭为友，劭字元伯，二人并游太学。后告归乡里，式谓元伯曰：“后二年当还，将过拜尊亲，见孺子焉。”乃共约期日。后期方至，元伯具实白母，请设馔以候之。母曰：“二年之别，千里结言，尔何相信之审耶？”对曰：“巨卿信士，必不乖违。”母曰：“若然，当为尔酿酒。”至其日，巨卿果到，升堂拜饮，尽欢而别。

诚挚守信、真挚待人，是正确的为人处世之道。

周公恪守臣道，匡扶幼主，忠诚不渝，虽有流言，诚信不惧；齐桓公夹谷之会，许返鲁地，信及诸侯，因而成就霸业；晋文公楚地得信，遵守诺言，退避三舍，成为千古美谈；诸葛武侯鞠躬尽瘁，并七擒孟获安抚南方，边疆的稳定和民族的安居乐业均是由诚信取得的；陆抗、羊祜，互为敌国，而能以诚相待，各自保境安民；朱晖、范式、卓恕一诺必践，不让季布。这些是人人传颂的美德，也是我们应该养成的习惯，继承和发扬这些优秀的品德，相信更有机会成为人群中的佼佼者。

让信用为你的人生加分

孔子说："人而无信，不知其可也。"意思是说，人不守诚信怎么能行呀！一个做事、做人均无诚信的人，在社会上是很难有机会立足的。

生活在社会之中，每个人都希望在工作中体现出自己的一份个人价值，这就需要别人的配合和信任。没有别人的合作，一个人很难进行正常的生活、工作；而没有别人的信任，就无法进行有效的合作，更谈不上有什么卓越的成就。一个人要获得别人的信任，前提是自己要诚实守信，如果自己做不到诚信，又怎么能期望别人来信任自己？一个人的能力可以有大小，但对人必须要有诚信。

仔细分析那些成功的人，就会发现他们在做人做事方面有许多值得我们学习借鉴之处，特别是诚信。做人丢弃了诚信，就失去了别人的信任，甚至可能葬送自己的前程。今天，很多企业都在提倡"诚信共享"，就是要求员工诚信做人，不弄虚作假，并且以此为基点，把个人的成长融入企业的发展中去。

诚信不仅仅是一种行为准则，也是对企业应尽的义务。一个诚实正直的人获得财富和晋升的速度可能不如弄虚作假、投机钻营的人来得快。但如果你的客户确信你是一个诚实可靠的人，他们就会信任你，同你建立一种更加坚固的合作关系，你也将因此得到丰厚的回报。有的人在弄虚作假中尝到了甜头，就放弃了诚信的原则，一味地热衷于瞒天过海，其最终结果必然是害人又害己。

吴正和陈成同在一家保险公司做业务员。吴正听人家说，干保险这一行很赚钱，于是一心抱着能赚大钱的想法来工作。他常常给客户介绍一些多种组合的产品，并对客户进行误导，使客户经常在不知详情的情况下购买了双份保险，有时吴正给客户的很多许诺并不在保险理赔的范围内，而当客户索赔时，他便将全部责任推给公司。但陈成却总是尽可能地站在客户的角度去考虑，按照客户的收入、家庭结构等来推荐产品组合，同时详细地介绍它们的不同和利弊。

起初吴正的业绩总是比陈成的高，薪水也拿得多，还常常笑话陈成是天底下最傻的人，陈成却只是笑一笑，并不予理会。一年后，陈成却成了全公司最忙的人，每天电话不断，常常有人主动找他买保险。相反，吴正不仅客户越来越少，而且由于吴正许诺给客户的理赔方案无法兑现，客户常常到公司来“讨还公道”，搞得理赔部的人员应接不暇，头痛不已。于是，吴正在公司的地位也每况愈下，最后被“炒了鱿鱼”。

上面例子中的两个人，一个单纯从自己的利益出发，忽视客户利益；一个从客户利益出发，完全为客户考虑。从短期看，前者比后者能多赚一些钱，但是客户不会永远蒙在鼓里，一旦真相大白，不讲诚信的人最终损失的就不仅仅是金钱了。

做人要具备许多品质，其中重要的素质之一就是诚信。没有私心，不为利益所动，在任何情况下都坚持遵守诚信。这样做可能会损失一些眼前的既得利益，但在未来获得的价值要比靠欺骗得来的利益多许多倍。那些善于投机取巧的人，或许短时间内可以获得很高的利润，但是绝对无法长久。

在美国有一个广泛流传的故事：

美国加州的数码影像有限公司需要招聘一名技术工程师，有一个叫史密斯的年轻人去面试，他在一间空旷的会议室里忐忑不安地等待着。不一会儿，有一个相貌平平、衣着朴素的老者进来了。史密斯站了起来。那位老者盯着史密斯看了半天，眼睛一眨也不眨。正在史密斯不知所措的时候，这位老人一把抓住史密斯的手："我可找到你了，太感谢你了！上次要不是你，我可能再也看不到我女儿了。"

"对不起，我不明白您的意思。"史密斯一脸迷惑地问道。

"上次，在中央公园里，就是你，就是你把我失足落水的女儿从湖里救上来的！"老人肯定地说道。

史密斯明白了事情的原委，原来老人把自己错当成他女儿的救命恩人了："先生，您肯定认错人了！不是我救了您女儿！"

"是你，就是你，不会错的！"老人又一次肯定地回答。

史密斯面对这个感激不已的老人只能努力解释："先生，真的不是我！您说的那个公园我至今还没去过呢！"

听了这句话，老人松开了手，失望地望着史密斯："难道我认错人了？”史密斯安慰老人：“先生，别着急，慢慢找，一定可以找到救您女儿的恩人的！”

后来，史密斯被录取了。有一天，他在公司里又遇见了那个老人。史密斯关切地与老人打招呼，问他：“您女儿的恩人找到了吗？”“没有，我一直没有找到他！”老人默默地走开了。

史密斯的心情很沉重，对旁边的一位司机师傅说起了这件事。不料那司机哈哈大笑，说道：“他可怜吗？他是我们公司的总裁，他女儿落水的故事讲了好多遍了，事实上他根本没有女儿！”

“噢？”史密斯大惑不解。那位司机接着说：“我们总裁就是通过这件事来选人才的。他说过有德之才才是可塑之才！”

史密斯在工作中兢兢业业，不久就脱颖而出，成为公司市场开发部总经理，一年为公司赢得了 3500 万美元的利润。当总裁退休的时候，史密斯坐上了总裁的位置。后来，他谈到自己的成功经验时说：“一个有德之人，绝对会赢得别人永久的信任！”

人只有靠长期的立诚守信行为才能建立起自己的信誉，信誉本身是有价值的，它是一个人、一个组织的“信用卡”。从另一个意义上说，诚实也是最好的策略，只有凭借诚实正直，你才能拥有晋升、发展的机会，才能获得永久的成功。

真诚待人才会得到真诚的回报

关于真诚待人，孔子说“己所不欲，勿施于人”，孟子说“爱人者，人恒爱之；敬人者，人恒敬之”，老百姓说“投之以桃，报之以李”、“你敬我一尺，我敬你一丈”。

每个人都希望得到别人的真诚相待，要想别人真诚对你，你就应当首先主动真诚地去对待别人。与人为善、真诚待人，才有机会得到别人的同等对待。

很多年以前，在一个暴风雨的晚上，有一对老夫妇走进一家旅馆的大厅要求订房。

“很抱歉，”柜台里一位年轻的服务生说，“我们这里已经被团体包了，往常这种情况时，我们都会把客人介绍到另一家旅馆，可是这次很不凑巧，据我所知，附近的旅馆都已经客满了。”

看到老夫妇一脸的遗憾，服务生赶紧说：“先生，太太，在这样的夜晚，我实在不敢想象你们离开这里却投宿无门的处境。如果你们不嫌弃的话，可以在我的房间住一晚，那里虽然不是豪华套房，却十分干净，我今天晚上要在这里加班。”

这对老夫妇谦和有礼地接受了服务生的好意。

第二天一大早，当老先生下楼来付住宿费的时候，那位服务生依然在当班，但他婉言拒绝了老先生，说：“我的房间是免费借给你们住的，我昨天晚上在这里已经争取了额外的钟点费。”

老先生说：“你这样的员工是每一个旅馆老板梦寐以求的，也许有一天我会为你盖一座旅馆。”

年轻的服务生听后笑了笑，他明白老夫妇的好心，但他只当它是一句玩笑。

又过了几年，那个柜台服务生依然在那家旅馆上班。有一天，他忽然接到老先生的来信，信中详细地回忆了那个暴风雨晚上得到帮助的过程。老先生邀请服务生到曼哈顿去和他见上一面，并附上往返机票。

几天以后，服务生来到曼哈顿见到了老先生。老先生指着眼前的建筑物说：“这就是我专门为你建的饭店，我以前曾经说过的，你还记得吗？”

“您在开玩笑吧？”服务生不敢相信地说，“我有点糊涂了，请问这是为什么？”

老先生很温和地说：“我的名字叫威廉·渥道夫·爱斯特。这其中并没有什么阴谋，因为我认为你是经营这家饭店的最佳人选。”

这家饭店就是美国著名的渥道夫·爱斯特莉亚饭店的前身，这个年轻的服务生就是该饭店的第一任总经理乔治·伯特。乔治·伯特怎么也没想到，自己用一夜的真诚换来的竟是一生辉煌的回报。

只有真心地付出才能赢得别人的尊重和赏识，还可能获得意想不到的回报。如果不是年轻服务生的真诚待人，老先生也不会慧眼识英才，让他成为饭店的第一任总经理；如果没有老先生的真诚回报，也就没有年轻服务生这一生辉煌的成就。他们都怀着一颗感恩的心，真诚地付出，真挚地待人。

但是在生活中，有的人对真诚待人抱怀疑或否定态度，理由是：我真诚待人，若得不到真心回报，岂不是很吃亏吗？

有的人怕真诚待人吃亏上当，因此想别人主动先真诚待己。你真诚待我，我再真诚待你，这是被动为善的人际关系态度。如果人人都这样想，人人都不肯首先付出，那这个世界上还能找到真诚吗？

很多人都觉得，积极主动地付出友善真诚仅仅是讲如何对待别人，其实准确地说，友善真诚地待人更重要的是指如何善待自己。你待人以善意，别人以善意相报，你待人以真诚，别人以真情回馈，这也就是我们经常所说的将心比心，以心换心。

诚信给企业带来成功的机会

富兰克林在《对一个年轻商人的忠告》中说过一句至理名言：信誉就是金钱。事实上，有时诚信远非金钱可比。

秦朝末年有个叫季布的人，一向重诺言，讲信用。人们都说“得黄金百斤，不如得季布一诺”，意为信守诺言非千金可买。如果你在对待别人时能信守诺言，别人就会为你的态度所打动，从而信赖你。

故事《狼来了》中那个小孩由于自己的不诚实，最终落得个被狼吃掉的下场。故事虽小，寓意却深：做人，不可不讲诚信，否则，将会面临受惩罚的厄运。

1968年，日本麦当劳分公司社长藤田田接受了美国油料公司定制餐具刀叉300万个的订单。合同规定：交货日期为同年8月1日，交货地点在美国的芝加哥。

藤田田马上组织了几家工厂开始生产这批刀叉，但由于客观原因，这些工厂一再误工，到7月27日才完工。但怎么按期把货物从东京运到美国芝加哥，这个问题让藤田田犯了难。若海运，由于两地路途遥远，8月1日肯定交不了货，到时必然误期；若空运，就会损失一大笔利润。

一边是利润，一边是看不见摸不着的信用。思量再三，藤田田毅然租用航空公司的波音707货运机空运，花费了30万美元的空运费，将货物及时运到。这次藤田田的损失很大，但却赢得了美国油料公司的信任。

在以后的几年里，美国油料公司不断向日本麦当劳分公司定制大量的餐具，藤田田也因此得到了丰厚的回报。这就是恪守信用带来的财富。

一个政府若失去了诚信，必然会引起政局动荡，民心不安；一个企业若失去了诚信，必然被市场经济的大潮所淘汰；一个人若失去了诚信，则必然失去立足于社会的地位与尊严。

社会提倡诚信，因为这可以促进人与人之间的关系融洽，使大家更好地沟通，减少纠纷。没有诚信，人与人之间就会出现尔虞我诈等丑恶现象，败坏社会风气，破坏社会的稳定；诚信是企业的立足之本、品牌的象征、顾客利益的保障，没有它，企业的经营将一落千丈。

1835年，摩根先生成为“伊特纳火灾保险公司”的股东。不久，有一家在该保险公司投保的客户发生了火灾，按照保险合同规定，如果完全付清赔偿金，保险公司就会破产，许多股东闻知此讯，都惊慌失措，纷纷要求退股。

摩根先生斟酌再三，认为信誉比金钱更重要。于是，他四处筹款并卖掉了自己的房产，低价收购了所有要求退股股东手中的股份，然后将赔偿金如数付给了投保的客户。这件事在当地引起了不小的轰动，一时间，伊特纳火灾保险公司声名鹊起。

几乎已经身无分文的摩根先生成了保险公司的所有者，但保险公司已濒临破产，无奈之中，他打出广告：凡是在伊特纳火灾保险公司投保的客户，保险金一律加倍收取。

出乎意料的是，客户们却蜂拥而至。原来，在许多人的心目中，伊特纳火灾保险公司是最讲信誉的保险公司，仅仅凭借这一点，就使它比许多有名的大保险公司更受欢迎。许多年后，摩根先生成为美国亿万豪门摩根家族的创始人。

成就摩根家族的并不仅仅是一场火灾，而是比金钱更有价值的信誉。信誉是人与人之间最可宝贵的东西，是用金钱无法衡量的。

还有什么比让别人都信任你更宝贵的呢？有多少人信任你，你和你的企业就拥有多少次成功的机会。

第六章　心态好，机会不请自来

心态是机会的“孪生姊妹”

机会来临前，你要保持心胸开阔与乐观，不久你就会听到机会在敲门。

由于心态或者着眼点的不同，同样的情况，可能会得出截然相反的结论。有一个因为拥有好心态，抓住机会的故事广泛流传在推销员中。

两个推销员一同到非洲去推销皮鞋，因为非洲天气炎热，那里的人大都喜欢赤脚。一个推销员看到非洲人都赤脚，很快失望了，他马上给公司发去电报：“这里的人大都赤脚，皮鞋在这儿没有市场。”另一个推销员面对同样的情况，却惊喜万分，他喜不自禁，也给自己的公司发出了电报：“这里的人都不穿鞋，市场潜力大得很。”最终，他的公司打开了非洲人穿上皮鞋市场，发了大财。

保持良好的心态，就能抓住潜在的成功机会。

两个青年到一家公司求职，经理把第一个求职者叫进办公室里，问道："你觉得你原来的那个公司怎么样？"这个求职者面色一沉，回答道："唉，那里糟透了。同事们尔虞我诈、钩心斗角，部门经理粗野蛮横、仗势欺人，整个公司死气沉沉，生活在那里感到十分压抑，所以我想要换个理想的地方。"

"我们这里恐怕不是你理想的乐土。"经理说。于是那个年轻人愁容满面地走了出去。

第二个进来的求职者也被问到了这个问题，他回答说："我们那儿挺好的，同事们待人热情、互相帮助，经理们平易近人、关心下属，整个公司气氛融洽，在那里工作我感到非常愉快。如果不是想发挥特长，我真不想离开那里。""很好，你被录取了。"经理笑吟吟地说。

从某种角度上说，这位经理做出了非常聪明的取舍。好的心态，是成功必备的潜质。具有了这样的潜质，才有可能获得成功的机会。可见，心态是机会的"孪生姊妹"，心态好，机会不请自来。

机会与消极心态无缘

有很多离成功仅有一步之遥的人，每当取得一点小小的成绩后，就害怕失去，瞻前顾后不敢再向下一个目标前进，但成功人士与这些人不同，他们想出了一套有效的办法来克服。因为他们知道机会与消极心态无缘。

瓦伦达是美国一个著名的高空走钢索表演者，在一次重大的表演中，不幸失足身亡。他的妻子事后说，她知道这一次一定要出事，因为他上场前总是不停地说，这次太重要了，不能失败，绝不能失败；而以前每次成功的表演，他只想着走钢索这件事本身，而不去管这件事可能带来的一切。后来，人们就把这种患得患失的心态，叫做“瓦伦达心态”。

美国斯坦福大学的一项研究也表明，人大脑里的某一图像会像实际情况那样刺激人的神经系统。比如当一个高尔夫球手击球前一再告诉自己“不要把球打进水里”时，他的大脑里往往就会出现“球掉进水里”的情景，而结果往往事与愿违，这时候球大多都会掉进水里。这项研究从另一个方面证实了“瓦伦达心态”，而这种心态是一种消极心态。

初学游泳的人，站在高高的水池边要往下跳时，都会心生恐惧，这种消极心理会影响他的练习，如果不克服，他将永远也学不会游泳。

有一个作家对创作抱着极大野心，期望自己成为大文豪。美梦未成真前，他说：“因为心存恐惧，眼看着一天过去了，一星期、一年也过去了，仍然不敢轻易下笔。”另有一位作家说：“我把重点放在如何使我的心力有技巧、有效率地发挥，在没有一点灵感时，也要坐在书桌前奋笔疾书，像机器一样不停地动笔。不管写出的句子如何杂乱无章，只要手在动就好了，因为手动能带动心动，会慢慢地将文思引导出来。”

许多人遭到失败，是因为他们总是喜欢停下来询问自己最终结果将会怎样，他们将来是否能取得成功。这种不断对事情结果的询问导致了恐惧的产生，而恐惧对取得成功来说则是致命的。成功的秘诀在于集中心志，而任何一种担忧或恐惧都不利于集中心志，并且还会毁灭人的创造力。当整个心态思想随着恐惧这种心情而起伏不定时，干任何事情当然都不可能收到功效。

记住：消极心态会使人错失机会，机会也会远离消极心态。

自信之中有机会

生活中处处有机会，虽然每个人都被机会包围着，但是，只有当你去发掘它时，它才会出现在你的面前。如果你缺乏自信，无法战胜自我，大把的机会就会失去。

在日本的富士山脚下，有一座鼓气学校，学校的宗旨是把日本的企业领导者铸造成为最优秀的人才。学校的课程极为特别，学生被分成若干小组，每组 13 人，每天数次走上大街高呼：“我是最优秀的人，我能胜！我能胜！”上课也要由老师领读，学生们重复高喊：“我能干！我有能力！我年轻！我能胜！我能胜！我能胜……”学校的校长说，这所学校的办学方针就是教给学生以“足够的自信力”，“我们的目的就是要把每个学生推向极限，然后战胜极限”。

当然，自信不是自大。

1942年10月，“血胆将军”巴顿率领4万多名美军，在100多艘战舰护送下，计划于11月8日凌晨在法属摩洛哥登陆，行至11月4日，突然刮起大风，惊涛骇浪使有的小艇倾斜度达42度，直至11月6日天气仍无好转。美国政府急电，令其改由其他任何港口登陆，巴顿却回电说，不管天气如何，我都将按计划执行到底。到了7日午夜，风息浪止。事后有人说，这全是巴顿拿生命作赌注的天大冒险。其实，巴顿并非拿生命作赌注，而是在出发前就与专家们一起详细研究了该海域的风浪变化，知道虽有大风，但还达不到翻船的程度，更不会对整个舰队造成危险，而且11月8日一定有个利于登陆的好天气。正是凭靠了这种科学的预测，他才敢于抓住这个“可怕”的机会，突然出现在敌人面前，一举扭转了非洲战局。

巴顿将军依靠科学预测所建立起来的自信，使他抓住了扭转战局的战机。因此，自信是机会的先决条件，一个人在没有自信的情况下，所进行的活动和实践只能是一种逃避和消遣。

乐观，给生命一次机会

用悲观消极的思考方式来审视自己的未来道路的人，总是对自己所处的环境满腹牢骚。他看不到自己发展的道路，不敢向前走一步，他对时代、对人生、对自己充满了怀疑，在愤怒和绝望中白白浪费了自己的时间和精力，消极的人只看见他的错误和弱点，人往往被自己打倒。消极使人生蒙上阴影，自卑使人恐惧，孤独让人灵魂死寂，优柔寡断使人百无一成，自暴自弃使人弃掷宝贵的生命。世上从来就没有什么救世主，唯有自己才是人生的主宰，凡事都要乐观面对，只有自己才能拯救自己。

她叫宋姗珊，是四川大学高分子科学与工程学院2001级的女生。与所有同龄女孩一样，大学三年级的她本来应该在宽敞明亮的教室里汲取营养，应该在绿树亭亭的校园林荫路上自在徜徉，应该在灯火通明的自习室里刻苦勤奋……而就是这样一位风华正茂的阳光少女，却笼罩在白血病的阴影下。

在一次例行体检中查出患慢性粒细胞性白血病的消息对她的家庭来说无异于一道晴天霹雳。宋姗珊的爸爸是四川威远县某医院医生，妈妈是威远县某中学的教师，虽然生活并不十分富裕，但是这个小家庭里却充满了幸福欢乐。因为害怕这个消息给姗珊带来过重的心理压力，父母决定隐瞒病情，仅仅告诉她得了普通的地中海贫血，需要一定的药物治疗。当时尚不算严重的初期病情，就已经使姗珊常常感觉疲劳，有时候甚至连笔都拿不起来。父母看在眼里，疼在心里。

因为姗珊的病情需要服用大量的药物，父母怕姗姗怀疑，只有屡次更改杜撰的贫血病情种类，好让姗珊不产生怀疑，但是观察力敏锐的姗姗却早已察觉了这一切。她发现爸爸床头常常堆满了有关白血病的书籍，妈妈常常在背地里抹眼泪，她知道自己很有可能身患白血病。这个发现也曾经让她绝望过，她不知道为什么上天如此的不公，如此对待一个刚刚 20 岁的少女，她还有多少梦想和希望等待实现。但是很快的，她接受了这个现实，并且决定不能让家人和朋友们担心，她隐瞒了自己已经知道了病情的事实。

这一瞒就是 3 年。3 年来，她除了常常吃药之外，像一个普通少女一样学习生活着。而这 3 年，说普通也不普通，在这 3 年里，她过得充实而灿烂，取得了骄人的成绩。这个乐观坚强的女孩，没有让任何人看出她的生命已经濒临消逝。在明知自己已经身患重症的情况下，姗姗依然把全部的精力投入到学习、工作中去，她对待同学热情耐心，在学校里担任了学院团委组织部部长和班里的文娱委员，她在学习上勤奋刻苦，曾获得过学校单项一等奖学金和单项二等奖学金。她那突出的工作能力不仅赢得了同学们的赞誉好评，而且还为她赢得了四川大学“优秀团干部”的荣誉称号。

2003 年 4 月初，姗姗在四川大学华西医院查出其慢性粒细胞性白血病已经进入加速期。

上天没有放弃这样一位出类拔萃的女孩，正当全家都陷入绝望的时候，中华上海骨髓库传来了一个好消息——已经找到了与姗姗完全匹配的骨髓！

当父母告诉姗姗实情的时候，早有准备的姗姗表现得十分平静，她还微笑着安慰伤心的家人。后来的骨髓移植手术很成功，姗姗的生活又燃起了新的希望。

由此可见，唯有乐观者，才能畅行人生；唯有乐观者，才能拥有机会。

不要让坏心情蒙蔽捕捉机会的眼睛

一个人心情不好的时候，就算机会来到面前，也会熟视无睹，因为你那双捕捉机会的双眼早就被坏心情蒙蔽了。

那么，该怎么办呢？

我们来看一个故事：

有一天，弗雷德情绪不好，以往每当遇到这种情况，他总是避不见人，直到心情得以好转。不巧的是，这天弗雷德因有事要和老板会面，于是，他决定要以笑脸面对。会面时，弗雷德一直笑容可掬，谈笑风生，俨然是一位豁达、愉快的人，令他吃惊的是，他很快就发现自己不再感到压抑了。

弗雷德的这一心理变化正和目前的一项心理学研究结果相吻合：装扮某一角色可以帮助我们获得所需要的相应心情——困境中能增强自信心，不顺心时能产生快乐。

下面提供几种可以改变糟糕心情的方法。

1. 用微笑鼓舞自己

当然，这样做不能敷衍了事。一心理学家说，虚伪的微笑太突然、太短促，只用嘴不用眼睛微笑，不能表达或产生欢快的感觉，所以要认真对待，微笑要发自内心。开始时轻声微笑，继而笑得咧开嘴，最后变成开怀大笑。如果你想不出有什么事情滑稽可笑，你不妨假装有这回事，这并不是说你一笑就真能完全解除烦恼，而是说运用这种技巧你可以振作精神，应付一天的工作。

2. 高声朗读

读书的时候要面带表情，并且要读富有激情的书，例如读一段马克·吐温小说中的诙谐段落。宾夕法尼亚大学进行的一项研究表明，心情压抑的病人带着表情高声朗读，就可使他们的情绪得到理想的改变。

3. 松弛身心以减轻焦虑或恐惧

一种典型的放松身体的技巧是收紧双手的肌肉，再轻轻放松，然后是收紧双臂肌肉，再逐渐放松；接着是颈部、面部以及全身的肌肉，都做同样的动作。这些松弛身心的技巧可以迅速而显著地减低心跳速度、呼吸频率和氧的消耗量。

驱散忧愁的最好办法是玩一场有趣的游戏或看一场滑稽电影，但一定要放声大笑。笑声会使你感到身心舒畅。

4. 精心打扮以增强自信心

在接受求职面试、请求晋升或公开演讲之前，必须做到衣着整洁、仪表端正、站立挺直。研究表明，好的仪表可以使别人容易接受你的意见——不过，更重要的是，它能有助于你增强信心。一心理学家说："仪态举止可以加强期望。如果你萎靡不振或举止卑怯，那么，最糟糕的事就会降临到你的身上。"

5. 临危不乱

假设你丢失了重要文件或者你的家突然受到猛烈暴风雨的威胁，你一定要保持冷静，万不可流露出恐惧不安的神色，要使你的行动有条有理，镇定自若，切勿急躁或慌张。说话的声音也要和平时一样，清晰爽朗而避免急促。因为惊慌失措是会传染给别人的，而沉着镇定也同样会感染别人。

有人讲过这样一个故事：

有年夏天，我们驾驶一艘十米长的单桅小船进行两个星期的航行，不料途中遇到雷雨袭击，我便手忙脚乱地向同船的三位朋友喊东喊西，结果闹得我们大家都心惊胆战，不知所措。后来一位从海军退伍的朋友，心平气和地提出了一个较好的办法，才使我们安然渡过难关。两天后，我们又遭遇到一次更为凶猛的风暴，我接受上次的教训，昂首挺胸，努力用坚定而稳重的声音发号施令，说来也怪，我发现连我自己都感到非常的镇静了。

可见，利用身体和行动来改变我们的心情，是帮助我们度过生活中困难时刻的锦囊妙计。心情改变了，你观察事物的角度和原来就会有所不同，就有可能发现成功的机会。

消除自卑，与机会相约

勇于冒险，不但会获得成功，还会从中受益匪浅，甚至可以改变你自卑的性格，从而使你获得重生的机会。

黛比出生在一个有很多兄弟姐妹的大家庭。从小她就非常渴望得到父母亲的赞扬和鼓励，但是由于孩子多，她的父母根本就顾不上她。这种经历使得她长大成人后缺少自信心。她后来嫁给一个非常成功的高级管理人员，但美满的婚姻并没有能改变她缺乏自信的心态。当她与朋友出去参加社交活动时总是显得很笨拙，唯一使她感到自信的地方是在厨房里烤制面包的时候。她非常渴望成功，但是没有勇气去承担失败带来的风险。随着时间的推移，她终于认识到自己要么停止成功的梦想，要么就鼓起勇气去冒一次险。

她决定进入烹饪行业。她对父母以及她的丈夫说："我准备去开一家食品店，因为你们总是告诉我说我的烹饪手艺有多么了不起。"

"噢，黛比，"他们一起惊叫道，"这是一个多么荒唐的主意，你肯定是要失败的。这事太难了。快别胡思乱想了。"他们一直这样劝阻她，说实话，她几乎相信他们说的。但是更重要的是她不愿意再倒退回去，再像以往那样犹犹豫豫地说"如果真的出现……"

她下决心要开一家食品店。她丈夫最后还是给了她开食品店的资金。食品店开张的那一天，竟然没有一个顾客光临，黛比几乎被冷酷的现实击垮了。她冒了一次险，并且使自己身陷其中，看起来她是必败无疑了，她甚至相信她的家人是对的，冒这么大的险是一个错误。但是人就是这样，在已经迈出了第一步后，再去面对风险就容易得多。

黛比决定继续走下去。一反平时胆怯羞涩的窘态，黛比端着一盘刚烘制的食品站在她居住的街区，请每一个过往的人品尝。所有尝过她的食品的人都认为味道非常好，这使她越来越自信：人们开始接受她的食品。今天，“黛比·菲尔茨”的名字在美国数以百计的食品商店的货架上出现，她的公司“菲尔茨太太原味食品公司”也成为食品行业的连锁企业。今天的黛比·菲尔茨已经成了一个浑身都散发出自信的人！

黛比的故事告诉我们，要勇于冒险，不要让自卑成为机会的绊脚石。

勇于担当会让你脱颖而出

面对工作中的责任，无论大小、难易，在公司需要的时候你能够挺身而出，那么工作中的每一次任务都可能成为你脱颖而出的机会。

你还记得抗洪中感人的情景吗？当堤坝上出现缺口的时候，谁在附近谁就用身体堵上去，因为到了关键时刻，刻不容缓。同样，公司经营也时常会出现一些意外的问题，有一些迫在眉睫的问题需要马上解决，这时候你就要挺身而出，帮老板解决所遇到的问题。

不要在心里说：反正不是我的事，再说了，还有别人，我为什么要做吃力不讨好的事？不要以为处于公司最底层就人卑言轻，能推脱则推脱。责任面前每个人都是主人，如果你能够发扬主人翁精神，那么你很快就能够脱颖而出，为自己赢得发展的机会。在这里，战国时期的毛遂为我们树立了一个很好的榜样。

一次，秦国攻打赵国，把赵国的都城邯郸围了个水泄不通。紧急关头，赵王决定派平原君赵胜代替自己到楚国搬救兵抗秦，并和楚国签订联合抗秦的盟约。

平原君到了楚国，献上礼物，与楚王商谈联合出兵抗秦的事，可是谈了一天，楚王还是迟疑不决，没有答应。这时，站在台下的毛遂手按剑柄，快步登上会谈的大殿。毛遂对平原君说："两国联合出兵抗秦，理所当然，为什么从早议到晚，还没有个结果呢？"

楚王听了毛遂的话很生气，斥责他退下，毛遂毫不畏惧，威严地走近楚王，大声地说："你们楚国地广人多，理应称霸天下，可在秦军面前，竟然胆小如鼠。以前，秦军的兵马曾攻占你们的都城，还烧掉了你们的祖坟。这等奇耻大辱，连我们赵国人都感到耻辱，难道大王您忘了吗？再说，楚国和赵国联合抗秦，也不只是为了赵国，如果我们赵国灭亡了，楚国还能长久吗？"

毛遂说的这番话理直气壮，义正词严，楚王心服口服地点头称是，于是就签订了联合抗秦的盟约，出兵解救赵国。平原君回到赵国后，把毛遂尊为宾客，并且重用了他。

同样，在公司发展的关键时候，你也一定要像毛遂那样敢于挺身而出，该出手时就出手，为公司分担责任，帮助老板渡过难关。公司经营难免会遇到一些始料不及的问题，这时如果你能够主动担起责任，为公司解除难题，你就会赢得其他同事的尊敬，更能得到老板的信任和器重。

小萍是一家餐饮集团连锁公司的普通营业员，因为平时工作表现好，曾多次被评为最佳店员。有一次，这家连锁店里突然发生了一起意外事件，一位食客在进餐时突然倒地，四肢抽搐，口吐白沫，众人一时纷纷怀疑是食品中毒，甚至有人拿出电话通知报社和电视台。在这关键时刻，小萍镇定自若，一方面指挥其他店员打急救电话，一方面竭力安抚顾客，保证不是食物中毒。她告诉大家，食物绝对没有毒，并冒险当场吃下很多饭菜。为了防止谣言扩散，她还请求大家等待急救车的到来，由医生评判。

不久，急救车过来了，经验丰富的医生告诉大家，顾客是癫痫发作。

由于小萍勇敢而机智地避免了一场危机的上演，她受到公司领导的高度赞扬，不久，就被升为店长。

一个年轻人要想成功，在关键时刻必须要像小萍那样勇于担当敢于负责，才能抓住发展中的机会。勇于担当可以让一个职务低微、毫无背景的员工成为老板眼中的可以委以重任的人。

小勇是一名刚毕业的大学生，他到一家钢铁公司工作还不到一个月，就发现很多矿石并没有得到充分地冶炼。如果这样下去的话，公司会有很大的损失。于是，他找到了负责这项工作的工人，向他说明了问题。这位工人说："如果技术有了问题，工程师一定会找我，现在还没有哪一位工程师向我说明，证明现在没有问题。"小勇又找到了负责技术的工程师，对工程师说明了他看到的问题。工程师很自信地说："我们的技术是世界上一流的，怎么可能会有这样的问题？"自负的工程师也没有重视他反映的情况，还认为小勇作为一个刚毕业的大学生，不知天高地厚，管闲事！

但小勇认为这是个大问题，他不死心，又拿着没有冶炼充分的矿石，找到了公司负责技术的总工程师，他说："总工，我想这是一块没有冶炼充分的矿石，您认为呢？"

总工程师看了一眼，说："不错，你说得对。哪来的矿石？"

小勇说："是我们公司的。"

"我们公司的技术一流，怎么可能会有这样的问题？"总工程师不相信。

“工程师也这么说，可事实的确如此。”小勇坚持道。

“看来是出问题了。怎么没有人向我反映？”总工程师显然发火了。

他立即召集所有负责技术的工程师来到车间，果然发现了一些冶炼并不充分的矿石。经过检查发现，原来是监测机器的某个零件出了问题，才导致了冶炼的不充分。

总经理知道这件事后，不但奖励了小勇，还晋升他为负责技术监督的工程师。总经理无限感慨地说：“我们公司并不缺工程师，但缺的是负责任的工程师，这么多的工程师就没有一个人发现问题，而且别人提出了问题，他们还不以为然。对于一个企业来讲，人才是重要的，真正有责任感和忠诚于公司的人才更重要。”

小勇从一个刚走出校门的大学生晋升为负责技术监督的工程师，可以说是职业生涯中的一次飞跃，他参加工作之后的第一步成功，就是来自于他对工作的一种强烈的责任感，他的这种责任感得到了领导的认可。

职场中每一次担当都是一次机会。如果你能够认清自己的使命，勇于负责，承担起重任，那么随着一个个任务的完成，你也必定能够一步步地接近成功。

机会在每一份责任中

每一份责任都是一次机会。面对每一项任务，你首先要问的是，自己能从中学到什么新的知识，积累什么新的经验，这是不是一次挑战，自己是不是要积聚起更大的勇气，精力充沛地去迎接挑战。

要正确认识自己的责任，把每一份责任都当做一次机会——学习的机会、锻炼的机会和得到认可的机会。

彼得到某大公司应聘部门经理，老板提出要有一个试用期。但出乎彼得意料的是，他上班后被安排到基层商店去站柜台，做销售代表的工作。一开始彼得根本无法理解，但还是毫无怨言地坚持了三个月。后来，他认识到，自己对这个行业不熟悉，对这个公司也不是很了解，确实需要从基层工作做起，才可能全面了解公司，熟悉业务。

尽管实际情况与自己最初的预想有着非常大的差距，但是彼得明白这是老板对自己的一种考验，他坚持下来了。三个月以后，他负责部门的所有工作，凭借三个月基层的工作经验，彼得带领团队取得了骄人的成绩。半年后，公司经理调走了，他得以提升；几年以后，他被提升为总裁。在说起往事时，彼得颇有感慨地说："当时忍辱负重地工作，心中别提有多委屈，但我也明白这是老板在考验我的责任感，于是坚持了下来，最终获得了老板的信任。"

每一份责任都是一次机会，机会在每一次的负责中。因此，你所能做的也必须做的就是在自己的工作岗位上兢兢业业、不断进取、全力付出，不久机会也会降临在你的头上。

不负责就没有机会

工作中的困境常常是自己没有解决意识造成的。我们在职场中经常会发现一些发展“不顺利”的人，他们一个个满腹牢骚，抱怨工作没前途，没有发展机会。因此对自己的工作不负责、不尽力，得过且过。事实上，他们自己所抱怨的并不是导致厄运多的最主要原因；恰恰相反，这种抱怨的行为正好说明，他们倒霉的处境是自己一手造成的。

只有认真负责才是真正的聪明。职场中提升最快的往往是那些勇于负责、担当，踏实肯干的人。

可惜的是，在现实工作中，很多员工只知道抱怨公司，却不反省自己的工作态度，他们根本不知道被公司重用是建立在认真负责的基础上。他们整天应付工作，并发出这样的言论：“何必那么认真呢”、“说得过去就行了嘛”、“现在的工作只是个跳板，那么认真干什么”。结果，他们失去了工作的动力，不能全身心地投入工作。当然，也不可能在工作中取得斐然的业绩。最终，聪明反被聪明误，失去了本应属于自己的升迁和加薪机会。

汤姆在一家广告公司工作了一年，因为对自己的薪水不满意，他气愤地对朋友说："我在公司里的工资是最低的，老板也不把我放在眼里，假如再这样下去，总有一天我要跟他拍桌子，辞职不干。"

"你对那家广告公司的业务都了解清楚了吗？知道公司发展所需要的吗？"他的朋友问道。

"不清楚！"

"大丈夫能屈能伸！我建议你先冷静下来，认认真真地对待工作，好好地把他们的经营技巧、管理理念和公司业务完全弄懂，甚至包括如何书写合同等具体事务都弄懂了之后，再辞职走人，这样做岂不是既出了气，又有许多收获吗？"

汤姆听从了朋友的忠告，一改往日的散漫作风，开始认认真真地工作，甚至下班之后，还留在办公室学习商业合同的写作技巧。

一年之后，那位朋友偶然又遇到了他。

"估计你现在都学会了，可以准备拍桌子辞职了吧？"

"可我发现近半年来，老板对我刮目相看，最近更是委以重任，又升职、又加薪，说实话，现在我已经成为公司的红人了！"

"这在我意料之中！"朋友笑着说，"当初你的老板不重视你，是因为你工作马虎，又不肯认真学习；后来你痛改前非，负责的工作多了，能力也增强了，当然会令他对你刮目相看。"

由此看来，许多人的工作困境是由自己造成的。如果你是一个勤奋、肯干、负责的员工，就能像蜜蜂一样，采的花越多，酿的蜜也越多，你享受到的甜美也越多。如果你只知道终日抱怨自己怀才不遇，大事做不来，小事不屑做，对工作敷衍了事，那么你永远也不会有出头之日。

机会面前人人平等。在职场中每个人都面临着很多机会，每一次负责都可能成为你成长的一个契机。一个心态好、对工作负责的人，很容易就能找到适合自身发展的机会。

时刻为自己负责

机会青睐有准备的人。从某种意义上说，成就是机会的产物。我们在评价一个人的能力以及他的成就时，不能完全忽略机会的重要性。在努力的多少和成就大小之间没有均衡，或许一个出乎意料的机会几分钟就可能决定了一个人的命运。

对于那些不负责任的人来说，再好的机会也不会降临到他的头上，只有那些对成功孜孜以求，时刻为自己负责的人才能够抓住身边的每一个机会，才能取得事业上的成功。

艾丽丝是一家食品公司的销售员，业绩一直不错。随着企业的发展，公司决定实施多元化发展的战略，减少食品的生产量，裁减员工，以达到压缩成本的目的，资金被转向了公司准备大力发展的信息产业。

所有的员工都面临着被裁掉的危险，一时间公司内人人自危，人心浮动。销售部要裁去一半人员，这不能不让所有销售人员心里打起鼓来。大家能力都差不了太多，谁走谁不走呢？面对这种情况，艾丽丝却镇定自若，似乎并没有太在意。最后的结果是销售部员工走了一半,副主管也被辞退了，而艾丽丝升任了此职。

原来，艾丽丝在平常的工作中，就十分注意整理所有客户的资料，又利用业余的时间学习了编程工作，为公司建立了一个庞大的客户数据库。这个客户数据库的建立为销售渠道的正规化提供了科学的依据，大大地提高了工作效率。早在一个月前，艾丽丝就向主管展示了这个数据库，并得到了认可，正在等待讨论通过与实施。

升职后的艾丽丝除了将销售管理自动化外，还积极联系境外的客户。当第一笔与意大利出口贸易签单时，总经理发现艾丽丝竟能用流利的意大利语来与客户交谈，不禁更加对她另眼相看。不久，艾丽丝便晋升为副经理，成为公司晋升最快的员工。

艾丽丝的故事告诉我们，机会青睐时刻为自己负责的人，当机会来临时，他们就会成功。艾丽丝工作一直很勤恳，表面上看和大家没有什么区别，但实际上，艾丽丝在平时已经一点一滴地提升了自身的价值。无论是学习编程、客户的积累，还是意大利语的学习，都是其中的一部分。这并不能证明艾丽丝比别人高明多少，但是却证明了她对人生负责的一种态度，正是因为具有这种态度，艾丽丝才成为公司晋升最快的员工。

工作有时会给一个人带来很多的幸福，因为它蕴涵了很多成功的机会。然而，现实中有很多人当幸福逝去后才懊悔自己当初没有好好珍惜，当自己失业时才后悔自己对工作没有负责。下面有一个小故事，形象地说明了负责对于我们个人成长的意义。

一天晚上，一群游牧部落的牧民正准备安营扎寨休息的时候，忽然被一束耀眼的光芒所笼罩。他们知道，天神就要出现了，因此，他们满怀殷切的期盼，恭候来自他的重要旨意。

神说话了，“我现在要交给你们一个任务，你们沿路要多捡一些鹅卵石，把它们放在你们的马靴里。明天晚上，等任务完成后，其中有人会感到非常快乐，但也有人会非常懊悔。”神说完就消失了。牧民们感到非常失望，因为他们原本期盼天神能够给他们带来意想不到的惊喜，但没想到神却吩咐他们去做这件毫无意义的事。不管怎样，那毕竟是神的旨意，他们虽然有些不满，仍旧各自捡拾了一些鹅卵石，放在他们的马靴里。

就这样，他们又走了一天。当夜幕降临，他们开始安营扎寨时，忽然发现白天放进马靴子里的每一颗鹅卵石竟然都变成了钻石。他们有人非常高兴，因为自己捡拾了很多；但也有人很懊悔，因为没有捡拾几块鹅卵石。

俄国文学大师托尔斯泰曾经说过这样一句话：当幸福在我们手中的时候，我们并没有感到幸福的存在；只有幸福离我们而去，我们才知道它的珍贵。

其实，上帝对每一个人都是公平的。身在职场，我们每天都要面对工作的压力、责任的烦恼，有的人消极应付，视责任为不得不做的苦役，有的人却能够积极应对，从中看到自身发展的机会。事实上，每一天平淡的工作，就像一颗颗毫不起眼的鹅卵石，我们必须要做的就是抱着满腔热情、尽职尽责地去完成它们。某一天，当机会来临的时候，我们每天收藏起来的鹅卵石就会变成一颗颗耀眼的钻石，为我们带来无穷无尽的财富。

机会从来不青睐毫无准备的人，财富也从来不垂青于对自己不负责的人。对于每一个平凡而普通的人来说，责任就是财富，责任就是幸福。我们应该做的，就是珍惜自己的责任。

做一个有所准备的人吧！学会对自己负责，这样，机会和财富就一定会降临在你的头上。

勇于挑战高难度任务

机会来自于工作中的每一次努力和挑战。面对工作中的每一份任务，无论难易，我们都要积极勇敢地接受。

西点军人勇于向“高难度任务”挑战的精神，是他们在战斗中获得胜利的基础。在公司中，很多员工虽然颇有才学，具备种种获得上司赏识的能力，但是却有个致命的弱点——缺乏挑战的勇气，只愿做职场中谨小慎微的“安全专家”。对不时出现的那些异常困难的工作，不敢主动发起“进攻”，一躲再躲。他们认为：想不犯错误，就要做熟悉的，对于那些颇有难度的事情，还是躲远一些好，否则，就有可能被撞得头破血流。结果，终其一生，也只能从事一些平庸的工作。

勇于向困难挑战的精神，是一个人在职场中获得成功的基础。当你万分羡慕那些有杰出表现的同事，羡慕他们深得老板器重并委以重任的时候，你一定要明白，他们的成功绝不是偶然的。

一家天线公司的总裁来到营销部，让大伙儿针对天线的营销工作各抒己见，畅所欲言。

营销部胖乎乎的赵经理耷拉着脑袋叹息说：“人家的天线隔三差五地在电视上做广告，我们公司的产品一点知名度也没有，我看这库存的天线是个难题。”部里的其他人也随声附和。

总裁脸色阴沉，扫视了大伙一圈后，把目光驻留在进公司不久的一位年轻人身上，总裁走到他面前，让他说说对公司营销工作的看法。

年轻人直言不讳地对公司的营销工作存在的弊端提出了个人意见。总裁认真地听着,不时嘱咐秘书把要点记下来。

年轻人告诉总裁，他的家乡有十几家各类天线生产企业，唯有 ×× 天线在全国知名度最高，品牌最响，其余的都是几十人或上百人的小规模天线生产企业，但无一例外都有自己的品牌，有两家小公司甚至把大幅广告做到 ×× 集团的对面墙壁上，敢与知名品牌竞争。

总裁静静地听着，挥挥手示意年轻人继续讲下去。

年轻人接着说："我们公司的老牌天线今不如昔，原因颇多，但归结起来或许就是我们的营销策略和市场定位不对。"

这时候，营销部经理对年轻人的这些话表示了不满，并不时向年轻人投来警告的一瞥，最后不无讽刺地说："你这是书生意气，只会纸上谈兵，尽讲些空道理。现在全国都在普及有线电视，天线的滞销是大环境造成的。"

经理的话使营销部所有人的目光都射向年轻人，有的还开始窃窃私语。

经理不等年轻人"还击"，便不由分说地又将了他一军："公司在甘肃那边还有 5000 套库存，你有本事推销出去，我的位置让你坐。"

年轻人提高嗓门说道："现在全国都在搞西部开发建设，我就不信质优价廉的产品连人家小天线厂也不如，偌大的甘肃难道连区区 5000 套天线也推销不出去？"

几天后，年轻人风尘仆仆地赶到了甘肃省兰州市某百货大厦。大厦老总一见他就大倒苦水，说他们厂的天线知名度太低，一年多来仅仅卖掉了百十来套，还有 4000 多套在各家分店积压着，并建议年轻人去其他商场推销看看。

接下来，年轻人跑遍兰州几个规模较大的商场，有的即使是代销也没有回旋余地，因而几天下来毫无收获。

正当他沮丧之即，某报上一则读者来信引起了他的关注，信上说一个农场由于地理位置特殊，买的彩电都成了聋子的耳朵——摆设。

看到这则消息，年轻人如获至宝，当即带上十来套天线样品，费尽周折才打听到那个离兰州有100多公里的农场。信是农场场长写的。他告诉年轻人，这里夏季雷电较多，以前常有彩电被雷电击毁，不少天线生产厂家也派人来查，知道问题都出在天线上，可查来查去就是找不出原因，使得这里的几百户人家再也不敢安装天线了，所以几年来这儿的黑白电视只能看见点人影，而彩电则只是形同摆设。

年轻人拆了几套被雷击的天线，发现自己公司的天线与他们的没有两样，也就是说，他们公司的天线若安装上去，也免不了重蹈覆辙。年轻人绞尽脑汁，把在学校几年所学的知识在脑海里重温了数遍，加上所携仪器的配合，终于真相大白，原因是天线放大器的集成电路板上少装了一个电感应元件。这种元件一般在任何型号的天线上都是不需要的，它本身对信号放大不起任何作用，厂家在设计时没有考虑雷电多发地区。

找到了问题的症结，麻烦迎刃而解。不久，年轻人在从商厦拉回的天线放大器上全部加装了感应元件，并将此天线先送给农场场长试用了半个多月。试用期间曾经雷雨交加，但场长的电视机平安无事。此后，仅这个农场就订了500多套天线。同时，热心的场长还把年轻人的天线推荐给存在同样问题的附近5个农林场，又帮他销出2000多套天线。

一石激起千层浪，短短半个月，一些商场的老总主动向年轻人订货，连一些偏远县市的商场采购员也闻风赶来，原先库存的5000余套天线当即脱销。

一个月后，年轻人筋疲力尽地返回公司，而这时公司如同迎接凯旋的英雄一样对他夹道欢迎，营销部经理也已经主动辞职，公司正式任命年轻人为新的营销部经理。

一位老板在描述自己心目中的理想员工时说："我们急需的人才，是有奋斗进取精神，勇于向高难度任务挑战的员工。"

那种接到任务就述说困难的人，是不会得到老板赏识的。"老板，这太难了"、"老板，这是不可能的"、"老板，我们不该去浪费精力做这种不可能的事情"……这些话一出口，立即就会让老板对你感到失望。

要做一个勇于向任务挑战的人，请记住下面十句话吧：

①不要等一切问题都解决了才开始行动。

②不要忽视1%的可能性，1%的可能性常常会带来100%的成功。

③不要因为别人说不可能就动摇自己的信心，要相信你的判断。

④不要因为可能冒险而放弃伟大的创意。

⑤不要因为问题太多而投反对票，办法总比问题多。

⑥不要因为你从来没有从事过，就对将要从事的工作感到害怕。

⑦不要以为一条路走到尽头就没有路了，只要你跨出脚步，就可以踩出一条路来。

⑧没有一开始就尽善尽美的计划，只有在行动中不断完善的计划。

⑨任何一项成就，都不是在万事俱备的情况下做成的。

⑩要使用好你已经拥有的资源，挖掘出你还没有掌握的资源。

第七章　机会装在智者的脑袋里

智者创造的机会比他得到的机会要多

失败者常常说，他们所以失败是因为缺少机会，是因为没有领导垂青，好位置就只好让他人捷足先登，等不到他们去竞争。

可是获得成功的人决不会找这样的借口，他们不等待机会，也不向亲友们哀求，而是靠苦干努力去创造机会。他们深知，唯有自己才能给自己创造机会。

马其顿国王亚历山大大帝在打了一场胜仗之后，有人问他，假如有机会，他想不想攻占第二座城市。“什么？”亚历山大怒吼起来，“机会？机会是我自己制造的！”创造机会，便是亚历山大成功的原因。因此，唯有去创造机会的人，才能建立轰轰烈烈的丰功伟绩。

如果一个人做事情，总是等待机会，那是极危险的。一切努力和希望，都可能因等待机会而付诸东流。

能够主动创造机会的人，是这个世界上真正的强者。

在日常生活中，有些人总希望有一个机会突然使自己在眨眼之间就具有一份值得炫耀的工作。但事实上，几乎没有机会是靠侥幸得到的，更多的是要靠自己的努力和实力去争取的。

能够主动发现机会、抓住机会、创造机会的人，往往都能具有敏锐的洞察力和预测能力。在一开始的时候，我们不一定能够具备这种能力，但是我们至少要有这种意识。

机会一般不会自动找到你，只有敢于表达自己，让别人认识自己，吸引对方的注意，才有可能寻找到机会，被誉为世界上最伟大的推销员的乔·吉拉德就是这样做的。

乔·吉拉德在15年中共销售13001辆（每次只卖一辆）汽车，这项纪录被《吉尼斯世界纪录大全》收入，他被誉为“世界上最伟大的推销员”。

35岁以前，乔·吉拉德一事无成，他患有相当严得的口吃，换过40多分工作，几乎走投无路时，他通过朋友找了一份汽车销售的工作。

刚做汽车销售时，他只是公司众多销售员中不起眼的一个。几乎每一个销售员都使用名片，但乔·吉拉德的做法与众不同：他到处递送名片，在餐馆就餐付账时，他把名片夹在账单中；在运动场上，他把名片大把大把地抛向空中，名片漫天飞舞，就像雪花一样，飘散在运动场的每一个角落。很多人对他这种做法感到奇怪。但乔·吉拉德认为，这种方法帮他做成了一笔笔生意。

生意的机会遍布每一个细节。“给你个选择：你可以留着这张名片，他可以扔掉它。如果留下，你知道我是干什么的、卖什么的，必要时可以与我联系。”所以，乔·吉拉德认为，推销的要点是要懂得如何利用你推销的机会，引起人们的注意。每一个推销员都应该高潮让更多的人知道他是干什么的，销售的是什么商品。这样，当顾客需要购买商品时，就会想到他。乔·吉拉德抛散名片是一个非同寻常的推销办法，很容易引起人的注意。当人们买汽车时，可能自然会想起那个抛散名片的推销员，想起名片上的名字，可能就会跟他联系。同时，乔·吉拉德还认为销售另一个要点还在于：要想抓住生意的机会，还需要去花时间用心了解客户。他指出：如果你想要把东西卖给某人，你就应该尽自己的力量去收集他与你生意有关的资料……不论你推销的是什么东西。如果你每天花一点儿时间来了解自己的客户，做好准备，铺平道路，那么，你就不愁没有生意了。

当别人看不到希望的时候，一个聪明的人能够看到希望，并听到自己的笑声。当他的笑声吸引了别人了时，他又看到了危机。这种人是很少失败的，因为他的眼力指引着他前进。

希尔顿一生中最重要的成就是买到了华尔道夫旅馆。如果没有希尔顿高瞻远瞩的眼光和正确的决策，华尔道夫旅馆的辉煌也许只是一小段鲜为人知的历史。

华尔道夫旅馆曾住过许多皇族。但是1942年这家旅馆却破产了，华尔道夫的股票暴跌。

希尔顿决定要买下华尔道夫。当他把这个决定向希尔顿董事会宣布的时候，有人惊叫起来："你是不是疯了？花钱去买这个赔大钱的累赘？”

然而希尔顿向来相信自己的商业直觉和眼光，他说：“如果你仅仅看到它现在的艰难处境就拒绝了它，那只能说明你是一个商业上的短视者。你应该看得更远一点！”但是无论他怎样反复阐述自己的意见，希尔顿董事会的董事们都不能分享他的狂热，他们不相信华尔道夫这个落魄到如此境地的旅馆还会东山再起。

身为希尔顿旅馆公司的董事长，没有董事们的同意，他也不能以公司的名义买下华尔道夫。

希尔顿并没有因此而退却，因为他相信拥有这样一家旅馆，将会给他带来巨大的价值。他想：“我可以像30年代得克萨斯州西斯柯那样自己买下来，然后把我的看法再推销给那些能够接受我的意见的人。”

于是，他开始行动了。他首先打电话给华尔街上拥有华尔道夫股票的老大。

当天下午，他走进那位老大的办公室，要买下249042股——这是控制股的数目，并给了一张10万美元的支票当押金。

华尔道夫的股东们正为拿着一大把廉价的股票抛不出去而大伤脑筋，如今听说希尔顿要以12元一股的高价收购，他们欣喜若狂——终于可以甩掉这个“烂包袱”了……

几天后，华尔道夫旅馆便改名为“希尔顿”。以后的日子华尔道夫究竟给希尔顿带来了多少荣誉和财富，不用去揣测，看看希尔顿头上那顶“世界旅店大王”的桂冠便再清楚不过了。

乔·吉拉德和希尔顿都是智者，他们懂得如何去创造机会、把握机会，最终取得人生的成功。

机会来自思考

思维是人脑对客观事物进行间接或概括反映的能力。思考是进行比较深刻、周到的思维活动。

人们在生活中的每一天都离不开思考。它对人们的生活非常重要，因此，人们给予它很高的重视。假设大脑不能思考，人们就无法进行判断和选择，无法作出决定，甚至无法生存。

洛克菲勒是美国20世纪著名的企业家，他在谈到自己的创业史时，只说过一句话：“压倒一切的是时机。”而把握机会就离不开思考能力。

美国宾夕法尼亚州发现石油之后，成千上万的人像当初采金热潮中的淘金者一样涌向采油区。一时间，宾夕法尼亚土地上井架林立，原油产量飞速上升。克利夫兰的商人们对这一新行当也蠢蠢欲动，他们推选年轻有为的经纪商洛克菲勒去原油产地亲自调查一下，以便获取直接而可靠的信息。这时洛克菲勒21岁，他只身一人来到宾夕法尼亚州考察石油的生产情况和市场行情。而当时，宾夕法尼亚的石油刚开采一年多，由于技术的局限，石油的用途还并不广泛，只是当做照明用油和工业润滑油使用。

洛克菲勒来到产油地，眼前的一切令他大为吃惊：到处是高耸的井架、凌乱简陋的小木屋、怪模怪样的挖井设备和储油罐，一片乌烟瘴气，混乱不堪。透过这些表面的“繁荣”景象，他看到了盲目开采背后隐藏的巨大危机。但是，凭着直觉，他认为这“黑色的血液”有着不可估量的前途，于是他决定在石油领域大干一场。

洛克菲勒并没有急于回去向克利夫兰的商界汇报调查结果，而是在产油地的酒店住了下来，进一步做实地考察。他每天都浏览报纸上的市场行情，静静地倾听焦躁而又喋喋不休的石油商人的叙述，认真而详细地做着笔记。他对合伙人克拉克说：“现在还为时过早”，“他们只知道一个劲地抽油，而根本不考虑市场，照这样下去，不用多久，一定会供大于求，油价一定会跌下去。”

经过一段时间的考察之后，他回到克利夫兰，并建议商人不要在原油生产上投资，因为石油需求有限，油市的行情必定下跌，这是盲目开采的必然结果。他告诫说，要想创一番事业，必须学会等待，耐心等待是制胜的前提。

果然不出洛克菲勒所料，当时石油需求量极少，而盲目开采出的石油又太多，最后造成生产过剩，油价一跌再跌。

这时，洛克菲勒了解到产油地正在计划修建铁路，铁路一旦修成通车，运输费自然便会减少许多。他觉得时机已经成熟，于是便找克拉克投资原油。克拉克听了之后，还以为是洛克菲勒发疯了，“现在泰塔斯维原油暴跌，你还想投资，我怀疑你是不是脑袋出了问题。”不管洛克菲勒怎样劝说，如何分析时势，克拉克就是不同意投资。

此时，洛克菲勒遇到了化学家安德鲁斯。安德鲁斯与克拉克是同乡，曾经做过油母岩研究，他决心从宾夕法尼亚州的石油宝库中提炼出精炼油来。在他的说服之下，安德鲁斯-克拉克石油公司成立了，而克拉克仅为名义上的主管人。洛克菲勒抓紧时机，大批地购进原油，经过加工运输到各地，就这样他的石油生意日益发展起来。

不过，他与克拉克之间的矛盾愈加深化。在一次拍卖会上洛克菲勒最终以7.25万美元的价格购得了克拉克的全部股权。

26岁的洛克菲勒终于取得了胜利。他后来在回忆这个有着决定性意义的时刻时说过：“那是决定我一生的一天。”自此，他把公司改名为“洛克菲勒-安德鲁斯公司”，满怀希望地干起了他的石油事业，终于凭着他过人的思维和审时度势的能力，建立起了克利夫兰规模最大、销售总额最多的炼油厂。

要成为一名成功的经营者，一定要有敏锐的思维和与众不同的预见性。在难得的重大机会面前，细心观察、思考，预测出市场未来的发展方向，大胆地做出正确的判断并勇敢地实施，这样才能使你抓住机会，取得更大的发展。

激发潜能便是在激发机会

我们大多数人的体内都潜伏着巨大的才能，但这种才能却一直酣睡着，一旦被激发出来，便可找到机会，做出惊人的事业来。那么，我们如何来唤醒自己体内的潜能呢？这就要靠我们自己的智慧。

如何依靠自己的智慧，才能有效地发掘生命的潜能，在最大意义上实现自我的价值。前辈们给我们留下了许多经验。

内蒙古伊利实业股份有限公司的总经理郑俊怀，就是用智慧唤醒了自己潜能，将一个濒临倒闭的小厂打造成了今天的伊利集团。

1983 年底郑俊怀被任命为呼和浩特市回民奶食品总厂的厂长，那时候厂子设备简陋、工艺落后、人员素质不高、管理混乱……全厂面临着倒闭的命运。

怎么样才能使这个厂起死回生呢？在困难面前，在逆境中成长起来的郑俊怀仔细分析了厂子的现状和原因，洞察了回民奶食品总厂的方方面面之后，他相信，凭自己的能力，有全厂职工的支持，一定能使这个厂旧貌换新颜。

智慧唤醒了郑俊怀潜藏在身体里的才能，通过不断的分析思索，他的思路逐渐开阔起来，他的组织、管理、经营能力也有力地凸显了出来。上任伊始，郑俊怀先为企业规定了各项生产、经营、管理制度，使企业很快就走上了正轨，接着，他把生产新产品作为企业发展的突破口。

为了确保新产品在春节期间上市，到了腊月二十八，郑俊怀和工人们都放弃了休息。经过多次试验，他们的新产品——一毛钱一支的奶油冰棍终于面市了。然而，这种新产品却未能引起人们的青睐，他们首次开发的新产品以失败告终，工厂的信任危机也随之面临着挑战。

在这种情况下，职工们的情绪非常低落，没想到自己的心血就这样白白浪费了。有些工人甚至心灰意冷，无心再做其他事情。郑俊怀抚慰职工们说："这算什么，我们要做的是大事，做大事就不能向困难低头。自古以来，哪个做成大事的人没有经历过失败？"他的鼓舞使工人们又重新振作起来。

与此同时，他也寻找失败的原因。后来明白了：企业要想发展，必须开发出新的高质量的乳制品，而不是一毛钱一支的奶油冰棍。

1984 年的正月十五，当别人都沉浸在家庭团圆的幸福中时，郑俊怀却独自一人到上海考察冷饮市场和生产设备。在那里他看上了一种生产雪糕的设备，但是这种设备非常抢手，即使付现款也得等 1 年才能提货，而且当时的回民奶食品总厂根本就没有钱。这个难题摆在了郑俊怀面前，郑俊怀马上返回呼和浩特市向银行要求贷款，可是他的厂是个小厂，又面临破产，企业信誉又不高，银行拒绝贷款。

面临艰难处境，郑俊怀拿出了破釜沉舟的决心，他每天都跑银行去谈贷款事宜,就这样坚持了1个多月,他这种“得不到贷款誓不罢休”的精神感动了一位农行领导，最后终于贷到了10万元资金。

拿到贷款后，郑俊怀马上派了两位厂领导去上海。这两位厂领导走之前对郑俊怀说：“我们一定尽力把设备买回来。”郑俊怀生气了：“把‘尽力’那两个字去掉，你们一定要把设备买回来。”两位厂领导犯了难说：“人家要是不卖呢？”郑俊怀说：“我怎么把款贷出来的，你们就能怎么把设备买回来。”两位厂领导茅塞顿开，到了上海后不辞劳苦，一遍一遍地找厂家，厂长终于也被打动，把设备卖给了他们。

设备到达厂里后，郑俊怀为了抢时间，不分昼夜地与工人们一道工作，并肩作战，不到一个月，设备就安装完毕，靠这套日产雪糕10万支的设备，回民奶食品总厂当年的利润达到了10万元。就是这10万元利润，鼓舞了职工们的信心，使企业获得了巨大的发展。郑俊怀也实现了自己使回民奶食品总厂旧貌换新颜的承诺。

郑俊怀的成功对我们深有启发：每个人的心中都埋藏有巨大的潜能，唤醒它，你就会得到机会，从而创造出惊人的业绩。

利用想象创造机会

想象是开启机会之门的一把钥匙，它无处不在，无时不在。俗话说：不怕做不到，就怕想不到，只要敢于想象，并付之于实际行动，你就有可能创造出机会。

电视机现在对我们每个人来说只是一件再平常不过的家用电器，但你或许并不了解，电视机的发明最初就源于一个人的想象。

那是 1922 年，美国一个年仅 16 岁的中学生贝尔德在黑板上画着一幅莫名其妙的草图，老师问他画的是什么，他指着那幅草图说，他要发明一个能通过空气来传输图像的东西。老师听了之后目瞪口呆，要知道在当时即使是无线电收音机，对于人类而言也还是十分新奇的东西，而 16 岁的贝尔德竟然异想天开地想发明传播图像的东西，这样的想象力确实让人感到难以理解。然而 4 年之后，贝尔德在一个实业家的资助之下，开始为实现自己令人惊奇的想象而专心工作着，并且不久以后，他果成功地然发明了电视机。

这里讲述贝尔德的故事，是想告诉人们想象和你一刻也不曾分离，机会就在你的眼皮底下等你去创造。贝尔德所具备的天赋条件并没有什么过人之处，他也只是一个普通人，但他凭着自己的想象，并将其付诸行动，终于创造了人生成功的机会。你也可以用决心和信心将自己的想象实现，从而创造出成功的机会，攀登上人生事业的巅峰。

爱因斯坦说过："想象力比知识更重要，因为知识是有限的，而想象力概括着世界的一切，推动着进步，并且是知识进化的源泉，严格地说，想象力是科学研究中的实在因素。"爱因斯坦如此推崇想象，是因为他知道想象力是一个人干好工作的起码要求，想象力是人类进步的主要动力，没有了想象，人类可能会永远停滞不前。

想象力可以使你创造机会，并且利用这个机会，使你取得别人所没有的成就。

有这样一个例子，非洲岛国毛里求斯大颅榄树绝处逢生，就是得益于科学家丰富的联想。

在毛里求斯有两种特有的生物——渡渡鸟和大颅榄树，在16、17世纪的时候，由于欧洲人的入侵和射杀，使得渡渡鸟灭绝了，而大颅榄树也开始逐渐减少，到了20世纪50年代，只剩下13棵。

1981年，美国生态学家坦普尔来到毛里求斯研究这种树木，他测定大颅榄树的年轮时候发现，它的树龄是300年，而这一年，正是渡渡鸟灭绝300周年。也就是说，渡渡鸟灭绝之时，也就是大颅榄树绝育之日。这个发现引起了坦普尔的兴趣，他找到了一只渡渡鸟的骨骸，伴有几颗大颅榄树的果实，这说明了渡渡鸟喜欢吃这种树的果实。

一个新的想法浮上了坦普尔的脑海，他认为渡渡鸟与种子发芽有莫大的关系，可惜渡渡鸟已经在世界上灭绝了，但坦普尔转而想到，像渡渡鸟那样不会飞的大鸟还没有灭绝，吐绶鸡就是其中一种。于是他让吐绶鸡吃下大颅榄树的果实，几天后，被消化了外边一层硬壳的种子排出体外，坦普尔将这些种子小心翼翼地种在苗圃里，不久之后，种子长出了绿油油的嫩芽，这种濒临灭绝的宝贵的树木终于绝处逢生了。

联想创造机会，发挥联想，充分调动自身认识的积极性，这既可以汲取无尽的知识营养，又可以进一步发展联想能力，使认知产生质的飞跃，进而创造出机会。

大主意才能遇到大机会

人应该有一种眼光，站得高，才能看得远。“会当凌绝顶，一览众山小”就是这个道理。

人生的目标不妨定得高远些，即使经过全力打拼，没有实现，那么至少也要比目标定得过低的人更有价值。

联邦快递公司的创办来自于史密斯先生的一个奇想，他曾是一名军人，他退伍后异想天开地打算成立一个用飞机运送包裹的邮递公司，加快邮递业务的运送速度，可以在一天之内将包裹送达世界各地的客户。

要实现这项前所未有的创举，除了智慧与胆识以外，还需要大量的资金支持。公司开始之初,人们对它的了解很少，业务无法提升，即使有那么一些零零散散的货单，其结果也是每一趟所花费的成本远远超过所收取的费用，从而造成严重的亏损。

就在史密斯生命最灰暗的时刻，他幸运地得到了贵人的相助。之后，“联邦快递公司”反而名声大噪，从此业务不断猛增，前景一片光明。

1989 年，联邦快递收购了已经有 50 年历史的飞虎航空货运公司，因此获得了亚洲 21 个国家和地区的航行权，从而在全球经济发展中占据了牢固的地位。现在，联邦快递公司是全球快递公司中的翘楚。

由此可见，有了大主意、做一笔大生意获得的成果是显而易见的。

触角敏锐，商机更多

面对机会，如果只是一味被动地等待，这样无疑是在浪费生命。有一句谚语说得好：“等待机会，是一种极笨拙的行为。”在商场中，要想成功，需要我们有独到的眼光和敏锐的触角，这样才能获得更多的机会。

闻名世界的“麦当劳”快餐的第一任总裁雷·克罗克，曾是制奶机的推销员，他从一份来自一家汉堡包快餐店的订单中，寻找到了发财的机会，从而改变了他的命运，同时也掀起了一场全球范围内的餐桌上的革命。

在那份有些意外的订单上写着要求订购 14 台制奶机，无比惊喜的雷·克罗克觉得，他应该和客户见上一面。

雷·克罗克见到的客户是麦当劳兄弟，他们经营着“麦当劳”快餐馆。那时的“麦当劳”快餐馆规模不像今天这样庞大，经营的品种也很单一，主要是炸薯条和汉堡包。

雷·克罗克抱着好奇的心理品尝了这种食品，立即就喜爱上了美味可口的食品，另外也对麦当劳兄弟独特的经营方式产生了浓厚的兴趣。麦当劳兄弟创造了流水线生产汉堡包和搭售炸薯条的营销方式。在制作和销售过程中，不仅采用标准化牛肉小馅饼、标准化配菜系列，还采用红外线灯照射以保证炸薯条的香脆可口。

这种分量足、口感好又方便快捷的食品很受当地居民尤其是青少年的喜爱。此外，雷·克罗克还注意到，麦当劳兄弟俩在餐馆前树起个巨大的拱形“M”招牌，以招徕顾客，而在加利福尼亚州的另外 9 家餐馆也使用“麦当劳”店名，并且已经有了联合营销的发展趋向。

但是，雷·克罗克经过周密考察，发现麦当劳兄弟俩的经营思路并不完美，他们也有致命的弱点，那就是思想比较保守，而且过于满足现状，不愿去进一步开拓市场。多年的推销员生活和经验以及对饮食业发展趋势的了解告诉雷·克罗克，麦当劳兄弟的创造发明非常重要，但也有很多需要改进的地方。因此，他并不急于立即签订出卖制奶机的合同，而是留在加州连续考察了一周。

雷·克罗克经过慎重的考虑，和麦当劳兄弟签订了一份联营协议。在这份协议中清楚地写着："雷·克罗克有独家代理出售'麦当劳'店名的权利，并向冠以该店名的分店提供原料供应和标准化技术指导。"他后来解释时曾说："当我遇到麦当劳兄弟时，已有多年准备了。以我多年在食品、饮食业中推销的经验，我有足够的能力去判断机会是否真正来临。"

此时，雷·克罗克已经52岁了，对他来说，这一抉择不能不说是一种严峻的考验。在随后的几年时间里，美国各地的"麦当劳"快餐店发展迅速，从当初的8家猛然增加到两千多家，发展成一个具有一定规模的行业。

按照一般常人的想法，人们常常认为，人过中年，进取心就会减退。然而，雷·克罗克却使人们改变了老眼光。在52岁才开始新事业的他，可谓是大器晚成。

芝加哥商人艾伦也是一个能够在不同的处境中觅得机会从而力挽狂澜的人。他总结自己的经验说："我的成功是因为我具备了敏锐的触角，从而发现机会，并且在机会面前毫不手软。"

艾伦于1843年出生在美国新泽西州，在他出生后不久，全家迁往密歇根州。在密歇根，他一边在公立学校念书，一边当学徒。他在一家杂货店找到一份工作，至此便开始了他一生为之奋斗不息的零售业生涯。

艾伦的经商才华很早就显露了出来，他在那家商店干得非常称职，以至于不久便主管起店里的全部事务。美国内战结束时，艾伦转到芝加哥的马歇尔·非尔德百货商店。

应该说艾伦的这些复杂经历为他以后的零售生涯积攒了宝贵的经验，对他未来的成功大有裨益。此外，他还有意遍游西部乡村，与当地居民交谈，从而认识到一个重要事实：居住在大城市以外的人们对于当地商品只存在着品种少、价格高的问题感到不满，这种情况在乡村地区，特别是农场地区普遍存在。

敏感的艾伦意识到这是一个难得的商机！抓住了这个机会就足以改变自己甚至是一个产业的命运！

为此，艾伦决定建立第一家大型邮购公司，以解决农村居民的商品购买问题。

1872 年他和一位合伙人建起了首家邮购公司。由于经济的拮据，他们只能将业务总部设在芝加哥一个马车行的草料棚里，从那里发行了世界上第一批“目录表”。那是一页开列着以非常低廉的价格出售的各类商品名称的目录表。

艾伦明白想招徕顾客，除了价钱低廉以外，更重要的还是要保证产品的质量和公司的服务水平。这是一个关键，因为没有这项保证，顾客对花钱买未露面的卖主的东西总是有疑虑的。

在这种全新经营理念的支配下，公司开张第一年便生意兴隆，很快公司便在全美具有了一定的知名度。1873年，公司与一个巨大的农场主组织“全美格兰其”签订了合同，成为格兰其组织的供应商，这也是公司在发展道路上的一个重要的转折点。

因为格兰其组织在美国的影响非常大，从1873年到1889年，艾伦广泛地向人们宣传这一事实：他的公司是“最早的格兰其组织的供应商行”。公司的业务蒸蒸日上。

到了1884年，公司原先只有1页的目录表增加到240页，内含1万余种商品项目。4年后销售额第一次突破了100万美元。1895年，政府在邮政部长约翰·沃纳梅克的倡议下，建立了乡村免税邮递制度，艾伦公司因而得到了进一步的发展。

每个人成功的具体方式不尽相同，但每个人成功的道理却是一样的，那就是他们都明白机会的重要性，善于利用敏锐的触角抓住商机，获得了最终的成功。

善于出奇更能创造机会

孙子说：“凡战者，以正合，以奇胜。”“奇”，是中国战略的一个重要范畴。出奇制胜，是中国战略的一个重要思想。提到“奇”，似乎并不难理解，通常是指“稀有”、“罕见”、“怪异”等方面的意思。但细细琢磨起来，尤其是从战略角度分析和研究，“奇”字有着深层的含义，反映着某种规律性的东西，体现了中国战略强调的某种超越常规和“反其道”的制胜理念。

公元1213年，成吉思汗率领蒙古大军，向金国的中都（今北京）发起进攻，连克德兴、怀来（今河北怀来）、缙山（今北京延庆），进逼居庸关。居庸关有南北两个关口，北称北口，即今居庸关；南称南口，即今南口。两口相距四十里，其间有两山夹峙，中为深涧，悬崖峭壁，堪称绝险。金军依靠居庸关要隘，冶铁把关门封锢起来，并布铁蒺藜百余里，派精兵防守。成吉思汗率兵进至怀来，无法前进，便向曾多次出使金朝、对金情况十分熟悉的扎八儿询问破敌之策。扎八儿建议说：“从此地向北黑树林中有条道，可骑行一人。我以前曾经走过。”成吉思汗大喜，立即想出个奇招，留下一部分主力于居庸北口与金军对峙，自率大军西行，绕出紫荆关，并遣出哲伯一部，以扎八儿为前导，从小道突袭居庸关南口。紫荆关位于紫荆岭之上，山路崎岖，易于防守，是太行山出入河北平原的重要关口之一。成吉思汗进展十分顺利，当紫荆关金军前来迎战时，他已越过通往紫荆关的隘道，并在五回岭大败金军，通过紫荆关进至中都西南。从小道突袭居庸关南口的哲伯部，“日暮入关，黎明，诸军已在平地，疾趋南口”。等南口金兵发觉，蒙古军已冲至阵前。蒙古军夺占南口之后，从南北两口进行夹击，一举夺取了居庸关。金国的中都失去屏障，被蒙古军团团围住，完全陷入被动挨打的境地。

战场上需要我们有敢想的胆识，而在竞争激烈的社会中，我们更需要具备这种品质，从而在竞争中胜人一筹。

李书福的成功就很好地诠释了这一内涵。他的突发奇想创造了中国第一辆踏板式摩托车。

1993年，李书福去某大型国有摩托车企业参观考察，看见摩托车产销两旺的势头，他抓紧机会，向该企业老总提出为他们做车轮钢圈配件的请求。

对方一听，笑道："这种高技术含量的配件岂是你们民营厂能完成的，你们还是该做什么做什么去！"

不信邪的李书福憋着一肚子气回到公司，大胆提出要自己制造摩托车整车的构想。结果是周围一片反对声，连他的亲兄弟都笑他自不量力："车祸死了人，有你好看的。搞不好千年砍柴一夜烧。"

面对一片反对声，李书福没有放弃这种大胆的想法。

终于，皇天不负有心人。李书福只用了7个月的时间，就研发出中国同行一直没有解决的摩托车覆盖件模具，并率先研制成功四冲程踏板式发动机。接着又与行业老大嘉陵强强联合，生产"嘉吉"牌摩托车，不到一年又开发出中国第一辆豪华型踏板式摩托车，这种摩托车很快便替代了日本和中国台湾的同类摩托车，不仅一直占据国内踏板车销量龙头地位，还出口美国、意大利等32个国家和地区。1999年，吉利摩托车产销43万辆，实现产值15亿元，吉利集团也因此赢得了“踏板摩托车王国”的美誉。

成吉思汗、李书福的成功在于他们想常人不敢想，善于“出奇”给自己创造很多的机会，从而开辟了一条通往成功的康庄大道。

好主意想到就做

有些人总想着当事情有100%把握的时候才行动，但是漫长的等待和太多的顾虑却让这些事情最终没能完成。即使是完成一件小事，要想等所有条件都具备的时候再行动，我们会发现这件事情实际所花费的时间，要比计所需要的得多很多，更可惜的是也许浪费了太多的机会。

正因为如此等待，很多人一生也没能干成一件自己想做的事情。只能在等待中渐渐老去。而那些想到好主意就马上行动的人，往往能成功，是行动改变了他们的现状。

李明是一名30多岁的普通员工，收入不高还得养活太太和孩子，这些使他生活得并不轻松。他每天努力地工作，却舍不得吃一顿像样的中饭。

他们全家挤在一间小小的公寓里，每天都渴望着拥有一套自己的新房子：有较大的空间，比较干净的环境，小孩能有地方玩耍。可是买房子对于收入本来不高的李明来说太不容易了，光首付款就让他无能为力。

当李明每月支付房租的时候，心中总是很不痛快，因为每月房租和新房的分期付款金额差不多。于是他有了一个主意，他对妻子说：“下个礼拜我们去买一套新房子，你看怎么样？”

“你是在开玩笑吧，我们哪有能力，连首付款都付不起。”妻子尖叫着，不知道为何丈夫会有这么奇怪的想法。但是李明已经下定了决心，他说：“在这个城市，跟我们一样想买新房的夫妇大约有几十万，只有一半能如愿，剩下的那些人情况可能与我们类似。我们只有行动起来，才知道怎么去做。虽然我现在还不知道怎么凑钱，可是一定能想出办法。”妻子看到丈夫如此坚决，就不再出声。

说干就干，一个礼拜之后，李明真的找到了一套非常喜欢的房子，虽然不算大但是足够满足一家三口的居住了。这房子首付是10万元。于是接下来的日子他开始筹这笔钱。除取出全部存款外，他向周围的亲朋好友也借了一部分钱，就这样凑齐了10万元。

首付款虽然有了，可是每月的分期付款也是一个难题。李明的薪水捉襟见肘。为了还得起分期付款，他想了个主意：向老板要求加薪。但这实在是个难题，他决定试一试，他对老板说明了自己的境遇，并保证每天加班加点并利用周末和节假日处理公司的事情。老板被他的诚恳和坚决感动，于是答应让他周末加班，并付给他一份额外的工资。一切都很顺利，李明过了不久就搬进了新家，看着宽敞和明亮和新房，夫妻俩相视而笑。

有人说，当对一件事情有20%把握的时候，就请行动起来，马上去做；不要让机会溜走。

有好主意就马上行动，成功总是躲在困难之后，我们要做的就是用力去割除成功道路上的荆棘。不要害怕已知和未知的困难，要相信自己总能想出解决的办法。如果去做，一定会有所收获。

机会来自于自我突破

美国大发明家爱迪生有过1000多项发明，被誉为“发明大王”，但他晚年却固执地反对交流输电，一味主张直流输电。

电影艺术大师卓别林创造了生动而深刻的喜剧形象，但他却极力反对有声电影。

由此可见，要做到自我突破，是非常难的一件事。

想让自己出类拔萃，有所作为，就必须率先突破自己，才能创造机会并把握机会。

香港一代影后张曼玉的成功现在是路人皆知。而在过去她却曾经因过于坚持单一的戏路而付出了惨重的代价。

张曼玉刚进入演艺圈时，还是个少女，那时候，她只想在银幕上扮靓，只肯演妩媚动人的少女。演了几部电影之后，却没有收到预期的效果。

遭遇多次挫折之后，她决定转变角色，改变戏路。

于是，一个接一个全新的机会接踵而来：从《新龙门客栈》里的老板娘，到《宋庆龄》里的宋庆龄，从《一门喜事》里的新娘子，到《甜蜜蜜》里的打工妹，从《济公》里的放荡女，到《青蛇》里可爱的青蛇，这些角色的成功扮演，给张曼玉带来了巨大的声誉，她连续四次荣获香港金像奖最佳女演员奖。

张曼玉正是因为勇于自我突破，才有了今天的成就。

在我们的人生道路上，总有这样一种现象：某项事业进行到一定程度时，便会呈现出徘徊不前、收效甚微的状态，使一个人的发展陷入困境。这说明，运用原来的思维、方法甚至是知识已无法适应新的形势，无法解决实践中的种种难题。这时，我们要想在事业上有所突破，就必须突破固有的思维模式和工作态度，运用新的思维、方法和知识将工作中的停滞或挑战变成机会。

在工作中，我们不难见到一些人固执于某种行为或处事模式但又对结果不满意，他们抱怨，同时把责任推给他人和环境。各种规则可以帮我们轻松地完成某些事，但也让我们找到循规蹈矩的理由，束缚我们的勇敢精神和创新意识，扼杀我们的进取精神。走出自己画的疆界。

克劳迪娅在学校时是一个有名的才女，她不但成绩优异，口才与文采也是小有名气。大学毕业后，在学校的极力推荐下她去了一家知名企业。

公司里，每周都要召开一次例会，讨论公司计划。每次开会很多人都争先恐后地表达自己的观点和想法，只有她总是悄无声息地坐在那里一言不发。她原本有很多好的想法和创意，但是她有些顾虑：一是怕自己刚刚到这里便“妄开言论”，被人认为是锋芒毕露；二是怕自己的思路不合领导的口味，被人认为是幼稚。

就这样，在沉默中她度过了一次又一次激烈的争辩会。有一天，克劳迪娅突然发现，这里的人们都在力陈自己的观点，似乎已经把她遗忘了。于是她开始考虑要扭转这种局面，但这一切为时已晚，没有人再愿意听她的声音了，在所有人的心中，她已经根深蒂固地成了一个没有实力的人物，最后，她因为自己保守的思想付出了代价，不得不放弃了这份工作。

以上两个事例都在告诉我们：要敢于跳出自我的局限，只有这样，才能抓住机会，改变命运。

改变自己，创造机会

聪明人不应只等待机会，更要通过改变为自己创造机会。

有一个大师，一直潜心苦练，几十年练就了一身“移山大法”。

有人虔诚地请教：“大师用何神力，得以移山？我如何才能练就如此神功？”

大师笑道："练此神功也很简单，只要掌握一点：山不过来，我就过去。"

我们知道世上本无什么移山之术，唯一能够移动的方法就是：山不过来，我就过去。

工作中有太多的事情就像大山一样，是我们无法改变的，至少是暂时无法改变的。

如果顾客不愿意购买我们的产品，是因为我们还没有生产出足以令顾客满意的产品。

如果我们还无法成功，是因为自己暂时还没有找到成功的方法。

要想让事情改变，首先得改变自己。只有改变自己，才有可能改变别人；只有改变自己，才有可能最终改变属于自己的世界。所以，如果山不过来，那就让自己过去吧！我们不要做一个守株待兔的蠢员工，要积极行动起来，不断为自己创造时机，只有这样，才能在工作的竞赛中获胜。

太阳升起的时候，非洲草原上的动物就开始奔跑了。狮子知道，如果它赶不上最慢的羚羊就会饿死。对羚羊来说，它们也知道，如果自己跑不过最快的狮子，就会被吃掉。

我们每个人刚出生时都是一样的，随着环境的变化，时间的推移，有的会变成狮子，有的会变成羚羊。然而，在这个世界上，每个人所面对的竞争和求生的挑战都是一样的。因此，你一定要有跑赢别人的智慧和勇气，否则不是饿死，就是被吃掉。要想获得成功的机会，就要时时地调整自己，不断改变自己的位置，这就是物竞天择、适者生存，也是行动创造命运的自然法则。

成功与失败只差别在一些小小的改变上：今天比昨天多花 5 分钟时间阅读、多攒一分钱、多给别人一个微笑……一位伟大的哲学家说："如果我们多设定一些有限定的目标，多一分耐心，多一点谦恭，那么，我们事实上倒能够进步得更快且事半功倍；如果我们自以为是地坚信我们这一代人具有超越一切的智能及洞察力并以此为骄傲，那么我们就会反其道而行之，事倍功半。"

不用一次大幅度的进步，一点点就够了。不要小看这一点点，每天小小的改变，会有大大的不同。

前洛杉矶湖人队的教练派特雷利也清楚这一法则，他在湖人队处于最低潮时，告诉球队的 12 名队员说："今年我们只要每人比去年进步 1%就好，有没有问题？"球员一听："才 1%，太容易了！"于是，在罚球、抢篮板、助攻、抄截、防守一共五方面都各进步了 1%，结果那一年湖人队得了冠军。

有人问教练，为什么这么容易得到冠军呢？教练说："每人在五个方面各进步 1%，则为 5%，12 人一共 60%，一年进步 60%的球队，你说能不得冠军吗？"

所以说，成功就是每天在各方面持续不断地自我改变。每天早起一点点是卓越的开始，每天多学习一点点是领先的开始，每天多做一点点是成功的开始。只要你坚持这样做，慢慢地，你会发现自己越来越接近金字塔的顶端了。

第八章　机会垂青勇者

机会总是偏爱有勇气的人

英国著名戏剧家和诗人莎士比亚说过：“太多的机会都是要靠自己的勇气去争取的。”有的人常常会抱怨：公司没有给他展示自己才能的机会。其实，只要他在工作中鼓起勇气，努力达到规定目标，那么公司一定会给他更多的机会。一个人工作，永远都只是为他自己书写人生简历。只有付出大于得到，让企业真正看到你的能力大于位置，就会给你更多的机会。在这种“快鱼吃慢鱼”的时代，任何人都不能等着公司来手把手教你该如何做，而是要靠自己拿出勇气进入角色，也只有这样才能获得更多的发展机会。

美国杜邦公司总裁皮埃尔·杜邦就是这样一个利用胆量和勇气实现自己成功的人。

杜邦公司已经由杜邦家族中经营了两个多世纪。“管理这个事业的职责必须视为一种神圣的托付，而传至未来的一代。”这是美国杜邦公司总裁皮埃尔·杜邦的一句名言。正是这个杜邦家族的第6代继承人，凭借着自己的胆量把杜邦公司的事业推向了高潮。

皮埃尔·杜邦当上总裁后，就开始了一个大胆的收购计划。公司收购了雷伯诺化学公司和东方火药公司。至此，杜邦公司在庞大的火药市场上，已经拥有75%的占有率，而单就黄色火药的占有率来说，杜邦公司已占了100%。可是他还不满足，准备把黑火药的占有率提高到100%。

皮埃尔·杜邦派他的法律顾问乔治去游说总统。总统下令举行听证会，打算听听各方面的意见。

听证会上，皮埃尔·杜邦大胆发言，他说：不远的将来，欧洲一定会发生战争，在非常时期，由杜邦公司对火药制造业进行独霸，对于美国的安全保障，有百利而无一害。

参加听证会的陆海军司令、政府各部首脑和各大学教授听了皮埃尔·杜邦的发言后，一致认同他的观点。

后来，不出皮埃尔预料，欧洲爆发了第一次世界大战。杜邦公司的火药供不应求。为了扩大生产规模，皮埃尔·杜邦向华尔街大亨摩根贷款1400万美元。贷款之前，皮埃尔·杜邦反复琢磨过，贷款年息是6%，而且要拿公司股票做抵押，到时候如果还不起，公司就要落入摩根的掌握之中了。但他大胆地分析，美国迟早会介入欧洲战争，对火药的需求将猛增，到那时，杜邦公司将获取巨大的利润。后来，皮埃尔·杜邦用贷来的巨款，创办了5个火药工厂。

1917年4月，美国对德宣战，加入了进行得如火如荼的战争。政府对军用物资的采购数量剧增，其中当然首推烈性炸药。1917年，杜邦公司的火药产量比1914年增加了54倍。

在整个战争期间，杜邦公司提供了协约国所用炸药的40%。与此同时，杜邦公司还提供了国内非军事性工程所用炸药的一半。

战争给杜邦家族带来滚滚财源，他们在战争中获得的纯利润达几亿美元。其中，每年纳税后的净收入达几百万美元。杜邦公司也因此从战前的一个三流上市公司跃居美国最大的企业集团之一。至此，庞大的杜邦帝国已经成形了。

一个真正的企业家或领导者，不仅要有经营管理的才能，更需要有胆量。在日趋激烈的商业竞争中，如果没有一定的勇气，即使做出比较切合实际的预见，也不能很快地发展下去。正如杜邦第6任总裁皮埃尔·杜邦所言："即使看到前面的东西，如果不敢迈出去，也会得不到。"的确，皮埃尔·杜邦正是凭借自己胆量利用战争取得了商业上的胜利，创造了历史的奇迹。

勇于坚持，敲开成功的大门

伟大的总统亚伯拉罕·林肯时刻告诫自己："只有每天都拿出勇气来，你才能摘取成功的桂冠。"每天勇于坚持，你才有机会取得成功大门的钥匙。

美国《生活》周刊评出的过去1000年的100位最有影响力人物中，爱迪生名列第一。因为他一生中都在坚持不懈地努力，才获得了如此大的成就。

爱迪生出身低微、生活贫困，他的一生只上过几个月的小学，老师因为总被他古怪的问题问得张口结舌，竟然说他是个傻瓜，将来不会有什么出息。母亲一气之下让他退学，由她亲自教育。这时，爱迪生的天资得以充分展露。在母亲指导下，他阅读了大量的书籍，并在家中建了一个小实验室。为筹措实验室的必要开支，他外出打工，最后用积攒的钱在火车的行李车厢里建了个小实验室，作化学实验研究。后来，化学药品起火，几乎把这个车厢烧掉。暴怒的行李员把爱迪生的实验设备都扔下车去，还打了他几记耳光，据说爱迪生因此终生致聋。

但爱迪生是美利坚民族崇尚的那种传奇般的人物——虽未受过良好的学校教育，但凭个人奋斗和非凡才智获得巨大成功。他自学成才，以坚韧不拔的毅力、罕有的热情和精力从千万次的失败中站了起来，他克服了数不清的困难，成为美国发明家、企业家。他早年曾制定双工式和四工式电报系统，发明自动电报机。1877 ~ 1879 年发明留声机；实验并改进了电灯（白炽灯）和电话，以后又制定了照明系统，并为实现集中供电做了许多工作。他提出并采用直流三线系统。制成当时容量最大的发电机，并于 1882 年利用该机建成了第一座大型发电厂。在同时期，做了铁道电气化的试验。1883 年发现“爱迪生效应”，即热电子发射现象。在电影技术、矿业、建筑、化工等方面也有不少著名的发明，仅从 1869 年到 1901 年，就取得了 1328 项发明专利。在他的一生中，平均每15天就有一项新发明,他因此而被誉为“发明大王”。

爱迪生献身科学、淡泊名利。在研制电灯时，记者对他说：“如果你真能造出电灯来取代煤气灯，那你一定会赚大钱。”爱迪生回答说：“一个人如果仅仅为积攒金钱而工作，他就很难得到一点别的东西——甚至连金钱也得不到！”他一直被称作现代电影之父，可是在电影界人士为他77岁寿辰举行的盛大宴会上，他说：“对于电影的发展，我只是在技术上出了点力，其他的都是别人的功劳。”

爱迪生胸襟开阔、善处逆境。针对自己的耳聋不便，他说：“走在百老汇的人群中，我可以像幽居森林深处的人那样平静。耳聋从来就是我的福气，它使我免去了许多干扰和精神痛苦。”1914年某天晚上，爱迪生的电影实验室突遭火灾，损失巨大。爱迪生安慰伤心至极的妻子说：“不要紧，别看我已67岁了，可我并不老。从明天早晨起，一切都将重新开始，我相信没有一个人会老得不能重新开始工作。”第二天，爱迪生不但开始动工建造新车间，而且又开始发明一种新的灯——一种帮助消防队员在黑暗中前进的便携式探照灯。火灾对爱迪生就像是一支小小的插曲。

爱迪生造福大众、不畏艰辛。为寻找灯丝，他试验了数千种材料；为试制一种新的蓄电池，他失败了八千次。因此，爱迪生常常说：“天才是百分之一的灵感加上百分之九十九的勤奋。”他在80岁时，仍然保持着发明家的精神，紧张地进行着发明创造活动。1927年，他成立了爱迪生植物研究公司，投入一个崭新的研究领域，寻觅化工新材料。81岁高龄的爱迪生成功地从野草中提炼出橡胶，受到人们极高的评价。

1931年10月18日清晨3时24分，爱迪生带着宽慰的微笑，闭目辞世，享年84岁。临终时他坦然地说："我为人类的幸福，已经尽力了；没有什么可遗憾的了。"

举行葬礼的那天，全美国熄灭电灯一分钟，以示哀悼。这是人们表达对爱迪生无限怀念之情的最隆重的方式，也是人们献给这位伟大发明家的一曲无言的赞歌。

在生活中，我们要像爱迪生一样，拥有勇不服输、坚韧不拔的精神，只有具备这种精神，才能敲开成功的大门。

从失败和错误中汲取教训

有位哲人说过，避免犯错误的唯一途径就是千万不要什么也不去做。某些错误确实有可能带来严重的后果——有时，甚至会错失轻易解决问题的良机，然而，如果没有这些失败，就不会有成功的出现。

明智的人总是会从失败和错误中总结出一些有价值的东西。

"我已经在这呆了20年了，"一个在晋职中没有被提拔的人抱怨说，"我比你刚刚提拔的人多20年的工作经验。"

"不，查理，"他的老板说，"你只不过把一年的工作经验重复了20年而已。你没有从你犯的错误中汲取过任何教训，你仍然重复着和你刚上班时犯的同样的错误。"

这是一个多么让人悲哀的故事！即使一个错误看上去很微小，也不要放掉任何一次纠正它的机会。

"我们白白浪费了这么多时间！"一个年轻的助手对爱迪生喊道，"我们已经做了两万次实验，但至今也没有发现可以用来做灯丝的材料！"

"哦！"这个天才答道，"但是我们至少已经知道，有两万种材料不适合做灯丝！"

这种不屈不挠的精神，最终使爱迪生发明了白炽灯，从而推动了科学的进程。

成功的一个重要步骤，就是学会正确对待你的错误和失败。

这点我们可以从玫琳凯化妆品公司的创始人玫琳·凯的奋斗故事中看出来。

她曾经这样描述过她的经历：

"我首次举办玫琳凯化妆品销售展时碰了一鼻子灰。我当时急于让更多女孩子购买我们公司的护肤产品，我希望自己举办的销售展能一次打响公司品牌。但是那天晚上我总共只卖了 1.5 美元。离开展地后，我开车拐过一个街角，趴在方向盘上哭了起来。‘那些人究竟怎么了？’我问自己，‘她们为什么不要这种奇妙的护肤品？’一阵恐惧感掠过我的心头。我的第一个反应便是怀疑自己是否太冒险了，或许准备得还不够充分。我之所以忧心忡忡，是因为我把毕生的积蓄全部投入到这项新产品的研发中了。我问自己：‘玫琳，你究竟错在哪里？’这一问却使我恍然大悟，因为我竟然从来没想过请人订货。我忘了向外发订货单，却只是指望那些女人会自动来买东西！

是的，我失败过，而且几度差点崩溃。但是分析了前因后果之后，我从失败中吸取了教训。我数千次向玫琳凯公司的员工们讲述这段往事。我要他们知道我首次举行化妆品销售展时的失败，但是我并没有因此而心灰意冷，那次的失败是我后来之所以能成功的原因。我确信生活就是从一连串的尝试和失败中获得成功的”。

一个能从失败和教训中重新振奋的人，能更好地为未来做充分的准备，去迎接成功的到来。

在不幸面前不退缩

不幸的事情人人都会碰到，但是，只有在不幸面前不退缩的人才更有机会战胜不幸，正如一位哲学家所言：“真正的伟人是像神一样无所畏惧的凡人。”

1864年9月3日这天，寂静的斯德哥尔摩市郊，突然爆发出一连串震耳欲聋的巨响，滚滚的浓烟霎冲上天空，一股股火苗开始蔓延。仅仅几分钟时间，一场巨大的灾难发生了。当惊恐的人们赶到出事现场时，只见原来屹立在这里的一座工厂已荡然无存，无情的大火吞没了一切。火场旁边，站着一位30多岁的年轻人，突如其来的惨剧和过度的刺激，使他面无血色，浑身不住地颤抖着——这个大难不死的青年，就是后来流芳百世的大化学家诺贝尔。

诺贝尔眼睁睁地看着自己所创建的硝化甘油炸药实验工厂在大火中化为灰烬。人们从瓦砾中找出了5具尸体，其中一个是他正在大学读书、风华正茂的小弟弟，另外4人是和他朝夕相处的亲密助手。5具烧得焦烂的尸体，令人惨不忍睹。诺贝尔的母亲得知小儿子惨死的噩耗，悲痛欲绝。年老的父亲因受刺激引起脑溢血，从此半身瘫痪。然而，诺贝尔没有被失败和巨大的痛苦击垮。

惨案发生后，警察当局立即封锁了出事现场，并严禁诺贝尔重建自己的工厂。人们像躲避瘟神一样避开他，再也没有人愿意出租土地让他进行如此危险的试验。这一连串挫折并没有使诺贝尔退缩。几天以后，人们发现，在远离市区的一个湖上，出现了一支巨大的平底驳船，驳船上并没有什么货物，而是摆满了各种设备，一个青年人正全神贯注地进行一项神秘的试验，他就是在大爆炸后被当地居民赶走的诺贝尔！

大无畏的勇气往往会令死神望而却步。在令人心惊胆战的试验中，诺贝尔没有连同他的驳船一起葬身鱼腹，而是经过多次试验后发明了雷管。雷管的发明是爆炸学上的一项重大突破，当时许多欧洲国家工业化进程加快，开矿山、修铁路、凿隧道、挖运河都需要炸药。于是，人们又开始亲近诺贝尔了，他把实验室从船上搬迁到斯德哥尔摩附近的温尔维特，正式建立了第一座硝化甘油工厂，接着，他又在德国的汉堡等地建立了炸药公司。

一时间，诺贝尔生产的炸药成了抢手货，源源不断的订货单从世界各地纷至沓来，诺贝尔的财富与日俱增。

然而，获得成功的诺贝尔并没有摆脱挫折。不幸的消息接踵而来：在旧金山，运载炸药的火车因震荡发生爆炸，火车被炸成一堆废铁；德国一家著名工厂因搬运硝化甘油时发生碰撞而爆炸，整个工厂和附近的民房变成了一片废墟；在巴拿马，一艘满载着硝化甘油的轮船，在大西洋的航行途中，因颠簸引起爆炸，整个轮船葬身大海……

一连串的噩耗再次使人们对诺贝尔望而生畏，甚至把他当成灾星，如果说上一次灾难还是小范围的话，那么这一次他所遭受的却是世界性的诅咒和驱逐了。

诺贝尔又一次被人们抛弃了。面对接踵而至的灾难和困境，诺贝尔没有被吓倒，没有被压垮，更没有一蹶不振，他身上所具有的毅力和恒心，使他对已选定的目标义无反顾，坚忍不拔。在奋斗的路上，他已习惯了与死神朝夕相伴。

炸药的威力是那样不可一世，然而，大无畏的勇气和矢志不移的恒心最终激发诺贝尔心中的潜能。他终于发明了安全炸药，吓退了死神。诺贝尔把挫折踩在了脚下，赢得了巨大的成功。他用自己的巨额财产创立的诺贝尔科学奖，被国际科学界视为一种至高无上的荣誉。

坚忍不拔的勇气是实现目标过程中不可缺少的条件，也是抵御挫折的必要条件。谁能以刚毅的态度对待生活中的不幸，谁就有机会获得成功。

胆识非凡，事业非凡

有人说“才、学、胆、识，胆为先。”但有人以为胆识算不上什么，然而仔细看一下周围，你就不难发现，有才华的人很多，但真正有胆识的人，却少之又少。而正是这些有胆识的人，才更容易拥有成功的机会。

据美国企业家协会的调查统计，天下真正做大事的人，不一定都是精明人，但却一定都是有胆识的人。做一个有胆识的人，比作一个有才华的人更难。

俗话说“三分能耐七分胆”，凡做大事的人必须要有胆识。胆识是承受生活中一切艰辛、做成一切事业的重要因素，也是为你开辟成功机会的一大利器。

艾柯卡，美国汽车业无与伦比的经营巨子，曾任职世界汽车行业的领头羊——福特公司，其卓越的经营才能，使其地位节节高升，直到坐到了福特公司总裁的位置。

然而，就在他事业如日中天的时候，福特公司的老板——福特二世却出人意料地解除了艾柯卡的职务。此时的艾柯卡可谓是步入了人生的低谷，在离开福特公司之后，有很多家世界著名企业的老板都曾拜访过艾柯卡，希望他能到自己公司任职，但都被艾柯卡婉言谢绝了。因为他心中有了一个目标，那就是“从哪里跌倒，就要从哪里爬起来”！

他最终选择了英国第三大汽车公司——克莱斯勒公司，这不仅因为克莱斯勒公司的老板曾经“三顾茅庐”，更重要的原因是此时的克莱斯勒已是千疮百孔，濒临倒闭，他要接受这次巨大的挑战！

接管克莱斯勒公司后，艾柯卡进行了大刀阔斧的改革，节省了公司很大的一笔开支。整顿后的企业规模虽然小了，但却更具有竞争力了。另一方面，艾柯卡仍然是用自己那双与生俱来的慧眼，充分洞察人们的消费心理，把有限的资金都花在刀刃上。根据市场需要，以最快的速度推出新型车，从而逐渐与福特、通用公司三分天下，创造了美国汽车行业的神话。

1983 年，在美国的民意测验中，艾柯卡被推选为“左右美国工业部门的第一号人物。”

1984年，由《华尔街日报》委托盖洛普进行的“最令人尊敬的经理”的调查中，艾柯卡居于首位。同年，克莱斯勒公司营利24亿美元，美国经济界普遍将该公司的经营好转看成是美国经济复苏的标志。

一个人的胆识，体现了一种冒险精神，有胆识的人能够把握机会，因为不靠胆识踏出第一步，就不可能播下成功的种子。美国麻省理工学院教授、全球知名经济学家梭罗指出：“有胆识的冒险，虽然有失败的可能；但没有冒险的胆识，注定会失败。”歌德也说：“你若失去财产，你仅失去了一点儿；你若失去了荣誉，你则失去了很多；你若失去了勇敢，你就把一切都失去了。”

很多时候，成功和失败有时并非取决于智慧和能力，而是取决于胆识和勇气。尤其在必须抉择的关键时候，胆识往往比智慧更为重要。

看准了就不要怕冒险

任何事情都是既蕴藏着成功的机会，又存在着失败的风险。

风险往往意味着你有很多失败的可能，这些失败又可能意味着你的一切努力将付之东流。这就如同是一场赌博，你把自己全部的砝码都押了上去，要么大获全胜，要么就是一败涂地。

许多名人的成功经历启示人们，只要你选定了一个自认为极有价值的目标，那你就应该全力以赴，敢于承受最大的风险。

“海王”牌胶体蓄电池的发明人王莲香就是这样的一个人。

王莲香曾是某军工厂的一名普通职工，多年来一直在与蓄电池打交道。她看到，铅酸蓄电池是一种对环境有着极大危害的产品，不仅会污染环境，而且有害人的健康。于是，她便萌发了改造蓄电池，从而消除铅酸污染的想法。

然而要解决世界化学界全力攻关都未见成效的难题，对于既没有资金，又没有场地，还缺乏专业知识的王莲香来说，谈何容易。

然而，生性刚毅的王莲香一旦认定自己的设想，她就会毫不犹豫地投身其中，虽然她也很清楚，这次的风险很大。

没有场地，她家那间 13 平方米的小屋便成了实验室，桌上、地下到处摆满了瓶瓶罐罐。

没有经费，她便变卖家产以换取资金。王莲香的丈夫在远洋轮上工作，家底还算丰厚，但不到几年时间便被她折腾一光。她不仅耗尽了家中的全部积蓄，还变卖了丈夫从国外买来的高级摩托车、彩电、冰箱、收录机，甚至是心爱的衣物。当家里再也找不出一件比较值钱的东西时，她只好冒险向人借钱来搞试验。

缺乏专业知识，她就不分昼夜地加强学习，查阅大量专业资料。家人也被她带动起来，本来在艺术上颇有造诣的大儿子改学了化学，对蓄电池颇为精通的丈夫也成了她的技术顾问。

为了攻克一个个的技术难关，王莲香废寝忘食，两个儿子也常跟着她一起饿肚子。1986年的阴历大年三十，家家欢聚，丈夫从国外返家，满心欢喜地推开房门，却为眼前的景象惊呆了：王莲香正蓬头垢面地做着试验，大儿子在替母亲解化学方程式，小儿子正在啃一块干面包。

为了解决胶体电解质稳定性的问题，王莲香不顾身体有病，四处奔波求教。国内哪儿有类似产品，她就跑到那里进行考察，几年内，她跑遍了全国20多个省市！

为了检测高能胶体电解质的耐低温性能，她在寒冬腊月前往内蒙古通辽做试验。晚上住的是没有取暖设备的房间，白天做耐寒检测，王莲香冻得手脚生疮。

为了寻找蓄电池的最佳配方，她同大家一起共测试了整整40个月，每天要不间断地测试24次，仅记录就写满了上百本。

王莲香最终获得了成功。一种高能、无污染、无腐蚀性且耐低温的胶体蓄电池问世了，该产品不仅能满足各种设备的大功率启动的需要，且寿命是铅酸蓄电池的3倍多。

当“海王”取得成功的消息传到国外，德国一家驰名公司大吃一惊，断言这不可能是中国人干的。当他们知道了这一切是事实的时候，马上就邀请王莲香访德，并急切要求订货。

科学研究是世界上所有投资中风险最大的领域，通常都由政府或实力雄厚的大公司来承担，因为其失败的可能性太大了。但王莲香却敢于向这一领域的尖端难题发出挑战，并自费承担了全部的商业风险，这不能不说是一项壮举，在科研的过程中，她所表现出的高度的敬业精神，也可谓是世人的楷模。

如果你认定某一目标是有意义有价值的，那它就是一项值得冒险的事业，为了抓住成功的机会，你应当做好最大投入准备。

果断决策，不失良机

果断决策是一种优良品质，它甚至可以影响你的一生，决定你的成败。

缺乏这种品质的人，做事没有主见，遇事优柔寡断，在作决定时，往往犹豫不决，而在作出决定之后，又不能坚决执行。缺乏果敢和灵活应变能力，只能错失良机。

这是一个让人深思的故事：某地发生水灾，村民纷纷逃生，一位上帝的虔诚信徒爬到了屋顶，等待上帝的拯救。不久，大水浸过屋顶，刚好有一只木舟经过，舟上的人要带他逃生，这位信徒胸有成竹地说："不用啦，上帝会拯救我的！"木舟只好离他而去。片刻之间，河水已浸到他的膝盖，刚巧，有一艘汽艇经过，拯救尚未逃生者，这位信徒则说，"不必啦，上帝一定会救我的"，汽艇只好到别的地方救人了。

几分钟后，洪水高涨，已到信徒的肩膀，这个时候，有架直升飞机放下软梯来拯救他，他死也不肯上机，说："别担心我啦，上帝会救我的！"

直升机也只好离去。最后，水继续高涨，这位信徒淹死了。

死后，他升上天堂，遇见了上帝。他大骂："平日我诚心祈祷您，您却见死不救。"

上帝听后很生气："你还要我怎样？我已经给你派去了两条船和一架飞机！"

要知道"机不可失，时不再来"，我们要训练一种遇事果断、迅速决策的能力，对于任何事情切不要犹豫不决。

多年前的一天，一个偏僻的小山村突然开进了一辆汽车。这可是件新鲜事，全村人都围了过来。

从车上走下几个人，其中一个穿黑皮夹克的中年男子问大家："你们想不想演电影？想演的请站出来！"一连问了几遍，村民们都不吱声。

这时，一个十六七岁的女孩子站了出来："我想演。"她长得并不漂亮，单眼皮儿，脸蛋红扑扑的，透出一股山里孩子特有的倔强和淳朴。

"你会唱歌吗？"中年男子问。

"会！"女孩子大方地回答。

"那你现在就唱一个！"

"行！"女孩开口就唱，边唱还一边扭，"我们的祖国是花园，花园里花朵真鲜艳……"

村民们大笑。因为她的歌唱得实在不怎么好听，不但跑了调，而且唱到一半时还忘词了。没想到，中年男子却用手一指："好，就是你了！"

这个勇敢、果断地向前迈了一步的女孩子叫魏敏芝。她幸运地被大导演张艺谋选中，在电影《一个都不能少》中出任女主角，名字很快传遍了大江南北。

有些时候，当机会突然出现时，有人是迟疑的、犹豫的，结果与之擦肩而过；而有的人却能主动前行，大胆追求。

千万别轻视那小小的一步，就是它，可能会改变你的一生！

做事果断不同于冒失或轻率，果断是经过深思熟虑、充分估计客观情况之后迅速作出的决定；在条件不足时，积极准备；在情况发生变化时，善于应对，只有这样，才能抓住机会，向成功迈进。

勇气如同生命

对于一名成功者来说，勇气就如同生命。凭借勇气，我们可以释放出潜在的能量，发展出一种坚强的个性；凭借勇气，我们可以把枯燥乏味的工作变得生动有趣，使自己充满活力；凭借勇气，我们可以感染周围的同事，拥有良好的人际关系；凭借勇气，我们更可以获得老板的重用，赢得成长和发展的机会。

勇气是一种难能可贵的品质。伟人对使命的勇气可以谱写历史，普通员工对工作的勇气则可以改变自己的人生。美国著名职业棒球队员贝特格正是凭借着自己对工作的高度勇气，创造了一个又一个奇迹。

贝特格刚转入职业棒球界不久，便遭到有生以来最大的打击，他被约翰斯顿球队开除了。他的动作无力，因此球队的经理让他离开。经理对他说："你这样慢吞吞的，根本不适合在球场上打球。贝特格，离开这里之后，无论你到哪里做任何事，若不提起精神来，你将永远不会有出路。"

贝特格没有其他出路，因此去了宾州的一个叫切斯特的球队，从此他参加的是大西洋联赛，一个级别很低的球赛。和约翰斯顿队 175 美元相比，每个月只有 25 美元的薪水更让他无法找到勇气。但他想："我必须拿出勇气面对，因为我要活命。"

在贝特格来到切斯特球队的第三天，他认识了一个叫丹尼的老球员，他劝贝特格不要参加这么低级别的联赛。贝特格很沮丧地说："在我还没有找到更好的工作之前，我什么都愿意做。"

一个星期后，在丹尼的引荐下，贝特格顺利加入了康州的纽黑文球队。这个球队没有人认识他，更没有人责备他。在那一刻，他在心底暗暗发誓，我要成为整个球队最具活力、最有激情的球员。这一天成为他生命里最深刻的烙印。

每天，贝特格就像一个不知疲倦和劳顿的铁人一样奔跑在球场，球技也提高得很快，尤其是投球，不但迅速而且非常有力，有时居然能震落接球队友的护手套。

在一次联赛中，贝特格的球队遭遇实力强劲的对手。那一天的气温接近38℃，身边像有一团火在炙烤，这样的情况极易使人中暑晕倒，但他并没有因此退却。在快要结束比赛的最后几分钟里，由于对手接球失误，贝特格抓住这个千载难逢的机会迅速攻向对方主垒，从而赢得了决定胜负的一分。

贝特格在这个比赛中表现出的神勇，至少起到了三种效果：第一，他忘记了恐惧和紧张，掷球速度比赛前预计的还要出色；第二，他“疯狂”般的奔跑感染了其他队友，他们也变得活力四射，他们首先在气势上压制了对手；第三，在闷热的天气里比赛，贝特格的感觉出奇的好，这在以前是从来没有过的。

从此，贝特格每月的薪水涨到了185美元，和在切斯特球队每月25美元相比，他的薪水猛增了7倍多，这让他一度产生不真实的感觉，他简直不相信自己的薪水涨得这么快，最后他总结出那是因为自己把勇气看得非常重要，就如同生命。

拿出100%的勇气来对待1%的可能，而不去计较它是多么的微不足道，你就会发现，原来每天平凡的生活竟是如此的充实、美好。

挑战换来机会

你是否抱怨过工作过于单调、枯燥、缺乏挑战性？你是否觉得一份工作起初得心应手，可后来就觉得无聊乏味了？相信很多人都与你有同感，可事实上果真和大家所想的一样吗？

克尔曾经是一家报社的职员。他刚到报社当广告业务员时，对自己充满了信心。他甚至向经理提出不要薪水，只按广告费抽取佣金。经理答应了他的要求。

开始工作后，他列出一份名单，准备去拜访一些特别而重要的客户，公司其他业务员都认为想要争取这些客户，简直是天方夜谭。在拜访这些客户前，克尔把自己关在屋里，站在镜子前，把名单上的客户念了10遍，然后对自己说："在本月之前，你们将向我购买广告版面。"

之后，他怀着坚定的信心去拜访客户。第一天，他以自己的努力和智慧与20个"不可能的"客户中的3个谈成了交易；在第一个月的其余几天，他又成交了两笔交易；到第一个月的月底，20个客户只剩一个还没有买他的广告。

尽管取得了令人意想不到的成绩，但克尔依然锲而不舍，坚持要把最后一个客户也争取过来。第二个月，克尔没有去发掘新客户，每天早晨，那个拒绝买他广告的客户的商店一开门，他就进去劝说这个客户做广告。而每天早上，这位客户都回答说："不！"每一次克尔都假装没听见，然后继续前去拜访。到那个月的最后一天，对克尔已经连着说了很多次“不”的客户口气缓和了些：“你已经浪费了一个月的时间来请求我买你的广告了，我现在想知道的是，你为何要做这件几乎不可能做到的事？”

克尔说：“我并没浪费时间，我在上学，而你就是我的老师，我一直在训练自己在逆境中的坚持精神。”那位客户点点头，接着克尔的话说：“我也要向你承认，我也等于在上学，而你就是我的老师。你已经教会了我主动接受挑战这一课，对我来说，这比金钱更有价值，为了向你表示我的感激，我要买一个广告版面，当做我付给你的学费。”

挑战普遍存在于工作当中，在这个百舸争流的竞争时代，挑战更是无处不在。对于所有的职场中人来说，上天都公平地赐予了机会，只不过机会潜伏在挑战当中，感受不到挑战存在的员工就不会获得更大发展机会。

在工作中认识不到存在挑战的员工大多缺乏足够的工作热情，也缺乏充分的积极性和主动性。他们从来不要求自己尽最大努力做到完美，他们认为只要把老板或上司分配的任务做完就万事大吉，从来没有主动接受挑战的意识，所以即使有一天挑战摆在他们面前，他们也是拒之千里，最终成功的机会也被他们关在了门外。

唯有主动迎接挑战才能把握成功的机会，能否主动迎接挑战是卓越员工与其他员工的一个重要区别。

主动迎接挑战体现了卓越员工积极进取的工作精神，也体现了他们敢于迎接挑战的勇气。在迎接挑战的过程中，员工的能力可以得到充分的体现和开发，员工的意志也可以得到足够的锻炼，工作经验也会得到很好的积累，更重要的是，伴随在挑战中的成功机会也会被他们紧紧抓住。因此，具有挑战精神的卓越员工总能够获得更多的成功。也正因为如此,许多企业在招聘人才时就格外强调“能够主动迎接挑战”或“具有挑战精神”等。

总之，没有主动迎接挑战的勇气，就不会有成功的希望。个人价值的充分体现和提升，需要员工具有这种勇气；企业的发展和进步，需要员工具有这种勇气。在优胜劣汰的竞争社会中，企业需要的是敢作敢当、能为企业创造高效益的狮子，而不是那些唯唯诺诺、只会做好眼前事的绵羊。

立即行动起来，改变从今天开始

世上没有任何事情比下决心、立即行动更为重要、更有效果的了。因为人的一生，可以有所作为的时机只有一次，那就是现在。

20世纪70年代，美国有一位名叫法兰克的年轻人，由于家境贫寒，他只好去芝加哥寻找出路。在繁华的芝加哥城转了好几天，法兰克也没找到一处容身之所，于是便买了把鞋刷给人擦皮鞋。

半年后，法兰克觉得擦皮鞋不赚钱，于是用微薄的积蓄租了一间小店，边卖雪糕边擦鞋。雪糕生意比擦鞋强多了，欢喜之余，他又开了一家小店卖雪糕。谁知雪糕生意一天比一天好，后来他干脆不擦鞋了，专门卖雪糕，还请了两个帮工。

如今，法兰克的“天使冰王”雪糕已拥有全美70%以上的市场占有率，在全球60多个国家有超过4000家的专卖店。

巧的是，有一位叫斯特福的年轻人，跟法兰克几乎同时到达芝加哥。斯特福的父亲是位富有的农场主，农场主送自己的儿子上了大学，还读了研究生，他希望儿子能成为一位大商人。就在法兰克给别人擦鞋的时候，斯特福正住在芝加哥最豪华的酒店里进行市场调查。耗资数十万，经过一年多的周密调查和精确分析，斯特福得出的结果是：卖雪糕很赚钱。而法兰克此时已经拥有了数家雪糕专卖店。

当斯特福将调查结果告诉父亲时，农场主气得差点晕倒，他怎么也想不到，他的儿子眼光居然浅薄到了卖雪糕的程度。斯特福再次对市场进行精确调研后，还是觉得卖雪糕才是最好的生意。又过了一年，斯特福终于说服了父亲，准备打造雪糕连锁店。而此时法兰克的雪糕店已经遍布全美。最终，斯特福无功而返。

成千上万的人都拥有雄心壮志，为什么很多人没有如愿以偿，甚至在温饱线上挣扎？因为大多数人一直在思考、在梦想、在拖延行动，他们并不是不想行动，只是想过一段时间再开始，这样一晃就是一生。而那些成功者却从来不拖延，也不会等到“有朝一日”再去行动，而是马上动手去做。立即行动，改变从今天开始。

第九章　有实力终会有机会

有实力，就有成功的机会

实力是基础，成功是目的，机会则是关键。没有基础的大厦是不存在的，没有实力的成功是不现实的，试想：连路都不会走的孩子能去参加百米赛跑吗？

打个比方，种子要生根发芽直至收获，首先，要具有完好的胚芽胚乳等种子组织，具备当种子所需的条件，即实力，其次，必须要有适合它生长的温度和湿度，即机会，才能生长直至收获。

实力很重要，有实力才能把握机会，有实力才能创造机会。三百六十行，行行出状元。只要有实力，就不愁有出人头地的一天。

现在是一个充满机会的年代，一个真正有实力的人，是随时都有成功机会的，而一个人仅有一张徒有虚名的文凭，没有真本事，是很难成大事的。

高尔基曾说："社会是一所最好的大学。"社会这所大学很务实，能给你实用的知识，也能给你鲜活的资料，如果你真的需要，他什么都可以给你提供。

在生活实践里学到的东西远比课本里的东西丰富得多，但是也要看你是否真的对学习有强烈的欲望，如果没有，即使将你放在一流学府里，你学到的东西也是很肤浅的。

学习的机会无所不在。学校教育仅仅提供学习机会的一部分，学习场所更不是只有学校而已。生活所处的家庭、邻里、社区、社团、企业等各种各样的环境与机构都是终身学习的机会，在不断的学习中，你才能够积累实力。

有这么两个人，他们是高中同学，高考成绩也不相上下，同时考入了华北某大学，但就在收到录取通知书的同时，名叫阿春的那个人的母亲突患急症而入院急救，因抢救及时而无生命危险，但却从此成了植物人。这无疑给本不宽裕的家庭造成了重创，阿春决定放弃学业，以帮老父维持这个家的生计。为了偿还给母亲治病欠的债，他决定去打工。

在建筑工地上，阿春起初是个苦力工，由于有些文化底子，经理有意要阿春到后勤去搞搞预算什么的，但后勤是固定工资，收入稳定但不高，阿春就请经理给安排在一线赚钱多点的岗位。在工作期间，阿春边干边学，任何不懂的东西都向有关的师傅请教。在实践中虚心学习，阿春在一年多的时间里掌握了几种主要建筑工程必备的技术。但这只是实际操作知识，阿春又利用休息时间，购置了建筑设计、识图、间架结构等书籍资料，在蚊子叮、灯光暗的工棚里学习。

偶尔与那位上了大学的同学通信，大学生就在信里给阿春描述大学生活如何丰富多彩，阿春写信说自己打工的条件很苦，没有机会上大学了，劝他的同学要珍惜那里优越的学习机会和条件。同学回信说在大学里学习一点都不紧张，不用刻苦学习也能毕业。

第二年，阿春基本掌握了基建的各种操作技术和原理，渐渐由技术员提升为副经理。由于阿春的好学肯干，以及扎实的知识功底，公司试着给阿春一些小项目让其去施工。由于措施得当和管理到位，阿春的每个项目都出色地完成了，在这期间，阿春仍没放弃学习，每天都在增强自己的实力，他不仅自修了哈佛管理学中的系列教程，还选学了一些和建筑有关的学科，准备参加自考，完善自我。

第三年，公司成立分公司，在竞选经理时，阿春以优秀的成绩竞选成功，阿春准备在这个行业中一展宏图、建功立业。

次年六月，那位上了大学的同学毕业了，由于平时学习不刻苦，有几科考试刚刚及格，勉强拿到毕业证。因此在很多用人单位选聘时都落选了，只因为学业不佳，实力也不够，所以只好在家中待业。

此时的阿春已是拥有近千人的工程公司的经理，但仍在远程教育网上进修和业务相关的课程。

实力的强弱并不取决于学历的高低。

在实践中和现实生活里都有学之不尽的东西，我们只要有一个积极的态度，就能够在任何情况下，获得我们需要的知识和才能，更重要的是可以从生活里汲取知识的精华补充自己的不足，从而增强了自己的实力走向成功人生。

知识是机会的摇篮

人活着不能无所追求，不能没有人生的理想，如果没有了追求和理想，那么人也就失去了存在的意义。

人有追求和理想固然可贵，但如果你的大脑没有知识作为实现追求和理想的基础，那么所有的一切，不过是空谈。

有人说知识就像面包一样，只有你有选择地不停地吃下去，并在不停地消化过程中，你才能吸收其中的营养成分，这样你的大脑才不至于“饥饿”，你才能在人生的道路上好好利用机会，去实现自己的追求和理想。

香港船王包玉刚很喜爱读书，他之所以能够称王于海上，是因为他刻苦钻研、勤奋不已，有极强的求知心和事业心。

海运是一门综合性非常强的学科，巨轮在汪洋大海上航行，需要千头万绪的航运经营知识。这位从银行业半路出家的包玉刚，是如何从外行变成内行以至专家的呢?

包玉刚的回答是：“看看书嘛！”仅仅几个字，看似轻描淡写，寓意却十分深刻。包玉刚好学不倦是十分有名的，他在上海时就自修英语，当时只觉得也许学了有用，结果来到香港之后果然用上了。他的英语虽早已滚瓜烂熟，但一有空仍请老师补习，一生之中从未间断。

包玉刚认为，读书能使精神有所寄托，也能安慰自己。

学习可以增长知识，而知识是做人和干事业不可或缺的养料。因为包玉刚的博学多才，香港大学和香港中文大学都向他授予了荣誉法学博士学位。

书籍是一种工具，它可在黑暗的日子里鼓励你，使你大胆地走入一个别开生面的境界，适应这种环境的需要。

列宁从小酷爱读书，即使是在沙皇政府的监狱里，他也没有忘记读书。列宁曾在彼得堡被关押了14个月之久，在这14个月之中，他充分利用监狱图书馆读了大量的书籍，并且他一边读书，一边收集各种资料进行研究。

一天，列宁的姐姐在探望他时说："听说你的案子快要结案了，你很可能快要出来了。"

列宁却风趣地说道："还早咧，我的资料还没有收齐呢！"

列宁在一生之中都极重视读书与学习，就在其逝世的前几个月，他还在一篇文章中写道："我们一定要给自己提出这样的任务，第一是学习，第二是学习，第三还是学习，然后要检查，使学问真正深入到我们的血肉里面去。"

俄国著名的学者赫尔岑这样说过："书是和人类一起成长起来的，一切震撼智慧的学说，一切打动心灵的热情都在书里结晶形成；书本中记述了人类生活的宏大规模的自由，记述了叫做世界史的宏伟自传。"

金圣叹说过：天下才子必读书。

中世纪的阿维森纳为苏丹王治好了病，苏丹王要赏赐给他黄金和美女，他再三表示不要，只要求满足他对知识的渴望，能允许他到王宫图书馆里去看书。

爱迪生在火车上卖报，每当火车在台脱罗布市停留时，他便一头钻进该市最大的图书馆里看书。

年轻的罗蒙诺索夫自愿帮助别人白干四十天活，由此来换回一本算术书。

奥本海默以他卓越的才华赢得众多名牌大学以高薪聘请他前去任教，他自己却选择了加利福尼亚大学物理系。系主任问他："许多大学聘请你去，为何你选择了我们学校?"他坦率地回答说："贵校有许多古典书籍。"

"宇宙之父"齐奥尔科夫斯基在少年时曾患过猩红热，双耳不幸失聪，被学校逐出了校门。按大多数人的看法，可以说是成才无望了。但是，他却在莫斯科的图书馆里获取了书籍的不断滋养，而且，日复一日，月复一月，年复一年，这些滋养令他从书中茁壮成长起来。他去一所中学当数学教师，年仅20岁的他在校方考试时展示出了出色的数学才华。中学校长为之惊叹不已，问道："你的老师是哪位?"他的回答则是："书。"

这些成功的事例告诉我们，书是知识的海洋，知识是机会的摇篮。

经营自己的长处

古语云："尺有所短，寸有所长。"人亦有"长"有"短"，人生成功的诀窍之一就是挖掘自己的潜力、经营自己的长处，这样更容易抓住成功的机会。

微软公司总裁比尔·盖茨在哈佛大学没有读完就经营他的电脑公司去了，他及早发现自己的长处，并果断地去经营。一个人职业成功与否，并不完全取决于学历的高低，在很大程度上取决于自己能不能扬长避短、善于经营自己的长处。

长处是人生的一片沃土，成功的种子就埋在它的下面，如果你在这里耕耘，它就会给你带来意想不到的财富。在这个世界上，每个成功者都是懂得抓住自己的长处，并把它发挥到淋漓尽致。比尔·盖茨成为巨富；迪斯尼画出天才的老鼠，追根溯源，无不是充分发挥了自己的长处。

美国国际商业机器（IBM）总经理之子托马斯·沃森，小时候是个学习不好的学生，同他声名显赫的父亲相比，他简直是个"低能儿"。在读公司商业学校时，各科学业全靠一名家教的鼎力相助才勉强过关。后来他开始学飞行，却意外有种如鱼得水的感觉，发现自己驾驶飞机竟是那样得心应手，这使他对自己的信心倍增。第二次世界大战时，他当上了一名空军军官。这段经历使他意识到自己"有一个富有条理的大脑，能抓住主要东西，并能把它准确地传达给别人"。

沃森最终继承父业成为公司总经理，使公司迅速跨入了计算机时代，并使年盈利率在15年里增长了10倍。

有人问，长处在哪里？长处在你天性中的某个地方，在你最感兴趣的事物身上。如果你不甘于自己的平庸，它就会立即被唤醒。然而你一旦把它唤醒，它会带你到达往昔从未登临的高峰，这是因为在你的长处里，隐藏着你人生的秘密，那里有你的价值所在。

在人才竞争越来越激烈的今天，许多穿梭于招聘会上的求职者开始认识到，一个理想的职业应该既能发挥自己的能力，与自己的兴趣和长处相吻合，又能使自己在工作中得到培养和锻炼。

学计算机专业的小丽去应聘，有一家公司答应给她不菲的年薪，听起来很有诱惑力。她到该公司实地考察，工作环境的确不错，老板只要求她进行一般的文字和数据输入，工作很轻松，但她婉言谢绝了。她说："我不愿接受他们的低职高聘，假如我一直被困在简单的操作中，更有价值的软件开发就成泡影，我的专长得不到发挥，长久下去，就会消损自己的创造力，这不值得。"

能否施展才能、发挥长处是大家择业时要考虑的首要问题。

张先生是一家生产环保产品企业的负责人。当初他刚去这个企业时，每个月的薪水仅100多元，而其他行业的收入有的已达数千元。张先生没有动摇，他喜欢这种有挑战性的工作，更看准了环保产品未来的前景。他靠家人的贴补熬过了最困难的时期。然而，两年之后，这个企业越来越红火，产品市场占有率越来越高，张先生也凭才能一步步升迁，工资也跟着连续翻番。他说："我的最大长处就是有耐力，喜爱具有挑战性、创造性的工作，而开办这家环保企业正好使我的长处增了值。"

在人生的坐标里，一个人如果站错了位置，不用他的长处来谋生的话，那是非常不明智的，他可能会在永久的失意中沉沦。因此，对一技之长保持兴趣相当重要，它可能是你改变命运的一大财富。在选择职业时同样也是这个道理，你无须考虑这个职业能不能使你的品格和长处得到发展，因为经营自己的长处能给自己的人生增值。

富兰克林曾说过的"宝贝放错了地方就成了废物"就是这个道理。爱默生也曾说过："什么是野草？就是一种还没有发现其价值的植物。"我们每个人都有自己天生的优势和劣势。人生要取得更大的成就，成功的人生规划能够最大限度地发挥自己的优势。

美籍华人科学家、曾获诺贝尔物理奖的杨振宁教授，年轻时到美国留学，立志要写一篇实验物理论文，但后来他发现自己的动手能力不行，便在导师的劝告下，放弃实验物理全面转入理论物理的研究，这关键性的一步对他来讲实在是非常重要。他在《读书教学四十年》一文中不无幽默地写道："这是我今天不是一个实验物理学家的道理，有的朋友说这恐怕是实验物理学的幸运。"

世生万物，各有所长。鸟因其有翅膀而翱翔天空，鱼因其善水而遨游江海。它们依靠自己的特长成为万物中的一员，在永恒的生存竞争中占得一席之地。若它们抛弃自己的长处，就只能在生存竞争中成为优胜劣汰的牺牲品。

人生的诀窍同样是要善于经营自己的长处。

伊辛巴耶娃从小就喜欢体操，她梦想有一天能成为世界冠军。她挥汗如雨地练习着，严冬酷暑，舍不得荒废时间。然而，没几年，对于体操运动员来说，最可怕的事情发生了：她的个子越长越高。在体操队里，人长高就意味着土豆发芽，是要被"挖掉"的。本来你可以在空中翻四个跟头，但因长得太高，只能翻两个半了，这样怎么和他人竞争呢？伊辛芭耶娃离开了体操队，但她的冠军梦依然没有放弃。她开始将自己的梦想寄托在另一项运动上——撑竿跳高。这是一个个子越高优势越大的运动项目。

终于，伊辛巴耶娃不仅获得了奥运会、世界田径锦标赛等各种大赛的冠军，而且还多次刷新了女子撑竿跳的世界纪录。

扬长避短是成功的钥匙。人的一生中，不知道自己的弱点并不可怕，可怕的是不知道自己的长处，因为知道自己的长处可以让你抓住成功的机会。

让素养帮你打赢第一仗

对大多数人来说，应聘是进入社会的第一次亮相，它为以后的发展奠定了基调，也决定了进入社会的起点，这个起点将会影响职业生涯的最高成就。

良好的职业素养，对于打赢第一仗至关重要。

不要认为在工作中说话得体、做事眼明手快就可以了，如果没有职业素养，可能连入门的机会都会失去。

一位公司老总曾经讲过这样一件事：

> 我经常会亲自招聘员工，曾有两名应聘者给我留下了深刻的印象。
>
> 第一位是研究生，有才气，文笔也好，尽管我很欣赏她，但却迟迟下不了决心录用她，因为虽然她已经30岁了，但却处处显示与她年龄不符的幼稚。
>
> 她说她曾经当过一天老师，但一天下来她因为学生的顽皮而委屈得大哭。这让我很担心她的承受能力。接着她又说自己正在进修英语，犹犹豫豫地问我，她如果到公司上班，英语要是落下了该怎么办？
>
> 如果你是一个老总，面对这样没有主心骨的应聘者，你

会录用她吗？虽然我觉得她很幼稚，但看在她很有才气的份上，决定给她一次机会，让她回家好好准备一下，第二天8点半来复试。

第二天8点钟我到了办公室，可是到了8点半，还不见她的人影，又等了十来分钟，我接到了她给我发来的一条短消息："对不起，路上堵车，我要晚到半个小时，请您等我一下。"

就在这一刻，我决定，哪怕她才气再高，也不会录用她，因为她连基本的职业素养都不具备。守时是做人最基本的准则，哪有应聘者会让老板等的？

另一个到我公司应聘的女孩是一个本科生，在和我谈话的时候，她很自然地将自己所学的专业与公司的需要结合起来，告诉我她的特长是什么，可以为公司的发展作哪些贡献。

这个本科生说起话来有条不紊，大方得体，具备了一个应聘者的素养，我当场决定录用她。

一个是研究生，一个是本科生，两人同到公司来应聘，看起来研究生应该比较有优势，但为什么结果却是本科生赢了研究生？关键之处就在她们的职业素养！

你也许才高八斗、学富五车，但你同时一定要明白：知识不等于素养。即使你智商很高，还是会在职场上碰壁，许多珍贵的机会甚至会白白溜走。

机会有时由综合素养决定，这种素养不仅仅指一个人的学识，更多的是指内在的品质与修养。

曾经有两个人同时到一家公司应聘，两个人都很有能力，公司经理一时间也不能决定到底该选哪一个。

在和他们闲谈时，经理无意中提起最近要做的一个项目，但目前还一点计划都没有。面试结束后经理让他们先回去，考虑一下再给他们答复。

两天以后，公司经理接到其中一个应聘者打来的电话，他说因为几天前无意中听到经理说起的那个项目，他就利用这两天时间做了一个完整的计划书，已经发到了公司的邮箱里。

而另外一个应聘者则什么也没有做，就在家里等消息。最后，公司决定录用那个写出计划书的小伙子，并把那个项目交给他负责。

为什么会录取他？就在于他很主动，对待事情很认真，这反映了一个人的素养，也就是俗话说的“眼里有活儿”。当没有对比的时候，也许你是最好的。但如果有了比较，那个多走了几步的人，才是胜利者。

金利来的老总曾宪梓曾经为挑选公司的总务想出了一个测试的办法：一天早晨，他在自己写字楼里的地上故意放了一堆零乱的报纸，扔了一把扫帚。第一个前来应聘的人，经过楼道的时候，连看都不看，直接就走进曾宪梓的办公室。

曾宪梓当时就对他说：“行了，你可以回去了。”

后来的一个应聘者，经过楼道时看到横在地上的扫帚，就把它拿起来放到一边；看到地上的报纸，就一张张捡起来整理好。而这一切，都被曾宪梓看在眼里。

等应聘者到了办公室，曾宪梓就对他说："行了，你被录取了。"

当应聘者还不明所以然的时候，曾宪梓告诉他："刚才就是在考你。"

不要以为只有进了招聘现场，和主考官面对面时，考试才开始，其实最能考验一个人素养的，正是发生在平常的一件件小事。

一位刚毕业的女大学生到一家公司应聘财务会计工作，面试时即遭到拒绝，因为她太年轻，公司需要的是有丰富工作经验的资深会计人员。女大学生却没有气馁，她对主考官说："请再给我一次机会，让我参加完笔试。"主考官拗不过她，答应了她的请求。结果，她通过了笔试，由人事经理亲自复试。

人事经理对这位女大学生颇有好感，因她的笔试成绩最好。不过，女孩的话让经理有些失望，她说自己没工作过，唯一的经验是在学校掌管过学生会财务。他们不愿找一个没有工作经验的人做财务会计。人事经理只好敷衍道："今天就到这里，如有消息我会打电话通知你。"女孩从座位上站起来，向人事经理点点头，从口袋里掏出一美元双手递给人事经理："不管是否录取，请都给我打个电话。"

人事经理从未见过这种情况，竟一下子呆住了。不过他很快回过神来，问："你怎么知道我不给没有录用的人打电话？"

"您刚才说有消息就打，那言下之意就是没录取就不打了。"

人事经理对这个年轻女孩产生了浓厚的兴趣，问："如果你没被录用，我打电话，你想知道些什么呢？"

"请告诉我，在什么地方不能达到你们的要求，我在哪方面不够好，我好改进。"

"那一美元……"

没等人事经理说完，女孩微笑着解释道："给没有被录用的人打电话不属于公司的正常开支，所以由我付电话费，请您一定打。"

人事经理马上微笑着说："请你把一美元收回。我不会打电话了，我现在就正式通知你，你被录用了。"

就这样，女孩用一美元敲开了机会大门。

细想起来，其实道理很清楚：一开始便被拒绝，女孩仍要求参加笔试，说明她有坚毅的品格。财务是十分繁杂的工作，没有足够的耐心和毅力是不可能做好的。她能坦言自己没有工作经验，显示了一种诚信，这对搞财务工作尤为重要。即使不被录取，也希望能得到别人的评价，说明她有直面不足的勇气和敢于承担责任的上进心。员工不可能把每项工作都做得十分完美，公司可以接受失误，却不能接受员工自满不前。女孩自掏电话费，说明了思维的灵活性，她巧妙地展示了自己公私分明的良好品德，这更是财务工作不可或缺的。

女孩是聪明的，她拥有一名优秀员工应具备的职业素养。

向别人学习，取长补短

善于向别人学习，取人之长，补己之短是一个好习惯，在好习惯的帮助下，能有效地进行自我完善，推动自己由弱变强，最终获取成功。

要进行有效的自我完善，需要充分发挥自身优势，并利用他人的优势来弥补自己的不足。孔子曰：“三人行，必有我师焉。”每个人的能力都是有限的。年轻人精力旺盛，认为没有自己做不成的事，其实，精力再充沛，个人的能力还是有一个限度的，超过这个限度，就是人所不能及的，也就是你的短处了。

刚出校门的年轻人，往往容易犯自以为是的毛病，认为自己的学历高、知识广，在工作中不懂得向前辈学习，结果吃了不少苦头，浪费了不少发展机会。

一个刚刚毕业的博士被分到一家研究所工作，成为同事中学历最高的一个人。

有一天研究所组织活动，到单位后面的小池塘去钓鱼，博士生选择了一个环境优美的地方，正副所长分坐在他的左边和右边，正在专注地钓鱼。

他只是象征性地与二位所长打了个招呼。他想：与俩本科生没有什么好聊的。

一会儿，正所长放下钓竿，伸伸懒腰，“噌噌噌”从水面上健步如飞地走到对面上厕所。

博士生眼睛都看直了：莫非正所长有水上漂的神功？不会吧？这可是一个池塘啊。

正所长上完厕所“噌噌噌”地又从水上飘了回来。博士生看傻了眼，这到底是怎么回事？出于面子，博士生又放不下高学历的架子，去向一个本科生去请教，结果只是默默地低下头钓自己的鱼了。

没过多久，副所长也起身去厕所。结果同正所长一样，“噌噌噌”地飘过了水面。这下子博士差点昏倒：怎么会是这样？莫非自己身处一个江湖高手云集的地方？

正在嘀咕之时，博士生也想去厕所了。可是池塘两边有很高的围墙，去对面的厕所至少10分钟，回单位又太远，这可怎么办呢？自己又不愿意去问两位所长，忍了半天后，情急之下他提起裤脚也往水里跨：只听“咚”的一声，博士生一头栽到了水里。

幸好两位所长离他不远，及时地把他拉了上来。正所长问：“你怎么啦？为什么要往水里跳啊？”博士生问他：“为什么你们可以走过去呢？”

两位所长相视一笑说：“因为这池塘里有两排木桩子，由于下雨的原因水面漫过了木桩，我们都知道这木桩的位置，所以可以踩着桩子过去啊！可你为什么不问一声呢？”

学历不等于能力，有了很高的学历不一定就高别人一等，因此也没有必要向别人炫耀些什么。如果只因为自己的学历比别人高就目中无人、高高在上，这样的人是愚蠢的。

任何人都不是完美的，在竞争激烈的现代社会，如果还摆高学历的架子，那就等于是向失败张开怀抱。学历代表过去，只有实践中的能力才能代表将来。尊重有实际经验的人，才能少走弯路。

多少成功的范例证明：只有养成向能人学习、取长补短的好习惯，才能在今天的社会中把握住成功的机会。

借由教育来增广见闻

教育是接受知识的方式，通过接受教育，我们不断地学习和吸收新知，只有这样，才不会被时代的洪流淘汰。接受教育是每个人都享有的权利，而知识是自我塑造的工具，如果你拒绝接受教育或学习知识，最后一定会成为可怜的无知者。

美国思想家爱默生说：“我们的知识是累积无数人的思想与经验而成的。”知识是人类无穷的宝藏，借由知识来充实自己，造就自己的性格，改变自己的气质，我们才能有新的想法和方向，进而带给自己成功的机会。在当今社会，传播知识最便捷、最可靠的途径便是教育，那么我们要想获得知识这个宝藏，最有效的方法就是接受教育。

“孟子生有淑质，幼被慈田三迁之教”说的是孟子原来住在坟地旁边的村庄里，那里的儿童看到丧葬的情形，也模仿大人的礼仪，演绎大人丧葬的过程。孟母意识这样的环境对孩子不利,就决定搬家。孟母带着儿子迁到一个交易集市，附近的人带着一些自己的东西到集市上交易。过了一段时间，孟子学会了讨价还价，孟母心里忐忑不安，决定再次迁居。孟母把家搬到了学校附近，那有许多读书人，孩子们经常在一起学习。孟母认为这才是孩子的居住环境，从此他们就在那定居下来了，后来孟子成了大教育家。

孟母三迁的故事告诉我们，营造一个良好的教育环境是多么重要，而这个环境要靠懂得教育重要性的父母来为孩子营造。

不久前，报纸上有这样一则报道：在河南省的一相小山村，林氏三兄弟相继成了博士研究生。他们来自家境贫寒的农民家庭，他们成功的秘诀在哪里呢？主要源于父母的以身作则、言传身教。这是一个勤劳朴实的家，在一贫如洗的四壁上，大家看到了贴满墙的各种纸条，上面写着做人的名言和警句等。这是一种无言的教育、无声的力量，家庭文化教育让孩子耳濡目染，三个孩子就是在这样一个贫困然而格调高尚的环境中长大。这对他们的文化修养、人生感悟、人格升华，都产生了极其深刻和深远的影响。

鲁迅先生说："读书人家的子弟熟悉笔墨，木匠的孩子会玩弄斧凿，兵家儿早识刀枪……"可见环境对人成长的影响很大。

有人说：世界属于那些"发现"的人。但是想发现真理，必须有良好的教育作为后盾，否则根本无从发现起。

教育是知识的学习管道，让我们知道什么是对的、什么是错的，如果对世上的事情都一无所知，怎可能会有惊人的发现？

美国一位著名的成功顾问认为教育提供了三个基础：一是用真实、令人相信的事实启发你，使你相信自己能且会成功；二是推动你首先去发现：你需要知道且需要去做足以保证你成功的因素，然后继续推动你，花一生的时间去做你成功所需要做的任何事情；最后是教你一个简单的成功公式，使你可以轻易且永远地用它达到你人生的目标。

人是从错误中学习成长的，一旦发现自己的过错，除了朝正确的方向改进外，更需要借由教育来增广见闻，弥补自己的不足之处。发现错误当然重要，但更要紧的是发现避免犯错的方法，而最好的方式就是多多教育自己和吸收知识。

多方面充实自己

人可能有一时的侥幸，但不可能有永远的好运。

可是，我们经常会看见有些人，一朝成功之后便趾高气扬，不但不懂得谦虚自律，也不再继续自我充实，只是守着那现有的成功，洋洋得意。

享受成功的滋味当然没有错，但如果以此自满而不再学习，可能会因此停滞不前。

学习应该是一生的功课，不管你的年纪有多大，你的地位有多尊贵，你的财富有多雄厚，只要你停止学习，最后一定会被日新月异的时代所淘汰。

有位工程师原先就职于一家建筑公司，公司不幸破产，他只好回家。面临突然的失业，左思右想的他，觉得当企业界的法律顾问最有前途，于是决定重拾书本，接触与法律相关的专业知识。

早已结婚生子的他，已届不惑之年，虽然必须负担家庭生计，但是他经过深思熟虑，最后还是决心报考大学。他勤奋地读书，终于花了两年时间念完四年的课业，如愿以偿当了法律顾问，享受到了高收入的舒适生活。

事实上，很多事并非你做不到，而是你不想去做或是不敢去做。如果你抱怨际遇不好，如果你认为环境太糟，唯一可以改变的方式，就是不断地学习，多方面充实自己。有些人虽然经验丰富，但却不知学习，以至于无法提升自己，永远在原地踏步；而有些人经验尽管不多，却懂得时时学习，结果发展的机会愈来愈多。

英国首相丘吉尔就是这样一位懂得不断充实自己的伟人，从担任海军大臣开始，他始终位居权力的高位，掌握着国家的命运，当然他也竭尽心力地在发挥着自己的才能。

1896 年 9 月，丘吉尔到印度南部的班加罗尔驻防。为了充实和提高自己，他把打马球以外的空闲时间都用于自学。他请母亲给他寄些历史、哲学、宗教和经济方面的书来。然后，他开始了每天阅读四五个小时的历史和哲学著作的苦读生活。在短短的几个月时间，他就从这些经典名著中吸收了丰富的思想营养，使自己变得更加深刻，逐渐形成了自己的人生信念。

能够多方面充实自己，并且懂得从经验中学习的人，才能使自己不断进步，永远跟得上时代的潮流。

英国剧作家萧伯纳说："人是否幸福的关键，并不在于经验的多寡，而在于他如何发挥经验与学习。"

经验是由学习而来，多多充实自己，相信知识回报给你的，将是一辈子取之不尽的宝藏。

有个故事很能说明问题：

恺撒领军出征，每每获胜必以酒肉金银犒赏三军。随行的亲兵仗着酒胆，私下里半开玩笑半认真地问恺撒："这些年来，我跟着您征战沙场，出生入死，历经战役无数。同期入伍的兄弟，做官的做官，做将的做将，嘿嘿！为什么直到现在我还是一个小兵呢？"

恺撒指着身边一头驴，半开玩笑半认真地说："这些年来，这头驴也跟着我征战沙场，出生入死，历经战役无数。哼哼！为什么直到现在它还是一头驴呢？”

好多人在入行几年后都会问同样的问题：为什么忙来忙去总感觉自己还在原地踏步？为什么那些原来并不出色的家伙却能春风得意？还要多久自己才能扬眉吐气？究竟在哪里才能遇上真正的伯乐？恺撒在两千多年前就给出了答案——问题不是你做了多久，而是你有没有提高，有没有进步！

你得面对这样一个事实：学历可以帮助你进入职场，却很难帮你获得职场的成就，毕竟，越来越多的人拥有了这种资源。你想获得脱颖而出的机会，就只能不断提高自己。进步从哪里来？提高从哪来？从充实中获得，从积累中获得。

第十章　只有勤奋才能留住机会

勤于思考，创造机会

正如未来的橡树包含在橡树的果实里一样，机会也常常包含在奋斗之中。世界上有许多人，虽然出身卑微，却能做出伟大的事业。

没有机会永远是那些失败者的托词。他们总是抱怨没有人帮助他们，没有人提拔他们……他们还会对你叹息好的地位已经人满为患，高级的职位已被他人挤占，一切好机会都已被他人捷足先登……总之，他们是毫无机会了。

比尔·盖茨说："如果让等待机会变成一种习惯，那真是一件危险的事。"工作的热心与精力，就是在这种等待中消失的。对于那些不肯工作而只会胡思乱想的人，机会是可望而不可即的。机会只属于那些努力奋斗的人。

凡是在世界上做出一番大事业的人，他们往往不是那些幸运之神的宠儿，反而是那些看似没有机会的苦孩子。

童年时的亚伯拉罕·林肯住在一所极其粗陋的茅舍里，既没有窗户，也没有地板。他距离学校非常遥远，既没有报纸书籍可以阅读，更缺乏生活上的一切必需品。就是在这种情况下，他一天要跑几十里路，到简陋不堪的学校里去上课，为了自己的进修，要奔跑一二百里路，去借几本书，而晚上又靠着燃烧木柴发出的微弱火光阅读。林肯就在这样艰苦的环境中努力奋斗，最后一跃而成为美国历史上最伟大的总统之一。

世界上最需要的，正是这样的能够创造机会的人。培根指出："智者所创造的机会,要比他所能找到的多。不要只是消极等待机会，这是一种侥幸的心理。应该像樱树那样，虽在静静地等待着春天的到来，而它却无时无刻不在养精蓄锐。"人在等待机会的时候，不能放松懈怠，要投入并积累，以寻求有利自身发展的机会。

人们常常引用苹果落在牛顿脚前，导致他发现万有引力定律这一例子来说明所谓纯粹偶然事件在科学发现中的巨大作用。但人们却忽视了，多年来，牛顿一直在为重力问题苦苦思索。在这一漫长的过程中，牛顿思考了该领域内的许多问题及其相互之间的联系，可以说，关于重力问题的一些极为复杂深刻的问题他都反复思考推敲过。苹果落地这一常见的日常生活现象之所以为常人所忽视，却能激起牛顿对重力问题的理解，能激起他灵感的火花并进一步做出异常深刻的解释，是因为牛顿对重力问题已有了深刻理解的结果。

同样，从普通烟斗里冒出来的五光十色像肥皂泡一样的小泡泡，在常人眼里就跟空气一样普通，当然也很少有人去研究这一现象，但正是这一现象使杨格博士创立了著名的光干扰原理，并由此发现了光衍射现象。人们总认为伟大的发明家是论及一些十分伟大的事件或伟大的奥秘，其实像牛顿和杨格以及其他许多科学家都是研究一些极普通的现象，他们的过人之处在于能从这些人所共见的普遍现象中揭示其内在的、本质的联系，这全部源于他们长期以来的勤奋思考。

所罗门说过："智者的眼睛长在头上，而愚者的眼睛是长在脊背上的。"勤于思考使智者具备了一双慧眼，只有那些富有理解力的眼光才能穿透事物的现象，深入到事物的内在结构和本质之中去，才能看到差别，进行比较，抓住潜藏在表象后面的更深刻、更本质的东西。

在伽利略之前，很多人都看到悬挂着的物体有节奏地来回摆动，但只有伽利略才从中发现了有价值的东西。比萨教堂的一位堂守在给一盏悬挂着的油灯添满油之后，就离去了，听任油灯来回荡个不停。伽利略，这时是一个18岁的青年，出神地看着油灯荡来荡去，由此他想出了一个计时的主意。此后，伽利略经过50年的潜心钻研，才成功地发明了钟摆，这一项发明对于精确地计算时间和从事天文学研究具有十分重大的作用。有一次，伽利略偶然听到一位荷兰眼镜商发明了一种仪器，借助于这种仪器，能清楚地看清远方的物体，这促使伽利略认真研究这一现象背后的原理，最终成功地发明了望远镜，从而奠定了现代天文学的基础。

以上这些发明，都归功于伽利略的善于观察与勤奋思考。

慵懒是人类的劣根性

喜欢舒适是人的本性。一般来说，能站着拿到的东西，人绝对不会跳起来，能坐着拿到的东西绝对不会站起来，能躺着拿到的东西绝对不会坐起来。但有时舒适又是个极坏的东西，它是滋生慵懒的温床。无所事事、无聊至极等感受大多因舒适而衍生。所以不少人由于沉湎于舒适，终生未能有成功的机会。

人在一定的程度上说来，是一种非常奇怪的动物，没有舒适想尽办法创造舒适，有了舒适又不知如何适度地享受。面对舒适，有些人就像吸毒一样，从舒服，飘飘欲仙，到不能自拔，最后自掘坟墓。历史上大多数皇帝就是因太过舒适整天只知寻欢作乐，政绩上毫无建树，大多数朱门富豪的凋敝也是由于太过舒适所致。究其原因，在于舒适就像一粒“慢性毒药”，人在不知不觉中变得不想动、不愿动，久而久之，终于导致全身瘫痪。这种情形，很像动物园中的老虎，在悉心饲养和舒适的生活环境中，慢慢变得不再具备，野外自我生存的能力。

1992年的世界爱鸟日，芬兰维多利亚国家公园放飞了一只在笼中关了4年的秃鹫。然而，3天后，一位游客却在公园附近的小山上发现了这只秃鹫的尸体。解剖说明，这只秃鹫是因饥饿而亡。

秃鹫，原本是一种凶悍的鸟类，生存本领极强，常捕食小动物，饥饿异常的秃鹫甚至敢与虎豹争食。然而这只鸟中之王却死于饥饿，到底是什么原因？动物学家分析，几年来，这只秃鹫习惯了公园里饭来张口的生活，在舒适的生活环境中，渐渐丧失了在大自然中的生存能力。这只秃鹫，与其说死于饥饿，倒不如说死于舒适更为恰当。

慵懒是人的一种劣根性，为了做成某件事，人们必须与它抗衡，超越这种劣根性的钳制。否则，人只能越来越像低等动物。但是这种抗衡和超越不是自然、愉悦的或者说是心甘情愿的，一开始总要由一些外在的压力来制约，进而才逐渐内化为恒定的精神元素和行为习惯。对人来说，勤奋不仅是创造舒适条件的根本手段，而且是防止被舒适软化、涣散精神活力的“防护堤”。勤奋，作为一种人格品质，从来都是后天锤炼而成的。

台湾企业巨子王永庆说，小时候他每天一大早就要担满一大缸水，每当他疲倦难当想放弃时，母亲总是说：“不行，再挑一担。”他不得不强忍着疲劳，直至把水缸装满。王永庆认为，勤劳是在一定的压力下养成的。中国之所以有“富不过三代”一说，主要是想告诉大家致富的品质——勤劳往往会在舒适的环境中淡化以至泯灭。结果，财富就会像无源之水，慢慢枯竭。

大凡在各行业有所成者，都有勤劳的品格。因为勤劳往往能锻铸一个人的吃苦精神、自制力、容忍力和毅力，这些品性是个人成就事业的根本精神所在。一个勤奋的人，总能默默无闻、埋头苦干，没有观众的捧场，只有自己的灵魂为自己喝彩，在这种孜孜以求的历程中，人格得到了洗礼，并渐渐内化为一种昂扬的精神风貌——

有雄心、工作勤奋、勇于负责，并且不急功近利、肯忍耐。

美国心理学家关于1500名儿童成长与发展的50年追踪研究报告表明，在最成功和最不成功的两类人之间，差别最大的人格因素包括：取得最后成果的坚持力、自信力、克服自卑的能力和责任心；意志坚强，甚至能忍受常人难以忍受的痛苦却仍心怀神圣，以乐观的情怀去从事自己的事业，直到成功。而勤奋是这些人格因素的浓缩说法，亦是锻造这些人格因素的熔炉。

为什么现实中会有那么多"昙花一现"的景象？以前，我们总以为这是冥冥之中不可捉摸的命运使然，但对人才成长的心理研究说明，决定一个人最终成功的关键因素，并非遗传，亦非智力，亦非环境，而是与你如影随形的非智力因素，即人格因素，如勤奋、意志、毅力、稳定的情绪、昂扬的热情、自信等。

爱因斯坦说："一个人的伟大源自于人格的伟大。"伟大之所以为伟大，本非天生，而是其曾有过非凡的人格锻铸历程，自愿地接受勤奋人生的神圣洗礼。他们可以忍受凡人难以承受的孤寂和苦难，孜孜以求自己钟爱的事业；他们知道，唯有尽力地挥显自身的人格力量，才是获得成功机会的可靠保障。

一旦养成勤奋的习惯，往往会拥有一份愉快的心情，恶劣的情绪便没有潜入的机会，更没有盘踞的空间。一个好的习惯和一个好的心情是相辅相成的，心情愉悦了，坏的习气就消失了，人就会更加勤奋努力。

我们想做成一件事，就必须抗击来自人性中的惰性力量，从外界的逼迫到内心的自省。勤奋是洗刷人性中惰性因子的强力洗涤剂，是自我完善的催化剂；它既是发展的动力，又是拯救的力量。也许，一开始，我们与勤奋是那样难于相处，但是，后天的珍贵品格，总是在训练和锤炼中习得的，它们可以帮助我们根除慵懒的劣根性。

凡事拖拉，尽失良机

时间包括三个部分：过去是已经逝去的时间；未来是尚未到来的时间；现在是就在眼前的时间。应该说，现在这个部分的时间是最宝贵、最重要的，因为无限的过去都以现在为归宿，无限的未来都以现在为渊源。过去是现在发展的基础，现在又是向未来发展的起点，如果把握不住现在，未来更无从谈起。谁放弃了现在，便为葬送未来开了先例。现在的重要性还在于它最容易丧失，所以倍觉它的可贵。俄国文学家赫尔岑认为，时间中没有过去和将来，只有现实的现在。一个现在过去了，另一个现在立即到来，时间也可以说是许多个现在的整体集合。只有抓住了一个一个的现在，才可以积攒成一天、一月、一年……所以，从这个意义上说，现在是成就万事的里程碑。无论什么人，只有抓住现在，才能有辉煌的过去和灿烂的未来。

"抖落落，抖落落，寒风冻死我，明天就垒窝。"一只寒号鸟在寒夜里哀鸣。

第二天，太阳出来了，万物苏醒了。大地沐浴在阳光中，寒号鸟好不惬意，完全忘记了昨天晚上的痛苦，又快乐地唱起歌来。

有的鸟儿劝它："快垒窝吧！不然晚上又要发抖了。"

寒号鸟嘲笑地说："不会享受的家伙。"

晚上又来临了，寒号鸟又重复着昨天晚上一样的故事。就这样重复了几个晚上，大雪忽然降临，鸟儿们奇怪寒号鸟怎么不发出叫声了呢？太阳一出来，大家纷纷寻找，发现寒号鸟早已被冻死了。

《寒号鸟》虽是一则寓言，但它的确给我们以启示：在人的一生中，今天是多么重要，总寄希望于明天的人，是一事无成的。正如我国古代的《明日歌》："明日复明日，明日何其多，日日待明日，万事成蹉跎。"你把今天的事情推到明天，明天你又把事情推到后天，一而再，再而三，事情永远没个完。只有那些懂得如何利用今天的人，才会在今天创造成功事业的奠基石，孕育明天的希望。

自我反省一下，看你自己有没有拖拉的习惯？如果你有个电话应该打，可是你却拖拖拉拉一直未打，或者你把闹钟定在早上6点，可是当闹钟响起时，你却睡意正浓，于是干脆把闹铃关掉，心里想再我睡几分钟也不会迟到，干脆倒头接着睡……

如果有，千万不要让拖拉的坏习惯毁掉自己的一生。我们应该和拖拉作斗争。

首先，定出最后底线。当发现自己有拖拉的倾向时，静下心来想一想当初确定的行动方向，然后问一问自己："我最快能在什么时候完成这个任务？"定出最后底线，然后严格要求自己努力遵守这个底线，决不要突破底线。

其次，多作决断。练习敏捷、坚毅的决断，并使它坚定、稳固得像山岳一样，情感意气的波浪不能震荡它，别人的反对意见以及种种外界的干扰也不能打破它，使它成为你生活中的一种习惯，你便会受益无穷。这时，你不但对自己的生活充满了自信，而且也能得到别人的信任。

再次，取消不必要的事情。当感到一些事情不那么重要，可做可不做时，做起来就容易拖拖拉拉。如果这些事情真的不那么重要，干脆就把它取消好了，不要拖延着不做然后又后悔。有效分配时间的重要一环，就是把可有可无的事情取消。当你想到做这件事情时，付出的代价似乎高于做完之后得到的好处，你的干劲儿自然就不高了。所以，应从目标与理想的角度分析这个任务。如果确信这件事完成后能够带来很多益处，那么就有动力去做这件事情了。

最后，记住一句话：任何时候都可以做的事情，最容易变得永远也不会有时间去做。

努力把工作做得更好

作为企业里的员工，永远都要有精益求精、追求完美的敬业精神，努力把工作做得更好，这样才有发展的机会。因为企业就是在不断的追求完美中发展的，自我满足就意味着停滞不前，就意味着被社会的车轮所淘汰。一个员工如果满足于现状，不懂得努力进取，慢慢地就会逐渐找不到自己的位置。

小刘刚刚来公司工作，他自以为专业能力不错，对待工作很是随意。有一天，老板亲自交代他为一家企业做一个广告策划方案。他想是老板亲自交代的，很用心地准备了半个月。哪知方案拿到老板的办公室时，老板看都没看，就问："这是你最好的方案吗？"小刘一怔，什么也没说就拿起方案回来了。

他冥思苦想了好几天，修改了一番，再交给老板看时，老板还是那句话："这是你最好的方案吗？"小刘心中忐忑不安，不敢给予肯定的答复。老板还是让他拿回来修改。

这样反复了好几次，最后，小刘终于可以很自信地说："是的，我认为这是最好的方案了。"老板微笑了："好，这个方案批准通过了！"

经过这件事，小刘明白了，任何工作都还可以做得更好，而企业需要的是最好的结果！只有不断地追求完美，精益求精，才能把事情做到最好。于是他在以后的工作中不再马马虎虎，应付了事，什么方案都是反复修改，直到认为是最好的方案了才拿给老板看。老板对他非常满意，给了他升迁的机会，现在他已经做到了部门经理，他领导的团队凭着精益求精的敬业精神取得了很好的业绩。

这个故事告诉我们，只有追求完美，总想着把事情做得更好，才能不断发展，获得进步和成功的机会。

我们常听到功亏一篑的事情。比如说，开水烧到 99℃，你想差不多了，不用再烧了，那你永远也喝不到开水。这就是说，99%等于0%。作为企业的一名员工，在工作中，应该严格要求自己，能做到最好，就不能允许自己做到不错；能完成100%，就不能只完成99%。

上帝赋予了每个人一种才能，比如，管理的才能、写作的才能、思考的才能。无论你的才能是什么，上帝都不希望你藏起来或存放不用，而是希望你尽量去发挥你的才能。更进一步说，上帝不但希望我们发挥才能，而且更希望我们追求完美——我们应制定一个目标，并为之奋斗。

人们总觉得自己已经做得足够好了。真的是这样吗？你真的已经发挥了自己最大的潜能，已经做到尽善尽美了吗？

很久以前，一个财主要出门远行，临行前，他把仆人们叫到一起并把财产委托给他们保管。依据他们每个人的能力，他给了第一个仆人10两银子，第二个仆人5两银子，第三个仆人2两银子。保管10两银子的仆人用它做买卖，赚到了10两银子。同样，保管5两银子的仆人也赚到了5两银子，但是，保管2两银子的仆人却把它埋在了土里。

过去了很长一段时间，财主回来了。

第一个仆人掏出另外10两银子，主人说："做得好！你是一个非常自信的人。我会让你掌管更多的事情。现在就去享受你的奖赏吧。"

第二个仆人掏出另外的5两银子来，主人也夸奖并奖赏了他。最后，第三个仆人来了，他说："主人，我害怕丢钱，把钱埋在了地下。"主人回答道："懒人！你该把钱存到银行里,以便我回来时能拿到利息。哼,多劳多得,你尽管没丢钱,我却什么奖赏都不会给你。"这个仆人原以为自己也会得到主人的赞赏，因为他虽然没有使金钱增值，但也没丢失，就算是完成主人交代的任务了。然而他的主人却不这么认为，他不想让自己的仆人顺其自然，而是希望他们能主动些，做得更出色些。

每个人都拥有自己难以估量的巨大潜能，每个人做每一件事都应该抱着追求完美的精神，努力做得更好。在追求完美的过程中，我们不断地提高对自己的要求，潜能才可以最大限度地发挥出来，也才更有机会走向成功的彼岸。

围绕目标，一点一点做下去

说到勤奋，最直观且可操作的方法就是围绕着既定的目标，每天都做一点点。这看上去似乎没什么了不起的，但是长年累月，要坚持下去，也并非易事。成功之神考验的不单单是你的才气，更重要的是考验你的韧劲。这种效果一朝一夕或者短时间内看上去似乎没什么了不起，但是，久而久之，就会为你赢得更多的机会。

你有没有听说过一分钱的故事？

在今天的生活中，商品的定价几乎都要余点尾数，很少是整数。

比如，商家往往把300元的东西定价为299.99元，副食品的定价多数为9.85元、8.89元、0.95元……不一而足。据说，这样定价的意思是使消费者感觉定价严谨合理，一张整钞拿出去，总是还有找回的余钱。在消费中，一分或者数分的硬币，对商家来说很需要，但对消费者来说，常常是多不足惜。现在日渐流行使用信用卡，对很多人来说，分币更是个无足轻重的东西。所以，很多时候，在大路上、草丛中、商店门口，我们虽然看到银光闪闪的分币，却懒得弯一下腰，把它拾起来。更常常看到的是，人们经常用分币来取乐，如练瞄准、抛距离、撞运气……在一家超市室内的喷泉池里，经常看到很多人拿着分币扔鲤鱼嘴，结果池子里常常撒满白花花的分币，据说，商场的清洁工因此而有了固定的“小费”收入。

由于日常生活中要大量使用到分币，分币的短缺给银行、交通、通讯等等带来不便，以致媒体不得不对大众广而告之，希望大家珍惜分币，并且兑换出来。

一天，某银行接待了一个带着几个麻袋的顾客。麻袋里装的全是分币，而且大多是一分硬币。银行负责人立即发动大家来清点，整整清点了一天，有二十余万枚之多。

哪儿来这么多分币？原来这个顾客仅仅是个靠捡破烂为生的人，这些分币是他在五年内拾捡起来的，他所做的仅仅是弯了一下腰，日积月累而已。他说，在垃圾堆里，他常常拣到成罐成袋的分币，或者是易拉罐、陶瓷罐、塑料袋、牛皮纸袋等，他因此能得到一些意外收入。这正应了“别人眼中的垃圾，正是自己眼中的财富”的俗语。

报载，加拿大有一所学校为增加每个年级的电脑设备，发起了一个“一分钱买电脑”的计划，目标是收集一百万枚一分硬币。学生到处去募捐，而且规定只要一分的硬币。学生很有积极性，市民也积极配合，没过多久，他们便成功地实现了自己的计划。这真是一个很有意义的计划。生活中有很多被遗忘或者被遗弃的东西，正在等待有识之士的发掘。

许多东西单独看上去是毫不起眼的，但是一旦累积到了一定的程度，综合起来看，就会显得很辉煌，很了不起。勤奋也是这样，每天做一点，单独看来不觉得有什么大不了的，但是，时间一长，效果就会显现出来，连你自己都会大吃一惊。这就是积少成多、集腋成裘的道理。比如，每天吟诵一些名诗词，每天掌握几个英语习惯用语，每天写一篇日记。许多人追寻快捷的成就方式，终其一生也一无所获，因为其精力主要耗损在焦躁的期盼中，对要做的事情并没有真正投入必要的精力，看上去似乎很忙，实质上没有任何积累。

勤奋的关键是继续做下去，一点点地继续做下去。

威廉·奥斯罗爵士是当代最伟大的内科医生之一。当今很多显赫有名的医生都曾是他的门生。他的医学教科书仍在一代代地延用。

在时间方面，奥斯罗觉得远远不够用。他不仅是繁忙的内科医生，还要在医学院任教，另外还是医学研究专家，除了日常生活所必需的时间以外，其他时间理所当然地被上述三项工作占据。奥斯罗很清楚，如果要继续胜任时下的工作和研究，只有不断地读书，但时间呢？

奥斯罗很早就想出了解决这个问题的方法。他把每天睡觉前的15分钟用来读书。如果就寝时间定为11：00点，他就从11：00读到11：15。如果工作到深夜2：00，那么他就从2：00读到2：15。奥斯罗是个意志相当坚定的人，他一决定这样做，便一生也没有破例。

美国人讲道理很喜欢用数字说话。尽管数字总显得有些枯燥，但算一算这样读书的账目，或许会使我们吓一跳。假如一个中等水平的读者，读一本一般性的书，每分钟能读300字，那么15分钟就能读4500字，一周能读31500字，一个月126000字，一年的阅读量可达1512000字。在美国，书籍的篇幅一般从60000字到100000字不等，每本平均起来大约75000字。这样，每天读15分钟，一年就可以读20本书。这个数目比从美国公共图书馆借书的阅读量大3倍。

奥斯罗的15分钟，经半个世纪从未间断，阅读了数量相当可观的书籍。一个人如果一生中能好好地充分利用这15分钟，该能够培养多么广泛的兴趣，涉猎多么丰富的学科知识啊！

发扬苦干的精神

机会来自哪里？来自苦干。下面几则故事就是这个道理的最好诠释。

有位名叫威廉斯的年轻人，18 岁时买了一本有关植物学的旧书，激起了他对自然科学的兴趣。他当过测量技师或钟表匠，却以将来当生物学者为目标等待良机的到来。

有一次，巴西探险队要一位生物学者同去，邀请他时，他认为机不可失，便答应随队同行。

他打算搜集外国的蝴蝶、珍鸟和奇花等，卖给伦敦的收藏家。可是，不幸的是，这只探险队在返航的途中发生火灾，船只和贵重的收集品全部烧毁了。

一群人好不容易乘了小船，精疲力竭地划了几百里，才到达最近的一座岛上，捡回了性命。

虽然经历了这样一次航行，但并没有阻止他探险的决心。重新振作的他，又前往新加坡、马六甲等地的原始森林，在那里重新开始搜集原野生物，两年就收获了 3 万件以上的标本。

同时，他秉着学习的热忱和精神，不懈怠地探寻着自然的神秘。

有一年的二月，他到达聂特的一处热带地方小岛上，带着采集网及收集箱，四处去搜寻标本。在将近 40 摄氏度的气温下，他不知什么原因发热恶寒，身上披着毛毯还是颤抖不停，接着又是满身大汗。

原来他染上了间歇性原始林热病，恶寒与发汗交互地发作着，可是不管这个热病多么厉害，也不能打退他的热情。在滴着水滴的草屋里，卷着衣毯躺在床上的他，将昆虫的叫鸣当做是小夜曲，一连思索着观察过的植物或动物的珍奇标本，比较它们的类似及相异之处。他将所想的记在纸上，后来忍着恶寒及汗水整理了自己的记录邮寄给千里之外的达尔文。

达尔文读了他寄来的信，为之震惊，因为这位年轻人虽然被热病侵袭，竟能想到与进化论相符合的理论，不禁深感佩服。

西华·莱德先生是个著名的作家兼战地记者。他曾撰文说，他一生中得到的最好忠告是“继续走完下一英里（1 英里 =1.609344 千米）路”。他写道：

“在第二次世界大战期间，我跟几个人不得不从一架破损的运输机上跳伞逃生，结果迫降在缅印交界的树林里。当时唯一能做的就是拖着沉重的步伐往印度走，全程长达 140 英里，在八月的酷热中，翻山越岭，艰难行进。

“才走了一小时，我一只长筒靴的鞋钉扎了另一只脚，傍晚时双脚都起泡出血，像硬币般大小。我能一瘸一拐地走完这段路程吗？别人的情况也差不多，甚至更糟糕。他们能不能走呢？我们以为完蛋了，但是又不能不走。为了在晚上找个地方休息，我们别无选择，只好硬着头皮走完下一英里路……

“当我推掉其他工作，开始写一本23万字的书时，心一直定不下来，我差点放弃一直引以为荣的教授尊严，也就是说几乎不想干了。最后我强迫自己只想下一个段落怎么写，而非一页，当然更不是下一章。整整六个月的时间，除了一段一段不停地写外，什么事情也没做，结果居然写成了。

“几年以前，我接了一件每天写一个广播剧本的差事，到目前为止一共写了2000个剧本。如果当时签一张写2000个剧本的合同，一定会被这个庞大的数目吓倒，甚至把它推掉。好在只是写一个剧本，接着又写一个，就这样日积月累真的写了这么多。”

是什么因素使威廉斯愿意忍受艰苦的环境，不畏热病的侵袭，并且持续地进行研究呢？又是什么使西华·莱德成为了著名作家呢？答案正是：苦干的精神。因为不放弃理想，不放弃坚持，再艰苦的环境与恶劣的生活，都无法动摇他们的这种精神，所以才能最终有所成就。

不必怀疑你的能力，不用担心你的资质，你唯一要考虑的，是你够不够努力以及有没有苦干的精神，只要你能掌握这些特质，所有的事都会变得轻而易举，不是问题。

报酬与付出成正比

报酬与付出有什么关系？正确的回答应该是正比关系。比如，身处职场，努力的付出可以使人获得一次晋升机会。

某个星期六的下午，一位律师走进同楼办公的另一个公司内寻求帮助。这位律师问办公室内仅有的一个年轻人，到哪儿能找到一位速记员来帮下忙，因为他有些工作必须在当天做完。

年轻人对他说，他们公司所有的速记员都去观看球赛了，如果他晚来五分钟，连自己也已经走了。但年轻人很高兴留下来帮他工作，做完工作后，律师问年轻人应该付多少钱，年轻人开玩笑地回答说："哦，既然是你的工作，大约要1000美元吧。如果是别人的工作，我是不会收取任何费用的。"律师脸上露出微笑，向年轻人道谢后就回去了。

年轻人这样回答时，纯粹只是开玩笑，并未想到律师是否会为了那天下午的工作而付钱给自己。6个月之后，年轻人已经完全忘掉此事了，律师又来找年轻人，问年轻人的薪水是多少，年轻人把自己的薪水数目告诉他之后，他对年轻人说，他将把上次替他工作后说出的那1000美元支付给年轻人，他还请年轻人到他的公司工作，年薪比年轻人当时的薪水要多出10000美元。

在那个周六的下午，年轻人放弃了球赛，提供了一次服务，而这次服务显然是出于乐于帮助他人欲望，而不是基于金钱上的考虑。

但就因为这个小小的举动，年轻人不仅为自己增加了1000美元的现金收入，而且还为自己带来一个新职位。所以说，虽然有时候你的付出可能暂时被忽略，但最终报酬是不会亏待任何肯于付出的人的。

用自觉主动去争取机会

在企业里，很多员工常常要等老板吩咐做什么事、怎么做之后，才开始工作。这样的员工没有主观能动性，不仅做不好事，而且也难以获得老板的认同。

在这个新经济时代，昔时那种听命行事、等待老板吩咐去做事的人，是很难获得发展机会的。时下，企业需要的、老板要找的，是那种不必老板交代、积极主动做事的新型员工。这样的员工需要具备以下两个特点。

1. 工作自觉主动

假设你是一个老板，你有两个雇员，一个只有在工作任务交代得清楚的情况下才会去做，还经常会把事情弄糟；而另外一个总是能把交给他的任务完成得非常圆满，此外他还喜欢帮助别人，总是能为顾客和其他雇员把一切都安排得很好，这样的两个人，你更愿意同谁一起工作？你会提拔哪一个？答案非常明显——第二个。

每个老板都希望自己的员工能自觉主动地工作，工作中善于思考。对于发个指令，点一点鼠标，才会动一动的“电脑”员工，没有人会欣赏，更没有老板愿意接受。职场中，这类只知道机械完成工作的员工，老板会毫不犹豫地将其剔除。

工作自觉主动就是：掌握老板的指令，加上自身的智慧与才干，把指令内容做得比老板预期的完美；主动学习更多的跟工作有关的知识，随时用在工作上；有高度的自律能力，不经督促，自行把工作保持在较高效率水平之上；了解公司及老板的期望，按部就班地达成每一个目标；了解自己的身份和职位，随时调整自我状态去适应环境。

一位成功学家曾说过：请求老板分派工作比顺从老板分派工作要更高一个层次，这是一种变被动为主动的技巧，它充分体现了员工的工作积极性、主动性。

在企业里，有很多的事情也许没有人安排你去做，如果你主动地行动起来，你不但锻炼了自己，同时也为自己日后的工作积蓄了力量和经验。

自觉主动是为了给自己增加机会，增加锻炼自己的机会，增加实现自己价值的机会。

2. 主动替上司分担重任

任何企业都希望用积极主动的员工；任何老板，都需要那些主动寻找任务、主动完成任务、主动创造财富的员工。

优秀的员工能尽自己所能，积极主动地替上司分担重任。

老板每天都为了工作而忙碌不休，体力难免有透支的时候，这时候，他迫切希望自己的部下能分担一部分工作。

有些员工在老板忙得焦头烂额的时候，不是主动请缨，而是避之唯恐不及，这样的员工自然不会赢得老板的赏识。

一个懂得分担的员工应该主动请愿去帮助自己的老板。特别是在老板工作触礁迫切需要帮助的时候，如果你能挺身而出，危难时刻施以援助，一旦他的难题得到解决，你就会在他心目中占据越来越重要的位置。

道尼斯先生来到一家进出口公司工作后，晋升速度之快，让周围的所有人都惊讶不已。一天，道尼斯先生的一位知心好友怀着强烈的好奇心询问他这个问题。

道尼斯听后耸了耸肩，笑答道："这个嘛，很简单。当我刚开始去杜兰特先生的公司工作时，我就发现，每天下班后，所有人都回家了，可是杜兰特先生依然留在办公室里工作，而且一直工作到很晚，另外，我还注意到，这段时间，杜兰特先生总是累得筋疲力尽，第二天上班眼睛都是红红的。于是，下班后我也不回家，待在办公室内继续工作。虽然没有人要求我留下来，但我认为我应该这么做，如果需要，我可为杜兰特先生提供所需的帮助。就这样，时间久了，杜兰特就养成了叫我下班后帮忙的习惯，并对我积极主动地工作留下了良好的印象。这就是我晋升的原因。"

一个好员工，应该是一个积极主动去做事，积极主动去提高自身技能的人。这样的员工，不必依靠管理手段去强化他的主观能动性。

自觉主动工作的员工，总能获得工作所给予的更多成功机会。

用敬业精神赢取机会

敬业就是敬重自己的职业，把工作当成自己的事业，并为此付出全身心的努力，抱着认真负责、一丝不苟的工作态度，即使一件平凡的工作，你也要尽心尽责。当你怀着强烈的责任感去从事工作时，你就会从中得到收获，找到快乐。

有一个小和尚在一座名刹担任撞钟之职。照他的理解，晨昏各撞一次钟，简单重复，谁都能做，钟声仅是告之寺院的作息时间，没什么大的意义。半年下来，无聊之极，心想“做一天和尚，撞一天钟”吧。

有一天，方丈宣布调他到后院劈柴挑水，原因是他不能胜任撞钟之职。

小和尚很不服气：“我撞的钟难道不准时，不响亮？”

老方丈告诉他说：“你的钟撞得很响，但是钟声空泛，没什么意义。因为你心中没有‘撞钟’这项看似简单的工作所代表的深刻意义。钟声不仅仅是寺里作息的准绳，更为重要的是要唤醒沉迷众生。为此，钟声不仅要洪亮，还要圆润、浑厚、深沉、悠远。心中无钟，即是无佛；不虔诚，不敬业，怎能担当神圣的撞钟工作呢？”

无论你身处何方，从事何种职业，都必须怀着一种敬业精神，全身心投入到工作中去，尽心尽责，善始善终，这样你的人生才会有大的改变。

在收发室工作的查理是个临时工，公司刚被一家企业收购，在等待交接期间，他完全不必来上班，因为去留不定之时，连很多年轻的职员都已好久不来上班了。这家企业是个高科技公司，对人才素质要求很高，很多人认定自己将是被淘汰的对象，查理心里更清楚新单位不会留他这样一个临时工。然而，他依然像往常一样，先把报纸、信件送到各个部门，再回来打扫卫生。

终于，交接的一天到了，查理知道自己也是最后一次做这份工作了，所以干得格外仔细。这时，有个年轻人走过来问他："好些人都不来了，您怎么一直坚持到今天？"

查理说："明天我也不来了，但今天的活还得干完、干好，等把钥匙交了，我也就可以放心地走了。做事总要有始有终啊！"

他将门房收拾干净，又把有点摇晃的椅子修理了一下，下班时到接收办公室交了钥匙。

第二天，公司宣布留用人员名单时，大家发现竟有查理的名字！原来，那个年轻人就是新公司的董事长。他在员工大会上郑重宣布："查理是个对工作敬业，做事有责任心的人，公司需要这样的员工。"

一个人在平凡的岗位上能对工作尽职尽责，他必定会拥有许多生存和发展的机会。

机会往往属于那些更卖力工作的人

现在一个人10年换10次工作都很常见。公司里跳槽现象很严重，这些人总认为在原来的公司得不到升迁的机会，事实上是因为他们自己没有卖力工作，才得不到领导的赏识。但有些人并不跳来跳去，他们常常把自己的一生奉献给某个公司，因为他们知道，只要卖力工作，总有一天会得到领导的认可。

从布隆伯格被所罗门公司录用的那一刻起，他就认为自己是一个“所罗门”人了。许多大公司贪求与众不同的门第、风格和教育背景，而所罗门更看重业绩，鼓励实干，容忍异议，对博士生和中学辍学生一视同仁，布隆伯格感到正是适合他的地方。

布隆伯格每天早上到公司，除了老板比利·所罗门，比其他人都早。如果比利要借个火儿或是谈体育比赛，因为只有布隆伯格在办公室，所以比利就跟他聊。

布隆伯格26岁时成了高级合伙人的好朋友。除了高级主管约翰·古弗兰德，布隆伯格常是最晚下班的。

如果约翰需要有人给大客户们打个工作电话，而只有布隆伯格能做。

布隆伯格说：“我永远热爱我的工作并投入大量时间，这有助于我的成功。我真的为那些不喜欢自己工作的人感到惋惜。他们在工作中挣扎，这么不快活，最终业绩很少，这样他们就更憎恶他们的职业。在这短短的一生中有太多令人愉快的事情去做，平日不喜欢早起就干不过来。”

有位成功的商人说过：机会往往属于那些更卖力工作的人。

布隆伯格非常赞赏这句话。他说：“你永远不可能完全控制你身在何处。你不能选择开始事业时的优势，你当然更不能选择你的基因和智力水平。但是你却能控制自己工作的勤奋程度，我相信某个地方的某个人正在卖力地工作着，不久的将来还会取得成功。”

你工作得越多并且越卖力，你做得就越好，就是那么简单。无论你的理想是什么，你必须为实现它付出比别人更多的汗水。只有这样，机会才会属于你。